XIANDAI GANDAN XITONG JIBING
NEIKE ZHILIAO SHIJIAN

现代肝胆系统疾病内科治疗实践

主 编 张广业 郭宗云

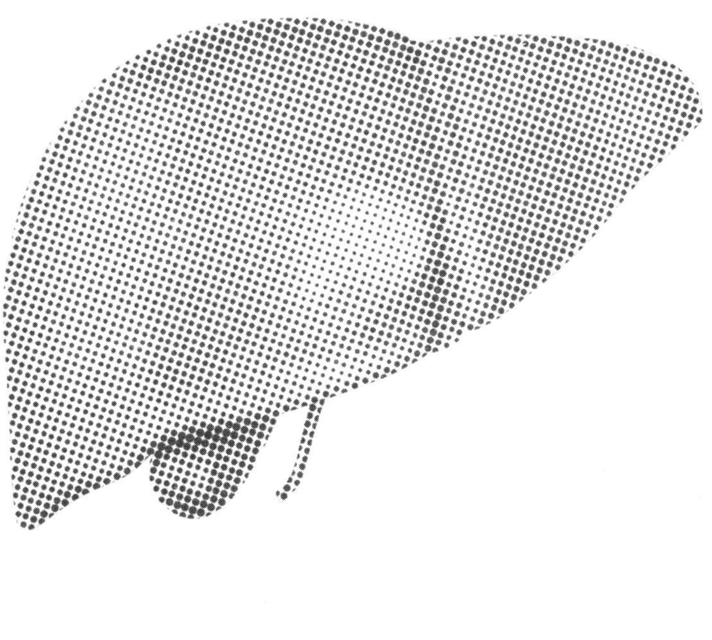

科学技术文献出版社
SCIENTIFIC AND TECHNICAL DOCUMENTATION PRESS
·北 京·

图书在版编目（CIP）数据

现代肝胆系统疾病内科治疗实践 / 张广业等主编. — 北京 : 科学技术文献出版社, 2018.4
ISBN 978-7-5189-4389-0

Ⅰ. ①现… Ⅱ. ①张… Ⅲ. ①肝疾病—诊疗②胆道疾病—诊疗 Ⅳ. ①R575

中国版本图书馆CIP数据核字(2018)第095439号

现代肝胆系统疾病内科治疗实践

策划编辑：曹沧晔　　责任编辑：曹沧晔　　责任校对：赵　瑗　　责任出版：张志平

出 版 者　科学技术文献出版社
地　　址　北京市复兴路15号　邮编 100038
编 务 部　(010) 58882938，58882087（传真）
发 行 部　(010) 58882868，58882874（传真）
邮 购 部　(010) 58882873
官方网址　www.stdp.com.cn
发 行 者　科学技术文献出版社发行　全国各地新华书店经销
印 刷 者　济南大地图文快印有限公司
版　　次　2018年4月第1版　2018年4月第1次印刷
开　　本　880 × 1230　1/16
字　　数　426千
印　　张　13
书　　号　ISBN 978-7-5189-4389-0
定　　价　148.00元

前 言

随着生活水平的不断提高，肝胆科疾病的发病率、死亡率也逐年增加，已严重威胁人类健康，由于涉及面广、病种多、患者数量大等原因，这就要求肝胆科医师既要掌握全面的理论知识，熟悉常见病、多发病的诊治，又要不断积累经验，提高对非典型疾病的诊治水平，同时还要不断拓宽视野，将最新的技术成果应用于临床工作中，才能更好地为患者服务。因此，编者们根据自身丰富的临床经验，并参考大量近期文献，编写了这部临床常用的肝胆疾病学著作。

本书首先详细介绍了肝脏、胆道的解剖和生理学、常见症状等内容，然后重点介绍了肝胆内科常见疾病的病因病理、临床表现及诊断、治疗等方面的内容。全书取材新颖，重点突出，具有广泛性、实用性、科学性等特点，适用于各基层医院的住院医生，主治医师及相关教学研究人员参考和学习。各位作者长期工作在繁忙的医、教、研第一线，在编写过程中付出了艰辛的劳动，在此表示衷心的感谢。

由于写作时间和篇幅有限，难免有不足和疏漏之处，恳请广大读者给予批评和指正，以便再版时修正。

编 者

2018 年 4 月

目 录

第一章

肝脏解剖与生理

第一节　肝脏的解剖生理概要

肝脏是人体最大的实质性器官，其左右径（长）约25.8cm，前后径（宽）约15.2cm，上下径（厚）约5.8cm。成人肝重量为1 200～1 500g，约占成人体重的1/36。自下腔静脉左缘至胆囊窝中点的正中裂将肝脏分为左半肝和右半肝。自脉切迹至肝左静脉入下腔静脉处的左叶间裂将左半肝分为左内叶和左外叶，左段间裂将左外叶分为上、下两段。肝右叶间裂将右半肝分为右前叶和右后叶，右段间裂又将右前叶、右后叶各自分成上、下两段(图1－1)。

从肝脏的脏面看，有肝方叶和肝尾状叶（图1－2)。肝方叶前缘为肝脏的下缘，其左缘为肝圆韧带，后缘为第一肝门，右缘为胆囊窝。肝尾状叶位于肝脏后方，其左缘为静脉韧带，右缘为下腔静脉窝，下缘为第一肝门。

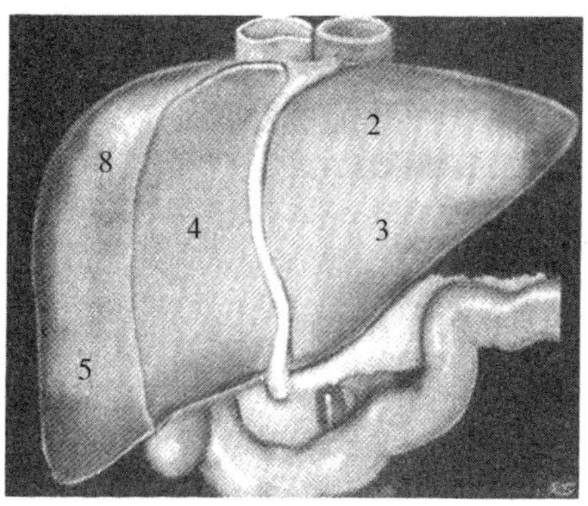

图1－1　肝脏的膈面结构

2. 左外叶上段；3. 左外叶下段；4. 左内叶；5. 右前叶下段；8. 右前叶上段

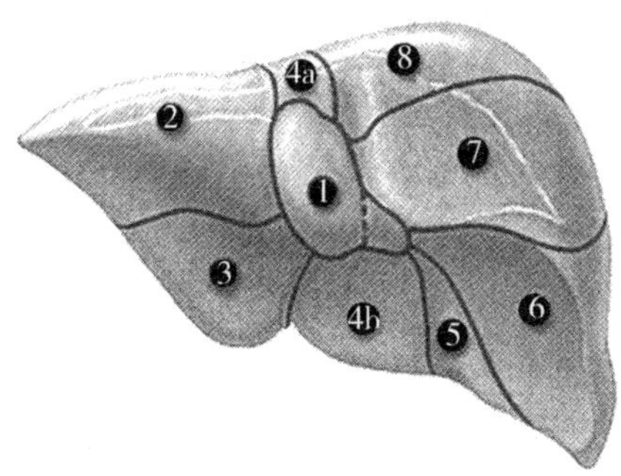

图1－2　肝脏的脏面结构

1. 尾状叶；2. 左外叶上段；3. 左外叶下段；4. 左内叶；5. 右前叶下段；6. 右后叶下段；7. 右后叶上段；8. 右前叶上段

肝脏被腹膜皱折形成的肝周韧带固定在上腹部，包括肝圆韧带、镰状韧带、冠状韧带和左右三角韧带等。肝圆韧带是脐静脉闭锁后形成的纤维索，自脐移行至脐切迹，经镰状韧带游离缘的两层腹膜之间到达门静脉左干的囊部与静脉韧带相连。静脉韧带为左门静脉和左肝静脉之间闭锁后的静脉导管。镰状韧带将肝脏的膈面分为右大、左小两部分，是左叶间裂在肝脏表面的标志。韧带下端与脐切迹和静脉韧带相连，上端向后上方延伸与冠状韧带相移行。右冠状韧带的前后两叶之间有较大的间隙为裸区，左冠状韧带两叶之间距离很近。左右冠状韧带的前后叶向外侧延伸，分别汇合成左、右三角韧带，这两条韧带比较坚韧，尤其是左三角韧带比较宽厚，其内往往有血管和迷走胆管，肝脏切除时应予以妥善缝扎。在右冠状韧带的中央部分为第二肝门，即左、中、右肝静脉的下腔静脉入口处。在游离肝脏时，要注意不能贴膈肌太近，以防止损伤膈肌导致气胸。在离断右冠状韧带内侧时，要注意保护肝右静脉根部和下腔静脉，在离断左冠状韧带时，注意不要损伤肝左静脉。

此外，肝胃之间有肝胃韧带、肝十二指肠韧带，内有迷走神经肝支、异常走行的左肝动脉，以及进出第一肝门的肝动脉、门静脉、胆管和淋巴等。

（张广业）

第二节　肝脏的分叶及分段

Couinaud 根据肝内门静脉干的分布范围，将肝脏分为八段（图 1－3）。1 段为尾状叶，2 段为左外叶上段，3 段为左外叶下段，4 段为左内叶，5 段为右前叶下段，6 段为右后叶下段，7 段为右后叶上段，8 段为右前叶上段。

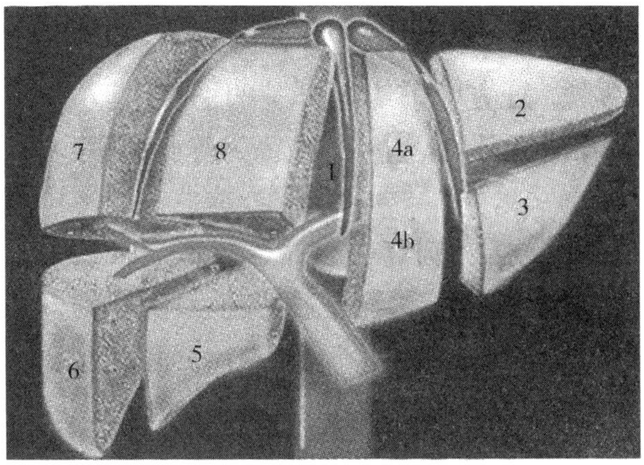

图 1－3　Couinaud 肝脏分段法

1. 尾状叶；2. 左外叶上段；3. 左外叶下段；4. 左内叶；5. 右前叶下段；6. 右后叶下段；7. 右后叶上段；8. 右前叶上段

（张广业）

第三节　肝脏的管道结构

一、肝静脉

肝静脉分为肝左静脉、肝右静脉和肝中静脉。根据国内资料，肝左、中、右静脉分别开口进入下腔静脉者占 56.3%，肝中静脉与肝左静脉形成共干后进入下腔静脉者占 40.6%，而同时有 4 个开口于下腔静脉者占 3.15，其中另一开口为左后上缘静脉。

肝右静脉是肝静脉中最长的一条，位于右叶间裂内，它主要收集来自肝右后叶（Ⅴ段、Ⅶ段）的血液，也回收部分肝右前叶（Ⅴ段、Ⅷ段）的血液。肝右静脉的分支类型、粗细和分布范围变化较大，与肝中静脉和右后侧肝静脉大小的关系密切。肝中静脉位于正中裂内，接受来自左内叶和右前叶的血液。有时，肝中静脉也接受来自右后叶下段的部分回血，所以，在劈离式肝移植时，将供肝切成两半，应该将肝中静脉保留给右半肝，以防止右肝瘀血和右肝切面出血。肝左静脉本身不在肝左叶间裂内，而是与之呈锐角交叉，在裂内只是它的一个分支，它接受来自左外叶（Ⅱ段和Ⅲ段）的血流及左内叶（Ⅳ段）的部分血流。此外，还有直接开口于下腔静脉左前壁和右前壁的肝短静脉，一般有 4～8 条，最少 3 条，最多可达 31 条。开口于左前壁的肝短静脉主要接收来自左尾状叶的静脉回流，开口于右前壁的肝短静脉主要接收来自右尾状叶（尾状突）和肝右后叶脏面的静脉回流，此组肝短静脉中，经常有 1～2 条比较粗大的静脉，其口径可达 1.5cm，称为右后侧肝静脉。它紧贴肝脏面浅表，向内上方靠近门静脉支后方走行，开口于下腔静脉远端右前壁。

二、肝动脉

在胚胎期，肝脏由3条动脉供血，分别来源于胃左动脉、腹腔动脉和肠系膜上动脉，这3条动脉分别供应肝脏的不同部位。出生后，一般保留一条动脉，大部分为起源于腹腔动脉的动脉，由其分出左、右肝动脉供应左、右半肝。偶尔也可见起源于胃左动脉的动脉或起源于肠系膜上动脉的动脉。但也有2条动脉并存的情况，如起源于腹腔动脉和起源于胃左动脉（25%），起源于腹腔动脉和起源于肠系膜上动脉（10%），而起源于胃左动脉和起源于肠系膜上动脉的2条动脉同时存在的情况比较少见。此外，还有5%的人像胚胎期一样，3条动脉同时存在。这种起源于腹腔动脉以外的肝动脉称为迷走肝动脉，如果肝脏没有起源于腹腔动脉的动脉供血时，此种异位起源的肝动脉称为替代动脉，如果在常见肝动脉类型外，还有1支这种异位起始的动脉供应肝脏的一部分血流，这种肝动脉称为副肝动脉。肝移植外科医生还必须熟悉肝动脉的变异情况，因为这在供肝获取和血管吻合过程中十分重要。

解剖学资料表明，大约有30%的肝脏存在肝动脉变异。从总体上看，在肝动脉正常和变异的情况下，术后动脉并发症的发生率没有明显差异，但是，如果需要行多处肝动脉吻合或需要将供体肝动脉与受体腹主动脉吻合，那么，术后动脉并发症的发生率明显升高。

在活体肝移植时，术前对供体行肝动脉造影检查是必要的。如果左肝动脉直径小于2mm，肝左外叶有双动脉血供或供体本身存在血管疾病，一般不能作为供体。如果从左肝动脉发出一较粗的分支供应右半肝，也不应作为供体。

三、门静脉

门静脉由肠系膜下静脉、脾静脉、肠系膜上静脉汇合而成、回收来自腹腔脏器的血液。门静脉内没有瓣膜。成人的门静脉长约8cm。在肝十二指肠韧带处，门静脉位于肝动脉和胆总管后方。在肝十二指肠韧带游离缘，一般没有门静脉的属支。在十二指肠第一部后方，有来自胃、胰十二指肠的静脉直接注入门静脉。在第一肝门的位置，门静脉分为粗短的右干和细长的左干，门静脉左干和右干分别发出1～3条小静脉至尾状叶的左、右段，有部分患者的右前叶门静脉也直接从门静脉主干发出，或来自门静脉左干的横部。

四、胆管系统

左肝管长约2.5cm，引流来自左半肝的胆汁而右肝管长约1cm，引流来自右半肝的胆汁。尾状叶的左右两侧的肝管可以分别引流至左肝管和右肝管，也可以同时引流至左肝管或引流至右肝管。右肝管在肝门部汇合成肝总管。与肝动脉一样，胆管在肝门部也有众多变异。这些变异在活供体肝移植时相当重要。所以，在活体肝移植时，供体一般需要预先行胆管造影。

五、下腔静脉

下腔静脉位于肝脏后方的腔静脉窝内，有许多来自肝右叶和尾状叶的肝短静脉直接进入下腔静脉，有些肝短静脉直径较粗。在下腔静脉后方，下腔静脉与右膈肌脚和右肾上腺在一起，右肾上腺有一些很短的静脉直接进入下腔静脉。膈静脉直接汇入下腔静脉，有时，左膈静脉先汇入肝左静脉，在供肝修整时必须注意这些血管。在肝脏与膈肌之间的肝上、下腔静脉长1～2cm。分离镰状韧带和冠状韧带打开腹膜返折，然后翻转肝左叶，可以将肝上、下腔静脉暴露出来，可以通过下腔静脉后方绕过一阻断带。肝上、下腔静脉可以在肾静脉上方加以控制。

（张广业）

第二章

胆道解剖与生理

第一节　肝内胆道系统的解剖

肝内胆道系统是指肝细胞分泌的胆汁输送出肝之前的管道，一般分为胆小管、胆小管 - 胆管连接、小叶内胆管、小叶间胆管、肝段肝管和肝叶肝管六部分。随着各级胆道向肝门方向逐级汇合，管腔逐渐变大，管壁也逐渐变厚。

肝内胆道系统的走行与肝的微细结构密切相关。肝表面包绕着致密结缔组织被膜，肝门处的结缔组织随着门静脉、肝动脉、肝静脉和肝管的分支伸入到肝实质内，将实质分成许多肝小叶。肝小叶呈棱柱状，中央有一条沿其长轴走行的静脉称中央静脉。肝细胞单层排列形成的肝板以中央静脉为中心呈放射状排列。肝板之间为管腔大而不规则的肝血窦。肝血窦接受分别来自门静脉和肝动脉分支的小叶间静脉和小叶间动脉的血液，然后汇入中央静脉，经小叶下静脉最终在肝门处汇集成肝静脉。肝血窦的内皮与构成肝板的肝细胞之间有宽约 0.4μm 的狭窄间隙，称窦周隙，内有从血窦内皮间隙之间流入的血浆成分以及肝细胞伸入的微绒毛。因此，窦周隙是肝细胞（通过其微绒毛）与血液之间进行物质交换的重要结构。此外，相邻肝细胞之间还形成内含胆汁的胆小管。综上所述，肝板、肝血窦和胆小管在肝小叶内形成既各自独立又密切相关的复杂网络系统，而构成肝板的肝细胞均有三个功能面：肝细胞连接面、血窦面和胆小管面，其中胆小管面是形成肝内胆道系统起始部——胆小管的结构和功能基础。

一、胆小管

胆小管（bile canaliculus）是相邻两个肝细胞的胆小管面细胞膜分别向各自胞质内凹陷并相互对接而形成的微细管道，是肌体内为数不多的由细胞质膜围成的管道之一。相邻胆小管在肝板内相互连接交织成复杂的网状结构，向肝小叶周边部移行逐渐过渡为小叶内胆管。胆小管直径一般为 0.5 ~ 1μm，粗细较均匀，管腔内充满肝细胞合成和分泌的胆汁。邻近胆小管的相邻肝细胞膜，形成由桥粒和紧密连接组成的连接复合体，使相邻肝细胞膜紧密而牢固地连接在一起，从而封闭胆小管，防止胆汁外溢。在某些病理状态下，胆小管破裂导致胆汁进入到肝细胞之间及窦周隙（又称 Disse 间隙）内，然后通过肝血窦进入血液循环，最终形成黄疸。

由于胆小管是由细胞膜围成的微米级微细管道，因此肉眼和普通 HE 染色的光镜切片都不能观察到其走行和结构。但是，肝细胞在靠近胆小管处的胞质内含有丰富的三磷腺苷酶和碱性磷酸酶，因此，应用三磷腺苷酶和碱性磷酸酶的酶组织化学染色可显示胆小管的走行。此外，镀银染色法也可以用于显示胆小管网络。虽然酶组化和镀银染色都能够清晰地看到胆小管在肝板内相互连接交织形成的网状结构，但不能观察到胆小管的具体结构。电镜技术则是分析胆小管结构和功能的最佳手段之一。在电镜下，肝细胞胆小管面的细胞膜向细胞内凹陷并形成的微绒毛伸入到胆小管腔内，尤其是在相邻肝细胞膜连接处的胆小管表面有大量的微绒毛，这些微绒毛相互交错排列，形成相对的两条边缘嵴。边缘嵴的主要作用可能是使胆小管壁的细胞膜连接处闭锁，防止在某些病理状态下如胆小管梗阻时胆汁外溢到肝细胞之间和窦周隙内。

胆小管接受构成其本身的相邻两个肝细胞合成和分泌的胆汁。在胆小管周围2~3μm宽的肝细胞胞质内，除了有丰富的分泌小泡和发达的高尔基复合体外，还有大量的微丝和微管环绕，而其他的细胞器则很少，这一区域与胆汁的合成和分泌密切相关，因此称为胆汁分泌装置。构成胆小管的胆小管面质膜除了向管腔内伸入微绒毛外，还向胞质内凹陷形成肝细胞内小管，与胆汁分泌装置相连。肝细胞内小管膜上有丰富的ATP酶和转运胆酸等有机物的转运泵，通过此系统将胆汁成分转运到胆小管内。研究表明，在胆汁分泌过程中，胆汁分泌装置内环绕胆小管的微丝和微管扮演着重要角色。尤其是肌动蛋白和肌球蛋白两种微丝能使胆小管收缩，引起胆汁流动，从而维持胆汁的正常分泌。胆汁分泌装置微丝损害和功能异常是导致胆小管扩张、胆汁淤积的重要原因。

二、胆小管-胆管连接

胆小管从肝小叶中央静脉为中心向小叶周边部移行，汇合成小叶内胆管，两者之间有过渡性的极其短小的管道，称胆小管-胆管连接（canaliculo-ductular junction），其管腔由1~2个立方上皮细胞与肝细胞共同组成。因此，胆小管、胆小管-胆管连接和小叶内导管三者之间的区别在于：前者仅由肝细胞围绕而成；后者仅由上皮细胞围成；而位于胆小管和小叶内导管过渡段的胆小管-胆管连接则是由肝细胞和上皮混合围成，可以将其看成小叶内导管的起始部。

三、小叶内胆管

小叶内胆管又称赫令管（Hering canal），位于肝小叶边缘，由单层立方上皮细胞围成，管道短小，直径约15μm。组成小叶内导管的上皮细胞比其附近的肝细胞小。上皮细胞腔面有少量微绒毛，胞质内有吞饮小泡，高尔基复合体较发达，表明这种上皮细胞有一定的分泌和吸收功能。细胞基底部有明显的基膜。目前认为小叶内胆管上皮细胞分化程度较低，具有干细胞的性质，肝再生时这种上皮细胞能增殖分化为肝细胞。小叶内胆管穿过界板，在门管区汇入小叶间胆管。

四、小叶间胆管

小叶间胆管（interlobular bile ductule）位于门管区，由小叶内导管汇合而成。门管区（portal area）是指相邻肝小叶之间的三角形或椭圆形的结缔组织区域，每个肝小叶周围有3~4个门管区。门管区内有三种相互伴行的管道，即小叶间静脉、小叶间动脉和小叶间胆管，合称门三联管（portal triad）。其中小叶间静脉和小叶间动脉分别为门静脉和肝动脉的分支，前者与后者相比具有管腔大、管壁薄的特点。从总体来看，小叶间胆管的直径为30~40μm，其起始部管径较小，管壁由单层立方上皮细胞围成。在向肝门方向逐渐汇集的过程中，管径逐渐变大，管壁逐渐变厚，上皮细胞也由单层立方逐渐变成单层柱状。小叶间胆管及其逐渐汇合的胆道上皮细胞具有分泌和重吸收功能。上皮细胞主要分泌重碳酸盐和氯，其分泌过程受促胰液素的调节。上皮细胞的重吸收功能主要体现在重吸收水、无机盐和葡萄糖并对胆汁有浓缩作用。

五、肝段肝管和肝叶肝管

在各肝段和肝叶，小叶间胆管逐渐汇合成肝段肝管和肝叶肝管。在肝的左外侧叶上、下段，小叶间胆管分别汇合成外侧上段肝管和外侧下段肝管，两者共同汇合成为左外侧叶肝管；在左内侧叶上、下段，小叶间胆管分别汇合成两支内侧上段肝管和两支内侧下段肝管，它们汇合成为左内侧叶肝管。左内侧叶肝管同左外侧叶肝管共同组成肝左管。在肝的右前叶，胆汁分别由小叶间胆管汇入前上段肝管、前下段肝管，两者汇合成右前叶肝管；在肝的右后叶，胆汁分别由小叶间胆管汇入后上段肝管和后下段肝管，它们汇合形成右后叶肝管。右前叶肝管和右后叶肝管汇合为肝右管。在多数情况下，小叶间胆管在肝尾状叶的尾状叶左侧段、尾状叶右侧段和尾状叶突分别汇合成尾状叶左侧段肝管、尾状叶右侧段肝管和尾状叶突肝管，胆汁经这三条肝管流出尾状叶。尾状叶左侧段肝管汇入肝左管，尾状叶右侧段肝管和尾状叶突肝管汇入肝右管，有时尾状叶右侧段肝管和尾状叶突肝管先汇合成一条肝管，然后再汇入肝右管，因而在这种情况下只有两条肝管出尾状叶。肝左管和肝右管构成了肝外胆道系统的起始部，分别引流左、右半肝的胆汁出肝（图2－1）。国人的统计资料表明，肝段、肝叶肝管约有78.6%汇合成为肝左、右管，其余21.4%表现为不同形式的变异，如肝右管缺如，仅有一条肝管出肝等。

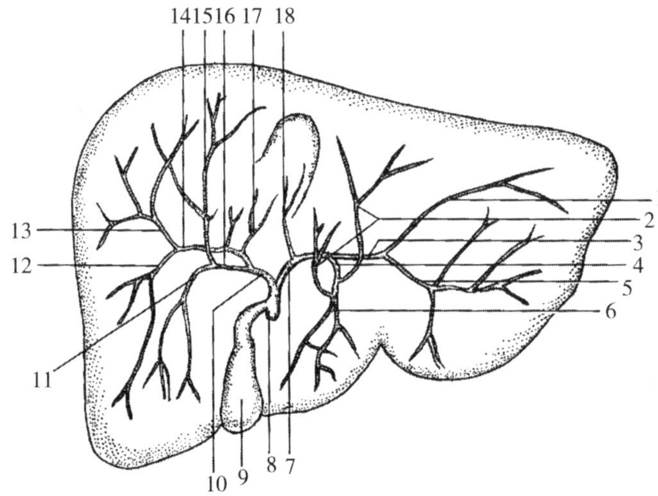

图2－1　肝内胆道系统

1. 外侧上段肝管；2. 内侧上段肝管；3. 左外侧叶肝管；4. 左内侧叶肝管；5. 外侧下段肝管；6. 内侧下段肝管；7. 肝左管；8. 胆总管；9. 胆囊；10. 肝右管；11. 前下段肝管；12. 后下段肝管；13. 后上段肝管；14. 右后叶肝管；15. 前上段肝管；16. 右前叶肝管；17. 尾状叶右侧段肝管；18. 尾状叶左侧段肝管

（张广业）

第二节　肝外胆道系统的解剖及变异

肝外胆道系统是指走出肝门之外的胆道系统而言，包括胆囊和输胆管道（肝左管、肝右管、肝总管和胆总管）。左、右半肝的肝内胆管最终分别汇合为肝左、右管，两者于肝门处汇合成肝总管，肝总管与胆囊管于肝十二指肠韧带汇合成胆总管。胆汁经肝总管和胆囊管进入胆囊储存和浓缩，消化期胆囊内胆汁经胆囊管进入胆总管。胆总管与胰管在十二指肠降部左后壁汇合并开口于十二指肠乳头（图2－2）。

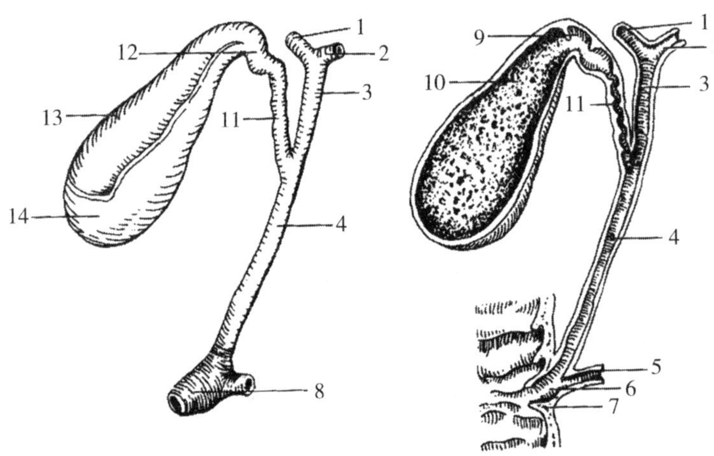

图2－2　胆囊与输胆管道

1. 肝右管；2. 肝左管；3. 肝总管；4. 胆总管；5. 胰管；6. 肝胰壶腹；7. 十二指肠大乳头；8. 肝胰壶腹括约肌；9. 哈特曼囊（Hartruant pouch）；10. 胆囊黏膜皱襞；11. 胆囊管；12. 胆囊颈；13. 胆囊体；14. 胆囊底

一、肝左、右管与肝总管

肝左、右管分别由左、右半肝的肝内胆管系统逐渐汇合而成，走出肝门之后即合成肝总管（common hepatic duct）。肝总管长约3cm，下行于肝十二指肠韧带内，并在韧带内与胆囊管以锐角结合成胆总管。

肝左、右管为肝外胆道系统的起始部，分别由左、右半肝内的肝叶肝管汇合而形成，其中肝左管主要由左内侧叶肝管和左外侧叶肝管汇合而成，肝右管主要由右前叶肝管和右后叶肝管汇合而形成。肝左、右管汇合成肝总管，其汇合点大多在肝门下方，汇合点距肝门的距离在成人为0.3～0.6cm，儿童为0.1～0.4cm。少数汇合点在肝门内（即肝内）。左、右肝管汇合点的深面有肝门静脉和肝动脉的分支，手术时应注意。

1. 肝左管　肝左管细而长，其管径成人平均为0.64cm，儿童约为0.36cm，长度在成人平均约为1.32cm，儿童约为0.85cm。肝左管以近直角汇入肝总管。肝左管由于上述特点，致使胆汁引流缓慢不畅，易造成胆色素沉积，因而临床上肝内胆管结石以左半肝者多见。

肝左管的汇合类型主要有：①Ⅰ型：最为常见，肝左管由左内侧叶肝管和左外侧叶肝管汇合而成。②Ⅱ型：左内侧叶肝管和左外侧下段肝管先汇合为一条管，然后再同左外侧上段肝管汇合成肝左管。③Ⅲ型：肝左管由左内侧叶肝管、左外侧上段肝管和左外侧下段肝管共同汇合而成。④Ⅳ型：左外侧叶肝管同右肝管先汇合成肝总管，然后左内侧叶肝管再汇入肝总管。

肝左管的变异包括：肝左管缺如；少数人有两条肝左管；肝左管收纳右前叶肝管或其段肝管支。

2. 肝右管　肝右管粗且短，管径成人平均约为0.6cm，儿童约为0.36cm，长度成人平均约为1.13cm，儿童约为0.76cm。肝右管行于肝门静脉右支的下方，近乎垂直位，约成150°汇入肝总管，故胆汁引流比肝左管顺畅。

肝右管通常由右后叶肝管和右前叶肝管汇合形成。部分个体右后叶肝管代替肝右管与肝左管汇合成肝总管，而右前叶肝管直接汇入肝总管分叉处，右前叶肝管通常以三种形式汇入肝总管：①右前叶肝管为单支汇入肝总管起始段；②右前叶肝管为双支，一支直接汇入肝总管，另一支注入右后叶肝管；③右前叶肝管为双支，均直接汇入肝总管。

另外在部分个体，右前叶肝管代替肝右管与肝左管汇合成肝总管，而右后叶肝管直接汇入肝总管；也有部分个体右前叶肝管先汇入肝左管，后者再与右后叶肝管汇合成肝总管。

此外，20%～27%的人无肝右管，且其右后上段肝管和右后下段肝管直接汇至肝总管；也有少数人无右后叶肝管，其右后上段肝管和右后下段肝管分别同右前叶肝管汇合，形成肝右管。此两种类型属于变异。

3. 肝总管　肝总管由肝左、右管汇合而成。由于肝总管的起始点和终止点距肝门的距离变化较大，因此肝总管长度的个体差异很大。肝总管在成人长度为3～5cm，管径为0.5cm，在儿童长度为1.1～2.5cm。

肝总管的走行与毗邻：肝总管在肝十二指肠韧带中先向右下方走行一段距离，然后与胆囊管汇合成胆总管。在肝门处，肝总管大多位于肝门静脉的右前方，肝右动脉右侧；在肝门下方，肝右动脉以及胆囊动脉在大多数情况下均位于肝总管的后方。

二、副肝管、胆囊下肝管和迷走肝管

副肝管是指在第一肝门区，肝左、右管以外的、肝实质独立发出并直接汇入肝外胆道的肝管。胆囊下肝管和迷走肝管均为胚胎时期的肝内胆管，在发育过程中某些肝组织萎缩肝细胞凋亡而使其暴露于肝外所至。胆囊下肝管一般是指位于肝和胆囊之间的小胆管，迷走肝管一般是指肝门区和胆囊窝部位以外的肝外肝管。此外，肝外胆道不同部分之间还可形成称为肝外吻合肝管的连通管道。

1. 副肝管　副肝管的出现率为11%～20%，绝大多数出自右半肝（多数为右后叶肝管，少数为右前叶肝管）。在大多数情况下，副肝管只有一条，偶见两条。其平均长度为1～1.5cm，平均口径约为

0.25cm。副肝管绝大多数位于胆囊三角内，行程与胆囊、胆囊管、胆囊动脉及肝右动脉关系密切。副肝管常与胆囊管走行近似，因此准确辨认副肝管对胆囊手术具有重要意义。

根据副肝管注入肝外胆道系统位置的不同，将其分为四种类型：①Ⅰ型：副肝管起始于肝方叶，注入肝右管；②Ⅱ型：副肝管自肝方叶发出，注入肝左、右管汇合处；③Ⅲ型：副肝管起始于肝右叶、肝方叶或尾状叶，注入肝总管；④Ⅳ型：副肝管自肝方叶发出，注入肝总管和胆囊管汇合处（图2-3）。

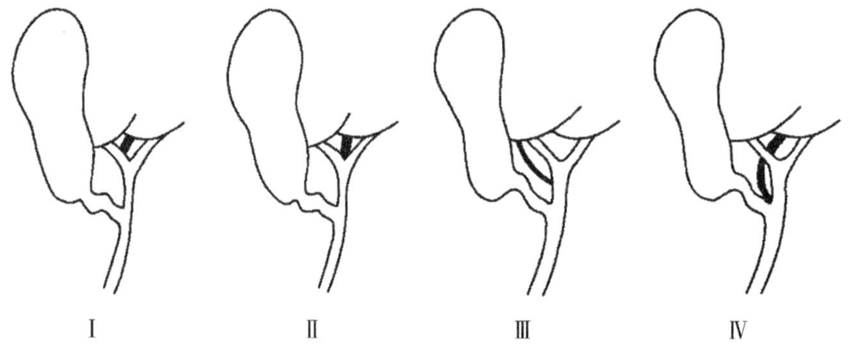

图2-3　副肝管注入肝外胆道系统的类型

2. 胆囊下肝管　胆囊下肝管自肝组织走出，多穿行于胆囊体与肝胆囊窝之间的结缔组织内，连肝右叶前部。胆囊下肝管的出现率约为12%，最长可达5cm，管径可达0.4cm。由于胆囊下肝管出现率较高，因此在胆囊切除术中应在胆囊窝处仔细寻找，发现后必须予以结扎，防止胆汁渗漏。

3. 迷走肝管　迷走肝管（Luschka管，胆囊腺管），是指第一肝门以外存在于肝实质表面或肝外的细小胆管。常以单支形式出现，无伴行动、静脉。迷走肝管位于肝纤维膜下，或肝周腹膜韧带中，前者见于肝的上面、肝下缘、尾状叶、下腔静脉韧带，肝圆韧带裂（或其浅部的肝桥），肝的十二指肠压迹、食管压迹、第一肝门和胆囊窝等处，后者以左三角韧带中为多见（图2-4）。迷走肝管直径一般不超过3mm，有时在中途或属支汇合处呈现囊状膨大，有时形成网状。迷走肝管与肝内胆管相连，因此，如手术中不慎将其切断，胆汁渗漏将导致胆汁性腹膜炎。

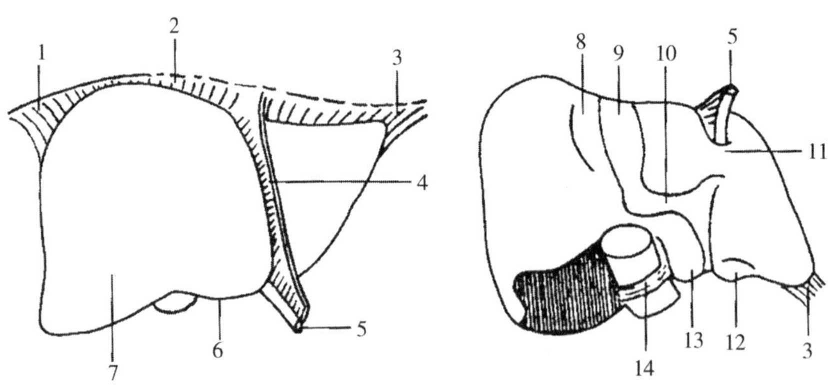

图2-4　迷走肝管出现部位

1. 右三角韧带；2. 冠状韧带；3. 左三角韧带；4. 肝镰状韧带；5. 肝圆韧带；6. 肝下缘；7. 肝前面；8. 胆囊窝；9. 十二指肠压迹；10. 第一肝门；11. 肝圆韧带裂处的肝桥；12. 食管压迹；13. 尾状叶；14. 下腔静脉韧带

三、胆总管

胆总管（common bile duct）由肝总管和胆囊管汇合而成。初行于肝十二指肠韧带游离缘内，继而向下经十二指肠上部的后方降至胰头后方，大多行于胰头与十二指肠降部之间的胆总管沟内或藏于胰头的实质内，末段转向十二指肠降部，于十二指肠降部中份的后内侧壁内与胰管汇合，形成略膨大的肝胰壶腹即胆道口壶腹（papillae of santorini，或称 Vater 壶腹），最终开口于十二指肠大乳头。在肝胰壶腹周围有肝胰壶腹括约肌（sphincter of hepatopancreatic ampulla，或称肝胰壶腹括约肌）包绕。胆总管体表投影相当于幽门平面上方5cm 与正中矢状面右侧2cm 的交叉点向下做7.5cm 的线段。胆总管的长度视胆囊管与肝总管汇合的位置不同而变化较大。通常胆总管的长度成人为4～8cm，儿童为2～4cm。胆总管的管径为0.6～0.8cm，一般不超过1.0cm，若超过1.2cm，应视为病变。

胆总管根据其行程和毗邻通常分为四段：十二指肠上段、十二指肠后段、胰腺段和十二指肠壁内段。

1. 十二指肠上段　从胆总管起始部到十二指肠上部上缘之间的一段胆总管，其长度取决于胆囊管与肝总管汇合处的位置，变异很大。成人平均长度约为1.41cm、儿童约为0.74cm。此段胆总管位于肝十二指肠韧带游离缘内，左侧为肝固有动脉，右后方为门静脉，后方为网膜孔。在手术过程中，若将手指伸入网膜孔中即可触摸到此段胆总管。因此，胆道手术大多在此段进行，如胆总管探查术、胆总管十二指肠吻合术等。此段胆总管与胃十二指肠动脉及分支的关系密切，有的胃十二指肠动脉紧贴胆总管左壁走行；有的十二指肠上动脉从胆总管前面经过。此外，肝固有动脉及右支（即肝右动脉）与胆总管的位置关系变化也较大，故胆总管手术时，应注意避免损伤可能出现的异常走行的血管。

2. 十二指肠后段　为走行于十二指肠上部后方、下腔静脉前方、肝门静脉右前方和胃十二指肠动脉右方的一段胆总管。此段较短，成人长约2.04cm，儿童约为1.15cm。十二指肠上部常可移动，故此段胆总管易于暴露，胆总管十二指肠后吻合术常于此段进行。

3. 胰腺段　是指位于胰头和十二指肠之间的胆总管沟内，或完全埋藏在胰头实质内的一段胆总管，有的位于胰头的后方或十二指肠降部的后方。此段与胰头关系密切，胰头有病变时很容易侵袭此段胆总管，如胰头癌或慢性胰腺炎常因压迫该段胆总管导致阻塞性黄疸。胰腺段约80%以上位于胰实质内，据文献报道，该段胆总管被胰组织覆盖情况有以下几种情况：①胰腺组织由左侧不完全地包绕胆总管，约占60.6%。②胆总管后方无胰腺组织覆盖，占38.7%。③该段胆总管全部被胰腺组织包绕，此类极为少见，仅占0.7%。④偶可见胆总管后面有少数游离岛状胰组织。

胰后下行的胆总管，在入十二指肠壁前的1～2cm 与十二指肠壁紧贴，之间无胰腺组织。有学者主张该段胆总管结石嵌顿时，可经十二指肠腔切开肠壁和胆总管壁取石，并做胆总管十二指肠内吻合术。

该段胆总管与其后方的下腔静脉之间仅隔以少量结缔组织，或有薄层的胰腺组织。故该段手术需慎防伤及下腔静脉，以免造成难以控制的出血。肝门静脉在此段胆总管左后方上行，胆总管左侧与胃十二指肠动脉相毗邻，胃十二指肠动脉发出的胰十二指肠上后动脉可经前方或后方，或呈螺旋状环绕胆总管，这种关系使暴露胆总管胰腺段时，易损伤胰十二指肠上后动脉，故该段胆总管手术最易出血，因此有时临床常用切开十二指肠暴露该部。

4. 十二指肠壁内段　指胆总管穿经十二指肠壁的部分，该段在十二指肠降部的后内侧壁中呈斜行，末端开口于十二指肠大乳头。此段最短，成人长约1.0cm，儿童约为0.88cm。开口处管径约为2.1mm。在胰管、胆总管汇合处，管径仅为1.9mm，是胆石容易嵌顿的部位。正常情况下，十二指肠大乳头位于十二指肠降部中1/3的后内侧壁，距幽门为7～10cm 左右，距中切牙约75cm。胆总管穿十二指肠的部位，以十二指肠降部后内侧壁中1/3多见，下1/3和上1/3次之，偶见穿十二指肠下部的上壁。

四、胆总管与胰管的终末部

胆总管的十二指肠壁内段与胰管汇合，形成肝胰壶腹（Vater 壶腹）。胆总管和胰管的末端以及肝胰壶腹均被肝胰壶腹括约肌（肝胰壶腹括约肌）围绕，并突向肠腔内，形成十二指肠黏膜隆起，即十二指肠大乳头。肝胰壶腹括约肌包括三部分：①胆总管括约肌：环绕胆总管末端，最发达，收缩可关闭胆总管下端，阻止胆汁流入十二指肠肠腔。②胰管括约肌：位于胰管末端，不完整，肌纤维较少、甚或缺如。③壶腹括约肌：围绕肝胰壶腹周围，由十二指肠纵行肌纤维的延续部和环形肌纤维构成。该肌的舒缩可调节胆汁和胰液的排出。此外，由于该括约肌延伸到十二指肠大乳头，故当肌纤维收缩时，可防止十二指肠内容物逆流入胆总管和胰管。

胆总管和胰管的汇合情况存在个体差异，主要有三种情况：①胆总管与胰管并行（无共同通道），但共同开口于十二指肠大乳头，呈“V”形，占50%；②胆总管与胰管合成胆道口壶腹（共同通道）并开口于十二指肠大乳头，呈“Y”形，占46.7%；③胆总管和胰管完全分开并分别开口于十二指肠，占3.1%，通常胆总管开口于十二指肠大乳头，胰管开口于其上方的十二指肠小乳头。两开口相距0.6～2.0cm或更长。

五、肝外胆道的先天性异常

肝外胆道的先天性异常并不常见，但在胆道手术中，了解各种异常情况很必要。较常见的先天性肝外胆道异常有如下几种情况。

1. 胆总管囊肿　又称特发性胆总管囊肿、巨胆总管症、先天性胆总管囊样扩张，为一种少见的先天性畸形。80%病例见于30岁以下，且大部分病例在20岁以内发现，尤其在胎儿期、新生儿，并伴有其他变异。囊肿大多位于十二指肠上段，或胆总管以上肝外胆道，甚至肝内胆管。囊肿大小变化很大，小如葡萄，大如新生儿头颅，最大者囊内可积存胆汁4 500mL。

2. 肝外胆道闭锁及狭窄　这种畸形很少见，大多数患婴在出生后6个月死亡。在胚胎发育过程中，肝外胆道先是中空，后闭塞，而后再形成管道。如管道再形成过程不完全，即成单纯性狭窄或局部闭锁，若完全不通则为一条纤维索，胆道完全消失，肝外胆道缺如。

3. 双胆总管　这种变异罕见。患者有两条各自独立的胆总管，彼此间有交通支，两管可同时注入十二指肠，也可其中一条注入胃。

（张广业）

第三节　胆囊的解剖及变异

一、胆囊的解剖

胆囊（gallbladder）为贮存胆汁的囊状器官，兼有浓缩胆汁、分泌功能和调节胆道压力的作用。胆囊多呈长梨形，长8～12cm，宽3～5cm，壁厚为1.86mm，平均容量40～60mL。正常情况下，充盈状态的胆囊容量为90mL，收缩状态下的胆囊容量为15mL。胆囊位于肝下面的胆囊窝内，其上面借结缔组织与肝相连，易于分离；下面覆以浆膜，并与结肠脾曲和十二指肠上曲相邻。胆囊的位置有的较深，甚至埋在肝实质内，有的胆囊各面均覆以浆膜，并借系膜连于胆囊窝，可以活动。胆囊分底、体、颈、管四部分。

1. 胆囊底（fundus of gallbladder）　是胆囊突向前下方的盲端，常在肝前缘的胆囊切迹处露出。一般情况下，在人体仰卧或胆囊充盈下，胆囊底可凸出于肝下缘，贴近腹前壁，其前方的体表投影位置在右锁骨中线与右肋弓交点附近。故当胆囊发炎肿大时，该处可有压痛。胆囊底是胆囊穿孔的好发部位。

2. 胆囊体（body of gallbladder）　是胆囊的主体部分，与底之间无明显界限。是胆囊底向左后上方逐渐变细的部分，约在肝门右端附近移行为胆囊颈。胆囊体的上面借疏松结缔组织附于肝胆囊窝，两者间的连接有时较疏松，致使胆囊活动度增大。另外，在疏松结缔组织中有连接肝和胆囊的小静脉、淋巴管以及副肝管等。故手术分离时，应予重视，以免造成术后出血、膈下感染及胆汁外漏，胆囊窝浆膜的缝合可有效地防止胆汁渗漏和胆囊窝的出血。胆囊的两侧面及下面被腹膜覆盖。其内下方与十二指肠上部和降部上端毗邻，外下方与结肠肝曲和横结肠起始部相毗邻，故胆囊炎时常可致胆囊与上述结构粘连，发生胆囊肠瘘时，可致脓液及结石进入肠管。基于此种位置关系，临床上胰头癌患者常施行胆囊十二指肠吻合术。

3. 胆囊颈（neck of gallbladder）　是胆囊体向下延续并变细的部分，常以直角向左下弯转，移行于胆囊管。胆囊颈的起始部有一突向后方的小囊状膨大，称为哈德曼囊（Hartmann pouch），胆囊结石多停留于此处。此囊可与胆囊管或胆总管、十二指肠产生粘连，后两者可遮盖胆囊管，甚至穿孔引起胆囊十二指肠瘘或胆囊胆总管瘘，使结石进入十二指肠。胆囊颈黏膜含有大量的黏液分泌腺，故当胆囊管结石嵌顿时，胆囊颈黏液大量分泌，胆囊内黏液大量潴积。

4. 胆囊管（cystic duct） 为胆囊颈向左后下方延续而成。长 3 ~4cm，直径 0.2 ~0.3cm，其下端在肝十二指肠韧带内与肝总管呈锐角（约 45°）汇成胆总管。胆囊管与肝总管的常见汇合形式可分为角型、平行型和螺旋型三种。角型：该型最常见，指胆囊管和肝总管成角相交，胆囊管与肝总管相遇后立即汇合成胆总管。其所形成夹角以 45°为最多见，变动范围在 15° ~90°；平行型：胆囊管与肝总管相遇后共同被一结缔组织包绕，两管在结缔组织鞘内平行下降一段距离后再汇合。此型颇为常见；螺旋型：较少见，胆囊管与肝总管汇合之前，可绕过肝总管的前方或后方，而后开口于肝总管的前壁、前外侧壁或开口于后外侧壁、后壁或内侧壁。

胆囊腔面被有黏膜，其中底和体部的黏膜呈蜂窝状，而衬于颈和管部分的黏膜皱襞呈螺旋状突入腔内，形成螺旋襞。螺旋襞可控制胆汁的流入和流出。有时较大的结石，也常由于螺旋襞的阻碍而嵌顿于此。

5. 胆囊三角（calot 三角） 胆囊管、肝总管和肝的脏面围成的三角形区域称胆囊三角，三角内有胆囊动脉通过，因此该三角是胆囊手术中寻找胆囊动脉的标志。此外，胆囊三角内还有一些重要结构通行：肝固有动脉右支经肝总管前方或后方进入三角内，行于胆囊管旁；异常副肝管，据报道约 16% 的人在胆囊三角内有异常的副肝管；异常的肝右动脉，约 18% 的人有异常肝右动脉，在这类人中异常肝右动脉是供养肝右叶的唯一动脉（图 2 -5）。

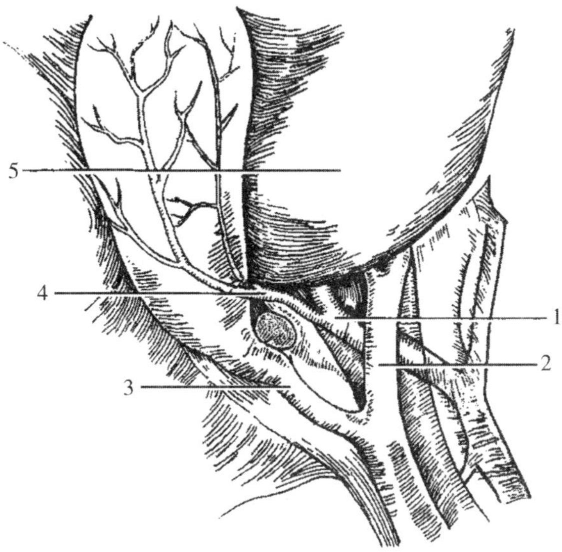

图 2 -5 胆囊三角

1. 肝右动脉；2. 肝总管；3. 胆囊管；4. 胆囊动脉；5. 肝

二、胆囊的变异

胆囊的变异甚为少见，但在临床中很为重要，稍不慎，容易造成严重后果。先天性胆囊的异常可分为数目的变异，形态变形和位置异常。

1. 数目异常 ①先天性胆囊缺如：是一种很罕见的变异，这类患者除胆囊缺如外，还伴有胆囊管缺如，但肝管及其他胆管均属正常。②双胆囊：同时存在两个互不相连各自独立的胆囊和胆囊管。这类变异非常罕见。大部分患者的两个胆囊发育均良好，两个胆囊可同时位于右侧，其中一个位于胆囊窝内，另一个在其上方；也可一右一左。但两个胆囊腔大小大多不等，往往一大一小。三胆囊畸形极为罕见。

2. 形态的变异 ①双叶胆囊（中隔胆囊）：胆囊腔被完全性或部分性间隔分成两个腔，有一根共同的胆囊管。隔膜呈平板状，与胆囊长轴垂直，将胆囊分为前大后小两个腔，隔膜的上方往往有穿孔。前腔近胆囊底；后腔靠近胆囊颈。②胆囊憩室：胆囊的任何部位均可发生这种异常，常见部位为 Hart-

mann 囊。憩室直径 0.6 ~0.9cm 不等。

此外，偶见狭小胆囊、多隔胆囊和圆锥帽状胆囊等先天性胆囊畸形。

3. 胆囊位置变异　①肝内胆囊：即胆囊部分或全部位于肝实质内，此类患者摘除胆囊时往往可导致严重出血。②横位胆囊：胆囊位于肝横沟内，肝左、右管或肝总管分别连接胆囊。③左位胆囊：胆囊位于肝左叶的下面。这类畸形分为两类：a. 无内脏反位，仅胆囊位于左侧。b. 内脏全部反位，肝和胆囊均在左侧，肝和胆囊之间关系正常。④游离胆囊：胆囊和胆囊管几乎全部被腹膜包裹而形成胆囊系膜，胆囊借系膜附于肝的下面。若系膜较长，易发生胆囊扭转。

4. 胆囊管的变异　①胆囊管长度和口径的变化：根据国人资料，胆囊管长度差异很大，1.69 ~ 4.0cm 不等。②与肝外胆管汇合的变化：胆囊管汇入肝总管部位的变化：汇入肝总管右侧壁的约占 77.33%，汇入前壁的约占 7.33%，汇入后壁的约占 12.67%，汇入左壁的约占 2.67%。胆囊管与肝外胆管不同部位汇合的变化：胆囊管注入肝总管的约占 96.67%，注入右肝管的约占 2.66%，入右副肝管的约占 0.67%，此外也有注入左肝管的。③其他变异：较为罕见，但临床多有报道，应引起注意。胆囊管缺如：胆囊颈部直接与肝总管汇合。胆囊管直接开口于十二指肠：胆总管缺如，胆囊管和肝总管两者多并行各自直接开口于十二指肠。双胆囊管：二个胆囊管，可分别开口于胆总管或十二指肠。胆囊后胆囊管：胆囊管位于胆囊后方。

三、肝外胆道系统的血管和淋巴管、淋巴结

1. 胆囊的血管　分为以下两种。

（1）胆囊的动脉：胆囊的血液由胆囊动脉供给，但胆囊动脉的来源、起始部位及经过个体差异较大（图 2 -6）。

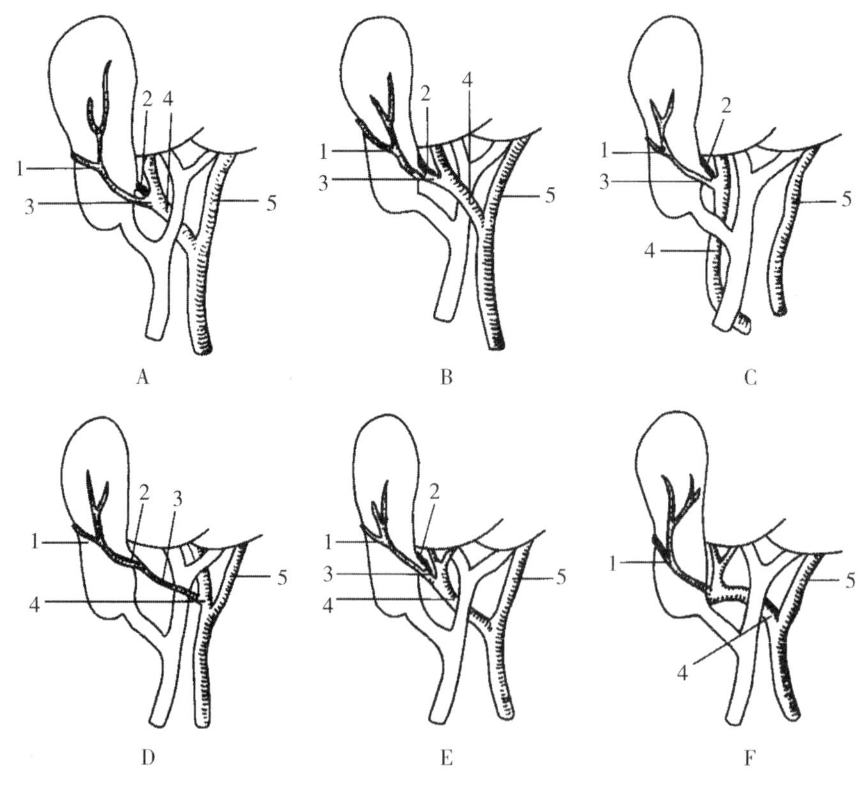

图 2 -6　肝右动脉行径变异所致的胆囊动脉的变异

A. 正常行径的肝右动脉和胆囊动脉；B. 肝右动脉经肝总管前方；C. 肝右动脉位于胆总管右侧；D. 肝右动脉位于肝总管左侧；E. 肝右动脉与胆囊管平行；F. 肝右动脉在胆囊管后方转折向上；1. 胆囊动脉浅支；2. 胆囊动脉深支；3. 胆囊动脉；4. 肝右动脉；5. 肝左动脉

典型的胆囊动脉为在胆囊三角内由肝固有动脉右支或它的分支发出，经胆囊三角至胆囊颈，紧贴胆

囊颈行走，多数在此附近分为浅、深两支。浅支行于并分支至胆囊游离面；深支往往行于胆囊和肝之间的疏松结缔组织中，分支至胆囊上面，深支较大时，除供应胆囊外还发分支至肝。深、浅支之间有小吻合支。因胆囊动脉紧贴胆囊颈行走，故胆囊颈结石阻塞时易导致胆囊动脉受压，从而导致胆囊缺血坏疽。此外，少数人胆囊动脉起于其他血管。

胆囊动脉一般为一条，也有双胆囊动脉，偶见三条胆囊动脉。胆囊动脉可由胆囊颈左侧缘、胆囊颈后方、胆囊颈右缘、胆囊颈左缘及前方或其他位置进入胆囊。以由胆囊左侧缘进入胆囊最为多见。胆囊动脉在胆囊的分支分布个体差异也较大，多为深、浅支型；也可左、右缘支型；或左缘和深支型；或左、右缘支和深支型；或胆囊动脉性与胆囊浅面。胆囊动脉从肝固有动脉右支发处常被肝右管外侧缘遮盖，肝固有动脉右支和胆囊动脉之间相距很近，加之胆囊动脉支数、起点和走行的变异，因此，结扎胆囊管和胆囊动脉时，慎防误扎肝固有动脉右支或造成不必要的出血。

（2）胆囊的静脉：胆囊的静脉也存在较多变异。胆囊上面的静脉位于胆囊与肝之间的疏松结缔组织内，经胆囊窝入肝，汇入肝静脉。胆囊游离面的小静脉，在胆囊颈处汇合成1～2支胆囊静脉汇入门静脉主干，有的可直接注入肝或收纳胆管上部和肝管的小静脉后入肝，偶尔也可形成一条较大静脉与胆总管平行，汇入肠系膜上静脉。

2. 肝管和胆总管的血管　分为以下两种。

（1）肝管及胆总管的动脉：肝管及胆总管的动脉主要发自胰十二指肠上后动脉及胆囊动脉，动脉细小，且变化繁多。胰十二指肠上后动脉绕行胆总管一段常发3～5条胆总管支，至胆总管的十二指肠后段；十二指肠上动脉可分出一小支至胆总管的中下1/3交界处；肝右动脉常分支至胆总管的中上段。胰十二指肠上后动脉的起点的变异常导致胆总管的供血动脉的变化，当胰十二指肠上后动脉起点低位时，肝固有动脉右支的分支成为胆总管的主要供血动脉；当胰十二指肠上后动脉起自肝总动脉时，则胃十二指肠动脉、肝总动脉均可分支至胆总管。胆囊动脉也常有分支至胆总管上端和肝管，肝固有动脉左、右支也可分支至肝左、右管。供给胆总管的动脉在胆总管周围相互吻合成细小的动脉丛，再由动脉丛分支至胆总管（图2－7）。

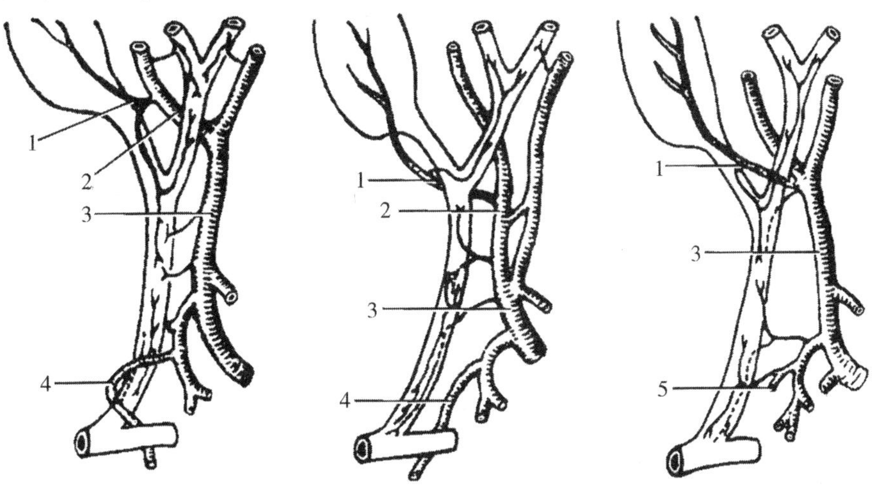

图2－7　肝管及胆总管的动脉

1. 胆囊动脉；2. 肝右动脉；3. 肝固有动脉；4. 胰十二指肠上后动脉；5. 十二指肠上动脉

（2）肝外胆道的静脉：肝外胆道的静脉循胆总管、胆囊管及肝管上行，直接注入肝。胆总管下端的静脉细小汇入肝门静脉。

3. 胆囊和胆道的淋巴引流　胆囊的淋巴管遍布于浆膜下层、黏膜层和肌层，注入胆囊淋巴结。肝外胆道的淋巴管注入胆囊淋巴结和肝门处的肝淋巴结，也可直接注入肝实质内。胆囊淋巴结通常为1～2个，偶见3个。大多位于胆囊颈附近或胆囊管与肝总管的夹角内，偶见于胆囊体附近或胆总管后方。

（张广业）

第四节　胰、十二指肠的解剖

一、胰的解剖

胰（Pancreas）是人体第二大的消化腺，由外分泌部和内分泌部组成。胰的外分泌部分泌胰液，内含多种消化酶（如蛋白酶、脂肪酶及淀粉酶等），有分解消化蛋白质、脂肪和糖类等作用；内分泌部即胰岛，散在于胰实质内，胰尾部较多，主要分泌胰岛素、胰高血糖素、生长抑素等，主要参与调节血糖浓度。

胰位于腹膜后间隙上部，平第1~2腰椎体高度跨椎体前方，横置于腹上区和左季肋区，其上缘约平脐上10cm，下缘约相当于脐上5cm处。胰长17~20cm，宽3~5cm，厚1.5~2.5cm，重82~117g。

胰前面被覆网膜囊后壁的腹膜，隔网膜囊与胃相邻，后方有下腔静脉、胆总管、肝门静脉和腹主动脉等重要结构。右端被十二指肠环抱，左端抵达脾门。由于胰的位置较深，前方有胃、横结肠和大网膜等遮盖，故胰病变时，早期腹壁体征往往不明显，增加了诊断的难度。胰自右向左可分头、颈、体、尾四部分，各部之间无明显界限，但毗邻脏器各不相同。

1. 胰头　胰头位于第2腰椎体的右前方，为胰右端膨大部分，水平长度和垂直长度均为4.5~5.5cm，厚2~3cm，其下份向左侧突出的部分称为钩突。钩突上缘与胰颈下缘之间的凹陷称胰切迹，可作为胰头和胰颈的分界标志。胰头嵌于十二指肠“C”形凹槽内，被十二指肠的降部和下部所包绕，肠系膜上血管行经此处，并被包埋于胰腺组织内。

胰头右侧与十二指肠降部毗邻，上缘与幽门毗邻，下缘与十二指肠下部毗邻。胰头前面借其附着的横结肠系膜根分为结肠系膜上部和下部，其表面覆盖的腹膜分别属于网膜囊后壁和腹膜腔后壁的一部分。胰头的结肠系膜上部隔网膜囊与胃的幽门部、幽门以及十二指肠上部相毗邻。其结肠系膜下部与横结肠起始部和空肠毗邻。胰头后面与右肾血管、右精索内血管（女性为卵巢血管）、下腔静脉、左肾静脉末端等毗邻。肝门静脉多于胰头后方由脾静脉和肠系膜上静脉汇合成，并在胰头后方上行，进而在胰头上缘处进入肝十二指肠韧带。故胰头肿瘤可压迫其后方行走的下腔静脉及肝门静脉或其分支，而引起下肢水肿及腹腔积液、脾腔积液大等症状。

胰头与胆总管的解剖学关系及临床意义已在胆总管一文中叙述，在此不再重述。

2. 胰颈　胰颈是介于胰头与胰体之间的狭窄扁薄部分，向右借胰切迹与胰头分界，向左上续于胰体，与胰体间无明确界限。其水平长度约2cm，垂直长度约2.8cm，厚约1.6cm。胰颈上缘与胃幽门及十二指肠上部的起始部相邻，肝门静脉、肝动脉及胆总管在胰颈后上方进出肝十二指肠韧带。胰十二指肠上前血管和胃十二指肠血管经胰颈的右前方行走；肠系膜上血管位居胰颈的后方。起自肠系膜上动脉的中结肠动脉通常经胰颈的下缘，有时贯穿胰组织进入横结肠系膜，手术需注意。

3. 胰体　胰体呈三棱柱形，自胰颈向左后，通常右侧端低，左侧端高，经腹主动脉和脊柱前方，向前凸出，其体表投影稍低于幽门平面。胰体前面有横结肠系膜附着，附着点以上的胰体隔网膜囊与胃相邻，胃后壁癌肿或溃疡穿孔常与其粘连。附着点以下的胰体隔腹后壁的腹膜，自右向左依次与空肠、十二指肠空肠曲、结肠左曲毗邻。胰体后面凹向脊柱，自右向左依次与腹主动脉、肠系膜上动脉的起始部及动脉周围的神经丛、左肾上极、左肾上腺等毗邻。脾静脉多于胰体上缘后方、肾静脉的前上方与之平行走行。此为脾肾静脉分流术的解剖基础。

4. 胰尾　胰尾自胰体向左上逐渐变细至左季肋区，于结肠左曲下方入脾肾韧带，因此胰尾各面均包有，可触及脾门，或与脾门分开。此点可作为与胰体分界的标志。

5. 胰管　位于胰实质内，分为主胰管和副胰管，主胰管偏背侧，从胰头自胰尾横贯胰全长，沿途接纳许多小叶间导管，于十二指肠降部的壁内与胆总管汇合成肝胰壶腹，开口于十二指肠大乳头。主胰管长约为13.8cm，管径胰头端约为0.2cm；胰尾端约为0.4cm。主胰管的开口有三种情况：①主胰管与胆总管并行，分别开口十二指肠大乳头，占50%；②主胰管与胆总管汇合成肝胰壶腹，并共同开口十二指肠大乳头，占46.9%；③主胰管与胆总管分开独行，分别开口于十二指肠，占3.1%。

副胰管位居胰头上部，出现率约为76%。通常尾端与主胰管连接，头端开口于十二指肠小乳头。

6. 胰的血管和淋巴引流 内容如下所述：

（1）胰的动脉：胰的动脉包括：来自胃十二指肠动脉的胰十二指肠上前动脉、胰十二指肠上后动脉和胰十二指肠中动脉；来自肠系膜上动脉的胰十二指肠下前动脉、胰十二指肠下后动脉；来自脾动脉的胰背动脉、胰横动脉、胰大动脉、分界动脉及胰尾动脉。胰的动脉来源丰富，吻合丰富。胰十二指肠上前动脉与胰十二指肠下前动脉吻合成前动脉弓；胰十二指肠上后动脉与胰十二指肠下后动脉吻合成后动脉弓；胰十二指肠上前动脉与源于脾动脉的胰动脉支吻合成胰前弓。此外，胰十二指肠动脉与脾动脉的胰支之间还存在丰富的吻合网。

（2）胰的静脉：胰的静脉包括：数条胰十二指肠静脉；一条胰横静脉；数条胰背静脉；胰头与胰颈移行部分的静脉。

（3）胰的淋巴引流：胰的淋巴管包括胰头淋巴管、胰颈前面淋巴管、胰体前面淋巴管和胰尾淋巴管。各淋巴管通常注入附近的淋巴结。胰的淋巴引流繁杂，其淋巴管以胰为中心呈放射状向四周引流。

二、十二指肠的解剖

十二指肠（duodenum）为小肠的起始部，近端连接胃，远端续于空肠，中间接收胆总管和胰管，长约25cm，是小肠中长度最短、管径最大、位置最深且最为固定的部分，紧贴腹后壁。它既大量接受来自于胃的酸性消化液——胃液，又大量接受来自于肝胆胰的碱性消化液——胰液和胆汁等，故十二指肠是消化管道十分重要的部分。十二指肠呈“C”形，包绕胰头，可分上部、降部、水平部和升部四部。

1. 十二指肠 上部为十二指肠的起始部，长约5cm，位于第12胸椎和第1腰椎之间的右侧。此部自幽门起始，水平行向右上后方，经肝左内叶下方至肝门下方、胆囊颈的后下方转向下，移行为降部。其近侧为腹膜间位或腹膜内位，上缘有肝十二指肠韧带附着，下缘又大网膜附着，可进行一定的位移；远侧为腹膜外位，位置固定，移动受限。上部与降部转折处形成的弯曲，称十二指肠上曲。十二指肠上部近侧与幽门相连接的一段肠管，长约2.5cm，由于其肠壁薄，管径大，黏膜面光滑平坦，无环状襞，此段肠管扩张性较大，且排空缓慢，钡餐X线影像显示此处呈圆锥形或三角形，临床常称此段为十二指肠球（或称十二指肠壶腹），是十二指肠溃疡及其穿孔的好发部位。

此部前上方毗邻肝左内叶、肝门静脉右支、肝总管、肝固有动脉及胆囊颈；前面毗邻胆囊；后方毗邻胆总管十二指肠后段、胃十二指肠动脉和肝门静脉；下方毗邻横结肠；近侧段后下方与胰头和胰颈相毗邻。

2. 十二指肠降部 降部起自十二指肠上曲，于第1~3腰椎体和胰头的右侧下行，长约7.5cm，下端以约90°角弯向左续于水平部，转折处的弯曲称十二指肠下曲。十二指肠降部属于腹膜外位器官，其前方有横结肠系膜根横跨，系膜根部附着于降部前方，借此将十二指肠降部分为结肠上段、结肠下段。

降部的结肠上段的前方与右半肝和胆囊相毗邻，降部的结肠下段的前方毗邻空肠；降部的后方与右肾门、右输尿管及右肾上腺内侧份、右肾蒂、下腔静脉右侧缘等毗邻；降部的右侧与结肠肝曲和升结肠末端毗邻；左侧与胰头相连。

降部肠腔黏膜环状襞发达，中后内侧壁有一纵行的十二指肠纵襞，十二指肠大乳头常见于纵襞上的某处或其附近，故纵襞是寻找十二指肠大乳头的重要标志。十二指肠大乳头距中切牙约75cm，内含肝胰壶腹末端及围绕其周围的肝胰壶腹括约肌，前者开口于此。在十二指肠大乳头上方（近侧）1~2cm处，有时可见到十二指肠小乳头（副乳头），副胰管开口于此。

3. 十二指肠水平部 水平部又称下部，长约10cm，始于十二指肠下曲，自脊柱右侧向左横跨下腔静脉和第3腰椎体的前方，至腹主动脉前方、第3腰椎体左前方，移行为升部。该部肠管为腹膜外位，前面于腹正中平面处有肠系膜根附着，肠系膜上动、静脉及淋巴管和神经丛经此出入肠系膜。因该段十二指肠恰位于肠系膜上动脉与其后方的腹主动脉、腰椎和腰大肌之间的夹角内，故若夹角较小或肠系膜上动脉发出位置过低或腰椎前突畸形等均可压迫十二指肠水平部，造成肠内容物通过不畅甚至梗阻，临床称之为肠系膜上动脉压迫综合征（即 Wilkie 综合征）。

十二指肠水平部上方为胰腺下缘，两者间有胰十二指肠下血管；下方毗邻空肠；前面毗邻横结肠、空肠、肠系膜及其内的肠系膜上血管、淋巴管和神经等；后面从左向右依次与右输尿管、右腰大肌、右睾丸血管（女性为卵巢血管）、下腔静脉、脊柱和腹主动脉等相毗邻。

4. 十二指肠升部　升部最短，长 2 ~ 3cm，自水平部末端起始，斜向左上，至第 2 腰椎体高度转向前下右方移行为空肠，此转折处称为十二指肠空肠曲。十二指肠空肠曲通常借助十二指肠悬肌悬吊固定于右膈脚上。十二指肠悬肌与起于右膈肌角及腹后壁等处的结缔组织表面腹膜包绕构成十二指肠悬韧带（又称 Treitz 韧带），向下连于十二指肠空肠曲。故十二指肠悬肌是确定空肠起始的重要标志。

十二指肠升部上方毗邻胰体和十二指肠悬韧带；前方毗邻空肠和横结肠及其系膜；左侧毗邻肠系膜左窦、空肠及腹膜外的左肾和左肾盂或左输尿管；右侧毗邻胰腺钩突、肠系膜根及其内的肠系膜上血管；后方毗邻腹主动脉、左交感干、左睾丸血管（女性为卵巢血管）、肠系膜下静脉等。

5. 十二指肠的血管和淋巴引流　内容如下所述：

（1）十二指肠的动脉：供给十二指肠的动脉来自肝总动脉和肠系膜上动脉。较大的分支有十二指肠上动脉、十二指肠后动脉、胰十二指肠上（前、后）动脉及胰十二指肠下（前、后）动脉等。分布于十二指肠的这些较大的血管均沿十二指肠凹面接近十二指肠，故十二指肠切口宜在凸侧进行，可避免损害血供。十二指肠上部的血液通常由十二指肠上动脉、十二指肠后动脉及来自胃右动脉、胃十二指肠动脉、胃网膜右动脉和胰十二指肠上动脉的细支供给。十二指肠降部、下部和升部的血液主要由胰十二指肠上（前、后）动脉和胰十二指肠下（前、后）动脉供给。两个来源的动脉与胰头前、后面，近十二指肠侧处吻合成前、后弓。前弓由胰十二指肠上、下前动脉吻合而成，后弓由胰十二指肠上、下后动脉吻合而成。由前、后弓分支至十二指肠。此外，十二指肠终末部尚可接受来自第 1 空肠动脉分支供给。

（2）十二指肠的静脉：十二指肠较大的静脉通常与动脉伴行。包括：十二指肠上部的静脉，主要有幽门上静脉注入肝门静脉或胰十二指肠上后静脉、幽门下静脉注入胃网膜右静脉或胰十二指肠下静脉、幽门前静脉注入胃右静脉和十二指肠后静脉幽门上或下静脉；胰十二指肠上（前、后）静脉、胰十二指肠下（前、后）静脉，前者注入胃网膜右静脉，后者多数注入第 1 空肠静脉或肠系膜上静脉。

（3）十二指肠的淋巴引流：十二指肠的淋巴管主要注入胰十二指肠淋巴结，包括胰十二指肠上前、上后淋巴结和胰十二指肠下前、下后淋巴结。他们的输出管注入幽门下淋巴结或肠系膜上淋巴结。

（张广业）

第五节　胆汁的分泌

胆汁是肝脏的外分泌液，是身体内的特殊的液体，其组成十分复杂。胆汁由肝细胞分泌，经胆小管、胆管、胆囊时，其组成发生一系列的改变。

一、肝细胞胆汁的分泌

胆汁从肝细胞分泌至肝内毛细胆管便开始形成胆流。胆流的方向是从肝小叶的中央流至外周，与肝小叶的血流方向相反。因而形成一逆流机制系统，使胆汁与血液间进行物质交换，从而改变胆汁的成分。

肝细胞分泌胆汁是属于主动的、耗能的分泌过程，因为胆汁的分泌压高于肝窦的压力，而胆汁的成分是逆着胆汁与血液间的浓度梯度而分泌的。胆汁的最高分泌压为 2.45 ~ 2.94kPa（25 ~ 30cmH_2O），而肝窦压只为 0.490 ~ 0.981kPa（5 ~ 10cmH_2O）。胆汁的形成是由于肝细胞的主动分泌溶质部分和伴随着水分因渗透压关系而流动。肝细胞分泌的胆汁有胆汁酸依赖型胆汁分泌（bile acid dependent bile secretion）和非胆汁酸依赖型胆汁分泌（bile acid independent bile secretion）两部分，两者共同组成毛细胆管胆汁。

胆汁酸是有力的利胆剂，胆汁的分泌量与胆汁中胆汁酸盐的含量呈直线关系，此种关系在人及许多种属动物中均已被证实，而且，已证明胆汁酸的利胆作用是增加毛细胆管内的胆流。胆汁酸的利胆作用是：高浓度的胆汁酸盐分子分泌至毛细胆管后，即形成胆汁酸盐的微胶粒（micelles）而降低胆汁酸的渗透压，而毛细胆管内的渗透压梯度是由于为维持电解质平衡需要与胆汁酸一起分泌至毛细胆管胆汁中的阳离子（钠、钾等）所致的。由于胆汁内的离子浓度组成是与细胞外液相同，故可能是在渗透压梯度的影响下，液体通过肝细胞间的细胞旁通道（paracellular pathway），使水分和离子成分进入毛细胆管内。

胆汁酸并非是唯一的控制毛细胆管胆汁流量的因素，因为可以在不增加胆汁酸分泌的情况下，提高毛细胆管胆汁流量，这部分分泌量称为毛细胆管非胆汁酸依赖流量（canalicular bile acidindependent flow），此部分胆汁所占的比例，随动物种属不同而异，在人约占胆汁量的50%。

在胆汁分泌时，除了胆汁酸的运转之外，Na^+-K^+-ATP 酶在毛细胆管转运所起的作用上尚有争议。直接的证据说明肝细胞膜上 Na^+-K^+-ATP 酶的活性与毛细胆管的胆汁流量有很高的相关性，有可能是首先 Na^+ 主动分泌至肝细胞间隙，然后再扩散到毛细胆管内。其他如 HCO_3^- 的运转机制亦对毛细胆管胆汁流量起重要作用。用不含 HCO_3^- 的溶液灌注鼠肝时，毛细胆管的非胆汁酸依赖型胆汁分泌减少一半，同时 Na^+ 的分泌亦明显下降。毛细胆管的胆流，由胆汁酸依赖型胆汁和非胆汁酸依赖型胆汁分泌所推动（各约占一半）。

二、小胆管及胆管的胆汁分泌

胆管细胞（胆管上皮细胞）虽仅占肝脏有核细胞总数的2%，但在胆汁分泌中有很重要的作用。约1/3 的胆汁由胆管细胞所分泌，但在受到一些因子如胰泌素刺激后，分泌增加可达50%。近年来随着一些新技术的开发，对胆管细胞分泌胆汁的机制及其调节研究，有了较大的进展。

1. 胆管细胞肝内胆道系统　从 Hering 管开始，在肝内连接成网络管道，最后汇总成胆总管，全长可达 2km 左右。胆管内壁的上皮细胞，即胆管细胞在形成胆汁中具有重要作用。Hering 管为终末细胆管，直径 $<10\mu m$，系短小管道，略呈壶腹状，由 1 ~2 个梭形胆管细胞与 1 个肝细胞围成。以后汇成由 2 ~4 个立方状胆管细胞组成的细胆管，穿过肝界板成为小叶性胆管。后者由 4 ~6 个柱状细胞围成，直径 $>10\mu m$，小叶间胆管向肝门方向汇集成较大胆管，最后在肝门附近形成左右 2 支较大肝管而出肝。胆管细胞靠近顶端的胞质内含有丰富的微泡，直径约为 140nm，可进行不断移动和更新。细胞内的肌动蛋白细胞骨架形成微管，调节细胞膜功能。细胞之间的间隙连接，由连接蛋白 -43 等组成，进行细胞间信息（如 cAMP）交换，协调邻近细胞的作用。

2. 胆管分泌胆汁的机制　胆管细胞对于胆管胆汁的形成起主导作用，决定胆汁的流量及其所含组分。胆管细胞的功能是通过基侧膜摄取血液中的电解质和水分，排至胆管腔，形成胆汁。同时也能排出一些有机离子和将胆汁中的胆盐、葡萄糖重吸收进入血液，形成“胆肝”循环。胆管细胞的基侧膜和端膜含有多种蛋白分子，作用为转运体、离子通道和受体等，以完成胆管胆汁的形成和分泌。

（1）cAMP/CFTR 介导途径：是胆管细胞分泌电解质（Cl^-，HCO_3^-）和水的主要机制。CFTR 为1 480氨基酸组成的多肽，是一种透膜蛋白，属于 ATP 结合盒（ABC）的蛋白质之一，激活时水解 ATP 产生能量。CFTR 在胆管细胞端膜和胆囊上皮细胞表达，肝细胞则不表达。CFTR 是胆管细胞端膜上的 cAMP 依赖的氯离子通道，具有导电性。每个小单位氯离子通道电导率为 3 ~8μμs，其导电的电流与电压呈线性相关。在正常情况下，PRKA（cAMP 依赖的蛋白激酶）将 CFTR 磷酸化，氯离子通道开放，Cl^- 流出。

分离大鼠肝内胆管单位（IBDU）对单个胆管细胞的研究阐明了基础状态和刺激时上皮细胞对 Cl^- 和 HCO_3^- 的分泌。基侧膜的 Cl^- 通过 $Na^+-K^+-2Cl^-$ 共转运体进入细胞内。在基础状态 Cl^- 通道轻度开放，胰泌素刺激基侧膜受体使细胞内 cAMP 浓度增高，Cl^- 通道孔显著开放，促进 Cl^-/HCO_3^- 交换（AE_2）。胆管内 Cl^- 和 HCO_3^- 净流入增加，造成负电荷。此外有一个电导小的 K^+ 通道维持上皮细胞分泌所需要的膜电压差。Cl^-的流出和腔内负电荷，有利于Na^+经细胞旁间隙流出，伴随水通过水通道蛋白（aquaporin，AQP）流入管腔。管腔端膜的Cl^-梯度差，通过Cl^-/HCO_3^-交换，将HCO_3^-分泌到管腔，使胆汁呈碱性。最近的研究表明，上皮HCO_3^-转运不一定完全依赖与Cl^-的交换，可能通过基侧膜的$Na^+-HCO_3^-$共用泵进入细胞，通过端膜分泌。

（2）非 CFTR 的替代途径：胆管细胞还表达另外几种Cl^-通道，包括：G 蛋白激活的Cl^-通道，钙调蛋白依赖的Cl^-通道，以及对渗透压敏感的Cl^-通道（CLC-2）。这些通道在正常生理状态时对调节胆汁分泌起有相当重要的作用。在生理情况时，与 CFTR 分泌的比率尚不清楚，在囊性纤维化患者中，可能起到代偿作用。在敲除 cftr 基因小鼠模型中，Ca^{2+}激活Cl^-通道的表达增加，表明缺乏 cftr 基因时，这些通道对Cl^-交换具有重要作用。

3. 胆管分泌胆汁的调节　肝内胆管细胞具有很多受体，可影响胆汁分泌量和成分，其中以胰泌素受体和嘌呤能受体对胆汁分泌的影响最大。

（1）胰泌素的作用：胰泌素作用于基侧膜的胰泌素受体，使细胞内 cAMP 增加，端膜的Cl^-通道开放，同时增加HCO_3^-和水的外流。人类注射胰泌素后胆汁分泌量从（0.67 ± 0.21）mL/min 增加至（1.54 ± 0.39）mL/min。基础状态时，胆汁内Cl^-和HCO_3^-的浓度与血浆浓度相同，胰泌素刺激后，胆汁内Cl^-浓度下降，HCO_3^-的浓度呈相应增加，两者离子浓度总和不变。胰泌素作用使 CFTR 氯离子通道开放，进而推动Cl^-和HCO_3^-的交换，促进水排入管腔，使胆汁稀释并呈碱性，cAMP 增加使 AQP 插入基侧膜，胰泌素刺激胆流分泌生长抑素和胃泌素的作用相反，刺激其受体后，cAMP 的浓度降低，从而抑制胆汁分泌。

（2）嘌呤能受体的作用：端膜的嘌呤能受体，如 P2（$P2Y_2$、P2U 等）具有传递信号作用，影响胆汁分泌。ATP 是细胞贮存能量的主要形式，浓度高达 5μm。当 ATP 激活释放到细胞，成为自分泌/旁分泌信号。人类胆汁中 ATP 浓度为 0.1～1μm，属于生理性浓度，已足够作用于嘌呤能受体。ATP 作用于P_2受体，通过Ca^{2+}依赖（非 CFTR）的氯离子通道机制，促进Cl^-分泌和HCO_3^-交换，增加胆汁分泌。在离体细胞实验中，ATP 释出，作用于受体而影响细胞张力（容积）、磷酸激酶、CFTR 等，其促进胆汁分泌十分显著。

（3）细胞内雌激素受体：细胞内雌激素受体影响胆管细胞的生长和增殖，激活类固醇受体、转接蛋白，上调有丝分裂素原激活的蛋白激酶。

三、胆管运动的生理调节

以往对胆道的运动和胆汁排放只简单地理解为空腹时肝胰壶腹括约肌收缩，胆囊松弛，胆汁进入胆囊贮存；进食后肝胰壶腹括约肌松弛，胆囊收缩，胆汁进入十二指肠这样的一个简单的相互配合过程。近年由于影像学检查方法的进步和微型传感器用于直接测定肝胰壶腹括约肌的压力改变和肌电活动，对于括约肌的运动和胆汁的排放过程，有了进一步的认识。

胆总管本身是否有主动的收缩、蠕动，以利于胆汁的输送，这一直是多年来讨论的问题。从人的胆总管的组织构筑方面看来，人的胆总管壁上只有很薄层的纵向平滑肌纤维。胆总管壁主要是一弹性纤维管道，表明人的胆总管缺乏像肠壁那样的蠕动的组织学基础。纵行平滑肌纤维和弹性纤维层可能在维持胆总管的张力方面起作用。然而，胆总管的构筑也存在某些种属上的区别。例如羊的胆总管是包裹着环行平滑肌层，具有蠕动功能。人的胆总管可能只是一被动的弹性纤维管道，而胆汁的排送依靠肝胰壶腹括约肌运动。胆汁分泌和肝胰壶腹括约肌的活动维持胆流。

胆囊是肝脏分泌的胆汁的贮存场所，但在空腹期时，并非肝脏所分泌的全部胆汁均储存在胆囊内，据观察，胆囊只贮存其中的 50% 左右，因而多余部分胆汁必然源源不断地经肝胰壶腹括约肌排至十二指肠。肝胰壶腹括约肌是通过其周期性的收缩与舒张运动，不断地将胆汁每次小量地排入十二指肠。肝胰壶腹括约肌的运动功能障碍会引起相应的病理生理改变和临床症状。

动物实验研究证明：狗、猫、兔、猴等实验动物的观察均提示肝胰壶腹括约肌活动是独立于十二指肠肌外的活动。胆总管内胆汁在禁食期时是由肝胰壶腹括约肌的周期性活动挤入十二指肠内。进食后，神经和内分泌素刺激影响肝胰壶腹括约肌的活动，缩胆囊素（CCK）是调节括约肌活动的主要激素。静脉内注射缩胆囊素抑制猫的肝胰壶腹括约肌收缩并降低括约肌段的基础压。

人的肝胰壶腹括约肌活动：纤维内镜技术可以直接测定胆管、胰管、括约肌段内的压力改变。Toouli 经内镜置入三腔测压管测定正常人清醒状态下括约肌的压力，显示胆总管内压力为 1.20～2.27kPa（8.8～17mmHg），胰管压力为 1.33～4.27kPa（10～32mmHg），肝胰壶腹括约肌的基础压约为 4.0kPa（30mmHg）；肝胰壶腹括约肌的收缩峰压可达 13.3～25.1kPa（100～188mmHg），括约肌的高压带长度为 4～8mm，收缩频率 3～6 次/分，蠕动传导方向以顺向为主，偶尔有逆向波。Geenen 的观察显示人肝胰壶腹括约肌有在基础压上明显的周期性收缩，肝胰壶腹括约肌的基础压比胆管和胰管的压力高 0.40kPa（3mmHg），收缩期的峰压约为 17.3kPa（130mmHg），频率为 4 次/分；60% 的收缩是前向性的，即从胆总管到十二指肠，少数的收缩是同时性的（25%）或逆向性的（15%）。静脉内注射缩胆囊素八肽（20ng/kg）可抑制肝胰壶腹括约肌的周期性收缩和降低其基础压，因而胆汁可以被动地从胆总管流进十二指肠。缩胆囊素对人肝胰壶腹括约肌的抑制作用可能是由非肾上腺素能－非胆碱能抑制性神经元所介导。现已证明在肝外胆管壁、括约肌部，分布有多种肽能神经元。

（张广业）

第六节　胆囊的功能

胆囊是储存和浓缩胆汁的器官，但是，并非肝脏所分泌的全部胆汁均存在于胆囊内，胆囊只贮存其中的 50% 左右，而多余部分胆汁经肝胰壶腹括约肌排至十二指肠。

胆囊除了浓缩功能外，尚能分泌黏液性物质。胆囊管完全阻塞后，胆囊内可充满着透明、无色的液体，临床上称之为白胆汁。胆囊黏膜当受到刺激、pH 的改变、炎症、结石的情况下，黏液的分泌增加。胆总管完全梗阻时，梗阻以上的胆管内亦可充满由胆管上皮分泌的白胆汁，当梗阻解除、胆管内压力降低之后，肝细胞又可以很快恢复其分泌胆汁的能力。

胆囊有调节胆道内压力的功能。胆囊的积极的吸收液体和减少胆汁容量的能力，能在一定程度上维持胆道内压力的平衡。当胆道梗阻时，胆管内压力便很快上升，一般在 24h 内临床上便呈现黄疸；如果胆囊仍然保持其正常的吸收功能，则当有胆总管下端梗阻时，黄疸可延迟至 36～48h 才明显出现。切除胆囊后，胆汁便经常性地流入小肠。胆囊对身体说来，并不是必不可缺的。胆囊的运动功能受神经、体液等多方面因素的调节。胆囊运动功能障碍在胆囊结石形成过程中起重要作用。

一、神经调节

胆囊的运动功能受交感神经、副交感神经和肽能神经的支配。胆囊壁内存在黏膜层和肌层神经丛及较多的神经细胞，但未形成界限清楚的壁内神经丛。胆囊中 α 受体较少，β 受体较多，交感神经作用于前者呈兴奋性刺激，作用于后者呈抑制性刺激，所以，交感神经主要作用是使胆囊松弛。乙酰胆碱或其他拟副交感神经药物可增加胆囊的张力和运动活动。电刺激狗变性迷走神经外周段能引起胆囊收缩和胆汁排出增多，完全切断两侧迷走神经出现胆囊弛缓，胆囊容积可增大 1 倍。选择性切断迷走神经，保留迷走神经肝支，则胆囊容积不增大；切断肝支后，胆囊容积就增大。胃切除术后患者易形成胆结石，其主要原因是手术切除或损伤迷走神经肝支而使胆囊收缩功能改变。另外，血管活性肠肽（VIP）、胃泌素释放肽（GRP）、P 物质（SP）、生长抑素（SS）等肽能神经对胆囊的运动功能亦有一定的调节作用。

二、体液调节

在切断迷走神经引起胆囊张力减低的基础上，给予脂餐仍能引起胆囊收缩。因此认为，迷走神经的作用在于维持胆囊的张力，而胆囊排出胆汁的功能主要受激素的影响，如胆囊收缩素（CCK）。胃切除术后不同的消化道重建方式对胆囊的运动功能亦有很大的影响。BillrothⅡ式吻合者胆结石发病率明显高于 BillrothⅠ式吻合者，而 Roux－en－Y 吻合亦明显地使空腹胆囊容积增大、餐后胆囊排空减少。其机制可能是食物不经过小肠上段，CCK 等分泌减少所致。CCK 是含有 33 个氨基酸的多肽，其中只有其羧基端的 8 肽（即 CCK－8）是引起胆囊收缩所必需的。尤其是羧基端 7 位上的酪氨酸残基的磺酸化最为重要，效力也最大。更换氨基酸位置，效力即发生改变，如胃泌素仅是 7 位与 6 位的更换，其效力就明显减低。脂肪是刺激小肠上段Ⅰ细胞释放 CCK 的最有效的刺激物。脂餐后引起胆囊收缩的同时，血浆 CCK 水平升高，当其血浆浓度减低后，胆囊开始充盈。另外，只有在静脉持续灌注 CCK 时，胆囊持续收缩，停止灌注后 15min 内胆囊停止排空，开始充盈。据此，可以认为 CCK 是调节餐后胆囊收缩的主要激素。胆囊壁平滑肌上有 CCK_A 受体，CCK 与其受体特异结合，通过与之耦联的 Gai_3 蛋白活化，促使二磷酸磷脂酰肌醇水解为三磷酸肌醇（IP_3）和甘油二酯（DG）；低浓度 IP_3 通过使细胞内储钙释放及加强 DAG 激活蛋白激酶 C 的作用诱导胆囊收缩；高浓度的 IP_3 和 CCK 可使细胞内储钙大量释放，激活钙调蛋白和激球蛋白轻链激酶，诱导胆囊收缩。CCK_A 受体的变化可能为胆石症胆囊收缩损害的重要致病环节。胃动素（motilin）是含有 22 个氨基酸残基的多肽激素。在消化间期，约于十二指肠 MMCⅡ相的开始，可引起胆囊暂时收缩，在摄食后则无此作用。在消化间期静脉注射 motilin 可诱发胆囊排空及 MMCⅢ相，且胆囊排空出现在 MMCⅢ相之前，随着 MMC Ⅲ相的开始，胆囊进入充盈状态。VIP 对基础情况下和由 CCK 刺激引起的胆囊运动具有强烈的拮抗作用。餐后没有 VIP 释放，在空腹情况下血液 VIP 浓度也非常低。人胆囊平滑肌含有 VIP 能神经纤维，电刺激迷走神经可使门脉血内 VIP 浓度升高。推测它具有神经递质功能，在局部能调节胆囊平滑肌的张力，使胆囊舒张。SS 通过抑制几乎所有刺激胆囊收缩和（或）肝胰壶腹括约肌松弛的激素的作用而抑制胆囊排空。静注 SS 可完全消除由进固体、液体餐及胆碱能和 CCK 等引起的胆囊排空。长期应用 SS 类似物奥曲肽显著增加肝胰壶腹括约肌收缩频率的基础压，抑制胆囊收缩，从而使胆囊结石的发病率明显提高。此外，孕激素、胃泌素、促胰液素、胰多肽（PP）、降钙素相关肽、前列腺素（PG）、组胺、一氧化氮（NO）等也在胆囊运动中发挥了一定的调节作用。

（张广业）

第三章

肝胆科常见症状

第一节　黄疸

黄疸是由于血液中胆红素浓度增高，致使皮肤、巩膜、黏膜及某些体液发黄。正常血液总胆红素浓度为2～17μmol/L（0.1～1.0mg/dl），当超过51μmol/L（3mg/dl）时，临床上出现黄疸。如血液中胆红素已增高，而临床上未出现黄疸，此种情况称为隐性黄疸。在大多数情况下，黄疸考虑为胆汁淤滞。胆汁淤滞可能为肝脏排泄功能受损或胆管阻塞性疾病。本节就胆红素代谢、黄疸成因和分类以及鉴别诊断等问题加以阐述。

一、胆红素代谢

（一）血红蛋白的破坏与分解

红细胞的寿命120d（天）。超寿命的红细胞破坏分解后释出的血红蛋白在组织蛋白酶的作用下除去珠蛋白，形成亚铁血红素。然后在微粒体酶的作用下，其α甲烯桥的碳原子被氧化。卟啉环裂开，产生一个分子的一氧化碳，释出一个分子铁，形成一个分子的胆绿素。胆绿素受胆绿素还原酶的作用而形成胆红素。这种游离胆红素又称为非结合胆红素，为清蛋白所吸附，循环于血液中。此种胆红素不溶于水，不能从肾小球滤过，故尿中不能检查出，可溶于有机溶剂及脂类，能透过血脑屏障，过量时可引起核黄疸，又称间接胆红素。

（二）游离胆红素在肝内“加工”

1. 摄取　血窦侧的肝细胞膜有许多微突。胆红素究竟如何通过此膜，其说法不一。目前多数人认为是被动扩散。胆红素一旦接近肝细胞膜，即迅速被摄取。推测肝细胞膜对胆红素有高度亲和力。当胆红素接近肝细胞膜时，白蛋白即与胆红素脱离，造成肝细胞外胆红素的高浓度状态，有利于为肝细胞摄取。细胞内外胆红素的平衡，主要取决于细胞膜两侧的结合力及其浓度。摄取速度与胆红素生成的多少和肝细胞排泌快慢也有密切关系。

2. 结合　游离胆红素进入肝细胞后与两种可溶性特异性蛋白（暂名Y、Z）结合，并被带到滑面内质网，在尿嘧啶核苷二磷酸葡萄糖醛酸和葡萄糖醛酰转移酶的作用下，与葡萄糖醛酸结合，形成胆红素葡萄糖醛酸脂，结合一个者称为胆红素单葡萄糖醛酸脂。绝大多数结合两个葡萄糖醛酸，称胆红素双葡萄糖醛酸脂。尚有15%可与活性硫酸及甘氨酸结合。结合胆红素不但分子大而且离子化，可溶于水，不能透过肝细胞的血浆侧膜，而可透过毛细胆管膜，凡登白试验为直接反应，可从肾小球滤过，但大部分通过近端肾小管再吸收，有一小部分从尿中排出。血中浓度超过25.7μmol/L（1.5mg/dl）时，尿中即可出现胆红素。

3. 排泌　胆红素在肝内与葡萄糖醛酸结合后，再经肝细胞器的排泌机构排到毛细胆管。其机制更为复杂，有以下几种方式：

（1）胆盐依赖性排泌：因胆汁中胆盐含量较血中高100～1 000倍，血中胆盐被肝细胞摄取再排泌至胆汁，为逆浓度梯度排泌，需消耗能量，此为主动排泌过程。胆红素、药物、色素、激素等均依赖胆盐排泌而排至毛细胆管。

（2）胆盐非依赖性排泌：需要细胞膜上的 Na^+，K^+，ATP 酶、环磷酸腺苷酶以及其他酶的作用，属主动排泌，也需要消耗能量。由于 Na^+浓度梯度改变而传递其他阴离子。

（3）被动扩散：在胆盐和钠泵排泄的同时，水及电解质等随离子浓度的改变可被动扩散至毛细胆管。

（4）胆管分泌。

上述排泌机制与各种肝细胞器和毛细胆管关系十分密切，如线粒体、溶酶体、高尔基复合体、内质网等的功能状态，细胞膜的流动性，细胞间的连接，毛细胆管周围的微丝情况以及毛细胆管的微绒毛形态等。

（三）胆红素的肠肝循环

胆红素随胆汁排至胆管进入胆囊，根据消化的需要进入肠管，在小肠内保持结合胆红素形式，待到达回肠末端及结肠后，受细菌及β－葡萄糖醛酸的作用，与结合葡萄糖分离，还原为尿胆原及粪胆原，大部分由粪便排出 68～473μmol/d（40～280mg/d），小部分(10%～15%）被肠黏膜重吸收经门脉进入肝内，重吸收尿胆原基本上以原形转变为胆红素排入肠道。少量未被结合的尿胆原自尿中排出。

二、黄疸发生的机制及类型

（一）肝前性

1. 原料过剩　常见的是溶血引起的黄疸。特点是血清胆红素为间接胆红素，一般不超过 85.5μmol/L（5mg/dl），凡登白试验呈间接性反应，尿胆原和粪胆原增加，血清铁和网织红细胞也增加，骨髓增生旺盛，各种肝功正常。

2. 旁路性黄疸　是由于未成熟的红细胞破坏，或红细胞生成过程中的“副产品”而产生黄疸。血中为间接胆红素，凡登白试验为间接性反应。尿中胆红素阴性，尿胆原阳性，网织红细胞轻度升高，骨髓轻度反应，但血清铁不高，红细胞寿命正常，无贫血，各种溶血试验均阴性，肝功能正常。

溶血性疾病可分先天性或后天性。先天性溶血性疾病包括：①红细胞膜缺陷如遗传性球形红细胞增多症，遗传性椭圆形细胞增多症。②戊糖磷酸酶缺乏如丙酮酸激活酶或葡萄糖－6－磷酸脱氢酶缺乏。③球蛋白结构或合成缺陷如镰形细胞病及地中海贫血。成人遗传性球形红细胞增多症有轻度高胆红素血症，50%患者在婴儿时有明显黄疸病史。溶血患者在稳定情况下血胆红素浓度不超过 85.5μmol/L（5mg/dl）。然而在急性溶血或伴有肝、肾疾病情况下，血清胆红素浓度可以很高。例如镰形细胞病在大量急性溶血同时伴有肝病及肾功能障碍，可以有明显高胆红素血症，特别重要的是在长期溶血性疾患患者中应考虑到胆石症可能，因为在这种情况下胆色素结石发生率高。后天性溶血性疾病包括：①由于血型不配所致溶血性贫血，与药物有关自身免疫抗体及恶性疾病。②DIC 及溶血性尿毒症。③在血透中，由于化学、物理及毒物创伤。④阵发性睡眠性血红蛋白尿。⑤代谢紊乱如血磷过低。

无效红细胞生成也可导致轻度黄疸。疾病包括恶性贫血、严重缺铁性贫血等。

（二）肝性黄疸

由各种原因引起的肝细胞功能障碍所致。

1. 摄取障碍　可能因胆红素不易与白蛋白分离，肝细胞膜不易透过或胞质内 Y、Z 蛋白接受功能差，以致胆红素不能被肝细胞摄取，滞留血中形成黄疸。特点是血中间接胆红素升高，尿胆红素阴性，尿胆原不增多，无溶血反应，一般肝功能正常，用 ^{131}I 标记的胆影葡胺试验可证明肝细胞摄取功能差。新生儿黄疸可能因 Y、Z 蛋白不足，轻型的 Gilbert 病及肝炎后胆红素增多症亦属此型。

2. 结合障碍　肝细胞摄取胆红素后，在滑面内质网由葡萄糖醛酰转移酶催化，与葡萄糖醛酸结合。如果此酶缺乏或活力不足，均能影响结合反应的进行，使胆红素的摄取和排泌发生障碍而形成黄疸。其代表疾病如下：

（1）新生儿黄疸：可因 Y、Z 蛋白不成熟，也可因葡萄糖醛酰转移酶的活力不足。

（2）哺乳黄疸：推测在乳汁中可能有抑酶物质。

（3）家族性、一时性黄疸（Lucey - Drriscoll 病）：婴儿出生后即发生黄疸，血中胆红素达 342 ~ 684μmol/L（20 ~ 40mg/dl），如不及时进行换血治疗常致死亡。推测其血中可能有大量葡萄糖醛酰转移酶的抑制物。

（4）先天性非溶血性黄疸（Crigler - Najjar 综合征）：分为Ⅰ型及Ⅱ型。Crigler - NajjarⅠ型原因是酶缺如，婴儿生后第 2 天出现黄疸，严重者血清胆红素可达 427.5 ~ 769.5μmol/L（25 ~ 45mg/dl）。常发生核黄疸，为家族遗传性疾病，患儿预后不良。Crigler - NajjarⅡ型是葡萄糖醛酰转移酶活力低下，甚至部分缺乏，血清胆红素 <342μmol/L（20mg/dl），不发生核黄疸，这些患者预后尚可。

（5）慢性家族性非溶血性黄疸（Gilbert 综合征）：系遗传性或获得性葡萄糖醛酰转移酶活力不足所致。遗传性患者的家族中有 1/2 ~ 1/4 成员发生黄疸，长期不愈，血清中胆红素波动在 17.1 ~ 102.6μmol/L（1 ~ 6mg/dl）之间。

（6）某些药物引起的黄疸：如新霉素、利福平可抑制酶的活性，均可引起间接胆红素升高。

以上几种黄疸的共同特点是，血中间接胆红素升高，尿胆红素阴性，尿胆原不增加，无贫血，肝功能正常；还可用下列试验作为诊断参考。①胆红素排泌试验：给患者注射直接胆红素，可以排泌到胆管，但注射间接胆红素则不能排泌。②薄荷试验：正常人服薄荷后，尿中可检出薄荷葡萄糖醛酸酯，患者则无。③鲁米那：是酶的诱导剂，如在 8d 之内服完 1g，多数患者可使胆红素明显下降，甚至正常。如果因缺乏酶引起的黄疸（Crigler - Najjar 综合征Ⅰ型）则无效。

3. 排泌障碍　由于肝细胞胆汁“排泌器”的病变，使结合胆红素不能排到毛细胆管。肝内胆管的病变（炎症、肿瘤），也能使胆红素反流至血窦引起黄疸。这类疾病可分为肝内胆汁淤滞及肝外胆汁淤滞二种。肝内胆汁淤滞见于药物性黄疸、妊娠黄疸、病毒性肝炎、酒精性肝炎和肝硬化等。这些疾病常可使肝细胞器发生变化。毛细胆管微绒毛变平或消失，管腔扩张，胆汁淤滞；毛细胆管周围微丝网变形、变性，失去支架及促进胆汁流动的作用；因代谢障碍，肝细胞膜内沉着的胆固醇高于正常 7 倍，使其流通性和通透性减低，不利于胆汁排泌；肝细胞间的紧密连接及其他连接是防止毛细胆管内胆汁外溢的重要结构，一旦连接部“松弛”，胆汁即容易进入血窦，线粒体是合成胆盐的场所，如胆盐合成减低，胆盐依赖性胆汁排泌减少，也影响胆红素的排泌。常见的肝内胆汁淤滞性黄疸有以下几种：

（1）先天性（Dubin - Johnson 综合征及 Rotor 综合征）：Dubin - Johnson 综合征是由于有机物通过胆小管膜到胆小管腔的输送发生缺陷。其特点为血中胆红素升高以直接型为主 34.2 ~ 102.6μmol/L（2 ~ 6mg/dl），肝呈棕黑色，细胞内含有脂褐素，常在 20 岁以前发病，且呈良性过程。这种缺陷扩大到对核素扫描及造影剂排泌，使在口服胆囊造影及肝胆系统显像时胆管及胆囊不显影。Rotor 综合征也是血中胆红素升高以直接型为主。可能由于肝细胞对胆红素贮藏能力明显减少所致，肝组织学及造影剂排泌是正常的，口服胆囊造影可以显影。

（2）病毒性肝炎：与一般黄疸性肝炎略同，起病多有食欲缺乏、恶心、倦怠等症状。肝可触及、有压痛。ALT 明显升高。若系乙型肝炎，HBsAg 可为阳性，碱性磷酸酶、胆固醇升高，尿色黄，大便色淡甚至灰白。3 周后自觉症状好转，逐渐恢复。

（3）药物性黄疸：有服药史，可有发热、嗜酸粒细胞增多，BSP 滞留，停药后可恢复，再用药可再发。

（4）妊娠黄疸：多发生在妊娠后半期，分娩后即好转，下次妊娠仍再发。血胆红素增加不超过 136.8μmol/L（8mg/dl），ALT 正常或略高，碱性磷酸酶及胆固醇均升高。

（5）酒精性肝炎：慢性酒精中毒偶可发生肝炎，表现为食欲缺乏、恶心、呕吐、上腹痛及肝大。有时可有发热，持续 2 周以上，肝组织有脂肪变性及 Mallory 透明小体。

肝外胆汁淤滞最常见的病因为胆石症，其次包括硬化性胆管炎、胆管癌及手术创伤所致良性胆管狭窄。在胆石症患者中，血清胆红素一般在 34.2 ~ 85.5μmol/L（2 ~ 5mg/dl），很少超过 205.2μmol/L（12mg/dl），常伴有发热及腹痛，黄疸是暂时性的，患者可有胆绞痛史，有时黄疸病史较长，而腹痛不明显。胆石症患者可伴有细菌性胆管炎，表现为黄疸、寒战、高热、右上腹痛，在严重情况下，可有低血压及中毒性休克。原发性硬化性胆管炎，50%患者伴有肠道炎症性疾病，主要为溃疡性结肠炎。原发性硬化性胆管炎包括多发性胆管狭窄及近端胆管扩张。可以发生在通过肝动脉给予化疗药物后造成。胆管癌发现时常已属晚期，因为患者黄疸发生前，胆总管必须几乎完全阻塞。当肿瘤位于总肝管的分叉处，即使一条胆管完全阻塞也可不发生黄疸。只有当左右肝胆管全阻塞时才发生黄疸。胆管阻塞其他不常见原因包括胆管出血、Caroli综合征、胆管腺瘤、转移癌、肝门或胆管淋巴瘤及胆管寄生虫感染。胆管及胰管蛔虫感染时可产生胆绞痛（黄疸很少见），在流行区如东南亚地区、印度及南美洲，应考虑蛔虫产生化脓性胆管炎及胰腺炎。肝吸虫病也可导致胆管阻塞及黄疸。肝吸虫比较重要之一是Clonorchissinesis，在东南亚地区最常见，主要由食入生鱼所致。在严重感染情况下可以产生黄疸及胆管炎，反复发作。由胰腺疾病所致胆管阻塞包括胰头癌，急性和慢性胰腺炎的并发症。胰头癌是胆总管阻塞常见的原因。这些患者可能有较长时间的黄疸，体重减轻，吸收不良症状，胆红素水平比胆石症患者更高，往往超过256.5μmol/L（15mg/dl）。在恶性狭窄中胆管炎所致发热，不如胆石症或手术后良性狭窄常见。急性胰腺炎胰头水肿可以产生胆总管部分狭窄但很少产生黄疸。当黄疸出现时必须立即确定是否结石嵌顿在胆总管远端，造成急性胰腺炎。慢性胰腺炎通过胰腺囊肿压迫可以产生部分或完全远端胆总管阻塞。

肝外胆汁淤滞少见原因，为十二指肠或腹膜后疾病产生胆总管阻塞，包括壶腹癌、十二指肠克罗恩病、十二指肠憩室、肝动脉瘤等。

三、诊断

黄疸的鉴别诊断与其他疾病一样，需要有详细的病史、体检及其他辅助检查材料供综合分析。

首先根据血清胆红素的性质将黄疸分为以间接胆红素为主、以直接胆红素为主两类。前一类属于溶血性黄疸及一部分肝性黄疸。根据家族史及相应的化验材料不难作出诊断。但成人中的非结合性胆红素增多症或肝炎后胆红素增多症比较常见，易误诊为溶血性黄疸。其特点是不贫血，尿中胆红素阴性，但尿胆原也阴性（与溶血不同）。后一类是由于肝病及肝外疾病所引起。需根据详细病史、体检及相应辅助检查材料，综合分析作出诊断。

肝病常见的有肝炎及肝癌。少见的有药物性黄疸、妊娠黄疸、酒精性肝病、手术后黄疸、原发性胆汁性肝硬化等。这类患者除肝炎、肝癌及胆汁性肝硬化外，都有较明确病史。肝炎在黄疸出现前先有食欲缺乏、恶心、乏力等。黄疸患者如有肝炎病史，最近肝明显增大，质硬，有结节，应考虑肝癌的可能性。毛细胆管性肝炎，肝大不明显，但胆汁性肝硬化则肝可明显肿大，后期可有脾大。原发性胆汁性肝硬化国内较少见，发病隐袭，病程长，黄疸可以波动，抗线粒体抗体可以阳性

至于肝外梗阻性黄疸，常见的有胆石、肿瘤、急性与慢性胰腺炎。胆石症的病史比较典型，诊断并不困难。胰头癌的黄疸为渐进性常不缓解，病后1～2个月胆红素可达342～513μmol/L（20～30mg/dl），50%的患者无症状，50%有上腹痛或腰背痛，食欲减退，消瘦，无力。胆囊增大多见于肝外梗阻，特别是壶腹癌和胰头癌。

实验室检查：血液检查如全血细胞计数、红细胞计数、网织红细胞计数及周围血涂片检查可以提示溶血或无效红细胞生成。最重要的实验室检查是转氨酶，在肝细胞坏死时主要是转氨酶升高。而碱性磷酸酶，5′-核酸磷酸酶及亮氨酸氨基肽酶是胆小管酶，在胆汁淤滞时主要是这些酶升高。血清转氨酶升高大于正常值5倍，伴有轻度碱性磷酸酶升高是弥漫性肝细胞病的特点例如病毒性肝炎。碱性磷酸酶明显升高（大于正常3～5倍）提示胆汁淤滞存在。然而肝内或肝外胆管梗阻单靠实验室检查难以鉴别。需作B型超声、内镜下逆行胰胆管造影（ERCP）、经皮经肝胆管造影（PTC）、放射性核素扫描、选择性腹腔动脉造影、电子计算机断层扫描（CT）、腹腔镜及肝穿刺活检等进一步检查。

（一）B超

简便易行，无痛无创伤，无禁忌证。除能直接显示扩张胆管、胰管外，还能发现肿块的部位，可反复检查，一般推为首选。但本法可出现假阴性，一般多系肥胖、肠腔积气过多、大量腹腔积液或病灶小而影响观察。北京协和医院收治各类梗阻性黄疸903例，其中恶性黄疸383例，占同期梗阻性黄疸

42.41%，B 超阳性率为 95.48%，诊断正确率为 85.02%。

（二）ERCP

能准确显示出胰、胆管全貌、梗阻部位，并能观察十二指肠乳头情况，对确诊壶腹癌以及胰头癌浸润壶腹部意义很大。其主要缺点是检查时较痛苦，极少数患者造影剂注入后难以引流，有发生化脓性胆管炎的可能。近年来开展胆管内、外引流，有利于减少这一并发症的发生。

（三）PTC

为有创伤性检查，并发症相对较高，加之近年来 ERCP 造影诊断和治疗技术提高，其应用受到一定限制，仅用于 ERCP 检查失败者。PTC 除能直接显示胆管系统外，还能引流胆汁。与 ERCP 合用，能确定肝外胆管癌的部位和梗阻范围。北京协和医院报道 PTC 对肝外胆管癌的诊断正确率高达 95.83%。

（四）CT

除能发现胰、胆管扩张外，还能清楚地显示肿块的部位、范围、浸润情况及有无周围组织、淋巴结的转移，有利于选择治疗方案。且无痛无创伤性。往往用于 B 超或 ERCP 不能确诊时。临床上高度怀疑胰头癌或壶腹周围癌，CT 优于 B 超，应作为首选。CT 也可出现假阴性，一般发生于胆管不扩张，如硬化性胆管炎或肝硬化。

（五）其他

1. 肝胆系统显像术　具有非创伤性、安全、简单、快速、正确率较高等优点，它既可反映肝胆系统的动态功能，又可观察其形态变化，所以目前已用于临床。对于黄疸患者，肝胆显像有助于进行鉴别诊断。

2. 肝活组织检查　在黄疸患者检查中，肝活检不列为常规检查。因为：①在已证实梗阻性黄疸患者中，组织学发现无特殊诊断价值。②即使组织学改变提示存在胆管阻塞，但不能提供梗阻部位及性质有关资料。肝活检的主要作用鉴别那些困难或混淆不清的肝内胆汁淤滞患者。

总之，黄疸仅是一种临床现象，必须寻找引起黄疸的原因。为了准确地找出引致黄疸的原因必须掌握黄疸发生的各种机制，详细询问病史和体格检查，有选择地进行各项检查，其对诊断确有困难的病例，特别是“内科”黄疸与“外科”黄疸难以区别，又无肝内胆管扩张时应做肝活组织检查。仍不能确诊时可采用皮质激素试验治疗，用泼尼松 10mg，每日 3 次。一周后黄疸仍无消退倾向，观察 4～6 周仍不能确诊，而又高度怀疑肝外病变引起梗阻时可考虑剖腹探查。

（张广业）

第二节　腹部肿块

一、概述

凡腹部的脏器和组织，由于某种原因而发生肿大、增生、膨胀、粘连或移位，并形成腹部异常的包块而被触及，均称为腹部包块。

根据肿块所处部位的不同，通常将腹部分为腹壁、腹腔和腹膜质。引起腹部肿块较常见的疾病，在腹壁有脂肪瘤、腹壁脓肿、脐部囊疝等；在腹腔有肝癌、肝炎、肝硬化、肝母细胞瘤、细菌性或阿米巴性肝脓肿、肝血管瘤、肝囊肿、胆囊炎、胆囊癌、门脉高压性脾大、游走脾、胃癌、小肠恶性肿瘤、肠套叠、克罗恩病、结肠癌、回盲部结核、阑尾周围脓肿、阑尾类癌、肠系膜恶性淋巴瘤、肠系膜淋巴结核、术后肠粘连、膀胱肿瘤、尿潴留、卵巢癌、卵巢囊肿、子宫肌瘤、子宫癌、妊娠子宫等；在腹膜后有胰腺癌、胰腺囊肿、肾上腺嗜铬细胞瘤、肾上腺囊肿、肾癌、肾盂积水、肾结核、肾囊肿、肾下垂、腹主动脉瘤、畸胎瘤等。

造成腹部肿块的病理因素是：①炎症性：急、慢性炎症可引起肿块，前者如急性阑尾炎所致的阑尾周围脓肿、急性肝脓肿性肝大等；后者如肠系膜淋巴结核、克罗恩病等。②肿瘤性：各种腹部肿瘤

（无论恶性还是良性），均可以腹部肿块的形式出现，即肿瘤是引起腹部肿块的重要原因之一。③先天性：有些腹部肿块疾病是胚胎发育异常所致，大多在婴幼儿期发病。这类疾病也有恶性、良性之分，恶性的有肝母细胞瘤、肾母细胞瘤、神经母细胞瘤等；良性的有原发性胆总管囊状扩张、游走肾等。④潴留性：系空腔器官出口受阻，致液体潴留形成“肿块”，如淤胆性胆囊肿大，是因壶腹周围癌阻塞壶腹口造成。⑤内脏下垂：多发生在身体瘦长或原来肥胖而后消瘦的人，如肾下垂、肝下移等，下垂的脏器触诊时酷似肿块。⑥损伤性：由外伤引起，如损伤性血、尿外渗形成包块、外伤性腹主动脉瘤等。

二、诊断

应采取综合诊断措施，包括以下几种。

（一）肿块的部位

肿块一般起源于所在部位的脏器，故何处脏器的肿块，应多考虑系该处脏器的疾病，如右上腹为肝、胆疾病，中上腹为胃、胰腺、肠系膜、网膜、小肠疾病，左上腹为脾和脾曲结肠疾病，左、右腰部为肾和腹膜后疾病，右下腹为阑尾、回盲部、右卵巢疾病，下腹为膀胱、子宫疾病，左下腹为直肠、乙状结肠、左卵巢疾病，广泛性与不定位为腹膜、肠管疾病等。

（二）肿块的形成过程

肿块生长缓慢，存在时间长，无明显症状，多为良性，如脂肪瘤、囊肿等；腹部受伤后很快出现肿块者多为内出血形成的血肿，缓慢出现肿块者应考虑胰腺或肠系膜囊肿。

（三）肿块的形态和特点

右上腹呈梨形肿块者多为胆囊疾病；两侧腰部见表面光滑、质硬有弹性、两端为半圆形肿块者提示为肾脏；呈腊肠形者多见于肠套叠、蛔虫性肠梗阻等；表面平滑触诊有囊性感者，多为囊性肿物或肾盂、胆囊积液；外形不规则或表面呈结节状而质地较硬者，常提示为恶性肿瘤；肿块随呼吸上下移动者，多起源于肝、脾、肾、胃、横结肠等。不随呼吸运动者，多起源于胰、腹膜后淋巴结、腹主动脉瘤等；有膨胀性搏动者，常为腹主动脉瘤和三尖瓣关闭不全所致的肝大；有明显压痛者多为炎性肿块。

（四）同时伴有症状和体征的肿块

有黄疸者，提示为肝、胆、胰疾病；有腹痛、呕吐等消化道症状者，病灶多在胃肠道；有腹腔积液者，多见于结核性腹膜炎、肝癌、腹膜转移癌和卵巢囊肿等；有黑便者，可见于胃或小肠肿瘤；有新鲜血便者，见于肠套叠以及结肠或直肠肿瘤；有尿急、尿频、尿痛、脓尿或尿潴留者，多为膀胱肿瘤、肾肿瘤、多囊肾等；有闭经或阴道出血者，应考虑卵巢和子宫肿瘤；有骤高骤低的血压波动、多汗，应想到嗜铬细胞瘤；有高热、寒战、腹痛与白细胞增多者，可能是腹腔脓肿形成。

（五）实验室检查

对腹部肿块（肿瘤）诊断特异性较高的化验检查有：甲胎蛋白（AFP）对原发性肝细胞癌；癌胚抗原（CEA）对结肠癌；血清乳酸脱氢酶（LDH）对腹腔恶性肿瘤以及腹腔积液查癌细胞等。

（六）消化道钡剂造影检查

可确定肿块是否为胃肠道肿瘤及胃肠外邻近部位肿瘤（后者可见到胃肠受压，移位等间接征象）。

（七）B 超、CT、磁共振检查

上述检查对肿块是否存在，是实性或囊性，是良性还是恶性，以及根据肿块的影像特征可能是什么病，可做出一定程度的判断。

（八）细针穿刺检查

采用特制的专用细针，在肿块部穿刺取材，作出组织学诊断。

（九）剖腹探查

上述方法均不能明确又不能排除恶性肿瘤时，应在做好手术切除的思想和技术准备下，果断地行剖腹探查，作出病理诊断。

（张广业）

第三节　腹痛

一、基本判断

（一）病因

1. 急性腹痛　常见以下几种：

（1）急性腹膜炎：最常由胃、肠穿孔所引起，小部分为自发性腹膜炎。

（2）腹腔器官急性炎症：如急性胃炎、食管下段－贲门黏膜撕裂症、急性肠炎、急性胰腺炎、急性出血坏死性小肠炎、急性胆囊炎等。

（3）空腔脏器梗阻或扩张：如肠梗阻、胆管结石、胆管蛔虫病、泌尿道结石梗阻等，腹痛的特点常为阵发性、绞痛性，可甚剧烈，患者表现为辗转不安。

（4）脏器扭转或破裂：腹内有蒂器官（卵巢、胆囊、肠系膜、大网膜等）急性扭转或绞窄时可引起强烈地绞痛或持续性剧痛；急性内脏破裂如肝破裂、脾破裂、异位妊娠破裂等，疼痛急剧并有内出血征象。

（5）腹腔内血管梗阻：主要发生于心脏病、高血压动脉硬化的基础上如肠系膜上动脉栓塞、夹层主动脉瘤等。临床上甚少见，但腹痛相当剧烈。

（6）腹壁疾病：如腹壁挫伤、脓肿、腹壁带状疱疹等，尤以带状疱疹疼痛较剧烈，且易误诊为内脏疾病。

（7）胸腔疾病所致的腹部牵涉性痛：如肺炎、肺梗死、心绞痛、心肌梗死、急性心包炎、胸膜炎、肺癌或食管裂孔疝等。疼痛可向腹部放射，类似急腹症。

（8）全身性疾病所致的腹痛：腹型过敏性紫癜、尿毒症、铅中毒、血卟啉病等。

2. 慢性腹痛　常见以下几种：

（1）腹腔器官的慢性炎症：反流性食管炎、慢性胃炎、消化性溃疡、慢性胆囊炎及胆管感染、慢性胰腺炎、结核性腹膜炎、溃疡性结肠炎、克罗恩病、慢性阑尾炎等。

（2）空腔脏器的张力变化：如胃肠痉挛或胃肠、胆管运动障碍等。

（3）腹腔脏器的扭转或梗阻：如慢性胃肠扭转。

（4）脏器包膜的牵张：因病变所致实质性脏器肿胀，导致包膜张力增加而发生的腹痛，如肝脏瘀血、肝炎、肝脓肿、肝癌、肝囊肿、脂肪肝、脾大、胰腺假性囊肿等。

（5）中毒与代谢障碍：如铅中毒绞痛、急性血卟啉病、糖尿病酮症酸中毒等，常有下列特点：①腹痛剧烈而无明确定位；②腹痛剧烈，但与轻微的腹部体征呈明显对比；③有原发病临床表现与实验室检查特点。

（6）其他：慢性腹膜炎、肝脾周围炎、肿瘤浸润腹膜或网膜的感觉神经、胃肠神经功能紊乱等。

（二）疼痛的机制

1. 内脏性疼痛（visceral pain）　腹腔各脏器都有感受器，能感受脏器受到的刺激，通过交感神经，小部分通过副交感神经传到中枢。内脏感觉神经数目较少，细纤维占多数，传导速度快，无髓鞘，传导途径分散，一个脏器的感觉神经纤维经过几个节段的脊神经传入中枢。

2. 躯体性疼痛（somatic pain）　腹部皮肤、肌肉、腹膜壁层、肠系膜根部，都有躯体神经纤维分布，当其传入纤维受到炎症及其产物刺激时，疼痛分布在相应的脊髓神经所属的皮肤区。

3. 感应性腹痛（referred pain）或牵涉痛　腹腔内的脏器发生病变时，不仅腹腔器官所在部位疼痛，而且远离该脏器的部位发生痛觉过敏或痛感，这种现象叫感应性腹痛。此种现象是由于内脏的痛觉神经纤维和被感应皮肤的感觉神经纤维同进入同一脊髓阶段，内脏痛觉可激发脊髓躯体感觉神经元，或提高它的兴奋性所致。如急性阑尾炎的早期，患者感觉腹上区疼痛，这就是阑尾炎引起的感应性疼痛。当然内脏疼依然存在，但感应性疼痛较内脏痛剧烈。

4. 精神性腹痛　腹痛可因精神因素引起，系来自中枢兴奋灶导致疼痛，但腹部并无任何局部原因可查，也称为中枢性腹痛。这种腹痛往往伴随各种临床所见的精神异常，注意这些患者陈述腹痛的精神成分。

二、进一步询问

（一）病史

采集病史是诊断的重要手段，应力求克服片面性和表面性，重点应在腹痛方面。

1. 年龄与性别　年龄小以肠道寄生虫、肠套叠、梗阻等较多；青壮年以阑尾炎、溃疡病急性穿孔、胆管蛔虫症、胰腺炎较为多见；中老年以胆石症、胆囊炎、肿瘤及乙状结肠扭转等发病率高。

性别来看，溃疡病急性穿孔、泌尿系结石男性多于女性，急性胰腺炎女性多于男性。女性还可见于卵巢囊肿、宫外孕破裂。

2. 过去病史　慢性病急性发作时尤需了解过去病史、手术史、月经史和生育史，为鉴别诊断提供重要线索。

3. 起病情况　先驱症状对鉴别疾病的性质有一定帮助，如先有发热，呕吐，后有腹痛者，常为内科疾患；先有腹痛，后有发热，呕吐者，常为外科急腹症。另外，起病的缓急，对鉴别诊断有参考价值，起病急剧并且情况迅速恶化者，多见于实质性脏器破裂、空腔脏器穿孔或急性梗阻、出血性坏死性胰腺炎等；而开始腹痛较轻，以后才逐渐加重者，多为炎症性病变。

（二）临床表现

1. 疼痛的部位　一般腹痛的部位常为病变的所在。胃及十二指肠疾病、急性胰腺炎的疼痛位于中腹上区；肝胆疾患疼痛位于右腹上区；急性阑尾炎疼痛常位于麦克伯尼点；小肠绞痛位于脐周；结肠绞痛常位于左耻区；膀胱炎、盆腔炎、宫外孕破裂位于耻区；弥散性或部位不定的疼痛见于急性弥漫性腹膜炎、机械性肠梗阻、急性出血坏死性肠炎、血卟啉病、铅中毒、腹型过敏性紫癜等。

2. 疼痛的性质　疼痛的性质与程度与病变性质密切相关。消化性溃疡穿孔常突然发生，呈剧烈的刀割样、烧灼样持续性中上腹痛；胆绞痛、肾绞痛、肠绞痛也相当剧烈，患者常呻吟不已，辗转不安；剑突下钻顶样疼痛是胆管蛔虫梗阻的特征；持续性广泛性剧烈腹痛见于急性弥散性腹膜炎；脊髓痨胃肠危象表现为电击样剧烈绞痛。隐痛或钝痛多为内脏性痛，多由胃肠张力变化或轻度炎症引起；持续性胀痛，则可为麻痹性肠梗阻、急性胃扩张或实质性脏器肿胀包膜牵张所致；阵发性绞痛牵扯腰背，要考虑到小肠扭转的可能。

3. 诱发加剧或缓解疼痛的因素　急性腹膜炎腹痛在静卧时减轻，腹壁加压或改变体位时加重；铅绞痛时患者常喜按；胆绞痛可因脂肪餐而诱发；暴食是急性胃扩张的诱因；酗酒和暴饮暴食是急性胰腺炎的重要发病因素；暴力作用常是肝、脾破裂的原因；部分机械性肠梗阻多与腹盆腔手术有关；急性出血性坏死性肠炎多与饮食不洁有关。

4. 发作时间与体位的关系　胆胰疾病可能因进餐而加重；慢性、周期性、节律性疼痛常见于消化性溃疡；剧烈呕吐后的上腹剧痛可能是胃黏膜撕裂症；腹痛伴消化道出血与月经周期有关可能为子宫内膜异位症；左侧卧位可使上腹痛减轻提示胃黏膜脱垂；十二指肠壅滞症的特点是膝胸卧位疼痛和呕吐减轻；胰腺疾病时前倾位或俯卧位时减轻、仰卧位加重。

5. 腹痛的放射　胆囊疾病常放射到背部肩胛区；腹腔炎症、出血，可刺激左右膈肌，疼痛分别向左右肩部放射；炎症或出血刺激后腹壁，则疼痛向腰背放射；输尿管结石、子宫附件病变，常向下腹及会阴部及大腿内侧放射；直肠、膀胱及子宫病变，疼痛放射到骶部。

6. 伴随症状　急性腹痛伴随下列症状，有提示诊断的意义：①伴黄疸可见于急性肝及胆管疾病、胰腺疾病、急性溶血、大叶性肺炎等。②伴寒战、高热可见于急性化脓性胆管炎症、腹腔脏器脓肿、大叶性肺炎、化脓性心包炎等。③伴血尿常是泌尿系统疾病。④伴休克常见于急性腹腔内出血、急性梗阻性化脓性胆管炎症、绞窄性肠梗阻、消化性溃疡急性穿孔、急性胰腺炎、腹腔脏器急性扭转、急性心肌梗死、休克型肺炎等。⑤伴呕吐者常见于食管、胃肠病变，大量呕吐提示胃肠道梗阻。⑥伴反酸、嗳气者常见于十二指肠溃疡或胃炎。⑦伴腹泻者常提示消化吸收障碍或肠道炎症、溃疡或肿瘤。⑧腹痛伴随无排便或排气，提示胃肠扭转和梗阻。⑨便血急性者，可见于肠套叠或急性出血性坏死性肠炎。

7. 疼痛的程度　腹痛剧烈者，表明可能有肠扭转、卵巢囊肿蒂扭转、泌尿系结石病、急性胰腺炎、空腔脏器穿孔、胆管结石或胆管蛔虫等。腹痛较轻者，可能是阑尾炎或肠系膜淋巴结炎等，而隐痛者多为慢性疾病。腹痛的程度受个体对疼痛的敏感和耐受性的差异影响很大，应予注意。

三、进一步查体

详细的腹部查体非常重要，但也不要忽略全身情况的观察。

（一）全身检查

除一般状况如血压、脉搏、体温、呼吸外，患者的神态可反映病情程度，如面色苍白、四肢厥冷、出汗等提示有休克，病情较严重；被动屈膝卧位、不敢移动，多提示腹膜炎；蜷曲体位、双手压腹、辗转不安者，多提示腹绞痛（结石或蛔虫）等等。此外，还要注意有无皮肤出血点、斑疹、黄疸等，对诊断具有重要的提示。

（二）局部检查

注意腹部的外形，是否对称或异常隆起，有无出血点（斑）、静脉曲张，手术的瘢痕可能提示腹腔粘连，甚至是肠梗阻的重要原因；脐周的出血提示内脏出血，左侧腹大片瘀斑可能是急性重症胰腺炎；全腹的触诊对于疾病部位的确定至关重要，椭圆形的包块提示肠管的可能，和脏器相连的包块既可以是肿大的脏器，也可能是该脏器肿瘤的形成；压痛、反跳痛和肌紧张腹膜刺激征的出现提示腹腔炎症或空腔脏器穿孔；胆囊压痛点阳性、麦克伯尼点压痛阳性分别提示急性胆囊炎和急性阑尾炎；局部叩诊阳性可能是自发性腹膜炎；鼓浊相间的叩诊音往往是结核性腹膜炎的特点；膀胱浊音界的出现和扩大可能是老年男性患者前列腺肥大或肿瘤所致；肠鸣音数量和性质的改变提示肠管正常、麻痹或梗阻（亢进）；血管杂音的出现可能是动脉瘤或肿瘤等。

症状与体征不符的疼痛，应注意胆管、泌尿道结石或卵巢囊肿扭转的可能。

四、小结

腹痛（abdominal pain）是临床各科极其常见的症状之一，也是促使患者就诊的重要原因。腹痛的发生原因很复杂，发生机制各不相同，可以是器质性的，也可以是功能性的；可以是腹腔内脏器本身的病变所致，也可以是腹腔外疾病及全身性疾病所引起，还可能是神经反射所致。腹痛的起病急缓也因不同的疾病而不同，有的来势凶猛而急骤，有的起病缓慢而轻微。因此，详细的询问病史、完整的体格检查、必要的辅助检查等综合归纳分析，才能作出准确的判断。

（一）内脏性疼痛的特点

（1）疼痛部位含混，接近腹中线。

（2）疼痛感觉模糊，多为痉挛、不适、钝痛、灼痛。

（3）常伴恶心、呕吐、出汗等自主神经兴奋症状。如肝、胆、胰、胃、小肠近段引起的腹痛多在腹上区，小肠、结肠近段引起的腹痛多在脐周，结肠远段、尿路、膀胱引起的腹痛多在耻区。

（二）躯体性疼痛的特点

（1）定位准确，可在腹部一侧。

（2）疼痛的程度剧烈而持续。

（3）可有局部腹肌僵直。

（4）腹痛可因咳嗽、体位变化而加重，如患胃、肠穿孔和化脓性胆囊炎时，就产生躯体性疼痛。

（三）急性腹膜炎腹痛的特点

（1）疼痛定位明显，一般位于炎症所在部位，可有牵涉痛。

（2）呈持续性锐痛。

（3）腹痛常因加压、改变体位、咳嗽或喷嚏而加剧。

（4）病变部位压痛、反跳痛与肌紧张。

（5）肠鸣音减弱或消失。

（四）空腔脏器梗阻或扩张腹痛的特点

常为阵发性、绞痛性，可甚剧烈，患者表现为辗转不安。

（五）腹内有蒂器官（卵巢、胆囊、肠系膜、大网膜等）急性扭转或绞窄时腹痛的特点

可引起强烈的绞痛或持续性剧痛；急性内脏破裂如肝破裂、脾破裂、异位妊娠破裂等，疼痛急剧并有内出血征象。

（六）中毒与代谢障碍腹痛的特点

（1）腹痛剧烈而无明确定位。

（2）腹痛剧烈，但与轻微的腹部体征呈明显对比。

（3）有原发病临床表现与实验室检查特点。

（张广业）

第四节　蜘蛛痣

一、基本判断

蜘蛛痣是由一支中央小动脉及其许多向外辐射的细小血管扩张而成，形似蜘蛛，故称为蜘蛛痣。

二、进一步询问

女性由于雌激素水平的变化，可以出现蜘蛛痣，常分布于手背及前臂，单个、较小，无生殖系统疾病和肝病病史。除此之外，蜘蛛痣的出现均要考虑疾病的可能，尤其是在男性、长期大量饮酒、有病毒性肝炎病史等，以期得到早期诊断和治疗。

三、进一步查体

蜘蛛痣主要在面、颈、手背、上臂、前臂、前胸和肩部等上腔静脉分布的区域内。检查时，用铅笔或火柴头压迫蜘蛛痣的中心，其辐射状小血管网即褪色，去除压力后又再次出现。

四、小结

发现蜘蛛痣未必就是疾病，如上所述青春期女性也可出现，属于正常生理性的。在病理情况下，要注意蜘蛛痣出现的时间、强度变化、数目多少及变化等，判断有无肝脏损害、程度，以及门脉高压的有无、程度，甚至可以预测是否有近期出血的可能，及时进行预防和治疗。

蜘蛛痣常见于慢性肝炎或肝硬化。健康妇女在妊娠期间也可出现。现在认为蜘蛛痣的大小与肝脏功能有关，出现大的蜘蛛痣则表明肝功能不佳。也有人认为蜘蛛痣的多少和大小与食管静脉的压力有关，食管静脉压力越高，蜘蛛痣的数量增多、直径增大，消化道出血的危险性增加；蜘蛛痣的数量突然减少、直径缩小，可能提示发生了消化道出血。但没有蜘蛛痣并不等于没有门脉高压症。

（张广业）

第五节 腹腔积液

积聚于腹腔内的游离液体称为腹腔积液。腹腔积液达500mL时可用叩诊法证实，少量腹腔积液可用超声检查确定。腹腔穿刺液的检查可把腹腔积液的性质区分为漏出液、渗出液。其外观可分为浆液性、脓性、血性、乳糜性等。

一、病因

产生腹腔积液的原因可分为全身性因素与局部因素。

（一）全身性因素

1. 低蛋白血症 清蛋白低于25g/L时则可产生腹腔积液。
2. 水钠潴留 常见于心、肾功能不全，肝硬化伴继发性醛固酮增多症等。
3. 内分泌异常 如肝硬化时抗利尿激素与醛固酮的灭活功能减低，致引起钠水潴留。

（二）局部因素

1. 门脉高压症 是肝硬化腹腔积液形成的一个重要原因。
2. 肝静脉或下腔静脉阻塞 如肝静脉血栓形成、下腔静脉受肿瘤压迫。
3. 肝淋巴漏出增加 多参与肝硬化、重症肝炎的腹腔积液形成。
4. 腹膜炎症 如结核性腹膜炎、系统性红斑狼疮等引起的腹腔积液。
5. 腹膜肿瘤或腹腔内脏器肿瘤 各种腹腔内脏器肿瘤或转移瘤累及腹膜、腹膜间皮瘤等，此类腹腔积液多为血性渗出液。
6. 胸导管或乳糜池阻塞 腹腔积液为乳糜，病因多为丝虫病，其次为肿瘤和结核。引起腹腔积液的原因见表3－1。

表3－1 腹腔积液的原因

漏出性	门脉高压症：肝硬化、门静脉血栓形成、肝内浸润性变（癌、淋巴瘤）。低蛋白血症：肾病综合征、蛋白丢失性胃肠病、重度营养不良。体循环静脉瘀血：右心功能不全、缩窄性心包炎等。肝静脉或下腔静脉阻塞：Budd－Chiari综合征；下腔静脉阻塞综合征；Meigs综合征
渗出性	腹膜炎：结核性、化脓性、红斑狼疮性、嗜酸粒细胞性、急性胰腺炎性、恶性肿瘤、腹膜转移癌、腹膜间皮瘤、恶性淋巴瘤等

二、诊断步骤

综合病史、体格检查及实验室检查诊断腹腔积液的病因。一般来讲，肝硬化腹腔积液、结核性腹膜炎与癌性腹腔积液占腹腔积液病因的95%左右。临床上可先根据腹腔积液的性质（漏出性、渗出性），再结合其他临床表现与辅助检查，作出病因诊断。渗出液呈Rivalta反应阳性，比重>1.018，蛋白定量$>25g/L$，白细胞数$>500\times10^6/L$。而漏出液则Rivalta反应阴性，比重<1.018，蛋白定量$<25g/L$，白细胞数$<300\times10^6/L$。

（一）肝硬化

有病毒性肝炎、血吸虫病或长期酗酒史，体检发现黄疸、蜘蛛痣、肝掌、脾大，实验室检查有肝功能异常者支持肝硬化的诊断。当出现发热、腹痛、腹腔积液增加迅速、肝功能损害加重时应注意有无并发原发性腹膜炎。此时腹腔积液检查可介于漏出液与渗水液之间，但分叶核白细胞比例升高，细菌培养可阳性。

（二）结核性腹膜炎

青壮年多见，但不应忽略老年人。患者多有发热、盗汗、消瘦等结核中毒症状，腹部有压痛及柔韧感。腹腔积液量少至中等，为渗出性，呈黄色，偶为血性，白细胞计数超过$500\times10^6/L$，以淋巴细胞或单核细胞为主。腹腔积液浓缩直接涂片找抗酸杆菌阳性率不高，培养或肠鼠接种可提高阳性率，但耗时久，临床价值不大。腹腔镜及腹膜活检有确诊价值。对高度怀疑本病而确诊有困难者，可行试验性抗结核治疗，有效者支持结核性腹膜炎的诊断。

（三）恶性肿瘤腹腔积液

如肝癌、胃癌、肠癌、胰腺癌、卵巢癌、子宫癌、恶性淋巴瘤及腹膜间皮瘤等。腹腔积液多为渗出性，常为血性，白细胞以淋巴或单核细胞为主。腹腔积液离心后部分患者可找到癌细胞。有研究认为腹腔积液中乳酸脱氢酶（LDH）活性较血清 LDH 活性高，腹腔积液 LDH/血清 LDH >1 有助于癌性腹腔积液的诊断。利用 X 线、内镜、超声、CT 扫描等手段寻找原发病灶，可提高病因的确诊率。

（四）其他

如腹腔积液伴有心悸、气短、颈静脉怒张、肝颈征阳性等症状体征应注意缩窄性心包炎的可能；腹腔积液伴肝大、压痛、肝功能损害（也可正常）应注意肝静脉阻塞；腹腔积液伴双下肢水肿及静脉曲张、下腹壁静脉血流方向自下而上，应注意下腔静脉阻塞，下腔静脉造影可显示阻塞部位。年轻女性出现少量渗出性腹腔积液伴有发热、皮疹等系统损害，应注意系统性红斑狼疮。腹腔积液伴血嗜酸粒细胞明显升高，同时腹腔积液中也见大量嗜酸性粒细胞，应注意嗜酸粒细胞性腹膜炎。

（张广业）

第四章

病毒性肝炎

第一节　甲型病毒性肝炎

甲型病毒性肝炎（甲型肝炎）是由甲型肝炎病毒（hepatitis A virus，HAV）感染引起的、主要通过粪－口途径传染的自限性急性肠道传染病。我国是甲型肝炎的高发区，自20世纪80年代在上海暴发流行后，近年呈现散发和小规模流行的特点。大部分HAV感染表现为隐性或亚临床性感染，少部分感染者在临床上表现为急性黄疸/无黄疸型肝炎。一般而言，甲型肝炎不会转为慢性，发展为重型肝炎者也十分少见，大部分预后良好。

一、病原学

HAV属微小RNA病毒科（picornavirus），1973年Feinston等应用免疫电镜在急性肝炎患者的大便中发现，1987年获得HAV全长核苷酸序列。HAV基因组由7 478个核苷酸组成，包括3个部分：①5′－非编码区；②结构与非结构编码区，单一开放读码框架（ORF）可编码一个大的聚合蛋白和蛋白酶，后者将前者水解为至少3～4个结构蛋白和7个非结构蛋白；③3′－非编码区。目前HAV只有一个血清型和一个抗原－抗体系统，感染HAV早期产生IgM抗体，一般持续8～12周，少数持续6个月以上。

HAV对外界抵抗力较强，耐酸碱，能耐受60℃至少30min，室温下可生存1周；于粪便中在25℃时能存活30d，在贝壳类动物、污水、淡水、海水、泥土中能存活数月。采用紫外线（1.1W，0.9cm）1min、85℃加热1min、甲醛（8%，25℃）1min、碘（3mg/L）5min或氯（游离氯浓度为2.0～2.5mg/L）15min可将其灭活。

二、流行病学

（一）传染源

急性期患者和隐性感染者为主要传染源，后者多于前者。粪便排毒期在起病前2周至血清ALT高峰期后1周；黄疸型患者在黄疸前期传染性最强；少数患者可延长至其病后30d。一般认为甲型肝炎病毒无携带状态，近年有报道部分病例表现为病程迁延或愈后1～3个月再复发，但比例极小，传染源的意义不大。

（二）传染途径

HAV主要由粪－口途径传播。粪便污染水源、食物、蔬菜、玩具等可引起流行。水源或食物污染可致暴发流行，如1988年上海市由于食用受粪便污染的未煮熟的毛蚶而引起的甲型肝炎暴发流行，4个月内发生30余万例，死亡47人。日常生活接触多为散发病例，输血感染或母婴垂直传播极为罕见。

（三）易感人群

人群普遍易感。在我国，大多在儿童、青少年时期受到隐性感染，人群抗HAV－IgG阳性率可达

80%。感染 HAV 后可获持久免疫力，但与其他型肝炎病毒无交叉免疫性。

三、发病机制及病理组织学

甲型肝炎的发病机制尚未完全阐明。经口感染 HAV 后，由肠道进入血液，引起短暂病毒血症。目前认为，其发病机制倾向于以宿主免疫反应为主。发病早期，可能由于 HAV 在肝细胞中大量复制及 $CD8^+$ 细胞毒性 T 细胞杀伤作用共同造成肝细胞损害；在疾病后期，体液免疫产生的抗 HAV，可能通过免疫复合物机制破坏肝细胞。

其组织病理学特点包括：以急性炎症病变为主，淋巴细胞浸润，小叶内可见肝细胞点状坏死；也可引起胆汁瘀积（淤胆型肝炎）和大块或亚大块坏死（重型肝炎）。

四、临床表现

感染 HAV 后，不一定都出现典型的临床症状，大部分患者感染后没有任何症状，甚至肝功能也正常，而到恢复期却产生抗 HAV - IgG，为亚临床型感染。经过 2 ~6 周的潜伏期（平均为 30d），少部分患者可出现临床症状，主要表现为急性肝炎，少数患者可表现为淤胆型肝炎。

（一）急性黄疸型肝炎

80% 患者以发热起病，伴乏力，四肢酸痛，似“感冒”。热退后患者出现食欲缺乏，伴恶心或呕吐，腹胀等消化道症状，临床似“急性胃肠炎”。皮肤及巩膜出现黄染，尿颜色深，似浓茶色。极少数患者临床症状重，可出现腹腔积液、肝性脑病及出血倾向等肝衰竭的表现。总病程为 2 ~4 个月。

（二）急性无黄疸型肝炎

占 50% ~90%，尤以儿童多见。起病较缓，症状较轻，恢复较快，病程大多在 2 个月内。

（三）HAV 双重或多重感染

按与其他肝炎病毒感染的时间顺序，可分为混合感染、重叠感染。例如，甲肝病毒感染和乙肝病毒感染同时发生，称混合感染。在慢性乙型肝炎或乙肝表面抗原携带者基础上又发生甲肝病毒感染，称重叠感染。无论 HAV 是同时感染或重叠感染所引起的临床症状，少部分患者与单纯 HAV 感染所致的急性肝炎相似。大部分 HAV 与其他肝炎病毒同时感染或重叠感染患者的临床症状严重，病情也较复杂。重叠感染的预后取决于原有肝脏病变的严重程度，大多数患者预后良好。

五、辅助检查

（一）肝功能及凝血常规检查

丙氨酸转氨酶（ALT）、天冬氨酸转氨酶（AST）明显升高，AST/ALT 比值常 <1。如果患者可出现 ALT 快速下降，而胆红素不断升高（即所谓酶、胆分离现象）或 AST/ALT >1，常提示肝细胞大量坏死。如果直接胆红素/总胆红素 >10%，且伴血清谷氨酰转肽酶（γ - GT）、碱性磷酸酶（ALP）升高，则提示肝内胆汁瘀积。绝大部分患者人血清蛋白及 γ 球蛋白、凝血因子活动度（PTA）均在正常范围。PTA <40% 是诊断重型肝炎（肝衰竭）的重要依据之一，亦是判断其预后的重要指标。

（二）病原学检查

1. 抗 HAV - IgM　在病程早期即为阳性，3 ~6 个月后转阴，极少部分患者的抗 HAV - IgM 在 6 个月后才转阴，因而是早期诊断甲型肝炎最简便而可靠的血清学标志。但应注意，接种甲型肝炎疫苗后 2 ~3 周，有 8% ~20% 接种者可呈抗 HAV - IgM 阳性。

2. 抗 HAV - IgG　于 2 ~3 个月达高峰，持续多年或终身。因此，它只能提示感染 HAV，而不能作为诊断急性甲型肝炎的指标。

3. HAV - RNA　PCR 检测血液或粪便中 HAV - RNA，阳性率低，临床很少采用。HAV - RNA 载量与轻 - 中度甲型肝炎患者血清 ALT、PTA 正相关，而与严重甲型肝炎患者血清 ALT、PTA 水平无明显相关。但是，HAV－RNA 载量与血清 C－反应蛋白呈正相关，与外周血血小板计数呈负相关。

六、诊断及鉴别诊断

（一）诊断依据

1. 流行病学资料　发病前是否到过甲型肝炎流行区，有无进食未煮熟海产品如毛蚶、蛤蜊等不洁饮食及饮用可能被污染的水等病史。

2. 临床特点　起病较急，以“感冒”样症状起病，常伴乏力、食欲差、恶心、呕吐、尿颜色深似浓茶色等症状。

3. 病原学诊断　血清抗 HAV－IgM 阳性，是临床确诊甲型肝炎的依据。

4. 临床要注意的特殊情况　如下所述。

（1）HAV 混合感染/重叠感染：患者原有慢性 HBV 感染或其他慢性肝脏疾病，出现上述临床症状；或原有慢性性肝炎、肝硬化病情恶化，均应考虑重叠感染甲型病毒肝炎的可能，应及时进行有关病原学指标检测。

（2）甲型肝炎所致重型肝炎（急性肝衰竭）：占0.5%～1.5%。早期表现极度疲乏；严重消化道症状如腹胀、频繁呕吐、呃逆；黄疸迅速加深，出现胆酶分离现象；中晚期表现出血倾向、肝性脑病、腹腔积液等严重并发症，PTA <40%。

（二）鉴别诊断

1. 其他原因引起的黄疸　如下所述。

（1）溶血性黄疸：常有药物或感染等诱因，表现为贫血、腰痛、发热、血红蛋白尿、网织红细胞升高，黄疸大都较轻，主要为间接胆红素升高，ALT、AST 无明显升高。

（2）梗阻性黄疸：常见病因有胆石症，壶腹周围癌等。有原发病症状、体征，肝功能损害轻，以直接胆红素为主，B 超等影像学检查显示肝内外胆管扩张。

2. 其他原因引起的肝炎　如下所述。

（1）急性戊型肝炎：老年人多见，临床表现与甲型肝炎相似。根据病原学检查可资鉴别。

（2）药物性肝损害：有使用肝损害药物的明确病史，临床常表现为发热伴皮疹、关节痛等症状。部分患者外周血嗜酸性粒细胞增高，肝炎病毒标志物阴性。

（3）感染中毒性肝炎：如流行性出血热、伤寒、钩端螺旋体病等所导致的肝功能试验异常。主要根据原发病的临床特点和相关实验室检查加以鉴别。

七、并发症

甲型肝炎的并发症较少，一般多见于婴幼儿、老年人等免疫功能较低者。临床常见的有胆囊炎、胰腺炎、病毒性心肌炎等。少见并发症如皮疹、关节炎、吉兰－巴雷综合征等，可能与 HAV 感染后血清中有短暂的免疫复合物形成有关。严重并发症还包括再生障碍性贫血，发病率为0.06%～0.4%，机制尚未明确。

八、治疗

甲型肝炎一般预后良好，在急性期注意休息及给予适当的保肝药物治疗，如甘草酸制剂、还原型谷胱甘肽制剂等，1～2 周临床症状完全消失，2～4 个月肝脏功能恢复正常。HAV 感染，由于病毒血症短，不需要抗病病毒治疗。对于有明显胆汁瘀积或发生急性重型肝炎（急性肝衰竭者），则应给予相应的治疗。

九、预防

养成良好的卫生习惯，防止环境污染，加强粪便、水源管理是预防甲型肝炎的主要方法。在儿童及高危人群中注射甲型肝炎疫苗是预防甲型肝炎的有效方法。甲型肝炎减毒活疫苗在我国人群中广泛应用，其价格相对较便宜，但其抗体水平保持时间相对较短，而且必须在冷链条件下运输和保存。灭活疫苗在国内外人群中广泛使用，其抗体水平较高且持续时间较长（至少20年）、无须冷链条件下运输和保存，但其价格相对较贵。

十、预后

多在2~4个月临床康复，病理康复稍晚。病死率约为0.01%。妊娠后期并发甲型肝炎病死率10%~40%。极少数患者的病程迁延超过6个月或临床病程出现“复发”，但至今尚未确认真正的慢性甲型肝炎病例。

（张广业）

第二节 乙型病毒性肝炎

一、病原学

乙型肝炎病毒（hepatitis B virus，HBV）属于嗜肝DNA病毒科（hepadnavirus）正嗜肝DNA病毒属（orthohepadnavirus）。1965年Blumberg等报道在研究血清蛋白多样性中发现澳大利亚抗原，1967年Krugman等发现其与肝炎有关，故称其为肝炎相关抗原（hepatitis associated antigen，HAA），1972年世界卫生组织将其正式命名为乙型肝炎表面抗原（hepatitis B surface antigen，HB－sAg）。1970年Dane等在电镜下发现HBV完整颗粒，称为Dane颗粒。HBV基因组由不完全的环状双链DNA组成，长链（负链）约含3 200个碱基（bp），短链（正链）的长度可变化，为长链的50%~80%。HBV基因组长链中有4个开放读码框（open reading frame，ORF），即S区、C区、P区和X区，它们分别编码HBsAg、HBeAg/HBcAg、DNA聚合酶及HBxAg。

二、流行病学

全世界HBsAg携带者约3.5亿，其中我国约9 000多万，约占全国总人口的7.18%（2006年调查数据）。按流行的严重程度分为低、中、高度三种流行地区。低度流行区HBsAg携带率0.2%~0.5%，以北美、西欧、澳大利亚为代表。中度流行区HBsAg携带率2%~7%，以东欧、地中海、日本、俄罗斯为代表。高度流行区HBsAg携带率8%~20%，以热带非洲、东南亚和中国部分地区为代表。本病婴幼儿感染多见；发病男性高于女性；以散发为主，可有家庭聚集现象。

1. 传染源　乙型肝炎患者和携带者血液和体液（特别是组织液、精液和月经）的HBV都可以成为传染源。

2. 传播途径　HBV通过输血、血液制品或经破损的皮肤、黏膜进入机体而导致感染，主要的传播途径下列几种。

（1）母婴传播：由带有HBV的母亲传给胎儿和婴幼儿，是我国乙型肝炎病毒传播的最重要途径。真正的宫内感染的发生只占HBsAg阳性母亲的5%左右，可能与妊娠期胎盘轻微剥离等因素有关。围生期传播或分娩过程传播是母婴传播的主要方式，系婴儿因破损的皮肤、黏膜接触母血、羊水或阴道分泌物而传染。分娩后传播主要由于母婴间密切接触导致。虽然母乳中可检测到HBV，但有报道显示母乳喂养并不增加婴儿HBV的感染率。HBV经精子或卵子传播未被证实。

（2）血液、体液传播：血液中HBV含量很高，微量的污染血进入人体即可造成感染，如输血及血制品、注射、手术、针刺、血液透析、器官移植等均可传播。

（3）日常生活接触传播：HBV可以通过日常生活密切接触传播给家庭成员。主要通过隐蔽的胃肠道外传播途径，如共用剃须刀、牙刷等可引起HBV的传播；易感者的皮肤、黏膜微小破损接触带有HBV的微量血液及体液等，是家庭内水平传播的重要途径。

（4）性接触传播：无防护的性接触可以传播 HBV。因此，婚前应做 HBsAg 检查，若一方为 HBsAg 阳性，另一方为乙型肝炎易感者，则应在婚前应进行乙肝疫苗接种。

（5）其他传播途径：经破损的消化道、呼吸道黏膜或昆虫叮咬等只是理论推测，作为传播途径未被证实。

3. 易感人群　抗 HBs 阴性者均为易感人群，婴幼儿是获得 HBV 感染的最危险时期。高危人群包括 HBsAg 阳性母亲的新生儿、HBsAg 阳性者的家属、反复输血及血制品者（如血友病患者）、血液透析患者、多个性伴侣者、静脉药瘾者、经常有血液暴露的医务工作者等。

三、发病机制与病理学

（一）发病机制

乙型肝炎的发病机制非常复杂，目前尚不完全清楚。HBV 侵入人体后，未被单核－吞噬细胞系统清除的病毒到达肝脏或肝外组织（如胰腺、胆管、脾、肾、淋巴结、骨髓等）。病毒包膜与肝细胞膜融合，导致病毒侵入。HBV 在肝细胞内的复制过程非常特殊，其中包括一个反转录步骤，同时细胞核内有稳定的 cDNA 作为 HBV 持续存在的来源。

乙型肝炎慢性化的发生机制亦是研究关注的热点和难点。HBeAg 是一种可溶性抗原，其大量产生可能导致免疫耐受。非特异性免疫应答方面的功能障碍亦可能与慢性化有明显关系，慢性化还可能与遗传因素有关。在围生期和婴幼儿时期感染 HBV 者，分别有 90% 和 25% ~30% 发展成慢性感染；在青少年和成人期感染 HBV 者，仅 5% ~10% 发展成慢性。

慢性 HBV 感染的自然病程一般可分为 4 个时期：

第一时期为免疫耐受期，其特点是 HBV 复制活跃，血清 HBsAg 和 HBeAg 阳性，HBV－DNA 滴度较高，但血清丙氨酸氨基转移酶（ALT）水平正常或轻度升高，肝组织学亦无明显异常，患者无临床症状。与围生期感染 HBV 者多有较长的免疫耐受期，此期可持续存在数十年。

第二时期为免疫清除期，随年龄增长及免疫系统功能成熟，免疫耐受被打破而进入免疫清除期，表现为 HBV－DNA 滴度有所下降，但 ALT 升高和肝组织学有明显坏死炎症表现，本期可以持续数月到数年。成年期感染 HBV 者可直接进入本期。

第三时期为非活动或低（非）复制期，这一阶段表现为 HBeAg 阴性，抗－HBe 阳性，HBV－DNA 检测不到（PCR 法）或低于检测下限，ALT/AST 水平正常，肝细胞坏死炎症缓解，此期也称非活动性 HBsAg 携带状态。进入此期的感染者有少数可以自发清除 HBsAg，一般认为每年有 1% 左右的 HB－sAg 可以自发转阴。

第四时期为再活动期，非活动性抗原携带状态可以持续终身，但也有部分患者可能随后出现自发的或免疫抑制等导致 HBV－DNA 再活动，出现 HBV－DNA 滴度升高（血清 HBeAg 可逆转为阳性或仍保持阴性）和 ALT 升高，肝脏病变再次活动。HBV 发生前 C 区和 C 区变异者，可以通过阻止和下调 HBeAg 表达而引起 HBeAg 阴性慢性乙型肝炎。

在 6 岁以前感染的人群，最终约 25% 在成年时发展成肝硬化和 HCC，但有少部分患者可以不经过肝硬化阶段而直接发生 HCC。慢性乙型肝炎患者中，肝硬化失代偿的年发生率约 3%，5 年累计发生率约 16%。

（二）病理学

慢性乙型肝炎的肝组织病理学特点是：汇管区炎症，浸润的炎症细胞主要为淋巴细胞，少数为浆细胞和巨噬细胞；炎症细胞聚集常引起汇管区扩大，并可破坏界板引起界面肝炎（interface hepatitis）。小叶内可见肝细胞变性、坏死，包括融合性坏死和桥形坏死等，随病变加重而日趋显著。肝细胞炎症坏死、汇管区及界面肝炎可导致肝内胶原过度沉积，肝纤维化及纤维间隔形成。如病变进一步加重，可引起肝小叶结构紊乱、假小叶形成最终进展为肝硬化。

目前国内外均主张将慢性肝炎进行肝组织炎症坏死分级（G）及纤维化程度分期（S）。目前国际上常用 Knodell HAI 评分系统，亦可采用 Ishak、Scheuer 和 Chevallier 等评分系统或半定量计分方案，了解肝脏炎症坏死和纤维化程度，以及评价药物疗效。

四、临床表现

乙型肝炎潜伏期 1 ~6 个月，平均 3 个月。临床上，乙型肝炎可表现为急性肝炎、慢性肝炎及重型肝炎（肝衰竭）。

（一）急性肝炎

急性肝炎包括急性黄疸型肝炎和急性无黄疸型肝炎。具体表现可参见“戊型肝炎”部分。5 岁以上儿童、少年及成人期感染 HBV 导致急性乙型肝炎者，90% ~95% 可自发性清除 HBsAg 而临床痊愈；仅少数患者可转为慢性。

（二）慢性肝炎

成年急性乙型肝炎有 5% ~10% 转慢性。急性乙肝病程超过半年，或原有 HBsAg 携带史而再次出现肝炎症状、体征及肝功能异常者；发病日期不明确或虽无肝炎病史，但根据肝组织病理学或症状、体征、化验及 B 超检查综合分析符合慢性肝炎表现者。慢性乙型肝炎依据 HBeAg 阳性与否可分为 HBeAg 阳性或阴性慢性乙型肝炎。

（三）淤胆型肝炎

淤胆型肝炎（cholestatic viral hepatitis），是一种特定类型的病毒性肝炎，可参见“戊型肝炎”部分。

（四）重型肝炎

又称肝衰竭（liver failure），是指由于大范围的肝细胞坏死，导致严重的肝功能破坏所致的临床综合征；可由多种病因引起、诱因复杂，是一切肝脏疾病重症化的共同表现。在我国，由病毒性肝炎及其发展的慢性肝病所引起的肝衰竭亦称“重型肝炎”。临床表现为从肝病开始的多脏器损害综合征：极度乏力，严重腹胀、食欲低下等消化道症状；神经、精神症状（嗜睡、性格改变、烦躁不安、昏迷等）；有明显出血倾向，凝血因子时间显著延长及凝血因子活动度（PTA）<40%；黄疸进行性加深，胆红素每天上升≥17.1μmol/L 或大于正常值 10 倍；可出现中毒性巨结肠、肝肾综合征等。

根据病理组织学特征和病情发展速度，可将肝衰竭分为四类：

1. 急性肝衰竭（acute liver failure，ALF） 又称暴发型肝炎（fulminant hepatitis），特点是起病急骤，常在发病 2 周内出现Ⅱ度以上肝性脑病的肝衰竭综合征。发病多有诱因。本型病死率高，病程不超过 3 周；但肝脏病变可逆，一旦好转常可完全恢复。

2. 亚急性肝衰竭（subacute liver failure，SALF） 又称亚急性肝坏死。起病较急，发病 15 日至 26 周出现肝衰竭综合征。晚期可有难治性并发症，如脑水肿、消化道大出血、严重感染、电解质紊乱及酸碱平衡失调。白细胞升高、血红蛋白下降、低血糖、低胆固醇、低胆碱酯酶。一旦出现肝肾综合征，预后极差。本型病程较长，常超过 3 周至数月。容易转化为慢性肝炎或肝硬化。

3. 慢加急性（亚急性）肝衰竭（acute - on - chronic liver failure，ACLF） 是在慢性肝病基础上出现的急性肝功能失代偿。

4. 慢性肝衰竭（chronic liver failure，CLF） 是在肝硬化基础上，肝功能进行性减退导致的以腹腔积液或门脉高压、凝血功能障碍和肝性脑病等为主要表现的慢性肝功能失代偿。

（五）肝炎肝硬化

由于病毒持续复制、肝炎反复活动而发展为肝硬化，其主要表现为肝细胞功能障碍和门脉高压症。

五、实验室检查

（一）血常规

急性肝炎初期白细胞总数正常或略高，黄疸期白细胞总数正常或稍低，淋巴细胞相对增多，偶可见异型淋巴细胞。重型肝炎时白细胞可升高，红细胞及血红蛋白可下降。

（二）尿常规

尿胆红素和尿胆原的检测有助于黄疸的鉴别诊断。肝细胞性黄疸时两者均阳性，溶血性黄疸以尿胆原为主，梗阻性黄疸以尿胆红素为主。深度黄疸或发热患者，尿中除胆红素阳性外，还可出现少量蛋白质、红、白细胞或管型。

（三）病原学检查

1. 乙肝抗原抗体系统的检测意义　如下所述。

（1）HBsAg 与抗 HBs：成人感染 HBV 后最早 1～2 周，最迟 11～12 周血中首先出现 HBsAg。急性自限性 HBV 感染时血中 HBsAg 大多持续 1～6 周，最长可达 20 周。无症状携带者和慢性患者 HBsAg 可持续存在多年，甚至终身。抗 HBs 是一种保护性抗体，在急性感染后期，HBsAg 转阴后一段时间开始出现，在 6～12 个月逐步上升至高峰，可持续多年。抗 HBs 阳性表示对 HBV 有免疫力，见于乙型肝炎恢复期、既往感染及乙肝疫苗接种后。

（2）HBeAg 与抗 HBe：急性 HBV 感染时 HBeAg 的出现时间略晚于 HBsAg，在病变极期后消失，如果 HBeAg 持续存在预示转向慢性。HBeAg 消失而抗 HBe 产生称为血清转换（HBeAgSeroconversion）。一般来说，抗 HBe 阳转阴后，病毒复制多处于静止状态，传染性降低；但在部分患者由于 HBV 前－C 区及 BCP 区发生了突变，仍有病毒复制和肝炎活动，称为 HBeAg 阴性慢性肝炎。

HBcAg 与抗 HBc 血液中 HBcAg 主要存在于 Dane 颗粒的核心，故一般不用于临床常规检测。抗 HBc－IgM 是 HBV 感染后较早出现的抗体，绝大多数出现在发病第一周，多数在 6 个月内消失，抗 HBc－IgM 阳性提示急性期或慢性肝炎急性活动。抗 HBcIgG 出现较迟，但可保持多年甚至终身。

2. HBV－DNA 测定　HBV－DNA 是病毒复制和传染性的直接标志。目前常用聚合酶链反应（PCR）的实时荧光定量技术测定 HBV，对于判断病毒复制水平、抗病毒药物疗效等有重要意义。

3. HBV－DNA 基因耐药变异位点检测　对核苷类似物抗病毒治疗有重要指导意义。

（四）甲胎蛋白（AFP）

AFP 含量的检测是筛选和早期诊断 HCC 的常规方法。但在肝炎活动和肝细胞修复时 AFP 有不同程度的升高，应动态观察。急性重型肝炎 AFP 升高时，提示有肝细胞再生，对判断预后有帮助。

（五）肝纤维化指标

透明质酸（HA）、Ⅲ型前胶原肽（PⅢP）、Ⅳ型胶原（C－Ⅳ）、层连蛋白（LN）、脯氨酰羟化酶等，对肝纤维化的诊断有一定参考价值。

（六）影像学检查

B 型超声有助于鉴别阻塞性黄疸、脂肪肝及肝内占位性病变。对肝硬化有较高的诊断价值，能反映肝脏表面变化，门静脉、脾静脉直径，脾脏大小，胆囊异常变化，腹腔积液等。在重型肝炎中可动态观察肝脏大小变化等。彩色超声尚可观察到血流变化。CT、MRI 的临床意义基本同 B 超，但更准确。

（七）肝组织病理检查

对明确诊断、衡量炎症活动度、纤维化程度及评估疗效具有重要价值。还可在肝组织中原位检测病毒抗原或核酸，有助于确定诊断。

六、并发症

慢性肝炎时可出现多个器官损害。肝内并发症主要有肝硬化，肝细胞癌，脂肪肝。肝外并发症包括胆管炎症、胰腺炎、糖尿病、甲状腺功能亢进、再生障碍性贫血、溶血性贫血、心肌炎、肾小球肾炎、肾小管性酸中毒等。

各型病毒型肝炎所致肝衰竭时可发生严重并发症，主要有：

（一）肝性脑病

肝功能不全所引起的神经精神综合征，可发生于重型肝炎和肝硬化。常见诱因有上消化道出血、高蛋白饮食、感染、大量排钾利尿、大量放腹腔积液、使用镇静剂等，其发生可能是多因素综合作用的结果。

（二）上消化道出血

病因主要有：①凝血因子、血小板减少；②胃黏膜广泛糜烂和溃疡；③门脉高压。上消化道出血可诱发肝性脑病、腹腔积液、感染、肝肾综合征等。

（三）腹腔积液、自发性腹膜炎及肝肾综合征

腹腔积液往往是严重肝病的表现，而自发性细菌性腹膜炎是严重肝病时最常见的临床感染类型之一。发生肝肾综合征者约半数病例有出血、放腹腔积液、大量利尿、严重感染等诱因，其主要表现为少尿或无尿、氮质血症、电解质平衡失调。

（四）感染

肝衰竭时易发生难于控制的感染，以胆管、腹膜、肺多见，革兰阴性杆菌感染为主，细菌主要来源于肠道，且肠道中微生态失衡与内源性感染的出现密切相关，应用广谱抗生素后，也可出现真菌感染。

七、诊断

病毒性肝炎的诊断主要依靠临床表现和实验室检查，流行病学资料具有参考意义。

（一）流行病学资料

不安全的输血或血制品、不洁注射史等医疗操作，与 HBV 感染者体液、血液及无防护的性接触史，婴儿母亲是 HBsAg 阳性等有助于乙型肝炎的诊断。

（二）临床诊断

1. 急性肝炎　起病较急，常有畏寒、发热、乏力、食欲缺乏、恶心、呕吐等急性感染症状。肝大、质偏软，ALT 显著升高，既往无肝炎病史或病毒携带史。黄疸型肝炎血清胆红素 >17.1μmol/L，尿胆红素阳性。

2. 慢性肝炎　病程超过半年或发病日期不明确而有慢性肝炎症状、体征、实验室检查改变者。常有乏力、厌油、肝区不适等症状，可有肝病面容、肝掌、蜘蛛痣、胸前毛细血管扩张、肝大质偏硬、脾大等体征。根据病情轻重，实验室指标改变等综合评定轻、中、重三度。

3. 肝衰竭　急性黄疸型肝炎病情迅速恶化，2 周内出现Ⅱ度以上肝性脑病或其他重型肝炎表现者，为急性肝衰竭；15 天至 26 周出现上述表现者为亚急性肝衰竭；在慢性肝病基础上出现的急性肝功能失代偿为慢加急性（亚急性）肝衰竭。在慢性肝炎或肝硬化基础上出现的渐进性肝功能衰竭为慢性肝衰竭。

4. 淤胆型肝炎　起病类似急性黄疸型肝炎，黄疸持续时间长，症状轻，有肝内胆汁瘀积的临床和生化表现。

5. 肝炎肝硬化　多有慢性肝炎病史。可有乏力、腹胀、肝掌、蜘蛛痣、脾大、白蛋白下降、PTA 降低、血小板和白细胞减少、食管胃底静脉曲张等肝功能受损和门脉高压表现。一旦出现腹腔积液、肝性脑病或食管胃底静脉曲张破裂出血则可诊断为失代偿期肝硬化。

（三）病原学诊断

1. 慢性乙型肝炎　如下所述。

（1）HBeAg 阳性慢性乙型肝炎：血清 HBsAg、HBV－DNA 和 HBeAg 阳性，抗 HBe 阴性，血清 ALT 持续或反复升高，或肝组织学检查有肝炎病变。

（2）HBeAg 阴性慢性乙型肝炎：血清 HBsAg 和 HBV－DNA 阳性，HBeAg 持续阴性，抗 HBe 阳性

或阴性，血清 ALT 持续或反复异常，或肝组织学检查有肝炎病变。

2. 病原携带者　如下所述。

（1）慢性 HBV 携带（免疫耐受状态）：血清 HBsAg 和 HBV - DNA 阳性，HBeAg 阳性，但 1 年内连续随访 3 次以上，血清 ALT 和 AST 均在正常范围，肝组织学检查一般无明显异常。

（2）非活动性 HBsAg 携带者：血清 HBsAg 阳性、HBeAg 阴性、抗 HBe 阳性或阴性，HBV - DNA 检测不到（PCR 法）或低于最低检测限，1 年内连续随访 3 次以上，ALT 均在正常范围。肝组织学检查显示：Knodell 肝炎活动指数（HAI）<4 或其他的半定量计分系统病变轻微。

八、鉴别诊断

（一）其他原因引起的黄疸

1. 溶血性黄疸　常有药物或感染等诱因，表现为贫血、腰痛、发热、血红蛋白尿、网织红细胞升高，黄疸大多较轻，主要为间接胆红素升高。治疗后（如应用肾上腺皮质激素）黄疸消退快。

2. 肝外梗阻性黄疸　常见病因有胆囊炎、胆石症、胰头癌、壶腹周围癌、肝癌、胆管癌、阿米巴脓肿等。有原发病症状、体征，肝功能损害轻，以直接胆红素为主。肝内外胆管扩张。

（二）其他原因引起的肝炎

1. 其他病毒所致的肝炎　巨细胞病毒感染、EB 病毒等均可引起肝脏炎症损害。可根据原发病的临床特点和病原学、血清学检查结果进行鉴别。

2. 感染中毒性肝炎　如流行性出血热、恙虫病、伤寒、钩端螺旋体病、阿米巴肝病、急性血吸虫病、华支睾吸虫病等。主要根据原发病的临床特点和实验室检查加以鉴别。

3. 药物性肝损害　有使用肝损害药物的病史，停药后肝功能可逐渐恢复。如为中毒性药物，肝损害与药物剂量或使用时间有关；如为变态反应性药物，可伴有发热、皮疹、关节疼痛等表现。

4. 酒精性肝病　有长期大量饮酒的病史，可根据个人史和血清学检查综合判断。

5. 自身免疫性肝病　主要有原发性胆汁性肝硬化（PBC）和自身免疫性肝炎（AIH）。鉴别诊断主要依靠自身抗体的检测和病理组织检查。

6. 肝豆状核变性（Wilson 病）　先天性铜代谢障碍性疾病。血清铜及铜蓝蛋白降低，眼角膜边沿可发现凯 - 弗环（Kayser - Fleischer ring）。

九、预后

（一）急性肝炎

多数患者在 3 个月内临床康复。成人急性乙型肝炎 60% ~90% 可完全康复，10% ~40% 转为慢性或病毒携带。

（二）慢性肝炎

慢性肝炎患者一般预后良好，小部分慢性肝炎发展成肝硬化和 HCC。

（三）肝衰竭

预后不良，病死率 50% ~70%。年龄较小、治疗及时、无并发症者病死率较低。急性重型肝炎（肝衰竭）存活者，远期预后较好，多不发展为慢性肝炎和肝硬化；亚急性重型肝炎（肝衰竭）存活者多数转为慢性肝炎或肝炎后肝硬化；慢性重型肝炎（肝衰竭）病死率最高，可达 80% 以上，存活者病情可多次反复。

（四）淤胆型肝炎

急性者预后较好，一般都能康复。慢性者预后较差，容易发展成胆汁性肝硬化。

（五）肝炎肝硬化

静止性肝硬化可较长时间维持生命。乙型肝炎活动性肝硬化者一旦发生肝功能失代偿，5 年生存率低于 20%。

十、治疗

（一）急性肝炎

急性乙型肝炎一般为自限性，多可完全康复。以一般对症支持治疗为主，急性期症状明显及有黄疸者应卧床休息，恢复期可逐渐增加活动量，但要避免过劳。饮食宜清淡易消化，适当补充维生素，热量不足者应静脉补充葡萄糖。避免饮酒和应用损害肝脏药物，辅以药物对症及恢复肝功能，药物不宜太多，以免加重肝脏负担。急性乙型肝炎一般不采用抗病毒治疗，但症状重或病程迁延者可考虑给予核苷（酸）类抗病毒治疗。

（二）慢性乙型肝炎

根据患者具体情况采用综合性治疗方案，包括合理的休息和营养，心理疏导，改善和恢复肝功能，系统有效的抗病毒治疗是慢性乙型肝炎的重要治疗手段。

1. 一般治疗　包括适当休息（活动量已不感疲劳为度）、合理饮食（适当的高蛋白、高热量、高维生素）及心理疏导（耐心、信心，切勿乱投医）。

2. 常规护肝药物治疗　如下所述。

（1）抗炎保肝治疗只是综合治疗的一部分，并不能取代抗病毒治疗。对于 ALT 明显升高者或肝组织学有明显炎症坏死者，在抗病毒治疗的基础上可适当选用抗炎保肝药物。但不宜同时应用多种抗炎保肝药物，以免加重肝脏负担及因药物间相互作用而引起不良反应。

（2）甘草酸制剂、水飞蓟宾制剂、多不饱和卵磷脂制剂及还原型谷胱甘肽：他们有不同程度的抗炎、抗氧化、保护肝细胞膜及细胞器等作用，临床应用这些制剂可改善肝脏生化学指标。联苯双酯和双环醇等也可降低血清氨基转移酶的水平。

（3）腺苷蛋氨酸注射液、茵栀黄口服液：有一定的利胆退黄作用，对于胆红素明显升高者可酌情应用。对于肝内胆汁瘀积明显者亦可口服熊去氧胆酸制剂。

3. 抗病毒治疗　对于慢性乙型肝炎，抗病毒治疗是目前最重要的治疗手段。目的是抑制病毒复制改善肝功能；减轻肝组织病变；提高生活质量；减少或延缓肝硬化、肝衰竭和 HCC 的发生，延长存活时间。符合适应证者应尽可能积极进行抗病毒治疗。

抗病毒治疗的一般适应证包括：①HBV－DNA$\geq 10^5$ 拷贝/mL（HBeAg 阴性肝炎者为$\geq 10^4$ 拷贝/mL）；②ALT$\geq 2\times$ULN；③如 ALT$<2\times$ULN，则需肝组织学显示有明显炎症坏死或纤维化。

（1）普通 α－干扰素（IFN－α）和聚乙二醇化干扰素：它通过诱导宿主产生细胞因子，在多个环节抑制病毒复制。以下预测其疗效较好的因素：ALT 升高、病程短、女性、HBV－DNA 滴度较低、肝组织活动性炎症等。

有下列情况者不宜用 IFN－α：①血清胆红素＞正常值上限 2 倍；②失代偿性肝硬化；③有自身免疫性疾病；④有重要器官病变（严重心、肾疾患、糖尿病、甲状腺功能亢进或低下以及神经精神异常等）。

IFN－α 治疗慢性乙型肝炎：普通干扰素 α 推荐剂量为每次 5MU，每周 3 次，皮下或肌内注射，对于 HBeAg 阳性者疗程 6 个月至 1 年，对于 HBeAg 阴性慢性乙肝疗程至少 1 年。聚乙二醇化干扰素 α 每周 1 次，HBeAg 阳性者疗程 1 年，对于 HBeAg 阴性慢性乙肝疗程至少 1 年；多数认为其抗病毒效果优于普通干扰素。

干扰素者治疗过程中应监测：①使用开始治疗后的第 1 个月，应每 1～2 周检查 1 次血常规，以后每月检查 1 次，直至治疗结束；②生化学指标，包括 ALT、AST 等，治疗开始后每月检测 1 次，连续 3 次，以后随病情改善可每 3 个月 1 次；③病毒学标志，治疗开始后每 3 个月检测 1 次 HBsAg、HBeAg、抗－HBe 和 HBV－DNA；④其他，如 3 个月检测 1 次甲状腺功能、血糖和尿常规等指标，如治疗前就已存在甲状腺功能异常，则应每月检查甲状腺功能；⑤定期评估精神状态，尤其是对有明显抑郁症和有自杀倾向的患者，应立即停药并密切监护。

IFN－α 的不良反应与处理：①流感样综合征，通常在注射后 2～4h 发生，可给予解热镇痛剂等对症处理，不必停药。②骨髓抑制，表现为粒细胞及血小板计数减少，一般停药后可自行恢复。当白细胞计数 $<3.0\times10^9/L$ 或中性粒细胞 $<1.5\times10^9/L$，或血小板 $<40\times10^9/L$ 时，应停药。血常规恢复后可重新恢复治疗，但须密切观察。③神经精神症状，如焦虑、抑郁、兴奋、易怒、精神病。出现抑郁及精神症状应停药。④失眠、轻度皮疹、脱发，视情况可不停药。出现少见的不良反应如癫痫、肾病综合征、间质性肺炎和心律失常等时，应停药观察。⑤诱发自身免疫性疾病，如甲状腺炎、血小板减少性紫癜、溶血性贫血、风湿性关节炎、1 型糖尿病等，亦应停药。

（2）核苷（酸）类似物：核苷（酸）类似物作用于 HBV 的聚合酶区，抑制病毒复制。本类药物口服方便、抗病毒活性较强、直接不良反应很少，但是治疗过程可产生耐药及停药后复发。

a. 立米夫定（lamivudine）：剂量为每日 100mg，顿服。其抗病毒作用较强，耐受性良好。随着其广泛使用，近年来耐药现象逐渐增多。

b. 阿德福韦酯（adefovir dipivoxil）：剂量为每日 10mg，顿服。在较大剂量时有一定肾毒性，应定期监测血清肌酐和血磷。本药对初治和已发生拉米夫定、恩替卡韦、替比夫定耐药变异者均有效。目前主张对已发生拉米夫定、恩替卡韦、替比夫定耐药变异者加用阿德福韦酯联合治疗；反之，对于已发生阿德福韦酯耐药变异者，加用另外的三种药物之一治疗仍有效。

c. 恩替卡韦（entecavir）：初治患者每日口服 0.5mg 能迅速降低患者 HBV 病毒载量。其耐药发生率很低。本药须空腹服用。

d. 替比夫定（telbivudine）：为 600mg，每天 1 次口服。抗病毒活性很强，耐药性较低。

e. 特诺福韦（tenofovir）对初治和拉米夫定耐药变异的 HBV 均有效。在美国和欧洲国家已上市。

核苷（酸）类似物的疗程：HBeAg 阳性慢性肝炎患者使用口服抗病毒药治疗时，如 HBV－DNA 和 ALT 复常，直至 HBeAg 血清学转换后至少再继续用药 6～12 个月，经监测 2 次（每次至少间隔 6 个月）证实 HBeAg 血清学转换且 HBV－DNA（PCR 法）仍为阴性时可以停药，最短疗程不少于 2 年。

对于 HBeAg 阴性慢性肝炎患者如 HBV－DNA（定量 PCR 法）检测不出，肝功能正常，经连续监测 3 次（每次至少间隔 6 个月），最短疗程不少于 3 年可以停药观察。

核苷（酸）类似物治疗过程中的监测：一般每 3 个月测定一次 HBV－DNA、肝功能（如用阿德福韦酯还应测定肾功能），根据具体情况每 3～6 个月测定一次乙肝 HBsAg、HBeAg/抗 HBe。

治疗结束后的监测：不论有无应答，停药后 6 个月内每 2 个月检测 1 次，以后每 3～6 个月检测 1 次 ALT、AST、HBV 血清标志和 HBV－DNA。如随访中有病情变化，应缩短检测间隔。

（3）抗肝纤维化：有研究表明，经 IFN－α 或核苷（酸）类似物抗病毒治疗后，肝组织病理学可见纤维化甚至肝硬化有所减轻，因此，抗病毒治疗是抗纤维化治疗的基础。

根据中医学理论和临床经验，肝纤维化和肝硬化属正虚血瘀证范畴，因此，对慢性乙型肝炎肝纤维化及早期肝硬化的治疗，多以益气养阴、活血化瘀为主，兼以养血柔肝或滋补肝肾。据报道，国内多家单位所拟定的多个抗肝纤维化中药方剂均有一定疗效。今后应根据循证医学原理，按照新药临床研究管理规范（GCP）进行大样本、随机、双盲临床试验，并重视肝组织学检查结果，以进一步验证各种中药方剂的抗肝纤维化疗效。

十一、预防

（一）对患者和携带者的管理

对于慢性乙肝患者、慢性 HBV 携带者及 HB－sAg 携带者，应注意避免其血液、月经、精液及皮肤黏膜伤口污染别人及其他物品。这些人除不能献血及从事有可能发生血液暴露的特殊职业外，在身体条件允许的情况下，可照常工作和学习，但要加强随访。

（二）注射乙型肝炎疫苗

接种乙型肝炎疫苗是预防 HBV 感染的最有效方法。乙型肝炎疫苗的接种对象主要是新生儿，其次为婴幼儿和高危人群。乙型肝炎疫苗全程接种共3针，按照0、1、6个月程序，即接种第1针疫苗后，间隔1及6个月注射第2及第3针疫苗。新生儿接种乙型肝炎疫苗越早越好，要求在出生后24h内接种。接种部位新生儿为大腿前部外侧肌肉内，儿童和成人为上臂三角肌中部肌内注射。

对HBsAg阳性母亲的新生儿，应在出生后24h内尽早注射乙型肝炎免疫球蛋白（HBIG），最好在出生后12h内，剂量应≥100IU，同时在不同部位接种10μg重组酵母乙型肝炎疫苗，可显著提高阻断母婴传播的效果。新生儿在出生12h内注射HBIG和乙型肝炎疫苗后，可接受HBsAg阳性母亲的哺乳。

（三）切断传播途径

力推广安全注射（包括针刺的针具），对牙科器械、内镜等医疗器具应严格消毒。医务人员应按照医院感染管理中标准预防的原则，在接触人的血液、体液、分泌物、排泄物时，均应戴手套，严格防止医源性传播。服务行业中的理发、刮脸、修脚、穿刺和文身等用具也应严格消毒。注意个人卫生，不共用剃须刀和牙具等用品。

（张广业）

第三节　丙型病毒性肝炎

丙型病毒性肝炎（丙型肝炎）是一种主要经血液传播的由丙型肝炎病毒（hepatitis C virus，HCV）感染引起的急、慢性肝脏疾病。急性丙型肝炎部分患者可痊愈，但转变为慢性丙型肝炎的比例相当高。HCV感染除可引起肝炎、肝硬化、肝细胞癌等肝脏疾病之外，还可能产生一系列的肝脏外病变。聚乙二醇化干扰素（PEG-IFN）联合利巴韦林是目前治疗慢性丙型肝炎的标准方案。未来的发展趋势是，在此基础上与小分子蛋白酶和RNA聚合酶抑制剂的联合应用，有望进一步提高慢性丙型肝炎的抗病毒疗效，使得大部分患者临床治愈。

一、丙型肝炎的病原学

（一）HCV的特点

HCV属于黄病毒科（flaviviridae），其基因组为单股正链RNA，易变异。目前国际广泛采用的Simmonds基因分型系统，将HCV分为6个基因型及不同亚型，以阿拉伯数字表示基因型，以小写英文字母表示基因亚型（如1a、2b、3c等）。HCV基因型和疗效有密切关系。基因1型呈全球性分布，占所有HCV感染的70%以上，对干扰素疗效较差。

（二）HCV基因组结构

HCV基因组含有一个开放读码框（ORF），长度约10kb，编码一种多聚蛋白，然后在其蛋白酶和宿主细胞信号肽酶的作用下，水解成为10余种结构和非结构（NS）蛋白。非结构蛋白NS3是一种多功能蛋白，其氨基端具有蛋白酶活性，羧基端具有螺旋酶/三磷酸核苷酶活性；NS5B蛋白是RNA依赖的RNA聚合酶。针对NS3的丝氨酸蛋白酶、针对RNA依赖性RNA聚合酶的小分子抑制剂，目前已进入新药三期临床的研究阶段。

（三）HCV的灭活方法

HCV对一般化学消毒剂敏感，100℃5min或60℃ 10h、高压蒸汽和甲醛熏蒸等均可灭活HCV病毒。

二、丙型肝炎的流行病学

（一）世界丙型肝炎流行状况

丙型肝炎呈全球性流行，在欧美及日本等乙型肝炎流行率较低的国家，它是终末期肝病以及肝移植的最主要原因。据世界卫生组织统计，全球HCV的感染率约为3%，估计约1.7亿人感染HCV，每年新发丙型肝炎病例约3.5万例。

（二）我国丙型肝炎流行状况

1992—1995 年全国病毒性肝炎血清流行病学调查结果显示，我国一般人群抗 - HCV 阳性率为 3.2%。各地抗 - HCV 阳性率有一定差异，以长江为界，北方（3.6%）高于南方（2.9%）。普通人群中抗 - HCV 阳性率随年龄增长而逐渐上升，男女间无明显差异。近年的小样本调查显示目前我国的 HCV 感染率可能低于上述数字，但全国丙型肝炎血清流行病学测定尚未完成。

HCV1b 基因型在我国最为常见，约占 80% 以上，是难治的基因型。某些地区有 1a、2b 和 3b 型报道；6 型主要见于香港和澳门地区，在南方边境省份也可见到此基因型。

（三）丙型肝炎传播途径

1. 血液传播　主要有：①经输血和血制品传播。我国自 1993 年开始对献血员筛查抗 - HCV 后，该途径得到了有效控制。但由于抗 - HCV 存在窗口期及检测试剂的质量问题及少数感染者不产生抗 - HCV 的原因，目前尚无法完全筛除 HCV - RNA 阳性者，大量输血和血液透析仍有可能感染 HCV。②经破损的皮肤和黏膜传播。这是目前最主要的传播方式，在某些地区，因静脉注射毒品导致的 HCV 传播占 60% ~90%。使用非一次性注射器和针头、未经严格消毒的牙科器械、内镜、侵袭性操作和针刺等也是经皮肤和黏膜传播的重要途径。一些可能导致皮肤破损和血液暴露的传统医疗方法也与 HCV 传播有关；共用剃须刀、牙刷、文身和穿耳环孔等也是 HCV 潜在的经血传播方式。

2. 性传播　性伴侣为 HCV 感染者及多个性伙伴者发生 HCV 感染的危险性较高。同时伴有其他性传播疾病者，特别是感染人类免疫缺陷病毒（HIV）者，感染 HCV 的危险性更高。

3. 母婴传播　抗 - HCV 阳性母亲将 HCV 传播给新生儿的危险性为 2%，若母亲在分娩时 HCV - RNA 阳性，则传播的危险性可达 4% ~7%；并发 HIV 感染时，传播的危险性增至 20%。母体血液中 HCV 病毒水平高也会增加 HCV 传播的危险性。

4. 其他　部分 HCV 感染者的传播途径不明。接吻、拥抱、喷嚏、咳嗽、食物、饮水、共用餐具和水杯、无皮肤破损及其他无血液暴露的接触一般不会传播 HCV。

（四）HCV 传播的预防

因目前尚无可预防丙型肝炎的有效疫苗，主要靠严格筛选献血人员、医院、诊所、美容机构等场所严格按照标准防护（standard precaution）的规定进行消毒、灭菌和无菌操作，通过宣传教育避免共用剃须刀、牙刷及注射针具，减少性伙伴和不安全性活动。

三、丙型肝炎的自然史

暴露于 HCV 感染后 1 ~3 周，在外周血可检测到 HCV RNA。但在急性 HCV 感染者出现临床症状时，仅 50% ~70% 患者抗 - HCV 阳性，3 个月后约 90% 患者抗 - HCV 阳转。

感染 HCV 后，病毒血症持续 6 个月仍未清除者为慢性感染，丙型肝炎慢性转化率为 50% ~85%。40 岁以下人群及女性感染 HCV 后自发清除病毒率较高；感染 HCV 时年龄在 40 岁以上、男性及并发感染 HIV 并导致免疫功能低下者可促进疾病的进展。并发 HBV 感染、嗜酒（50g/d 以上）、非酒精性脂肪肝（NASH）、肝脏铁含量高、血吸虫感染、肝毒性药物和环境污染所致的有毒物质等，均可促进疾病进展。

儿童和年轻女性感染 HCV 后 20 年，肝硬化发生率为 2% ~4%；中年因输血感染者 20 年后肝硬化发生率为 20% ~30%；一般人群为 10% ~15%。

HCV 相关的 HCC 发生率在感染 30 年后为 1% ~3%，主要见于肝硬化和进展性肝纤维化患者；一旦发展成为肝硬化，HCC 的年发生率为 1% ~7%。上述促进丙型肝炎进展的因素以及糖尿病等均可促进 HCC 的发生。

发生肝硬化和 HCC 患者的生活质量均有所下降，也是慢性丙型肝炎患者的主要死因，其中失代偿期肝硬化最为主要。有报道，代偿期肝硬化患者的 10 年生存率约为 80%，而失代偿期肝硬化患者的 10 年生存率仅为 25%。

四、丙型肝炎的实验诊断

（一）血清生化学检测

急性丙型肝炎患者的 ALT 和 AST 水平一般较低，但也有较高者。发生人血白蛋白、凝血因子活动度和胆碱酯酶活性降低者较少，但在病程较长的慢性肝炎、肝硬化或重型肝炎时可明显降低，其降低程度与疾病的严重程度成正比。

慢性丙型肝炎患者中，约 30% 的患者 ALT 水平正常，约 40% 的患者 ALT 水平低于 2 倍正常值上限（ULN）。虽然大多数此类患者只有轻度肝损伤，但部分患者可发展为肝硬化。

（二）抗 - HCV 检测

用第三代 ELSIA 法检测丙型肝炎患者，其敏感度和特异度可达 99%。抗 - HC、不是保护性抗体，也不代表病毒血症，其阳性只说明人体感染了 HCV；一些血液透析、免疫功能缺陷或自身免疫性疾病患者可出现抗 - HCV 假阴性或假阳性。

（三）HCV RNA 检测

在 HCV 急性感染期，血浆或血清中的病毒基因组水平可达到 10^5 ~ 10^7 拷贝/mL（实时荧光定量 PCR 检测技术）。最新的 TaqMan 技术可以检测到更低水平的 HCV RNA 的复制。临床上决定是否应该抗病毒治疗及评价抗病毒治疗的疗效，都依赖于 HCVRNA 病毒载量的检测结果。

五、丙型肝炎的病理学

急性丙型肝炎可有与甲型和乙型肝炎相似的小叶内炎症及汇管区各种病变。但也有其特点：①汇管区大量淋巴细胞浸润、甚至有淋巴滤泡形成；胆管损伤伴叶间胆管数量减少，类似于自身免疫性肝炎。②常见以淋巴细胞浸润为主的界面性炎症。③肝细胞大泡性脂肪变性。④单核细胞增多症样病变，即单个核细胞浸润于肝窦中呈串珠状；病理组织学检查对丙型肝炎的诊断、衡量炎症和纤维化程度、评估药物疗效以及预后判断等方面至关重要。

六、丙型肝炎的临床诊断

（一）急性丙型肝炎的诊断

急性丙型肝炎可参考流行病学史、临床表现、实验室检查，特别是病原学检查结果进行诊断。

1. 流行病学史　有输血史、应用血液制品或有明确的 HCV 暴露史。输血后急性丙型肝炎的潜伏期为 2 ~ 16 周（平均 7 周），散发性急性丙型肝炎的潜伏期目前缺乏可靠的研究数据，尚待研究。

2. 临床表现　可有全身乏力、食欲减退、恶心和右季肋部疼痛等，少数伴低热，轻度肝大，部分患者可出现脾大，少数患者可出现黄疸。部分患者无明显症状，表现为隐匿性感染。

3. 实验室检查　ALT 多呈轻度和中度升高，抗 - HCV 和 HCV RNA 阳性。HCV RNA 常在 ALT 恢复正常前转阴，但也有 ALT 恢复正常而 HCV RNA 持续阳性者。

（二）慢性丙型肝炎的诊断

1. 诊断依据　HCV 感染超过 6 个月，或发病日期不明、无肝炎史，但肝脏组织病理学检查符合慢性肝炎，或根据症状、体征、实验室及影像学检查结果综合分析，亦可诊断。

2. 重型肝炎　HCV 单独感染极少引起重型肝炎，HCV 重叠 HBV、HIV 等病毒感染、过量饮酒或应用肝毒性药物时，可发展为重型肝炎。HCV 感染所致重型肝炎的临床表现与其他嗜肝病毒所致重型肝炎基本相同，可表现为急性、亚急性病程。

3. 肝外表现　肝外临床表现或综合征可能是机体异常免疫反应所致，包括类风湿关节炎、眼口干燥综合征（Sjogren’ s syndrome）、扁平苔藓、肾小球肾炎、混合型冷球蛋白血症、B 细胞淋巴瘤和迟发性皮肤叶啉症等。

4. 混合感染 HCV 与其他病毒的重叠、并发感染统称为混合感染。我国 HCV 与 HBV 或 HIV 混合感染较为多见。

5. 肝硬化与 HCC 慢性 HCV 感染的最严重结果是进行性肝纤维化所致的肝硬化和 HCC。

6. 肝脏移植后 HCV 感染的复发 丙型肝炎常在肝移植后复发，且其病程的进展速度明显快于免疫功能正常的丙型肝炎患者。一旦移植的肝脏发生肝硬化，出现并发症的危险性将高于免疫功能正常的肝硬化患者。肝移植后丙型肝炎复发与移植时 HCV RNA 水平与移植后免疫抑制程度有关。

七、丙型肝炎的抗病毒治疗

（一）抗病毒治疗的目的

抗病毒治疗的目的是清除或持续抑制体内的 HCV 复制，以改善或减轻肝损害，阻止进展为肝硬化、肝功能衰竭或 HCC，并提高患者的生活质量，延长生存期。

（二）抗病毒治疗的有效药物

干扰素（IFN）特别是聚乙二醇化干扰素（PEG－IFN）联合利巴韦林是目前慢性丙型肝炎抗病毒治疗的标准方法。国内外研究结果表明，最好根据 HCV 基因分型结果决定抗病毒治疗的疗程和利巴韦林的用药剂量。

（三）抗病毒治疗的适应证

只有确诊为血清 HCV RNA 阳性的丙型肝炎患者才需要抗病毒治疗。单纯抗－HCV 阳性而 HCV RNA 阴性者，可判断为既往 HCV 感染者，不需要抗病毒治疗。

（四）一般丙型肝炎患者的治疗

1. 急性丙型肝炎 急性丙型肝炎患者是否需要进行积极的抗病毒治疗，目前尚存在争议。有研究表明，IFN－α 治疗能显著降低急性丙型肝炎的慢性转化率，因此，如检测到 HCV RNA 阳性，即应开始抗病毒治疗。目前对急性丙型肝炎治疗尚无统一方案，建议给予普通 IFN－α3MU，隔日 1 次肌内或皮下注射，疗程为 24 周，应同时服用利巴韦林 800～1 000mg/d。也可考虑使用 PEG－IFN 联合利巴韦林的治疗方案。

2. 慢性丙型肝炎 ①ALT 或 AST 持续或反复升高，或肝组织学有明显炎症坏死（G≥2）或中度以上纤维化（S≥2）者，应给予积极治疗。②ALT 持续正常者大多数肝脏病变较轻，应根据肝活检病理学结果决定是否治疗。对已有明显肝纤维化（S2、S3）者，无论炎症坏死程度如何，均应给予抗病毒治疗；对轻微炎症坏死且无明显肝纤维化（S0、S1）者，可暂不治疗，但每隔 3～6 个月应检测肝功能。③ALT 水平并不是预测患者对 IFNα 应答的重要指标。最近有研究发现，用 PEG－IFNα 与利巴韦林联合治疗 ALT 正常的丙型肝炎患者，其病毒学应答率与 ALT 升高的丙型肝炎患者相似。因此，对于 ALT 正常或轻度升高的丙型肝炎患者，只要 HCV RNA 阳性，也可进行治疗。

3. 丙型肝炎肝硬化 ①代偿期肝硬化（Child－Pugh A 级）患者，尽管对治疗的耐受性和效果有所降低，但为使病情稳定、延缓或阻止肝功能衰竭和 HCC 等并发症的发生，目前有干扰素以外的治疗方案，建议在严密观察下，从小剂量的 IFN 开始，给予抗病毒治疗。②失代偿期肝硬化患者，多难以耐受 IFNα 治疗的不良反应，使用 IFN 的抗病毒治疗部分患者导致肝衰竭等使病情加重，应该慎用，有条件者应考虑行肝脏移植术。

4. 肝移植后丙型肝炎复发 HCV 相关的肝硬化或 HCC 患者经肝移植后，HCV 感染复发率很高。IFNα 治疗对此类患者有一定效果，但有促进对移植肝排斥反应的可能，可在有经验的专科医生指导和严密观察下进行抗病毒治疗。

（五）特殊丙型肝炎患者的治疗

1. 儿童和老年人 儿童慢性丙型肝炎的治疗经验尚不充分。初步临床研究结果显示，IFNα 单一治疗的 SVR 率似高于成人，对药物的耐受性也较好。65～70 岁以上的老年患者原则上也应进行抗病毒治疗，但一般对治疗的耐受性较差。因此，应根据患者的年龄、对药物的耐受性、并发症（如高血压、冠心病等）及患者的意愿等因素全面衡量，以决定是否给予抗病毒治疗。

2. 酗酒及吸毒者　慢性酒精中毒及吸毒可能促进 HCV 复制，加剧肝损害，从而加速发展为肝硬化甚至 HCC 的进程。由于酗酒及吸毒患者对于抗病毒治疗的依从性、耐受性和 SVR 率均较低，因此，治疗丙型肝炎必须同时戒酒及戒毒。

3. 并发 HBV 或 HIV 感染者　并发 HBV 感染会加速慢性丙型肝炎向肝硬化或 HCC 的进展。对于 HCV－RNA 阳性、HBV－DNA 阴性者，先给予抗－HCV 治疗；对于两种病毒均呈活动性复制者，建议首先以 IFNα 加利巴韦林清除 HCV，对于治疗后 HBV－DNA 仍持续阳性者可再给予抗－HBV 治疗。

并发 HIV 感染也可加速慢性丙型肝炎的进展，抗－HCV 治疗主要取决于患者的 $CD4^+$ 细胞计数和肝组织的纤维化分期。免疫功能正常、尚无立即进行高活性抗反转录病毒治疗（HAART）指征者，应首先治疗 HCV 感染；正在接受 HAART 治疗、肝纤维化呈 S2 或 S3 的患者，需同时给予抗－HCV 治疗；但要特别注意观察利巴韦林与抗－HIV 核苷类似物相互作用的可能性，包括乳酸酸中毒等。对于严重免疫抑制者（$CD4^+$ 淋巴细胞 $<2\times10^8$/L），应首先给予抗－HIV 治疗，待免疫功能重建后，再考虑抗－HCV 治疗。

4. 慢性肾衰竭　对于慢性丙型肝炎伴有肾衰竭且未接受透析者，不应进行抗病毒治疗。已接受透析且组织病理学上尚无肝硬化的患者（特别是准备行肾移植的患者），可单用 IFNα 治疗（应注意在透析后给药）。由于肾功能不全的患者可发生严重溶血，因此，一般不应用利巴韦林联合治疗。

（六）慢性丙型肝炎治疗方案

治疗前应进行 HCV RNA 基因分型（1 型和非 1 型）和血中 HCV RNA 定量，以决定抗病毒治疗的疗程和利巴韦林的剂量。目前临床上有 PEG－IFN－α2a 和 PEG－IFN－α2b 两种，IDEAL 临床研究 3 000多例患者直接比较两种 PEG－IFN 的临床研究结果表明，两者的持续病毒学应答（SVR）的比率没有显著差别。

HCV RNA 基因为 1 型和（或）HCV RNA 定量 $\geq2\times10^6$ 拷贝/mL 者，可选用下列方案之一：PEG－IFNα 联合利巴韦林治疗方案；普通 IFNα 联合利巴韦林治疗方案；一般疗程为 12 个月。

HCV RNA 基因为 2、3 型和（或）HCV RNA 定量 $<2\times10^6$ 拷贝/mL 者，可选用下列方案之一：PEG－IFNa 联合利巴韦林治疗方案；普通 IFNα 联合利巴韦林治疗方案；一般疗程为 6～12 个月。

（七）抗病毒治疗应答预测及个体化治疗方案的调整

抗病毒治疗过程中，在不同时间点上的 HCVRNA 检测结果对于最终的持续病毒性应答（即停药后 24 周时的应答，SVR）具有很好的预测价值。慢性丙型肝炎抗病毒治疗第 4 周 HCV RNA 低于检测限，称之为快速病毒学应答（RVR）。抗病毒治疗第 12 周 HCV RNA 低于检测限，称之为完全早期病毒学应答（cEVR）；如果 HCV RNA 下降 2log10 以上但仍然阳性，称之为部分早期病毒学应答（pEVR）；如果 HCV RNA 下降不足 2log10，则称之为无早期病毒学应答（nEVR）。

获得 RVR 或 cEVR 的患者，完成整个疗程后其疗效较好，取得较高的 SVR；但对于只获得 pE－VR 的患者，需要提高用药剂量或延长抗病毒治疗的疗程方能提高 SVR。对于 nEVR 的患者，即使完成全部疗程，获得 SVR 的概率一般不超过 3%，因此，为避免承受不必要的不良反应和经济花费，应及时停止治疗。

（八）对于治疗后复发或无应答患者的治疗

对于初次单用 IFNα 治疗后复发的患者，采用 PEG－IFNα 或普通 IFNα 联合利巴韦林再次治疗，可获得较高 SVR 率（47%，60%）；对于初次单用 IFNα 无应答的患者，采用普通 IFNα 或 PEG－IFNα 联合利巴韦林再次治疗，其 SVR 率仍较低（分别为 12%～15% 和 34%～40%）。对于初次应用普通 IFNα 和利巴韦林联合疗法无应答或复发的患者，可试用 PEG－IFNα 与利巴韦林联合疗法。

八、丙型肝炎患者的监测和随访

对接受抗病毒治疗患者的随访监测。

1. 治疗前监测项目　治疗前应检测肝肾功能、血常规、甲状腺功能、血糖及尿常规。开始治疗后的第1个月应每周检查1次血常规，以后每个月检查1次直至6个月，然后每3个月检查1次。

2. 生化学检测　治疗期间每个月检查ALT，治疗结束后6个月内每2个月检测1次。即使患者HCV未能清除，也应定期复查ALT。

3. 病毒学检查　治疗3个月时测定HCV－RNA；在治疗结束时及结束后6个月也应检测HCV－RNA。

4. 不良反应的监测　所有患者在治疗过程中每6个月、治疗结束后每3～6个月检测甲状腺功能，如治疗前就已存在甲状腺功能异常，则应每月检查甲状腺功能。对于老年患者，治疗前应做心电图检查和心功能判断。应定期评估精神状态，尤其是对有明显抑郁症和有自杀倾向的患者，应停药并密切防护。

5. 提高丙型肝炎患者对治疗的依从性　患者的依从性是影响疗效的一个重要因素。医生应在治疗开始前向患者详细解释本病的自然病程，并说明抗病毒治疗的必要性、现有抗病毒治疗的疗程、疗效及所需的费用等。还应向患者详细介绍药物的不良反应及其预防和减轻的方法，以及定期来医院检查的重要性，并多给患者关心、安慰和鼓励，以取得患者的积极配合，从而提高疗效。

（张广业）

第四节　丁型病毒性肝炎

一、病原学

1977年Rezzetto在HBsAg阳性肝组织标本中发现δ因子，它呈球形，直径35～37nm，1983年命名为丁型肝炎病毒（hepatitis D virus，HDV）。HDV是一种缺陷病毒，在血液中由HBsAg包被，其复制、抗原表达及引起肝损害须有HBV辅佐；但细胞核内的HDV RNA无须HBV的辅助即可自行复制。HDV基因组为单股环状闭合负链RNA，长1 679bp，其二级结构具有核酶（ribozyme）活性，能进行自身切割和连接。黑猩猩和美洲土拨鼠为易感动物。HDV可与HBV同时感染人体，但大部分情况下是在HBV感染的基础上引起重叠感染。当HBV感染结束时，HDV感染亦随之结束。

二、流行病学

丁型肝炎在世界范围内均有流行，丁型肝炎人群流行率约1%。急、慢性丁型肝炎患者和HDV携带者是主要的传染源。

其传播途径与乙型肝炎相似。HDV可与HBV以重叠感染或同时感染形式存在，以前者为主。

人类对HDV普遍易感，抗HDV不是保护性抗体。HBV感染者，包括无症状慢性HBsAg携带者是HDV感染的高危人群；另外，多次输血者、静脉药瘾者、同性恋者发生HDV感染的机会亦较高。

我国由于HBsAg携带率较高，故有引起HDV感染传播的基础。我国西南地区感染率较高，在HBsAg阳性人群中超过3%；但HDV感染也存在于中原及北方地区。

三、发病机制

同乙型病毒性肝炎一样，丁型肝炎的发病机制还未完全阐明。目前的研究认为HDV的复制对肝细胞有直接的致病作用。体外实验表明，高水平表达的HD－Ag对体外培养中的肝癌细胞有直接的细胞毒作用。且HDV与HBV重叠感染时，使得肝细胞损害加重，并向慢性化发展，免疫抑制剂对丁型肝炎肝细胞病变并无明显缓解作用。但最近研究提示，免疫应答可能也是HDV导致肝细胞损害的重要原因。因此，在丁型肝炎的发病机制中可能既有HDV的直接致病作用，又有宿主免疫应答介导的损伤。

四、临床表现

丁型肝炎的潜伏期4～20周。急性丁型肝炎可与HBV感染同时发生（同时感染，coinfection）或继发于 HBV 感染（重叠感染，superinfection），这两种感染形式的临床表现有所不同。临床上，乙型及丁型肝炎均可转化为慢性肝炎。

同时感染者临床表现与急性乙型肝炎相似，大多数表现为黄疸型，有时可见双峰型 ALT 升高，分别代表 HBV 和 HDV 感染所致的肝损害，一般预后良好，极少数可发展为重型肝炎。

重叠感染者可发生与慢性乙肝患者或无症状 HBsAg 携带者，其病情常较重，ALT 升高可达数月之久，部分可进展为急性重型肝炎（急性肝衰竭），此种类型大多会向慢性化转化。

五、实验室检查

HDV 的血清学标记如下。

1. HDVAg　是 HDV 唯一的抗原成分，因此 HDV 仅有一个血清型。HDVAg 最早出现，然后分别是抗 HDV－IgM 和抗 HDV－IgG，一般三者不会同时存在。抗－HDV 不是保护性抗体。

2. HDV－RNA　血清或肝组织中 HDV－RNA 是诊断 HDV 感染最直接的依据。

（1）HDVAg、抗 HDV－IgM 及抗 HDV－IgG：HDVAg 是 HDV 的唯一抗原成分，HDVAg 阳性是诊断急性 HDV 感染的直接证据。抗 HDV－IgM 阳性也是现症感染的标志，当感染处于 HDVAg 和 HDV－IgG 之间的窗口期时，可仅有抗 HDV－IgM 阳性。在慢性 HDV 感染中，由于有高滴度的抗 HDV，故 HDVAg 多为阴性。抗 HDV－IgG 不是保护性抗体，高滴度抗 HDV－IgG 提示感染的持续存在，低滴度提示感染静止或终止。

（2）HDV－RNA：血清或肝组织中 HDV－RNA 是诊断 HDV 感染最直接的依据。可采用分子杂交和定量 RT－PCR 方法检测。

六、诊断

病毒性肝炎的诊断主要依靠临床表现和实验室检查，流行病学资料具有参考意义。

（一）流行病学资料

输血、不洁注射史，有与 HDV 感染者接触史，家庭成员有 HDV 感染者以及我国西南地区感染率较高。

（二）临床诊断

包括急性和慢性丁型肝炎，临床诊断同乙型病毒性肝炎。

（三）病原学诊断

在现症 HBV 感染者，如果血清抗 HDVAg 或抗 HDV－IgM 阳性，或高滴度抗 HDV－IgG 或 HDV－RNA 阳性，或肝内 HDVAg 或 HDV－RNA 阳性，可诊断为丁型肝炎。低滴度抗 HDV－IgG 有可能为过去感染。对于不具备临床表现、仅血清 HBsAg 和 HDV 血清标记物阳性时，可诊断为无症状 HDV 携带者。

七、鉴别诊断

同乙型病毒性肝炎。

八、预后

（一）急性肝炎

多数患者在 3 个月内临床康复。急性丁型肝炎重叠 HBV 感染时约 70% 转为慢性。

（二）慢性肝炎

慢性肝炎患者一般预后良好，小部分发展成肝硬化和 HCC。

九、治疗

（一）急性肝炎

急性肝炎一般为自限性，多可完全康复。以一般治疗及对症支持治疗为主，急性期应进行隔离，症状明显及有黄疸者应卧床休息，恢复期可逐渐增加活动量，但要避免过劳。饮食宜清淡易消化，适当补充维生素，热量不足者应静脉补充葡萄糖。避免饮酒和应用肝脏损害药物，辅以药物对症及恢复肝功能，药物不宜太多，以免加重肝脏负担。急性肝炎一般不采用抗病毒治疗。

（二）慢性肝炎

同乙型病毒性肝炎，对于慢性丁型肝炎，目前无特殊专门针对 HDV 的抗病毒药物。

十、预防

（一）控制传染源

急性患者应隔离至病毒消失。慢性患者和携带者可根据病毒复制指标评估传染性大小。现症感染者不能从事有可能导致血液暴露从而传播本病的工作。应对献血人员进行严格筛选 HBsAg，不合格者不得献血。

（二）切断传播途径

在医院内应严格执行标准防护（standard precaution）措施。提倡使用一次性注射用具，各种医疗器械及用具实行一用一消毒措施；对被血液及体液污染的物品应按规定严格消毒处理。加强血制品管理，每一个献血人员和每一个单元血液都要经过最敏感方法检测 HBsAg。

（三）保护易感人群

对丁型肝炎尚缺乏特异性免疫预防措施，目前只能通过乙肝疫苗接种来预防 HBV 感染从而预防 HDV 感染。

（张广业）

第五节　戊型病毒性肝炎

一、概述

戊型病毒性肝炎（viral hepatitis E，戊型肝炎），是由戊型肝炎病毒（hepatitis E virus，HEV）引起的急性消化道传染病，既往称为肠道传播的非甲非乙型肝炎。本病主要经粪－口途径传播，可因粪便污染水源或食物引起暴发流行，多发生于青壮年，儿童多为亚临床型；主要发生在亚洲、非洲和中美洲等发展中国家。临床表现为急性起病，可有发热、食欲减退、恶心、疲乏、肝大及肝生化检查异常，部分病例可出现黄疸，孕妇患病常病情较重，病死率高。

二、流行病学

1. 传染源　主要是潜伏期末期和急性期早期的患者，其粪便排病毒主要出现在起病后 3 周内。最近文献报道，从猪、羊和大鼠等动物血清中也检测到 HEV，因此这些动物有可能作为戊型肝炎的传染源。

2. 传播途径　本病主要是经过消化道传播，包括水、食物和日常接触传播；有报道静脉应用毒品者，抗 HEV 阳性率明显增高，提示可能存在血液传播。水源传播常常是暴发流行的原因，如 1986 年 9 月至 1988 年 4 月我国新疆南部发生的粪便污染水源导致的大流行，总计发病近 12 万例，死亡 700 人。食物传播可以造成小规模的暴发。

3. 人群易感性　人群普遍易感，但以青壮年发病率高，儿童和老年人发病率较低。儿童感染 HEV 后，多表现为亚临床型感染，成人则多为临床型感染。孕妇感染 HEV 后病情较重，病死率较高。我国一般人群的抗 HEW 阳性率为 18%。戊型肝炎流行多发生在农村人群。

4. 流行特征　本病主要发生在亚洲、非洲和中美洲等一些发展中国家，其中印度、尼泊尔、孟加拉国、巴基斯坦和缅甸等国为高流行区，我国和印度尼西亚等为中流行区。我国各省市自治区均有本病发生，其中吉林、辽宁、河北、山东、内蒙古、新疆和北京曾有本病暴发或流行。本病发生有季节性，流行多见于雨季或洪水后。男性发病率一般高于女性，男女发病率之比为（1.3～3）：1。

三、病原学

1989 年在日本东京举行的国际非甲非乙型肝炎学术会议上，正式将其命名为戊型肝炎（hepatitisE）和戊型肝炎病毒（HEV），确定戊型肝炎是 HEV 通过消化道传播引起的急性肠道传染病。

戊型肝炎病毒（HEV）属于嵌杯病毒科，为 RNA 病毒，呈圆球状颗粒，直径 27～38nm，平均 33～34nm，无包膜。HEV 抵抗力弱，4℃保存易裂解，对高盐、氯化铯、氯仿敏感，其在碱性环境中较稳定，在镁或锰离子存在下可保持其完整性。HEV 基因组为单股正链 RNA，全长 7.2～7.6kb，编码 2 400～2 533 个氨基酸，由 3 个开放读码框架（ORF）组成。HEV 有 8 个基因型，1 型分布于我国及东南亚和非洲，2 型见于墨西哥，3 型见于美国，4 型见于我国和越南，6～8 型分别见于意大利、希腊和阿根廷。

四、发病机制

和甲型肝炎相似，HEV 感染所导致的细胞免疫是引起肝细胞损伤的主要原因。HEV 病毒血症持续时间在不同个体差异较大，可以是一过性感染，也可持续至发病后 100 天。HEV 可引起急性肝炎、重型肝炎和淤胆型肝炎，其具体发病机制尚不完全清楚。

五、病理学

急性戊型肝炎的组织病理学改变有其特点，主要表现为汇管区炎症、库普弗细胞增生，肝细胞气球样变、形成双核，常有毛细胆管内胆汁瘀积。可有灶状或小片状肝细胞坏死，重者甚至大面积坏死，尤以门脉周围区严重。

六、临床表现

（一）潜伏期

本病的潜伏期为 10～60d，平均 40d。我国曾对 3 次同源性戊型肝炎流行进行调查，结果潜伏期为 19～75d，平均 42d。

（二）临床类型

人感染 HEV 后，可表现为临床型或亚临床型感染。临床戊型肝炎可表现为急性肝炎、重型肝炎（肝衰竭）和淤胆型肝炎，无慢性肝炎发生。

1. 急性肝炎　如下所述。

（1）急性黄疸型肝炎：总病程 2～4 个月，可分为三期。黄疸前期：持续 1～21d，平均 5～7d；起病较急，有畏寒、发热和头痛等上呼吸道感染的症状，伴有全身乏力、食欲减退、恶心、呕吐、厌油、腹胀、肝区痛、尿色加深等。黄疸期：持续 2～6 周；发热消退，自觉症状好转，但尿黄加深，出现眼黄和皮肤黄疸，肝脏肿大，可有压痛和叩击痛，部分患者可有脾大。部分患者可有一过性灰白色大便、皮肤瘙痒等梗阻性黄疸表现。恢复期：本期持续 2 周至 4 个月，平均 1 个月；表现为症状逐渐消失，黄疸消退。

（2）急性无黄疸型肝炎：除无黄疸外，其他临床表现与黄疸型相似，但较黄疸型轻，恢复较快，病程大多在3个月内。部分患者无临床症状，呈亚临床型，易被忽视。

2. 重型肝炎（肝衰竭）　在急性黄疸型基础上发生，多见于孕妇和既往有HBV感染者，以及老年患者等。孕妇感染HEV后易发展成急性或亚急性重型肝炎（肝衰竭），尤其是妊娠晚期的孕妇，其病死率可达20%。其他诱因如过度疲劳、精神刺激、饮酒、应用肝损药物、并发细菌感染等。具体可参见“乙型肝炎”部分。

3. 急性淤胆型肝炎　曾称为“毛细胆管肝炎”、“胆汁瘀积性肝炎”。起病类似急性黄疸型肝炎，但自觉症状较轻。黄疸较深，持续3周以上，甚至持续数月或更长。有皮肤瘙痒，大便颜色变浅，肝大。肝生化检查血清胆红素明显升高，以直接胆红素为主，常伴γ-谷氨酰转肽酶（GGT）、碱性磷酸酶（ALP）、总胆汁酸及胆固醇等升高，而自觉症状常相对较轻。血清转氨酶常轻度至中度增高。大多数患者可恢复。

七、实验室检查

1. 肝生化检查　主要表现为丙氨酸氨基转移酶（ALT）和天冬氨酸氨基转移酶（AST）明显升高；重型肝炎时常表现为酶胆分离；淤胆型肝炎时则表现为肝内胆汁瘀积，即除ALT和AST升高外，可伴有GGT和ALLP明显升高。在重型肝炎时常有人血白蛋白明显下降、凝血因子时间延长和凝血因子活动度下降至40%以下。

2. 病原学检查　如下所述。

（1）抗HEV-IgM和抗HEV-IgG：抗HEV-IgM阳性是近期HEV感染的标志。急性肝炎患者抗HEV-IgM阳性，可诊断为戊型肝炎。抗HEV-IgG在急性期滴度较高，恢复期则明显下降。如果抗HEV-IgG滴度较高，或由阴性转为阳性，或由低滴度升为高滴度，或由高滴度降至低滴度甚至阴转，亦可诊断为HEV感染。少数戊型肝炎患者始终不产生抗HEV-IgM和抗HEV-IgG，故两者均阴性时不能完全排除戊型肝炎，需结合详细的流行病学暴露史进行诊断。

（2）HEV-RNA：采用RT-PCR法在粪便和血液标本中检测到HEV-RNA，可明确诊断。但本方法尚未作为临床常规检测手段应用。

八、诊断

应根据患者的流行病学史、临床表现、实验室检测和病原学检查综合诊断。

1. 流行病学史　HEV主要经粪-口途径传播，戊型肝炎患者多有饮生水史、进食海鲜史、生食史、外出用餐史、接触戊型肝炎患者史或到戊型肝炎地方性流行地区出差及旅游史。

2. 临床表现　戊型肝炎为自限性疾病，一般仅根据临床表现很难与其他型肝炎区分，尤其是甲型肝炎。但一般而言，急性黄疸型戊型肝炎的黄疸前期持续时间较长，病情较重，黄疸较深；孕妇常发生重型肝炎，在中、轻度黄疸期即可出现肝性脑病，常发生流产和死胎，产后可导致大出血，出血后常使病情恶化并导致多脏器功能衰竭而死亡。

3. 实验室诊断　急性戊型肝炎患者血清抗-HEV阳转阴或滴度由低到高，或抗HEV阳性滴度大于1∶20，或反转录聚合酶链反应法（RT-PCR）检测血清和（或）粪便HEV-RNA阳性。

九、鉴别诊断

需要和其他肝炎病毒所导致的肝炎及药物等其他原因所致的肝损害相鉴别，请参见甲型肝炎。

十、治疗

戊型病毒性肝炎目前无特效治疗方法，主要是休息、支持和对症治疗，以及抗炎、抗氧化等保肝治疗，可以参考甲型肝炎的治疗。

十一、预防

本病的主要预防策略是以切断传播途径为主的综合性预防措施，包括保护水源，防止水源被粪便污染，保证安全用水；加强食品卫生和个人卫生；改善卫生设施，提高环境卫生水平。

目前尚无批准的戊型肝炎疫苗可用于预防。

十二、预后

戊型肝炎为自限性疾病，一般预后良好，总的病死率为1% ~2% 。

（张广业）

第五章

肝硬化

第一节　肝纤维化

肝纤维化是肝硬化的早期可逆阶段，是各种病因引起的慢性肝损伤后的瘢痕修复反应，表现为肝细胞外基质的弥漫性过度沉积，有功能的肝实质被瘢痕组织进行性替代。如不及时治疗将可能进展为失代偿期肝硬化和出现危及生命的终末期肝病的并发症。如果能给予有效的治疗，则肝纤维化甚至早期肝硬化是可逆的。

一、肝纤维化的病因与分类

1. 病毒性肝炎及其他感染　如乙型、丙型病毒性肝炎是最常见引起肝硬化的病因。我国以乙型肝炎肝硬化最常见，占全部病例66.7%～75%。慢性乙型肝炎（CHB）患者中，肝硬化失代偿的年发生率约为3%，5年累计发生率约为16%。丙型病毒性肝炎较乙型病毒性肝炎更易发生慢性化和肝硬化。宿主的遗传背景和基因多态性可能也直接影响抗病毒的免疫反应、损伤和纤维化发生。乙型和丙型肝炎的重叠感染常可加速肝硬化的发展。其他寄生虫感染中，血吸虫虫卵在门静脉分支中堆积，可造成嗜酸性粒细胞浸润及纤维化反应，最终可导致血吸虫病性肝硬化和门脉高压。

2. 酒精性肝病（ALD）　在欧美国家酒精性肝硬化占全部肝硬化的50%～90%，我国近年来也有上升趋势。每日摄入乙醇50g，10年以上者8%～15%可导致肝硬化。乙醇可加速乙型和丙型肝炎肝硬化的进展。ALD发病机制主要是乙醇中间代谢产物乙醛等对肝产生氧化应激和脂质过氧化损伤，线粒体呼吸链发生异常及缺氧造成能量代谢改变，诱发肝糖、脂代谢紊乱、炎症免疫反应和纤维化发生。影响酒精性肝损伤及肝硬化的发生因素还包括性别、遗传因素、营养不良及肥胖。

3. 非酒精性脂肪肝炎（NASH）　一般所指的是与代谢综合征（或称X综合征，包括腹型肥胖、脂肪肝、2型糖尿病、高脂血症和高血压等异常）有关的原发性NASH，其发生与胰岛素抵抗密切相关，大约2/3的NASH患者可能因持续性肝损伤而导致纤维化进展，并可最终导致肝硬化、肝功能衰竭和肝细胞癌。

4. 毒素和药物（DILD）　是指药物、外源性毒物和（或）其代谢产物引起的肝损害。药物/毒物在体内的清除主要通过肝的生物转化和胆汁分泌途径完成。当药物代谢过程中毒性产物的产生超过他们能安全排泄的速率时就会引起肝损伤，药物性肝损伤的机制还包括药物本身的毒性、免疫过敏机制、代谢过程中摄取、转运和排出异常等方面。目前已发现有上千种药物可引起肝损害，其中包括医学处方药物、民间偏方和中草药、生物毒素、化学工业原料等。药物性肝损伤中只有少部分是由有剂量依赖的毒性药物引起，而绝大多数是特应性反应，机制不明确，难以预测，可能与环境和遗传易感因素有关。长期服用某些药物如对乙酰氨基酚、甲基多巴、氟肽胺等，或长期反复接触某些化学毒物如磷、砷、四氯化碳等，均可引起中毒性肝炎，最后演变为肝硬化。

5. 自身免疫性肝病（AILD）　是由于免疫系统失去对自身肝组织的耐受，导致自身抗体和（或）自身致敏淋巴细胞的产生。主要包括肝细胞受累的自身免疫性肝炎（AIH）以及胆管细胞受累的自身免疫性胆管病。后者具有胆汁淤积的表现，又包括原发性胆汁性肝硬化（PBC）、原发性硬化性胆管炎（PSC）以及自身免疫性胆管炎（AIC）。

6. 胆汁淤积　是由于多种原因引起的肝细胞胆汁分泌器、肝内胆管及肝外胆管器质性或功能性病变，导致胆汁形成和（或）排泄障碍。高浓度的胆汁酸和胆红素对肝细胞有毒性作用，导致肝细胞变性、坏死、纤维化，久之形成胆汁性肝硬化。

7. 遗传代谢性疾病　在我国最常见的是先天性铜代谢异常所致肝豆状核变性，或称 Wilson 病。其他能引起肝硬化的遗传代谢性疾病有铁代谢异常所致血色病、α_1－抗胰蛋白酶缺乏症、半乳糖血症等。

8. 肝瘀血　慢性充血性心力衰竭、慢性缩窄性心包炎、肝静脉阻塞综合征（Budd－Chiari syndrome）和肝小静脉闭塞病（VOD）等多种原因可使肝静脉回流受阻，肝内长期瘀血、缺氧，肝小叶中央静脉及邻近肝窦瘀血扩张，小叶中心区肝细胞变性、萎缩和坏死，网状支架塌陷、肝纤维组织增生，发生瘀血性肝硬化，由心脏引起的肝硬化也称为心源性肝硬化。

9. 隐源性肝硬化　又称“特发性肝硬化”，是指由于病史不详、组织病理辨认困难、缺乏特异性诊断标准等原因未能查出明确病因的肝硬化，在国内隐源性肝硬化在肝硬化中所占比例 $<5\%$。

二、肝纤维化发生机制

肝纤维化是肝的损伤－瘢痕修复反应，造成慢性肝疾病的损伤因素的持续作用是发生显著性纤维增生的必要条件。大多数情况下，肝纤维化的过程长达数十年，少数情况下（如药物损伤、肝移植后丙型肝炎病毒感染、HIV/HCV 共感染）肝纤维化可以在数周至数月内迅速进展。肝独特的再生能力是造成肝纤维化进程较肾纤维化和肺纤维化明显延长的原因。肝纤维化是肝硬化的前驱病变，在致病因素的作用下，肝在肝细胞广泛坏死基础上发生纤维组织弥漫性增生，导致肝小叶正常结构遭破坏和改建，同时伴有微循环结构的改变，包括肝窦重构及毛细血管化。与血管生成相关的细胞因子（如血小板源生长因子 PDGF、血管内皮生长因子 VEGF 等）及血管活性物质（如一氧化氮）参与了纤维化发生。

（一）肝损伤的刺激因素

1. 炎性及免疫　临床上大多数肝病（如病毒性肝炎、酒精性及非酒精性脂肪性肝炎等）都具有炎性细胞浸润的特征。炎症是启动和促进肝纤维化进展的重要因素。慢性炎症和纤维化发生是一个积聚淋巴细胞，巨噬细胞、基质细胞分泌和旁分泌相互作用的动态过程。固有免疫与适应性免疫均参与肝损伤和纤维化发生，它们在病原清除、细胞杀伤、炎症调节、肌成纤维细胞激活、肝纤维化发生和自发消退中发挥功能。

2. 氧化应激　在肝损伤和纤维化形成中发挥重要作用。活性氧（ROS）是一类不稳定的化合物，包括过氧化物和羟基自由基、4－氢氧基－2，3－壬烯等，来源于损伤的肝细胞、活化星状细胞及炎性细胞。乙醇、多不饱和脂肪酸以及铁等物质可以增加 ROS 的产生。当 ROS 的累积超过了肝抗氧化的能力时，过氧化反应就可以破坏脂类、蛋白质和 DNA，导致肝细胞坏死、凋亡，炎症反应扩大，刺激纤维化的产生；ROS 可以刺激库普弗细胞产生促纤维化介质，并可直接刺激肝星状细胞的活化和增殖。

3. 凋亡与坏死　凋亡是慢性肝疾病中常见的现象，细胞凋亡可以产生凋亡小体，并通过吞噬作用清除。目前认为凋亡小体是引起肝纤维化的重要刺激因素。肝巨噬细胞在吞噬凋亡小体后分泌死亡配体及肿瘤坏死因子－α（TNF－α），而肝星状细胞在吞噬凋亡小体后可以通过产生活性氧及上调 TGF－β_1 及Ⅰ型胶原的表达引发纤维化反应。坏死也是肝损伤的典型的形态学特点之一坏死释放损伤相关模式配体（如高迁移率族蛋白 β_1）诱导炎症和纤维化。

4. 脂肪变性　肝脂肪变性通常是由于胰岛素抵抗和线粒体功能异常引起，在慢性丙型肝炎、酒精性及非酒精性脂肪性肝炎中，肝脂肪变性都是纤维化的危险因素，并且可以增加患者对抗病毒治疗的抵抗性。脂肪变为肝细胞提供了“一次打击”，使其对如氧化应激、病毒感染、内毒素（LPS）等“二次打击”更加敏感，从而引发持续的纤维化过程。

（二）肝纤维化细胞外基质的来源

活化肝星状细胞（HSCs）是纤维化肝中细胞外基质的主要来源。其他来源的成纤维细胞也在细胞外基质（ECM）的沉积中发挥重要的作用，如汇管区成纤维细胞、骨髓来源的成纤维细胞、循环来源的成纤维细胞及可以发生上皮－间质转化（EMT）的胆管上皮细胞。根据病因的不同和疾病的进展，成纤维细胞的来源及相对重要性也不同，例如汇管区成纤维细胞在淤胆型或缺血型肝病中发挥重要作用；在胆管结扎导致的肝纤维化中可发现胆管上皮细胞 EMT 来源的成纤维证据。

HSCs 位于肝细胞基底面和窦内皮细胞非腔面之间的 Disse 间隙中，其形态不规则或呈圆形，胞质富含维生素 A 脂滴，伸出胞突包绕肝血窦。在正常肝中，HSCs 的功能有：代谢和储存维生素 A、合成和分泌细胞外基质成分、表达细胞因子及其受体、表达基质金属蛋白酶（MMPs）及其组织基质金属蛋白酶抑制药（TIMPs）、参与肝细胞再生的调控、参与肝血窦血流调节、呈递抗原。

HSCs 的活化是肝纤维化和最终肝硬化发生的关键环节，始于邻近损伤的肝细胞和浸润的炎症细胞所产生的旁分泌刺激（如氧化应激、凋亡片段、细胞因子）。激活后的 HSCs 发生一系列表型和生物学行为的变化，这些变化促使细胞外基质沉积，其中包括以下几种。①增生：受几种丝裂原性细胞因子的刺激，特别是 PDGF；②趋化和迁移：活化 HSCs 可向损伤部位募集。PDGF、单核细胞趋化蛋白－1（MCP－1）和 CXCR3 是目前已知较强的趋化因子；③纤维增生：HSCs 通过增加细胞数量和每个细胞的细胞外基质的生成量来实现纤维化。TGF－β_1 及结缔组织生长因子（CTGF/CCN2）是起主要作用的纤维化刺激因子；④释放细胞因子：活化的 HSCs 可以释放促炎症性（MCP－1）、促纤维化（TGF－β_1）和促有丝分裂的细胞因子（PDGF），通过自分泌和旁分泌方式刺激 ECM 的产生；⑤收缩：HSCs 的收缩性是肝纤维化早期和晚期门脉阻力增加的主要因素之一。活化的肝星状细胞表现平滑肌样细胞的特点，表达一系列收缩丝，如 α－平滑肌动蛋白（α－SMA）以及肌球蛋白，通过钙依赖性和钙非依赖性收缩机制发挥作用。内皮素（ET－1）和一氧化氮（NO）是控制 HSCs 收缩和舒张的主要调节介质，此外，血管收缩素Ⅱ、生长抑素、心房钠尿肽、一氧化氮等也参与 HSCs 收缩的调节；⑥表达基质金属蛋白酶（MMPs）催化细胞外基质的分解，促使其被瘢痕性基质所取代，破坏保持正常肝功能所需要的精细的支架结构。HSCs 可分泌基质金属蛋白酶组织抑制物（TIMP）TIMP－1 和 TIMP－2，结合而失活 MMPs；⑦视黄醛类丢失：HSCs 激活后，具有特征性的维生素 A 脂滴减少，通过自噬释放和利用脂滴，产生能量来驱动 HSCs 的活化过程；⑧对凋亡刺激产生耐受：活化肝星状细胞抗凋亡蛋白如 Bcl－2 表达上调。TGF－β_1 及 TLR4 信号均参与抗凋亡调节。TIMP－1 也可以抑制 HSCs 的凋亡而加重纤维化。

（三）肝内其他细胞在肝纤维化发生中的作用

1. 肝巨噬细胞　是驻留于肝中的巨噬细胞，在肝损伤的早期释放各种炎症介质、自由基、纤维化细胞因子及 ECM 蛋白酶，在促进 HSCs 的活化中发挥重要作用。

2. 肝细胞　肝细胞是肝病原和肝毒素作用的靶点，并且肝细胞的成分作为抗原诱导自身免疫更重要，损伤的肝细胞是 ROS、炎性介质和促纤维化介质的来源，肝细胞的凋亡小体具有募集炎性细胞和激活 HSCs 的功能。

3. 肝窦内皮细胞　肝窦内皮细胞可以通过产生细胞纤连蛋白剪接变体（EⅢA）促进 HSCs 的激活。肝窦内皮细胞还可以合成Ⅳ型胶原、层粘连蛋白等，为毛细血管化的肝窦提供基质成分，并能合成具有刺激 HSCs 收缩作用的ET－1。

4. 胆管上皮细胞　在胆管相关性肝疾病的纤维化中发挥重要作用。胆管上皮细胞可以产生促进纤维化的细胞因子，如 TGF－β_1，PDGF－BB 及 CTGF。

5. T 淋巴细胞和 B 淋巴细胞　肝中的 T 淋巴细胞比循环中的 T 淋巴细胞具有明显不同，包括具有活化标记物的细胞比例较高及基础凋亡率高。B 淋巴细胞占肝淋巴细胞总数 50% 以上，其表型标记类似脾 B 淋巴细胞。B 淋巴细胞可能通过非抗体依赖途径介导纤维降解和肝纤维化的恢复。

6. NK 细胞和 NKT 细胞　NK 细胞在肝的抗病毒免疫中具募集病毒特异性 T 淋巴细胞，溶解被病毒感染的细胞的重要作用。NK 细胞可以消灭活化的 HSCs，在纤维化的消退中发挥作用。

（四）疾病特异性肝纤维化机制

尽管在不同原因导致的肝损伤和肝纤维化过程中 HSCs 的激活的关键过程是相同的，但是随病因不同也有疾病特异性的机制起作用。

1. NASH　随着肥胖人数的增加，NASH 和 NASH 所致的肝硬化发病率也在上升。脂肪因子可以介导肝纤维化的发生，比如瘦素可以促进 HSCs 的纤维化和 TIMP－1 的表达，而对其有拮抗作用的脂连蛋白表达却下降。胰岛素抵抗也在纤维化的发生中发挥作用。

2. HCV 和 HIV　HCV 非结构蛋白和核心蛋白可以诱导 HSCs 的增殖及炎症信号和结缔组织生长因子 GF 的释放。HCV 与 HIV 共感染的患者比只感染有 HCV 的患者纤维化进程更快，HIV 感染可以降低 CD_4^+/CD_8^+ 的比例，而 CD_8^+ 细胞相对 CD_4^+ 细胞具有促纤维化的作用，HSH 感染，这对抗反转录病毒药物抑制 HIV 时肝纤维化进程也会减慢。

三、肝内纤维组织的分解与吸收

肝纤维化的发生、发展与转归取决于 ECM 合成和降解的“净效应”。在肝损伤发生时，两者都被显著诱导。因此尽管慢性肝病患者纤维化发生活跃，但基质沉积通常较慢。但随着时间的推移，纤维间隔持续增厚、胶原之间通过赖氨酰氧化酶和组织型转谷氨酰胺酶作用形成化学交联，使得 ECM 对蛋白酶的抵抗性增加，变得难以降解，最终发展为晚期肝硬化，ECM 的沉积不可逆转。

ECM 主要通过 MMPs 降解，MMPs 的作用需要依赖锌，根据降解底物的不同，可以分为胶原酶明胶酶、间质溶解素及膜型 MMPs。MMP－1 是降解Ⅰ型胶原的主要蛋白酶类。组织基质金属蛋白酶组织抑制物（TIMPs）结合于 MMPs。抑制 MMPs 的蛋白溶解活性，是基质降解的负向调控因素。TIMP 除了抑制 MMPs 活性作用之外，还可以抑制 HSCs 的凋亡从而加重纤维化。利用 MMP－9 突变体蛋白清除 TIMP－1，可以减少纤维组织的集聚，增加基质的吸收。

肝巨噬细胞在基质重构中发挥重要作用，动物研究表明，在纤维化发生过程中，肝巨噬细胞促进纤维化，而在纤维化消退过程中，它又可以加速基质降解，这可能通过增加MMP－13 的表达有关。

HSCs 表达尿激酶纤溶酶原受体及其抑制物，这是纤溶系统的重要组成部分，对于 MMPs 的激活和抑制都发挥重要作用，清除活化的 HSCs 对于肝纤维化的逆转具有重要意义。

四、肝纤维化的刺激与调节因子

（一）Toll 样受体（TLR）信号途径

TLRs 家族是一类哺乳动物细胞跨膜模式识别受体，可以识别病原结构成分，在固有和适应性免疫反应中发挥作用。其中 TLR4 信号通路通过 NF－κB、促丝裂原活化蛋白激酶（MAPK）和 PI3K－Akt 途径介导下游产物表达，其中包括炎症因子（TNF－α、IL－1、IL－6）、趋化因子（MCP－1、巨噬细胞抑制因子）、炎性蛋白（诱导型一氧化氮合酶）及 ROS、黏附分子（血管黏附分子－1、细胞黏附分子－1）、其他固有免疫效应物（如 IFN－β）。TLR4 的外源性激活物为 LPS，内源性激活物包括体内损伤相关信号 ECM 降解产物如低分子量透明质酸、饱和脂肪酸、纤连蛋白、热休克蛋白 60 和 70，高迁移率族蛋白－1。在肝中 TLR4 信号存在于肝巨噬细胞、HSC 和肝细胞，促进肝损伤和炎症的发生，HSCs 的 TLR 通路可以促进其炎症表型、敏感化 TGF－β_1 的纤维化发生信号、并上调细胞对凋亡的耐受性。

（二）TGF－β 受体（TLR）Smad 信号通路

静息状态的 TGF－β 在激活后可以通过由两个相关但结构和功能不同的丝－苏氨酸激酶受体（TβR Ⅰ和 TpRⅡ）构成的复合物进行信号转导，TGF－β 结合于 TpRⅡ后可以使 TpRⅠ /TpRⅡ复合体形成并稳定，TpRⅡ使 TpRⅠ发生磷酸化，从而激活下游通路，包括磷酸化和组装细胞内的 Smads 蛋白，活化的 Smad 移位至细胞核，作为转录调节因子调节 ECM 成分的表达，如Ⅰ型胶原，纤溶酶原激活物抑制物－1 及具有负反馈调节功能的 Smad－7。

（三）整合素信号通路

整合素是一类异质二聚体跨膜蛋白，包括 α 和 β 两个亚基，介导细胞和 ECM 之间的相互作用。其下游信号通路有 NF－κB、MAPK 及黏着斑激酶。整合素可以结合并激活静息态 TGF－β_1。HSC 上的整合素如 avβ_1 可以感知基质的成分及硬度，并将信息传递至细胞内，ECM 的硬度改变是 HSC 激活的重要决定因素。

（四）Wnt 信号通路

Wnt 信号通路在发育和肿瘤形成过程中发挥重要作用，Wnt 配体结合于 frizzled 家族，通过 β－catenin 核移位传递信号，调节器基因转录。洗涤分化 HGSC 中 Wnt 信号通路组分上调，通过非经典途径活化下游促进纤维化靶基因表达，如 WISP2，属于 CTGF 细胞因子家族，具有刺激血管发生和促进 ECM 沉积的作用。

（五）大麻素受体

大麻素受体分为 CB1 和 CB2，表达于肝内多种细胞，可以结合内源性或外源性大麻素。活化 HSC 上的 CB1 具有促纤维化的作用，而 CB2 具有抗纤维化的作用。CB1 拮抗药可以抑制 ECM 的重构、促进凋亡，抑制成纤维细胞的增殖。免疫细胞上 CB1 和 CB2 可以调节细胞活性和 Th1/Th2 平衡。此外，大麻素在中枢和外周发挥能量调节作用，如调节脂肪因子的释放。

（六）哺乳动物雷帕霉素靶蛋白（mTOR）

mTOR 是一类具有调节细胞生长和增殖作用的丝－苏氨酸激酶，mTOR 的激活需要依赖 P13－K/Akt 通路，其下游的靶点是 70－kDa 核糖核蛋白体 s6 激酶（p70s6k），通过磷酸化抑制 p70s6k，从而抑制 HSCs 的增殖和胶原的表达。动物实验表明，雷帕霉素可以下调TGF－β 的表达、降低 MMP－2 的激活，减少活化 HSCs 的数量从而减轻肝纤维化程度。

分节极性基因（Hedgehog，Hh）分子在肠神经系统发育、内胚层分化、肝器官发生和肝前体细胞发育过程中具有重要作用，HSCs 表达其配体 Shh 和 Ihh 以及 Hh 途径的多种组分，通过信号通路调节其生存能力和活力，Hh 与纤维化相关的机制为 Glil 蛋白，它是 Hh 信号通路组分，增加 mTOR 通路敏感性。

五、肝纤维化的诊断

（一）肝穿刺活检

是肝纤维化诊断及分期的“金标准”（表 5－1），且有助于肝纤维化的病因诊断。但有一定的局限性，例如：由于纤维化在肝内分布不均，穿刺所取组织少、观察者之间存在偏倚，所以穿刺活检易出现误差；作为一种侵入性检查，有 0.3%～0.6% 的致病率和 0.05% 的病死率；可重复性差，不便动态监测肝纤维化的进展过程及治疗疗效；价格昂贵。因此实施肝活检前应明确其适应证及禁忌证；可以通过影像引导增加穿刺的安全性和可靠性；为获得足够大的标本，建议使用直径为 16G 的穿刺针，标本长度 15mm 以上，包含 10 个以上汇管区。

表 5－1　肝纤维化分期标准（Metavir 纤维化积分）

S0	无
S1	汇管区纤维化扩大，局限窦周及小叶内纤维化
S2	汇管区周围纤维化，纤维间隔形成，小叶结构保留
S3	纤维间隔形成，小叶结构紊乱，无肝硬化
S4	早期肝硬化或肯定的肝硬化

（二）无创伤性肝纤维化诊断技术

1. 血清学诊断技术　这些血清指标可以分为反映 ECM 转化的直接肝纤维化标志物和反映肝功能改变的间接肝纤维化标志物。理想的血清标志物应具有以下特点：肝特异性；可用于所有类型的肝病；不受代谢改变的影响（如胆管损伤、肾排泄和网状内皮系统的功能）；能有效监测肝纤维化分级、基质沉积和（或）基质清除的程度；能敏感区分各个级别肝纤维化；容易进行和被患者及医生接受、不昂贵、可重复、可反映经治疗或疾病自然发展所致纤维化改变；与临床预后（肝有关的致残率和致死率）有相关性。

直接标记物根据分子结构可分为：胶原家族Ⅰ型前胶原羧基末端肽PⅠCP、Ⅲ型前胶原氨基末端肽PⅢNP、Ⅳ型胶原7s结构域；糖蛋白（如透明质酸HA、层黏素、YKL-40）；基质金属蛋白酶及其抑制药（MMP-1、MMP-2、TIMPs）；参与纤维化发生过程的细胞因子（TGF-β_1）。直接标记物临床应用有限，趋于在活动性或伴有炎症性疾病时增加，因为他们反映基质转化率而不仅仅是沉积。

间接标志物包括肝功能和肝炎症的标志，且多为临床常规实验室检查项目，如凝血因子时间、血清胆红素、血小板计数、转氨酶、载脂蛋白A1、α_1-巨球蛋白等。

2. 影像学检查　随着影像学技术的发展，影像学技术不仅可以从形态学对肝纤维化进行诊断，还可以从血流动力学、弹性力学、分子水平等方面评价纤维化的程度。

（1）形态学检查：普通超声、CT平扫、增强CT、MRI平扫中，肝纤维化及肝硬化的表现包括肝收缩、硬化结节或门脉高压。对于早期肝纤维化，形态学检查通常没有特征性发现，出现形态学改变时，肝纤维化往往已经到了晚期。用MRI对比剂可以进行对比增强更加清晰地显示病灶，如Gd-DTPA可使纤维组织延迟强化，T_1加权像增强；及铁剂超顺磁氧化铁（SPIO）因肝纤维化的纤隔不吸收SPIO而表现为明显的环形或网格状高信号。

（2）血流动力学检查：肝纤维化时血流动力学会发生变化，由于大量ECM沉积及炎性细胞浸润进入肝窦的血流阻力增大，肝质地变硬、顺应性降低，肝血流灌注异常，门静脉流速及容量下降肝动脉血流代偿性增加，肝纤维化的血流动力学改变往往发生在形态改变之前。

彩色多普勒血流成像：肝纤维化指数（$FI=\frac{HARI}{PVPV}\times100$）是一个用于区分肝硬化与慢性肝炎的新的指数，公式中PVPV为门静脉峰值流速，HARI为肝动脉阻力指数。肝硬化患者的FI要高于慢性肝炎患者。

微气泡超声：采用比红细胞小的微气泡构成造影剂检查，肝硬化患者的增强出现和峰值增强均大大早于对照组或非肝硬化性弥漫性肝病患者。

CT灌注成像与MR灌注成像：灌注成像与微血管结构及血流动力学改变有关，在肝纤维化及肝硬化早期并没有明显形态学改变时对肝组织血供及功能进行评估，主要指数包括肝灌注时间、肝动脉分数、平均通过时间等指标。

（3）弹性力学成像（FibroScan）：是一种基于瞬时弹性成像物理学评价肝纤维化的无创诊断，使用置于肝上方的超声触发器发出低频振动，振动可以产生一个能通过下方肝组织的弹性剪切波，其速度与媒介硬度成正比，而肝硬度随纤维化程度增加而增大，剪切波速度可以使用脉冲回波超声测定。具有重复和诊断性能好、可以检测较大范围肝组织的优点；其局限性是难以对肥胖和超重患者进行检查，因为脂肪组织对超声波产生强烈的衰减作用；FibroScan探头不能用于肋间隙太窄的患者；受肝内部大血管干扰明显，检查时需注意避开大血管结构；不能对急性肝炎及有腹腔积液的患者进行检查，因为低频弹性波不能通过液体传播。

（4）功能代谢成像：MR扩散加权成像（DWI）；利用组织内水分子运动及扩散现象测量分子水平的质子运动。当肝发生纤维化时由于大量纤维结缔组织增生，组织含水量降低，水分子扩散受限，因此肝纤维化中扩散效应减低。对肝弥漫性病变DWI的评价多集中于表观扩散系数（ADC）的变化。

磁共振波谱分析（MRS）：利用化学位移作用和磁共振现象无创检测机体组织的代谢、生化变化和化合物定量分析的MR成像方法。肝硬化时，肝的功能和物质代谢发生变化。H波谱可以检测肝中的脂肪成分；^{31}p波谱可以检测三磷酸腺苷（ATP）、磷酸单脂（PME）、磷酸二酯（PDE）、磷酸肌酸（PCr）、Pi等磷酸盐代谢产物。然而MRS检查时间长，呼吸运动伪影会影响测量的准确性，使得检查的重复性较差。

（三）高通量技术

高通量技术如基因组学、转录组学、蛋白组学、糖组学和代谢组学可能为肝纤维化无创诊断提供新方法。如代谢组学的研究发现19种代谢物质谱与慢性丙肝引起的严重肝纤维化的组织学改变（F3/F4）相关，并有别于肝脂肪变性和坏死炎症时的代谢物改变。

六、肝纤维化的治疗

肝纤维化的治疗应当是综合性的，包括：①原发病治疗；②降低炎症和免疫反应；③抑制HSCs的活化、增殖、纤维形成、收缩及炎症反应；刺激HSCs的凋亡；④促进基质的降解。

（一）原发病治疗

治疗肝纤维化最有效的方法就是针对病因的治疗，如酒精性肝硬化患者必须戒酒；血色病或肝豆状核变性患者红色、驱除多余的铁或铜；血吸虫病患者驱虫治疗；机械性胆管梗阻患者减压治疗；非酒精性肝病患者减轻体重；停止使用毒性药物可以阻止药物性肝损伤所致的肝硬化；自身免疫力性肝炎肝纤维化患者在使用皮质激素后发生逆转；慢性乙型肝炎或丙型肝炎患者荟萃分析结果显示长期抗病毒治疗可获活检证实的改善，不仅能延缓或逆转硬化，也能防止终末期肝病的并发症。

（二）降低炎症和免疫反应

干扰素是一种免疫调节药，α-干扰素除了抑制病毒复制的作用外，还可能具有直接抗纤维化的作用。皮质激素类可用于多种肝病的治疗，尤其是自身免疫性肝炎。肾素-血管紧张素系统可以通过氧化应激扩大炎症反应，因此血管紧张素转换酶抑制药或血管紧张素受体拮抗药可能具有抗炎症和抗纤维化的作用。熊去氧胆酸由于其抗炎活性对原发性胆汁性肝硬化具有治疗作用。一系列被统称为“肝保护药”的药物在临床试验中表现效果，如甘草酸制剂、肝细胞生长因子（HGF）、胰岛素样生长因子、小分子半胱天冬酶抑制药等。

（三）抑制肝星状细胞活化

抗氧化剂如维生素E在实验研究中具有抑制纤维化的作用。水飞蓟素是提取自水飞蓟的黄酮类物质，具有抗纤维化的作用，机制包括抗氧化、细胞保护及对肝巨噬细胞的抑制作用。

γ-干扰素（INF-γ）具有抑制HSCs激活的作用。PPAR-γ（过氧化物酶体增殖物激活受体-γ）核受体在HSCs中表达，其合成配体噻唑烷二酮类可以下调HSCs的活化，现在正在NASH和其他纤维化肝病中进行临床试验。瘦素除了具有调节脂类代谢的作用外，还影响瘢痕修复反应。瘦素的天然反向调节剂脂联素可能成为抗纤维化的药物，尤其用于NASH的治疗。

具有促进增殖作用的细胞因子如PDGF、FGF和TGF-β_1通过酪氨酸激酶受体通路发挥作用，这些受体抑制药正处于临床研究阶段，包括γ-亚油酸和脂氧合酶抑制药、HMG CoA（3羟基-3甲基戊二酸单酰辅酶A）还原酶、己酮可可碱（可抑制PDGF受体通路、提高细胞内cAMP）等。孕烷X受体（PXR）的激活有抗纤维化的活性，熊去氧胆酸具有部分PXR激活作用。格列卫是一类安全、有效的小分子酪氨酸激酶拮抗药，用于人类白血病和间叶细胞肿瘤，在实验性肝纤维化中也显示抗纤维化的作用。其他可口服的低分子量细胞因子受体或信号通路拮抗药如Rho-介导的黏着斑的选择性抑制药、PDGF-β（血小板衍生生长因子）的反义核酸。小分子干扰RNA药物需要进一步评估。

（四）抑制基质合成和促进基质降解

抑制基质合成是抗纤维化治疗的重要目标。HOE077（抗肝纤维化药物）可以抑制脯氨酰羟化酶从而抑制胶原合成；秋水仙碱能抑制微管蛋白聚合、抑制胶原分泌，还可以刺激胶原酶活性、增强分解；TGF-β_1是已知的最主要促纤维化的细胞因子，抑制TGF-β_1的作用不仅可以抑制基质合成，还可以加速基质的降解。TGF-β_1拮抗药如可溶性受体、抗体或蛋白酶在实验研究中显示疗效。雷帕霉素是用于肝移植后的免疫抑制药，可以抑制HSCs的增殖。HSCs表达有松弛肽受体，松弛肽是一种天然肽类激素，可以减少HSCs的胶原合成、促进基质降解。内皮素-1（ET-1）可以调控HSCs的收缩及血流调节，其拮抗药具有抗纤维化和降低门脉压力双重作用。博沙坦是内皮素受体拮抗药，在实验性肝纤维化中发挥抗纤维化和减少 HSCs 激活的作用，NO 也能发挥抑制ET - 1 的作用。

诱导 HSCs 的凋亡是肝纤维化治疗的新策略。胶黏毒素在动物实验中可以诱发 HSCs 的选择性凋亡，TIMP - 1 的中和抗体具有抗纤维化的作用。抑制 IKK（具有促进 NK - κB 信号通路作用）、干扰整合素介导的黏附作用或 TRAIL 配体均可以促进 HSCs 的凋亡。

组织硬度和机械应力可驱动纤维化的发生，通过拮抗胶原交联和降低 ECM 稳定性可减轻纤维化。LoxL2 能促进胶原交联和影响某些特定基因表达。GS - 6624 是 LoxL2 的非竞争性异构抗体抑制药，正在被开发为治疗纤维化疾病的药物。

（张广业）

第二节　肝硬化的临床表现

肝硬化（Liver Cirrhosis）是由不同病因长期作用于肝引起的慢性、进行性、弥漫性肝损伤和瘢痕修复的终末阶段。在我国肝硬化是消化系统常见病，全国年发病率 17/10 万，主要累及 20 ~ 50 岁男性。城市男性 50 ~ 60 岁肝硬化患者的死亡率高达 112/10 万。

肝硬化发生往往是隐匿和漫长的过程，有必要对肝硬化的发生过程形成一个从静态到动态的认识。近年来国外学者提出基于组织学、临床、血流动力学和生物学参数的慢性肝病分期方法，即历经纤维化发生（病理学 F1 ~ F3）、肝硬化代偿期（病理学 F4，无静脉曲张阶段和曲张静脉出现阶段，瘢痕增厚和交联）以及肝硬化失代偿期（出现失代偿并发症，不可溶解的瘢痕）。这一观念的形成有助于临床医生重视识别患者的疾病发展阶段，并进行早期诊疗。

一、肝硬化的临床表现

肝硬化起病隐匿，早期或代偿期可无特异性症状、体征。随病情进展出现肝功能失代偿（黄疸、凝血异常）、门脉高压（如门脉高压性胃肠道出血和腹腔积液）表现，发生失代偿并发症（如肝细胞性肝癌、自发性细菌性腹膜炎、肝性脑病和肝肾综合征）。并发复发性的胃肠道出血增加了患者的死亡概率。代偿性的肝硬化发展为失代偿性肝硬化的中位时间为 6 年。

（一）代偿期肝硬化

10% ~20% 代偿期肝硬化患者可无症状。常在影像学、组织学检查或者进行肝功能评估时发现，也有的是在内镜下发现轻度食管胃底静脉曲张或者在腹部手术时发现肝结节。大约 40% 的代偿期患者可以出现食管静脉曲张，非出血性的食管胃底静脉曲张没有症状。其他患者可有食欲减退、乏力、消化不良、腹泻、腹胀等非特异性症状。临床表现同慢性肝炎，鉴别常需依赖肝病理。

（二）失代偿期肝硬化

腹腔积液、胃肠道静脉曲张破裂出血、黄疸、肝性脑病都是失代偿性肝硬化的表现，其中腹腔积液是最常见的失代偿表现。

1. 症状　常见如乏力（与疾病活动及严重程度相关）、体重减轻（但晚期患者伴腹腔积液及水肿时体重减轻不明显）、食欲减退（为最常见症状，在进展性肝病患者中十分明显，有时伴恶心、呕吐）。

患者常常主诉肝区隐痛，与肝大累及包膜有关，当出现明显腹痛时，应注意可能并发肝癌、原发性腹膜炎、胆管感染、消化性溃疡等。有脾周围炎时，可有左上腹疼痛。腹胀也是常见症状，可能由于低钾血症、胃肠胀气、腹腔积液和肝脾大所致，腹腔积液量大时，腹胀难以忍受。

腹泻也较为普遍，患者往往为对脂肪和蛋白质耐受差，稍进油腻肉食即容易发生腹泻，此与肠壁水肿、吸收不良和肠腔菌群失调有关。患者可有出血倾向，出现牙龈、鼻腔出血、皮肤黏膜紫斑或出血点，女性常有月经过多，主要与肝合成凝血因子减少和脾功能亢进所致的血小板减少有关。

患者可出现内分泌系统紊乱，男性性功能减退，乳房女性化发育；女性常有闭经及不孕。肝硬化患者的糖尿病发病率增加，表现为高血糖、糖耐量试验异常、高胰岛素血症和外周性胰岛素抵抗。进展性肝硬化伴严重肝细胞功能衰竭患者常发生低血糖。

门静脉高压状有食管胃底静脉曲张破裂导致上消化道大量出血，表现为呕血和黑粪。脾功能亢进导致血细胞减少从而导致贫血。

2. 体征 患者常呈慢性病容，面色黝黑，面部有毛细血管扩张、口角炎等，晚期患者消瘦、肌肉萎缩。皮肤表现常见蜘蛛痣、肝掌，还可有掌挛缩、杵状指。男性可出现乳房发育。胸、腹壁皮下静脉可显露或曲张，甚至在脐周静脉突起形成水母头状，曲张静脉上可听到静脉杂音。黄疸呈持续性或进行性加深常提示病程已达到中期，预后不良。1/3 患者常有不规则发热，与病情活动及感染有关。腹腔积液伴或不伴下肢水肿是失代偿期肝硬化的常见表现，腹部移动性浊音阳性。肝性胸腔积液常见于右侧（占 85%），但也有双侧甚至仅为左侧。

肝在早期增大，可触及，质硬而边缘钝；晚期坚硬缩小、肋下常不易触及。胆汁淤积和静脉回流障碍引起的肝硬化晚期仍有肝大。35% ~50% 患者有脾大，常为中度，少数重度。

3. 并发症的临床表现 如下所述。

（1）食管胃底静脉曲张破裂出血：是肝硬化较为常见和严重的并发症，急性出血患者出现呕血、黑粪，严重者引起出血性休克。

（2）自发性细菌性腹膜炎（SBP）：住院患者中 1/3 会发生感染，其中最多见的就是 SBP。常表现为短期内腹腔积液迅速增加，对利尿药无反应，伴腹泻、腹痛、腹胀、发热，腹壁压痛和反跳痛。部分患者上述临床表现不典型，而表现为肝功能迅速恶化，发生低血压或者休克，可诱发肝性脑病。

（3）原发性肝细胞癌：肝硬化特别是病毒性肝炎和酒精性肝硬化发生肝细胞癌的危险性明显增加。可表现进行性肝大，肝质地坚硬如石，表面结节状，出现血性腹腔积液以及无法解释的发热。

（4）肝肾综合征：是指发生在严重肝病基础上的肾衰竭，肾本身并无器质性损害，是可逆性的循环相关性的肾衰竭。患者在顽固性腹腔积液基础上出现少尿、无尿以及恶心等氮质血症。常伴黄疸、低蛋白血症、肝性脑病。临床有两种类型。Ⅰ型，进展性肾功能损害，2 周内肌酐成倍上升；Ⅱ型，肾功能缓慢进展性损害，肌酐升高在 133 ~226μmol/L，此型腹腔积液利尿药效果不佳。

（5）肝肺综合征：肝肺综合征是指在严重肝病基础上的低氧血症。终末期肝病患者中发生率为 13% ~47%。临床特征为严重的肝病、肺前毛细血管扩张、低氧血症/肺泡－动脉氧梯度增加的三联征。晚期患者常有不同程度的低氧血症，表现为杵状指、发绀、蜘蛛痣及呼吸困难。

（6）肝性脑病：是肝硬化最严重的并发症，也是最常见的死因。HE 可分为轻微型（MHE）和显性 HE（OHE）。OHE 的临床症状和表现多样，严重程度可从轻微性格智力改变到发生行为失常、意识障碍到危及生命的昏迷，其中扑翼样震颤是其特征性表现。MHE 是较不明显的类型，以认知功能缺陷但没有显著临床表现为特点。肝性脑病常见诱因有消化道出血、细菌感染、利尿药引起的电解质失衡、氮质血症等。

（7）门静脉血栓形成：发生率为 10% ~25%，大多在筛查时发现。43% 为慢性型，血栓缓慢形成可无明显临床症状；急性型可出现食管静脉或门脉高压性胃病出血（38%）和剧烈腹痛（18%），其中 70% 可发生小肠梗死。

（8）肝硬化性心肌病：由于肝硬化的血液的高动力循环导致高输出量型心力衰竭，引起外周氧的利用减少。表现为没有心脏疾病的肝硬化患者在应激情况下发生心脏收缩反应损害和（或）舒张功能不全以及电生理异常，发生心功能不全甚至猝死。

二、实验室和辅助检查

（一）实验室检查

1. 血常规 代偿期患者血常规多在正常范围。失代偿期患者由于出血、营养不良、脾功能亢进可发生轻重不等的贫血。有感染时白细胞可升高，脾功能亢进者白细胞和血小板均减少。其中血小板减少是特异性和敏感性较好的指标。

2. 尿常规　失代偿期肝硬化并发肾功能障碍时可出现肉眼或镜下血尿、蛋白尿及管型尿。胆汁淤积引起的黄疸尿胆红素阳性、尿胆原阴性。肝细胞损伤引起的黄疸尿胆原亦增加。腹腔积液患者须关注尿钠、尿钾及尿比重。如果出现空腹尿糖阳性，则提示肝源性糖尿病。

3. 粪常规　部分失代偿期患者消化功能障碍，粪中出现脂肪球和肌肉纤维，也可检出淀粉颗粒。消化道出血时出现肉眼可见的黑粪和血便，门脉高压性胃病引起的慢性出血，粪隐血试验阳性。

4. 肝功能检查　代偿期肝硬化肝功能检查可正常或仅有轻度酶学异常，而失代偿期肝硬化肝功能检查普遍异常，且异常程度与肝的储备功能密切相关。

（1）血清胆红素：因肝储备功能明显下降可出现结合胆红素和总胆红素升高，胆红素的持续升高是预后不良的重要指标。

（2）蛋白质代谢：在肝功能明显减退时，清蛋白合成减少。正常值为35～55g/L，清蛋白低于28g/L为严重下降。肝硬化时由于损伤的肝细胞不能清除从肠道来的抗原，或后者经过门体分流直接进入体循环，刺激脾中B淋巴细胞产生抗体，形成高球蛋白血症。清蛋白与球蛋白比例降低或倒置。血清蛋白电泳可显示清蛋白降低，γ-球蛋白显著增高。血清前清蛋白（serum prealbumin）也由肝合成，其下降先于清蛋白水平的下降。

（3）凝血因子时间：是反映肝储备功能的重要预后指标，晚期肝硬化及肝细胞损害时明显延长，用维生素K后不能纠正。

（4）血清酶学检查：①转氨酶：ALT升高反应肝细胞受损；而AST增高反映肝细胞坏死。肝硬化活动时两者可升高。酒精性肝硬化患者AST/ALT≥2；②γ-GT：90%肝硬化患者可升高，尤其以PBC、酒精性肝硬化、并发肝癌时明显升高；③ALP：70%的肝硬化患者可升高，并发肝癌时常明显升高；④胆碱酯酶（ChE）：肝硬化失代偿期ChE活力明显下降，ChE极度降低者提示预后不良。

（5）脂肪代谢：代偿期患者血中胆固醇正常或偏低，失代偿期总胆固醇特别是胆固醇酯明显降低。

（6）定量肝功能试验：如吲哚菁试验（ICG）检测肝细胞对染料清除情况以反映肝细胞储备功能。患者空腹静脉抽血后注射ICG 0.5mg/kg，注射后15min对侧手臂静脉血测滞留率。正常值10%以下，肝硬化患者ICG滞留率明显升高，甚至达50%以上。

（7）血氨测定：动脉血氨的测定对肝性脑病有辅助诊断的价值。

5. 反映肝纤维化的血清学指标　如直接标志物Ⅲ型前胶原氨基末端肽（PⅢP）、Ⅳ型胶原、透明质酸等，主要反映ECM转换；以及血清无创诊断肝纤维化模型如Fibrotest。

6. 血清电解质　对于判断患者有无电解质紊乱以及治疗有重要意义。

7. 血清铜蓝蛋白测定　用于筛查Wilson病，特别是在年龄<40岁的肝损伤患者。患者血清铜蓝蛋白明显降低（<200mg/L），伴尿铜增加（>100μg/24h）。

8. 血清免疫学检查　①血清自身抗体测定：血清抗线粒体抗体M2阳性提示原发性胆汁性肝硬化、抗平滑肌抗体、抗核抗体阳性提示自身免疫性肝炎；②病毒性肝炎标记的测定：质疑肝硬化者须测定乙、丙、丁肝炎标记以明确病因。肝硬化有活动时应做甲、乙、丙、丁、戊型标志及CMV、EB病毒抗体测定，以明确有无重叠感染；③甲胎蛋白（AFP）：肝硬化活动时，AFP可升高。并发原发性肝癌时明显升高，如转氨酶正常AFP持续升高，须怀疑原发性肝癌。

临床上根据实验室检查可以对肝储备功能进行评估，评估不仅有助于预后，也对肝硬化的治疗方案的原则具有重要的指导意义。临床根据结果常用Child-Pugh分级（Child-Pugh Classification）来评定评估肝功能（表5-2）。

表5-2　肝硬化患者Child-Pugh分级标准

临床和生化指标	分数		
	1	2	3
肝性脑病（级）	无	1～2	3～4
腹腔积液	无	轻度	中重度

续　表

临床和生化指标	分数		
	1	2	3
* SB（μmol/L）	<34	34～51	>51
清蛋白（g/L）	>35	28～35	<28
凝血因子时间（INR）	<1.3	1.3～1.5	>1.5
或凝血因子时间较正常延长（s）	1～3	4～6	>6

注：* PBC：SB（μmol/L）17～68，1分；68～170，2分；>170，3分

总分：A级≤6分；B级7～9分；C级≥10分。

（二）影像学检查

1. 超声检查　晚期肝硬化超声检查可发现肝表面不光滑或凹凸不平，肝叶比例失调，多肝实质回声不均匀增强，肝静脉管腔狭窄、粗细不等。此外，还有门静脉高压的声像图改变，表现为脾大、门静脉扩张和门脉侧支开放，部分患者还可探及腹腔积液。多普勒检查可发现门脉侧支开放、门静脉血流速率降低和门静脉血逆流等改变。还可发现门静脉血栓形成和肝癌等肝硬化的并发症。超声造影检查对鉴别肝硬化结节和肝癌有较高的诊断价值。通过检测超声和低频弹性波的瞬时弹性记录仪（fibroscan）可以测定肝硬度的变化。

2. CT　肝硬化的CT特点与超声检查所见相似，表现为肝叶比例失调、肝裂增宽和肝门区扩大，肝密度高低不均。此外，还可见脾大、门静脉扩张和腹腔积液等门静脉高压表现，还可对肝硬化和原发性肝癌进行鉴别。

3. 磁共振成像（MRI）　磁共振成像除与CT相似外，对鉴别肝硬化结节、肝瘤结节更优于CT检查。磁共振血管成像（MRA）可代替血管造影显示门脉血管变化和门脉血栓。用于门静脉高压病因的鉴别以及肝移植前对门脉血管的评估。

4. 放射性核素显像　经放射性核素^{99m}Tc－扫描测定的心/肝比值能间接反映门静脉高压和门体分流程度，正常值0.26，肝硬化患者一般在0.6以上，伴门脉高压者常>1。

5. 上消化道钡餐摄片　可发现食管及胃底静脉曲张征象，如食管静脉曲张呈现虫蚀状或蚯蚓状充盈缺损，胃底静脉曲张呈菊花样缺损。但诊断的敏感性不如胃镜检查。

（三）特殊检查

1. 内镜　胃镜可直接观察并确定食管及胃底有无静脉曲张，了解其曲张程度和范围，并可确定有无门脉高压性胃病。一旦出现曲张静脉即可诊断门静脉高压。结肠镜可在结肠发现异位静脉曲张；胶囊内镜和小肠镜可发现小肠异位静脉曲张，从而找出下消化道出血原因。

2. 肝穿刺　具有确诊价值。超声指引下或腹腔镜直视下肝穿刺，取肝组织做病理检查，对早期肝硬化诊断和明确病因有重要价值。凝血因子时间延长及有腹腔积液者可经静脉或颈静脉－肝静脉肝内活检，相对安全和并发症少。

3. 腹腔镜　可见肝表面高低不平，有大小不等的结节和纤维间隔，边缘锐利不规则，包膜增厚，脾大，圆韧带血管充血和腹膜血管曲张，腹腔积液原因诊断不明确时，腹腔镜检查有重要价值。

4. 门静脉测压　门静脉压力的测定是评价降门脉压力药物疗效的金标准。经颈静脉测定肝静脉楔入压和肝静脉游离压，两者差为肝静脉压力梯度（HVPG），是门静脉压力最佳的替代指标。正常值小于5mmHg，纤维化3～4级的患者，HVPG几乎都≥6mmHg，HVPG 8～10mmHg是发生腹腔积液的阈值，食管静脉曲张及出血者均>12mmHg。HVPG可以预测并发症和死亡率，对进展到失代偿期的预测能力优于Child－Pugh和MELD评分。

5. 腹腔积液检查　所有新出现的腹腔积液者、进展性肝硬化或上消化道出血伴腹腔积液者以及腹腔积液稳定的患者病情突然恶化，都应做诊断性穿刺。目的在于明确腹腔积液是否由肝硬化引起，如果血清－腹腔积液清蛋白梯度（SAAG）>11g/L提示腹腔积液由肝硬化门静脉高压所致。腹腔积液检查

内容常包括：腹腔积液的性质，如颜色、比重、蛋白含量、细胞分类以及腺苷脱氨酶（ADA）、血与腹腔积液 LDH 比值、细菌培养和内毒素测定。腹腔积液培养应在床旁进行，使用血培养瓶，包括需氧、厌氧两种。每个培养瓶接种的腹腔积液至少 10mL。

（张广业）

第三节　肝硬化腹腔积液

正常情况下，腹腔内有极少量（约 50mL）液体以润滑壁层腹膜和脏层腹膜。任何病理状态导致的腹腔液体量增加，超过 200mL 时称为腹腔积液。腹腔积液最常见的病因是肝疾病，约占 80%，特别是失代偿肝硬化和肝静脉血栓形成(Budd – Chiari 综合征等)。非肝源性病因包括恶性肿瘤（10%）、心功能衰竭（3%）、结核性腹膜炎（2%）、透析（1%）、胰腺疾病（1%）以及自身免疫性疾病等。腹腔积液是肝硬化最常见的并发症之一。50% 代偿期肝硬化患者在 10 年内出现腹腔积液。肝硬化腹腔积液患者的 5 年生存率为 50%，而顽固性腹腔积液患者的 2 年生存率为 50%。

一、发生机制

（一）肝内因素

1. 门脉压力增高　肝硬化腹腔积液产生于两种血管床：肝窦和肠道毛细血管。肝硬化时，由于纤维增生和再生结节形成等导致肝内血管排列和肝结构紊乱，引起门脉及肝窦压明显增高，门脉系血管床及其引流的脏器血管床瘀血，肝窦和肠道毛细血管流体静压均升高。而肝窦和肠系膜毛细血管对流体静压增高产生的反应不同。肠系膜毛细血管具有代偿毛细血管静水压升高的作用，并阻止组织间隙液体积聚；另一方面，肝窦在正常情况下是低压静脉床的组成部分，清蛋白可自由透过肝窦内皮。肝淋巴液中清蛋白浓度大约是血浆浓度的 95%，因此无法将液体潴留于血管腔内。由于存在极高的窦前和窦后阻力比率（50 ：1），因而肝窦流体静压通常很低（大约 2mmHg），流体静压梯度亦不高。与之相比，正常毛细血管床其毛细血管前和毛细血管后阻力比率约为 4 ：1，平均毛细血管流体静压可高至 20mmHg。即与毛细血管床压力变化相比，肝窦压力即使很小的变化亦可引起静水压梯度成比例的变化。此外，与毛细血管相反，肝窦灌注压增加时，肝窦不能回吸收液体。肝窦和肠道毛细血管的这些差异表明肝硬化腹腔积液大部分是肝来源的。

2. 低蛋白血症　肝硬化时肝细胞受损，肝合成血浆清蛋白的能力也随之下降，加之机体钠水潴留，血容量扩张，血浆蛋白被稀释，共同造成了血浆胶体渗透压减低。血管内外渗透压平衡遭到破坏，从而血管内液体从血管内进入组织间隙，在腹腔中成为腹腔积液。体液留于毛细血管内的力量为血浆胶体渗透压与腹腔积液静水压，形成腹腔积液的力量为门脉压和腹腔积液胶体渗透压。两种力量处于平衡，当门静脉压增加和（或）血浆胶体渗透压下降时，此平衡必定打破，致使体液聚积于腹腔，形成腹腔积液。

3. 肝淋巴液增多　肝硬化患者中，产生于肝窦血管床的过量组织间隙液体可被局部肝淋巴系统吸收，进入胸导管，通过左锁骨下静脉回至血管腔。胸导管淋巴液正常为 800 ~ 1 000mL/d，肝硬化腹腔积液患者常为 8 ~ 10L/d，最大流量可达 20L/d。肝淋巴流量增高的程度超过胸导管引流输送的能力，则淋巴形成超过回流，造成肝淋巴漏，通过肝表面外溢，形成腹腔积液。

（二）血流动力变化

肝硬化患者全身处于高动力循环状态，心每搏输出量明显增加，末梢血管阻力和动脉压力降低。一般认为与动静脉瘘的开放、对血管收缩剂敏感性降低以及循环中血管舒张因子的水平增加有关。在肝硬化动物模型或患者的血浆中胰高血糖素、血管活性小肠多肽、前列腺素物质等均增加。此外，肝硬化患者外周血 NO 浓度远高于正常人，若给患者输注 NO 合成抑制因子可使受损的对血管紧张素的反应性恢复，提示肝硬化时 NO 合成增加在动脉扩张中起重要作用。循环异常使有效动脉血管容量不足，引起水钠潴留。

（三）肾因素

1. 肾有效血容量减少　腹腔积液形成后，有效循环血量下降，致使肾灌注量降低，影响肾小球血流量，减低肾小球滤过率，激活肾素－血管紧张素－醛固酮系统，使肾血管收缩并引起肾血流重新分配，还能促使醛固酮的生成与分泌，抗利尿激素分泌增加，最终造成钠水潴留。

2. 肾血流重新分配　正常情况下肾皮质血流占肾血流量的90%左右，而髓质占10%左右。皮质肾单位小动脉壁上有丰富的交感神经分布；髓质肾单位血管壁上无交感神经纤维。肝硬化时，交感神经兴奋性增高，肾皮质入球小动脉强烈收缩，阻力增加；而髓质肾单位由于血管壁上缺乏交感神经纤维，故受影响较小，致肾血流由皮质转向髓质使肾血流发生再分配，导致皮质血流减少而髓质血流增多。结果致肾小球滤过率下降，而髓质血流的增加又引起钠的重吸收增加，从而使钠水潴留。

（四）神经内分泌因素

1. 肾素－血管紧张素－醛固酮（SAAS）系统　肝硬化腹腔积液时，有效循环血量相对不足，肾灌注减少，激活 RAAS 系统，强烈的血管收缩药，减少肾小球滤过率，刺激醛固酮分泌，促进肾小管对 Na^+ 的重吸收，加重钠水潴留。肾内肾素－血管紧张素对肾钠潴留的影响，不依赖于醛固酮介导，肾内灌注 AⅡ拮抗药或血管紧张素转换酶抑制药可致尿钠排泄明显增加。醛固酮参与了肝硬化患者的钠水潴留，但不是引起钠水潴留的唯一因素。

2. 激肽释放酶－激肽系统　肾内的激肽释放酶可将肝产生的激肽原转化为激肽，后者可对抗血管紧张素的缩血管作用，扩张肾血管、增强水钠排泄量。肝硬化时，激肽释放酶、激肽显著减少，其减少程度与肝病的严重程度呈平行关系，也促进了腹腔积液的形成。

3. 交感神经兴奋性增高　肝硬化早期由于肝实质及血管结构的破坏，肝静脉血回流受阻刺激肝静脉壁压力感受器致交感神经兴奋性增强引起钠潴留，从而导致血浆容量级细胞外液扩张；晚期由于有效血容量减少，外周动脉压下降，通过压力感受器和容量感受器激活 RAAS 和交感神经系统，引起肾血管收缩，肾灌注减少，肾小球滤过率下降，导致钠水潴留。

（五）血管活性物质

1. 前列腺素（PG）　前列腺素可降低入球小动脉的阻力，增加肾血流及肾小球滤过率，而且能抑制 ADH 的作用，使液体到达远曲小管增加排尿量。因此认为前列腺素是肾排钠的必要条件。严重肝硬化患者因有效血容量不足及血管舒缓素－激肽系统被抑制，而合成前列腺素的能力降低致前列腺素减少从而引起钠水潴留，排尿减少使腹腔积液加重。

2. 心钠素（ANP）　为心房分泌的激素，具有利钠、利水、扩张血管及对抗 RAAS 的作用。ANP 可收缩出球小动脉，而使入球小动脉扩张或张力不变，使肾小球毛细血管静水压升高，致 GFR 增加；降低髓质尿素浓度而致内髓渗透压下降；直接抑制肾小管对钠的重吸收；拮抗 RAAS 等，通过多种途径拮抗钠水潴留。在肝硬化时，血浆中的 ANP 相对不足，或机体对其敏感性降低，导致了腹腔积液形成。

3. 抗利尿激素（ADH）　抗利尿激素在视上核生成，经垂体后叶分泌，血浆渗透压增高及低血容量能刺激其分泌，抗利尿激素经 V_1 受体产生血管收缩，刺激肾小管 V_2 受体使水重吸收。肝硬化患者 ADH 高分泌增加血管张力、水潴留及自由水排泄障碍。V_2 受体拮抗药能恢复受损的自由水清除率。肝硬化腹腔积液 ADH 水平增高，即使在低钠血症时 ADH 水平也不降低。

4. 胰高血糖素（GL）　肝硬化患者往往胰高血糖素偏高，胰高血糖素能降低周围血管阻力及动脉压，其机制有：一是强有力地扩张毛细血管前阻力血管，二是使血管对内源性缩血管物敏感性降低。

5. 其他　前列环素、组胺、血管活性肠肽等，都有扩张血管的作用，在肝硬化患者中含量增加，参与腹腔积液的形成。

二、临床表现

（一）症状

腹腔积液可突然或逐渐发生，腹胀是患者的主要症状。许多患者由于腹围增大才注意到腹腔积液的发生，可伴有足背水肿。其他常见的症状有乏力、食欲减退以及营养状况差。当腹部膨隆明显、横膈抬高、胸廓活动受限时，可出现呼吸困难，亦可能与肝性胸腔积液、肝肺综合征或本身的肺部或心脏疾病有关。极少部分的肝硬化患者，其腹腔积液的发生可能并发肝硬化以外的原因，如结核、肿瘤等。

（二）体检

体检可发现肝硬化、门脉高压的体征，如蜘蛛痣、肝掌、脾大、腹壁静脉曲张等。肝硬化腹腔积液患者常伴有下肢水肿，有时也有腹壁水肿。

腹腔积液征检查时望诊腹部膨隆，但需要与肠胀气、肥胖或巨大的卵巢囊肿等相鉴别。腹部叩诊浊音阴性，诊断无腹腔积液的准确率可达 90%；叩诊呈浊音，应进一步检查移动性浊音，当腹腔内游离腹腔积液在 500mL 以上时，即可查出移动性浊音。如果腹腔积液量少，仰卧位检查未能查出时，可让患者取肘膝位，使脐部处于最低位，此时脐部叩诊呈浊音，则提示有腹腔积液可能，用此种方法可查出少至 150mL 的腹腔积液。腹腔积液的程度可半定量为：+仅在仔细检查时发现；++容易发现，但量较少；+++腹腔积液明显，但非张力性；++++张力性腹腔积液。

三、诊断与鉴别诊断

（一）诊断

1. 影像学检查　腹部超声可探查出少至 100mL 的腹腔积液，甚至可以测出在肝肾交界部位 10mL 腹腔积液。因此当腹腔积液量少或疑有腹腔积液时进行腹部超声检查，并可引导腹腔穿刺。此外，超声检查和 CT 可检出门脉高压。

2. 诊断性腹腔穿刺　临床上所有初发腹腔积液患者均应进行腹腔穿刺检查，鉴于住院患者腹腔积液感染发生率为 10% ~27%，且症状可能隐蔽，因此入院时诊断性腹腔穿刺是排除亚临床感染所必需的。在感染的无症状阶段早期诊断、早期治疗，有助于减少发病率和死亡率。如果患者出现发热、腹痛和腹部压痛、低血压或有肝性脑病或肾功能不全、外周血白细胞增多，应重复腹腔穿刺。

腹腔穿刺几乎无禁忌证。据统计，接受腹腔穿刺的患者 70% 以上凝血因子时间延长，20% 延长 5s 或以上。如果临床上无明显纤维蛋白溶解或弥散性血管内凝血，凝血异常一般不是腹腔穿刺的禁忌证。一项前瞻性研究中尚无感染或死亡等腹腔穿刺并发症的报道，肠穿孔发生率不到 0.1%。腹腔穿刺部位的选择最好是避开腹壁曲张的侧支静脉。如果腹腔积液量少或有多处瘢痕可用超声定位穿刺点，一般情况下可通过体检进行定位。进行诊断性穿刺时，可选用 22 号穿刺针于反麦氏点进针。腹腔积液量大时，最好采用 Z 形进针法，以免穿刺后腹腔积液渗漏。Z 形进针法是穿入皮肤后使皮肤向尾侧移动大约 2cm，再穿过腹壁进入腹腔。通常抽出 50mL 腹腔积液就足以送检。

3. 腹腔积液的检验与分析（表 5-3）　如下所述。

表 5-3　腹腔积液实验室指标

常规检查指标	选择性应用的指标	不常用的检查指标	无帮助的检查指标
细胞计数和分数	细菌培养	抗酸杆菌涂片和培养	pH
清蛋白	糖	细胞学检查	乳酸
总蛋白	腺苷脱胺酶	三酰甘油	胆固醇
	淀粉酶	胆红素	纤维蛋白
	革兰染色		葡萄糖胺聚糖

（1）外观：肝硬化腹腔积液一般呈透明淡黄色液体；如果患者黄疸很深，则腹腔积液呈胆汁染色，内含的胆红素浓度低于血清浓度。有大量白细胞存在时，腹腔积液变混浊。20% 肝硬化腹腔积液呈乳糜样，主要为腹腔积液中三酰甘油浓度升高。腹腔积液中红细胞超过 10 000/μl 时呈淡红色，如若超过 20 000/μl时则呈明显的淡血性。肝硬化患者穿刺损伤出血可致血性腹腔积液，与非损伤性血性腹腔积液的鉴别点在于前者呈不均匀血性，并可出现凝块。

（2）细胞计数：腹腔积液白细胞总数正常上限是 $300\times10^6/L$。然而，肝硬化患者若大量利尿可使腹腔积液白细胞总数增加 3 倍，达（300 ~ 1 200） $\times10^6/L$。腹腔积液多形核白细胞（PMN）绝对计数上限为 $250\times10^6/L$。利尿治疗可使腹腔积液白细胞计数升高，但对 PMN 计数影响不大，因为 PMN 的半寿期很短。对于穿刺损伤的血性腹腔积液，可用 250 只红细胞扣除 1 只 PMN 的方法来校正 PMN。中性多核粒细胞比例 >25%，可疑细菌感染，>50%，有诊断意义。

（3）血清－腹腔积液清蛋白梯度（serum－ascites albumin gradient，SAAG）：SAAG 是人血清蛋白浓度减去腹腔积液清蛋白浓度之差值，是可靠且简便的腹腔积液分类指标。静水压－胶体平衡的理论是 SAAG 作为腹腔积液分类指标的基础。按 Starling 平衡机制，门脉高压导致肝窦和腹腔之间异常增高的静水压梯度，从而驱使液体从毛细血管进入腹腔，为建立新的平衡，血浆和腹腔积液胶体渗透压之差增大。由于清蛋白是维持胶体渗透压的主要因素，故血管内外（即血清和腹腔积液之间）的清蛋白梯度可以反映静水压差，即 SAAG 反映了门脉压力的高低。许多研究通过直接测定门脉压力的血流动力学指标亦证实了 SAAG 与门脉压力之间的线性相关。SAAG≥1.1g/dl 时提示存在门脉高压，SAAG <1.1g/dl 则不存在门脉高压，诊断准确率可达到 97%。现在常以高 SAAG（≥1.1g/dl）和低 SAAG（<1.1g/dl）取代腹腔积液漏出液和渗出液的分类方法。

尽管 SAAG 作为腹腔积液分类指标有较高的准确性，但须注意以下几点：①同步采集血清样本和腹腔积液样本；②腹腔积液中清蛋白浓度很低，实验室检测清蛋白的标准曲线下限应作相应调整；③当 SAAG 值为 1.0g/dl 或 1.1g/dl 时，需要重复测定；④休克时门脉压力降低，此时 SAAG 有假性低 SAAG；⑤腹腔积液脂质可干扰清蛋白检测，因此乳糜腹腔积液时，可能有假性高 SAAG；⑥血清球蛋白 >5g/dl 时，须用以下公式校正：SAAG = 0.16 ×（血清球蛋白 + 2.5）；⑦大约 6% 的患者为两种或更多原因引起的腹腔积液，即“混合性腹腔积液”，即在肝硬化门脉高压基础上并发肿瘤或结核等，因此高 SAAG 是门脉高压的指标，但也不能完全除外并发有其他疾病。

（4）总蛋白：腹腔积液蛋白水平取决于血清总蛋白浓度和门脉压力。约 20% 的失代偿性肝硬化患者腹腔积液总蛋白 >2.5g/dl；67% 患者在大量利尿后腹腔积液总蛋白增高。但它可以预测 SBP 的发生。当腹腔积液总蛋白浓度低于 1.0g/dl 时发生自发性细菌性腹膜炎的危险性明显增加，大于 1.5g/dl 时一般不容易发生自发性细菌性腹膜炎。当腹腔积液中 PMN $>250\times10^6/L$ 时，腹腔积液总蛋白浓度用于自发性细菌性腹膜炎和继发性细菌性腹膜炎的鉴别诊断。继发性细菌性腹膜炎的生化特点包括总蛋白浓度 >1.0g/dl、乳酸脱氢酶浓度超过血清正常上限、葡萄糖浓度 <50mg/dl。100% 的胃肠道游离性穿孔病例满足上述标准中的至少 2 项，与穿孔无关的继发性腹膜炎中 50% 患者满足上述标准中的至少 2 项，而自发性细菌性腹膜炎患者符合上述标准者不足 5%。

（5）其他：腹腔积液癌胚抗原 >5ng/mL 或腹腔积液碱性磷酸酶 >240U/L 对于胃肠道穿孔导致的腹腔积液有诊断价值。

（二）鉴别诊断

血清－腹腔积液蛋白梯度（SAAG）能够较真实地反映门静脉压力，且不受腹腔积液是否感染、使用利尿药或治疗性腹穿、输注清蛋白等因素影响。肝硬化腹腔积液常发生于门脉高压的基础，故首先可从有无门脉高压和血清－腹腔积液清蛋白梯度与其他病因引起的腹腔积液鉴别（表 5－4）。

表 5－4 根据门脉高压的有无和血清－腹腔积液清蛋白梯度的腹腔积液病因分类

门脉高压，高梯度（≥1.1g/dl）	非门脉高压，低梯度（<1.1g/dl）
肝瘀血	腹膜转移性癌
充血性心力衰竭	肾病综合征
缩窄性心包炎	营养不良性水肿
三尖瓣关闭不全	乳糜腹腔积液
Budd－Chiari 综合征	胰源性腹腔积液
肝小静脉闭塞症	胆汁性腹腔积液

续 表

门脉高压，高梯度（≥1.1g/dl）	非门脉高压，低梯度（<1.1g/dl）
肝疾病	结核性腹膜炎
肝硬化	细菌性腹膜炎
酒精性肝炎	真菌性腹膜炎
暴发性肝功能衰竭	原发性间皮瘤
广泛肝转移	结缔组织疾病所致的腹腔积液
原发性肝癌	肠梗阻或肠穿孔所致的腹腔积液
妊娠期急性脂肪肝	
门静脉血栓	
黏液性水肿	
“混合性”腹腔积液	
（门脉高压腹腔积液并发其他原因如感染等）	

1. 非门脉高压性腹腔积液　如下所述。

（1）癌性腹腔积液：由癌肿腹膜转移、种植引起，常见的原发癌源起于卵巢、结直肠、胃、胰、乳腺，其次常见的有淋巴瘤、腹膜间皮瘤、食管癌、胆管细胞癌和腹膜癌病。腹腔积液产生因素有淋巴管阻塞、肿瘤血管液体渗出，腹膜血管通透性增加；也有癌肿组织压迫门静脉和下腔静脉引起的腹腔积液；此外，肿瘤患者的低蛋白血症可加重腹腔积液的形成。其血清－腹腔积液的清蛋白梯度<1.1最具鉴别价值，腹腔积液中LDH、总蛋白及胆固醇增高，腹腔积液病理癌细胞阳性见于90%的病例。亦有报道以端粒酶测定来区别良恶性腹腔积液。腹部影像检查和腹腔镜也有诊断意义。晚近Karoo ROS等对276份腹腔积液原因待查患者的腹腔积液标本进行细胞学检测，敏感性为60%，特异性为100%，并推荐：①对女性不明原因腹腔积液患者送检腹腔积液细胞学检查有很高的检出率和阳性结果；②血清－腹腔积液清蛋白梯度检测要比常规细胞学检查更有诊断价值；③怀疑恶性腹腔积液时应早期行超声检查，而不是等待腹腔积液细胞学的结果。

（2）感染性腹腔积液：包括结核、真菌、艾滋病性腹膜炎、衣原体感染。结核性腹膜炎的腹腔积液型和腹腔积液－粘连型均可有腹腔积液，但纤维粘连型则无。青壮年腹腔积液以结核性腹膜炎多见，也可继发于其他部位的结核感染，如肠和肠系膜淋巴结结核、盆腔结核蔓延感染至腹腔，也可由播散性肺结核血行感染所致。腹腔积液内白细胞可高至（500～2 000）$\times 10^6$/L，蛋白也见增高。血清－腹腔积液清蛋白梯度增高提示结核性腹膜炎并发有肝硬化（约见于20%的患者），这些患者PPD皮试、结核菌素皮试也可阴性。腹腔积液内淋巴细胞刺激的腺苷脱氨酶阳性可和非感染性腹腔积液区别。腹腔积液涂片鉴定抗酸杆菌的敏感性几乎为0%，而腹腔积液培养抗酸杆菌阳性的敏感性大约为50%。因此，仅高度怀疑结核性腹膜炎的患者需首次腹腔积液样本行抗酸杆菌检测。腹腔镜腹膜活检做病理检查和（或）结核杆菌培养是诊断结核性腹膜炎最准确的方法。

半数艾滋病（AIDS）相关性腹腔积液患者因多伴有慢性病毒性肝炎和肝硬化而有门脉高压，但也有50%患者伴有巨细胞病毒、分枝杆菌感染或卡氏肉瘤、T细胞淋巴瘤可无门脉高压。

（3）胰性腹腔积液：见于慢性胰腺炎、胰腺癌，由主胰管破裂，在胰管和腹腔间形成内瘘或假性囊肿渗漏所致。腹腔积液量大而症状少，常>3L，腹腔积液清蛋白增高、白细胞数增多，腹腔积液淀粉酶显著增高，常>1 000U/L。

（4）胆汁性腹腔积液：发生于胆管内压高作肝活检有胆汁漏或手术时胆管损伤或吻合口漏时，腹腔积液内胆红素浓度可高于102.6μmol/L，而腹腔积液－血清胆红素比值>1.0。

（5）肾源性：有慢性肾小球肾炎或肾病综合征病史，出现面部、眼睑及下肢水肿，并由于腹膜血管通透性增加与低清蛋白血症也可有腹腔积液。

（6）非肝硬化性乳糜腹腔积液：乳糜腹腔积液是呈乳白色、富含三酰甘油的腹腔渗液，系由胸腔和肠道含有乳糜液的淋巴管破裂、淋巴液进入腹腔所致。乳糜腹腔积液的临床发生率不高。早年的文献报道90%的乳糜腹腔积液是恶性肿瘤所致，特别是成年人淋巴瘤、AIDS的卡氏肉瘤，其他还有结核、结节病、慢性胰腺炎、腹部手术淋巴管破裂。但近年来报道多数乳糜腹腔积液是肝硬化所引起，肝硬化时淋巴液生成增多、压力升高导致淋巴管破裂。乳糜腹腔积液蛋白含量因病因不同而异。三酰甘油水平是血清中的2~8倍，通常高于5.2mmol/L，也有学者以2.86mmol/L为临界值，是确诊的重要依据。乳糜腹腔积液在加入苏丹Ⅲ时呈红色，加入乙醚振荡后静止片刻则乳糜溶于乙醚中而使腹腔积液澄清。这些特点有助于与脓细胞脂肪变性、以卵磷脂为主要成分的乳糜样外观腹腔积液鉴别。

(7) 黏液水肿性腹腔积液：常见于甲状腺功能亢进手术治疗或放射性核素^{131}I治疗后，由于过量使用抗甲状腺药物导致甲状腺功能减退、慢性甲状腺炎、垂体功能减退症或下丘脑损伤。产生腹腔积液的原因为毛细血管通透性的增加。黏液性水肿的特点是颜面和下肢非凹陷性水肿，严重者出现腹腔积液、胸腔积液和心包积液。腹腔积液常呈黄色黏稠状。蛋白质含量较高，多>40g/L，补充甲状腺素治疗有效。

(8) 其他：腹腔积液也可见于系统性红斑狼疮、嗜酸细胞性胃肠炎及腹膜炎、家族性地中海热等，腹腔积液量较少。

2. 门脉高压性腹腔积液　如下所述。

(1) 肝硬化：见前详述。

(2) 肝血管疾病：包括肝静脉血栓形成和下肢静脉闭塞症、肝小静脉闭塞症、门脉血栓形成等。

四、治疗

肝硬化腹腔积液多出现在肝硬化失代偿期，需要多方面综合治疗，包括休息、治疗原发病、控制水和钠盐的摄入量、合理应用利尿药、纠正低蛋白血症，大量腹腔积液还可以通过穿刺放液、腹腔积液回收及外科治疗。

肝硬化腹腔积液患者其他肝病并发症风险高，包括顽固性腹腔积液，SBP，低钠血症或肝肾综合征(HRS)。欧洲指南将仅有腹腔积液而无上述并发症的腹腔积液定义为非复杂性腹腔积液，并根据国际腹腔积液协会(IAC)定量标准将其分为3级(表5-5)。

表5-5　腹腔积液分级和治疗建议

腹腔积液分级	定义	治疗
1级腹腔积液	少量腹腔积液，仅通过超声检测到	无须治疗
2级腹腔积液	中量腹腔积液，明显的中度对称性腹部膨隆	限制钠的摄入和利尿药
3级腹腔积液	大量或严重腹腔积液，显著的腹部膨隆	腹腔穿刺大量放液，随后限制钠的摄入和利尿药(除非患者为顽固性腹腔积液)

(一) 一线治疗

1. 饮食控制　肝硬化腹腔积液治疗的主要目的是使患者处于负钠平衡状态。10%~20%的腹腔积液患者对单独饮食控制钠盐有应答，其余大部分患者对利尿药有应答。因此限制钠盐(2g/d亦即88mmol/d)是腹腔积液的首选治疗方式。更严格的饮食钠盐含量减少并不必要，而且由于其可能削弱营养状况甚至有潜在的危害。尿钠排出量相对较高(>78mmol/d)和仅有少量或中等量腹腔积液患者可能对限钠有应答。没有资料支持在既往无腹腔积液的患者中预防性限钠。

患者体重变化和尿钠测定可反映治疗效果。24h尿钠测定可以评估钠潴留程度、监测利尿药治疗的应答，间接评估患者饮食钠控制的依从性。以每天体重减轻0.5kg左右最为合适。若血清钠水平不低于130mmol/L，则无须限制水分的摄入，因为限制水分摄入并不能加快利尿，仅在稀释性低钠血症患者应限制液体的摄入。

2. 利尿药　证据显示，肝硬化腹腔积液患者肾钠潴留主要是由于近端和远端肾小管钠重吸收增加，而不是钠负荷滤出减少，近端肾小管钠重吸收增加的介质尚未完全阐明，而沿远端肾小管钠重吸收增加主要与醛固酮增加有关。因此在腹腔积液治疗中醛固酮拮抗药较襻利尿药更为有效，是首选的利尿药。对于少量腹腔积液且基础尿钠排出量较高的患者，推荐只需使用安体舒通（螺内酯）一种利尿药治疗即可，起始剂量为100mg/d，如无应答，每7天（每次100mg）逐步增加直至最大剂量400mg/d。在集合管起利尿作用的阿米洛利疗效较醛固酮拮抗药差，仅用于那些醛固酮拮抗药治疗有严重不良反应的患者。

螺内酯的半衰期长起效慢，且可能会造成高钾血症，而呋塞米是一种强效襻利尿药，单独应用易导致低钾血症，所以现在推荐螺内酯与呋塞米联合使用，尤其是对于大量腹腔积液的患者。一般以螺内酯（100mg/d，最大量为400mg/d，每次增加100mg）与呋塞米（40mg/d，最大量为160mg/d，每次增加40mg）合用。每3～5天根据需要增加剂量，但两者的剂量比例需维持在5∶2，有利于维持正常血钾水平。伴有肾实质性病变的患者（如糖尿病肾病或IgA肾病）易发生高钾血症而需适当减少螺内酯的剂量。

利尿治疗中腹腔积液的每天最大吸收量不超过1L。在有四肢水肿时，每日体重减轻没有限制，但水肿消退后，每日体重减轻的最大值应在0.5kg左右，否则利尿治疗将使有效血容量降低。利尿治疗中应定期监测血清电解质和肾功能，尿电解质的监测有助于利尿药治疗方案的调整。一旦腹腔积液消退，利尿药的应用应逐渐减至最低有效剂量。当肝性脑病、血清钠 $<$ 120mmol/L或血清肌酐 $>$ 2.0mg/dl（180μmol/L）应暂停利尿药并考虑二线治疗方案。非甾体类抗炎药可影响利尿药疗效，促进肾衰竭的发生和引发胃肠道出血，应避免使用。以下介绍几种临床上常用的利尿药物。

螺内酯适用于醛固酮过量分泌产生的水肿，故为肝硬化腹腔积液患者的首选利尿药。该药物可竞争性地结合远端肾小营上醛固酮受体，从而增加水的排泄、保留钾离子和氢离子。半衰期为24h，肝硬化者更长，因此可以每天1次给药，达到峰值效应大约需要3d。禁忌证：对该药物过敏、无尿、肾衰竭、高钾血症。与抗凝药物联用可降低效应，与钾或保钾药物联用可增加其不良反应。在男性可导致乳房发育和阳痿。

呋塞米通过干扰氯离子结合的协同转运系统而增加水的排泄，并抑制钠和氯在髓襻升支和远端肾小管的重吸收。剂量个体化，6～8h重复给药，直至达到理想的利尿效果。禁忌证：对该药物过敏、肝性脑病、无尿、严重的电解质紊乱。联用二甲双胍则可降低呋塞米的血药浓度；另外，呋塞米可干扰降糖药物的作用、拮抗筒箭毒碱的肌肉松弛作用；与氨基糖苷类同时给药可增加耳毒性。

氨苯喋啶和阿米洛利作用部位和作用机制相似，均在远曲小管及集合管皮质段抑制 $Na^+ - H^+$ 和 $Na^+ - K^+$ 交换，并非通过拮抗醛固酮而起作用。口服后4～8h作用达高峰，可持续24～48h。

美托拉宗（metolazone）通过抑制远端肾小管钠的重吸收而增加钠、水、钾以及氢的排泌，适于治疗充血性心力衰竭时的水肿。其利尿作用在肾功能减退时亦不减弱。

使用利尿药治疗的并发症可能有：肾衰竭、肝性脑病、电解质紊乱、男性乳房发育和肌肉痉挛有关。利尿药诱导的肾衰竭最为常见，这是由于血管内容量损耗所致，通常是过度利尿治疗导致的结果。利尿治疗被认为是肝性脑病诱发因素之一，然而作用机制尚不清楚。单独使用襻利尿药治疗可发生低钾血症。醛固酮拮抗药或其他保钾利尿药治疗可出现高钾血症，特别是在有肾损害的患者。低钠血症是利尿药治疗另一种常见的并发症，常见的慢性低钠血症很少有严重危害，快速纠正低钠血症可能更有害，现在认为患者血清钠降低至小于120～125mmol/L时应暂时停止利尿药。随醛固酮拮抗药的使用，常见男性乳房发育。利尿药还可引起肌肉痉挛，如痉挛严重，应减少或停用利尿药，输注清蛋白可缓解症状。在利尿药治疗第1周期间，很大一部分患者出现利尿药诱导的并发症，在此期间应经常监测血肌酐、钠、钾浓度。不需要常规检测尿钠，除非是无应答者，则其尿钠可对利尿药治疗有应答的钠提供评估。

肝硬化患者静脉给予呋塞米可能会导致肾小球滤过率下降，应尽量避免。临床上予呋塞米80mg静脉推注，以区分肝硬化腹腔积液患者是否对利尿药治疗敏感。一般来说，8h尿钠 $<$ 50mmol为利尿药抵抗，而 $>$ 50mmol为利尿药敏感。对前一类患者应尽快选择其他治疗方法。

3. 利水药　近几年发现排水药即血管加压素受体拮抗药（Vaptans）为腹腔积液伴低钠血症的治疗

带来新的希望。Vaptans 通过与肾集合管上 AVP（精氨酸加压素）V_2 竞争性结合，抑制肾集合管对水的重吸收达到排水利尿（水利尿），不增加电解质排泄，可显著增加患者无溶质水的排泄，纠正低钠血症。目前应用于临床的 Vaptans 有托伐普坦（tolvaptan）和沙特特普坦（satavaptan）等。托伐普坦常用量为 7.5～15mg/d，一般用 7～15d。

另外，血管收缩药可纠正肝硬化时外周血管的扩张状态，将来可能成为腹腔积液的治疗选择。奥曲肽、八肽加压素和米多君（midodrine）已用于临床研究，远期疗效则有待进一步证实。

（二）二线治疗

对于上述饮食控制及药物治疗无明显效果的患者，可以考虑二线治疗方案，尤其是针对 3 级大量腹腔积液的患者。

1. 腹腔穿刺放液和静脉补充清蛋白　腹腔穿刺放液是快速缓解大量腹腔积液的一种安全有效的方法，可迅速缓解张力性腹腔积液患者的气急和腹胀症状。3 级腹腔积液患者首选腹腔穿刺大量放液（LVP）治疗。在 3 级腹腔积液患者当中：①LVP 联合清蛋白输注较利尿药更为有效，且显著缩短住院时间；②LVP + 清蛋白较利尿药更为安全，在大多数研究中，与那些利尿药治疗患者比较，LVP 治疗患者低钠血症，肾损害，肝性脑病发生率低；③就再入院或生存率而言，两种治疗方法之间并无差异；④LVP操作过程安全，局部并发症如出血，肠穿孔风险极低。

大量放腹腔积液主要的并发症为感染、出血和血流动力学不稳定等。但是长期应用发现，即使凝血功能障碍，大量腹腔穿刺放液仍是安全的。大量放腹腔积液与循环功能障碍有关，其特征为有效血容量减少，称为腹腔穿刺术后循环功能障碍（PPCD），而预防循环功能障碍最有效的方法是应用清蛋白。亦可用右旋糖酐 70 替代清蛋白，但效果较差，因为其半衰期（数天）较清蛋白（数周）短，且具有一定的抗凝作用。1985 年有学者证实在补充清蛋白的情况下，对利尿药耐药的张力性腹腔积液患者，每次放腹腔积液 4～6L 是安全的，患者的电解质、血清肌酐改变明显减少。如果穿刺放液 >6L，建议给予静脉输注清蛋白，每放液 1L 输注清蛋白 6～8g。2004 年一项研究调查了 500 余例肝硬化患者，人均腹腔积液放液量为 8.7L ± 2.8L，其中大部分患者的血小板少于 50×10^9/L，超过 1/4 的患者凝血因子时间明显延长，但是无一例患者出现严重的并发症或出血。腹腔积液的钠含量约为 130mmol/L，因此一次穿刺放液 6L 可去除 780mmol/L 钠离子。而腹腔积液患者每日摄入 88mmol/L 的钠，从非泌尿系排泌的钠大约为 10mmol/d，因此如果剔除尿钠排泌的因素，每日潴留约 78mmol 的钠，那么穿刺放液 6L 腹腔积液可去除 10d 潴留钠。

LVP 应联合清蛋白输注一起治疗（每放 1L 腹腔积液输注清蛋白 8g），以预防 LVP 后循环功能障碍。LVP >5L 的患者，不推荐使用除清蛋白之外的其他血浆扩容药，这是因为它们不能有效的预防腹腔穿刺术后循环功能障碍。LVP < 5L 的患者，腹腔穿刺术后循环功能障碍发生风险较低，然而，一般认为，由于关注到替代血浆扩容药的使用问题，这些患者仍应予以清蛋白治疗。LVP 后，患者应接受最低剂量的利尿药治疗，以预防腹腔积液重新积聚。

2. 自身腹腔积液浓缩静脉回输　腹腔积液中的蛋白成分基本上与血浆相似，因此利用半透膜的有限通透性，将腹腔积液浓缩或超滤，保留分子量 >6 000 的蛋白成分。通常可将腹腔积液浓缩至原先的 20% ～50%，钠盐被大量清除。自身静脉回输后，每次可补给患者自身清蛋白 20～60g；并增加有效血容量和减轻肾压迫，肾血流量明显改善，尿量增加，对利尿药的敏感性也增加；且可消除钠盐潴留和去除其他低分子毒性物质，而对血浆电解质无明显影响。

该方法的不良反应和并发症可有发热、寒战、感染和上消化道出血等。但只要术前腹腔或肠道内应用抗生素，适当降低门脉压力，是可以预防的。但有必要与放腹腔积液 - 补充清蛋白方法作比较，进一步评价其费用 - 效益。

3. 自体腹腔积液浓缩腹腔回输　采用腹腔对腹腔的超滤浓缩方法，在有效滤出水分、尿素氮及内毒素的同时，能充分保留蛋白、补充 C3 和巨噬细胞，操作简便，安全可靠，不丢失内源性蛋白质，增加剩余腹腔积液的调理素活性，并可避免静脉回输的不良反应和并发症，可用于对自身腹腔积液浓缩静脉回输不适应的难治性腹腔积液患者。

4. 经颈静脉肝内门体分流术（TIPS） TIPS 是一种门脉高压减压术，类似于侧－侧门体分流术，能明显增加肾钠排泌。

在美国国立卫生研究院协作会议上，该法被列为“不确定疗法”。因此目前，在出现难治性腹腔积液的 Child－PughA 级和 B 级患者中，TIPS 仅作为等候肝移植术的过渡疗法。

5. 腹腔－颈静脉腹腔积液分流（peritoneo－venous shunt，PVS） 腹腔－静脉分流术只在不愿或不能进行反复放腹腔积液治疗的患者中使用，腹腔－静脉分流还可使部分肝肾综合征患者得到改善。从皮下插入一单向阀门的导管（第一代的 LeVeen 管或第二代的 Denver 管），连接腹腔与上腔静脉，使腹腔积液从压力较高的腹腔进入压力很低的上腔静脉。1974 年美国 LeVeen 等首先用带特殊小腔的细管行 PVS 治疗顽固性腹腔积液。应用装有特殊压力感受器单向阀门或瓣膜的硅胶管，一端置入腹腔内游离于腹腔积液中，另一端沿腹壁、胸壁皮下插入颈外静脉，到达近右心房处的上腔静脉。这一装置主要依靠呼吸运动发挥作用，吸气时腹压升高，而胸腔内上腔静脉压力降低，当腹腔流体静力压大于中心静脉压 $3cmH_2O$（$1cmH_2O=0.098kPa$）时，瓣膜开启，腹腔积液进入上腔静脉；无压力梯度时则瓣膜关闭，不发生逆流。术后心搏出量、肾血流量、肾小球滤过率、尿量以及尿钠排泌均增加，并可降低血浆肾素活性和血浆醛固酮浓度，如配合利尿药使用则效果更好。主要缺点是分流管阻塞率较高，第一年阻塞率可达 50%，且可导致腹腔感染、弥散性血管内凝血（DIC）以及诱发食管静脉破裂出血和心力衰竭。另外，颈静脉的使用和肠粘连的发生使其后的 TIPS 和肝移植难度增加，且尚无证据表明该法能改善腹腔积液患者的生存率。因此近年来该法逐渐弃用。Denver 管放置的适应证为：①经严格内科处理或外科手术降低门脉压力后仍然无效的肝硬化腹腔积液，且不宜行 TIPS 以及肝移植术的患者；②不宜作外科分流手术的难治性腹腔积液以及癌性腹腔积液的腹腔减压。

6. 肝移植术 腹腔积液的出现常提示肝硬化进入晚期甚至终末期，且肝移植患者 1 年存活率可达 85%，因此对难治性腹腔积液患者，肝移植术是较理想的治疗方法。在发达国家和地区，肝移植术已列为临床常规手术。

五、顽固性腹腔积液

顽固性腹腔积液占肝硬化腹腔积液的比例为 5%～10%，其定义为对限制钠摄入和大剂量利尿药治疗不敏感，或药物治疗后 4 周内再次复发的腹腔积液。根据利尿药治疗失败的特征，顽固性腹腔积液分为利尿药抵抗性腹腔积液（对限钠和大剂量利尿药治疗 1 周无效）和利尿药难治性腹腔积液（利尿药导致的并发症限制了利尿药有效剂量的应用，从而使腹腔积液难以控制）。患者极其痛苦，且易出现肝肾综合征、肝性脑病、自发性腹膜炎、败血症、内毒素血症等各种并发症，预后极差，病死率高，为肝硬化治疗中的难点。顽固性腹腔积液的诊断标准见表 5－6。

表 5－6 肝硬化顽固性腹腔积液的定义和诊断标准

利尿药难治性腹腔积液：由于发生利尿药诱导的并发症而妨碍有效的利尿药剂量使用，腹腔积液不能被动员或治疗后早期复发而不能被预防
利尿药抵抗性腹腔积液：由于对限钠和利尿药治疗无应答，腹腔积液不能被动员或治疗后早期复发而不能被预防
必要条件
1. 疗程：患者必须强化利尿药治疗（安体舒通 400mg/d 和呋塞米 160mg/d）至少 1 周，并且是 <90mmol/d 的限制钠盐饮食
2. 无应答：平均体重减少 <0.8kg 超过 4d，并且尿钠排出 < 钠的摄入
3. 早期腹腔积液复发：首次动员 4 周内再现 2 或 3 级腹腔积液
4. 利尿药诱导的并发症：利尿药诱导的肝性脑病是指在缺乏任何其他诱发因素的情况下发生脑病。利尿药诱导的肾损害是指对治疗应答的腹腔积液患者血肌酐升高大于 100% 至 >2mg/dl。利尿药诱导的低钠血症定义为血清钠下降 >10mEq/L 至血清钠 <125mEq/L。利尿药诱导的低或高钾血症定义为，尽管采取了适当的措施，血钾 <3mEq/L 或者 >6mEq/L

许多诱发因素促进难治性腹腔积液的发生，包括：①前列腺素抑制药如非甾体类消炎药的应用会减少肝硬化腹腔积液患者尿钠的排泌，产生氮质血症，从而可能使这类患者从利尿药敏感转为顽固性。因此建议尽量避免合并用药。②近期有上腹部手术史。

顽固性腹腔积液的治疗方法如下。

（一）反复腹腔穿刺放液联合清蛋白输注

大量证据显示，反复 LVP 是治疗顽固性腹腔积液的一种安全有效的方法。近年来，新腹腔穿刺设备（如大口径、多孔的腹穿针）的广泛应用，不仅提高腹腔穿刺大量排液的速度，而且降低了操作的难度和风险。腹腔穿刺大量排液会造成机体大量清蛋白的丢失，从而加重营养不良及感染的概率。输注清蛋白可预防 LVP 相关的循环功能障碍。指南推荐 LVP + 清蛋白（每放 1L 腹腔积液输 8g 清蛋白）是顽固性腹腔积液的一线治疗方法。

（二）利尿药治疗

对于有利尿药相关并发症（如肝性脑病、肾损害、电解质紊乱等）的患者应长期停用利尿药，其余患者如在利尿治疗下尿钠排泄大于 30mmol/d 时，可继续使用利尿药。

（三）经颈静脉肝内门体分流（TIPS）

需要说明的是，TIPS 虽然可以解除患者的症状，但是以加速肝衰竭和肝性脑病为代价的。需频繁 LVP 或那些腹腔穿刺术无效（如有包裹性腹腔积液）的患者，可考虑 TIPS。TIPS 后腹腔积液的消退较慢，多数患者需要持续应用利尿药和限盐。TIPS 通常可将利尿药抵抗者转变为利尿药敏感者，所以 TIPS 术后应调整利尿药的用量。TIPS 不推荐用于严重肝功能衰竭（血清胆红素）$>85\mu mol/L$，$INR>2$ 或 Child - Pugh 评分 >11，当前肝性脑病≥2 级或长期肝性脑病，伴随活动性感染，进行性肾衰竭或严重心肺疾病的患者。

（四）腹腔积液超滤浓缩回输

顽固性腹腔积液如果单纯腹穿排放腹腔积液，会丢失大量的自身蛋白。腹腔积液回输技术作为治疗顽固性腹腔积液的方法之一，可以解决这个问题。腹腔积液回输包括直接回输和腹腔积液超滤浓缩回输两种。前者现已逐渐弃用。腹腔积液浓缩回输的基本原理是：大量抽取腹腔积液后，采用超滤或透析等方法，将大量小分子和中分子等有害物质滤出，而腹腔积液中的蛋白、补体等有用成分通过外周静脉回输给患者，同时遵循清除腹腔积液和扩容两大原则，可以增加有效血容量，提高血浆渗透压，增加肾灌注，使机体排水排钠增加，从而减少腹腔积液的生成。有文献报道，同位素示踪实验证实回输腹腔的清蛋白，部分可重吸收入血而提高血浆渗透压。与静脉回输相比，在疗效上相近，但安全性更高，可避免静脉回输的不良反应。有研究报道：腹腔积液超滤浓缩回输术加小剂量血浆应用，对治疗肝硬化顽固性腹腔积液，疗效有累加作用。腹腔积液超浓缩回输能迅速减轻患者痛苦，纠正低蛋白血症，并且未导致电解质紊乱、肝性脑病等不良反应，因此不失为一有效的治疗顽固性腹腔积液的方法。

（五）肝移植

肝移植被认为是唯一能改善生存率、治疗肝肾综合征最合适的治疗方法。对于顽固性腹腔积液患者，一旦患者对于常规药物的治疗无应答，21% 的患者将在 8 ~ 10 个月死亡，肝移植考虑作为此类患者的最终治疗手段。目前，肝移植 3 年和 5 年生存率超过 80%。肝移植是目前治疗难治性腹腔积液的最根本措施，但由于肝源缺乏、免疫排斥反应、价格高等因素，导致其临床开展仍处于瓶颈期。

（六）其他药物治疗

1. 特利加压素　特利加压素是一种血管加压素类似物，通过选择性结合内脏血管的平滑肌细胞上的血管加压 1 型受体而发挥收缩平滑肌血管的作用，通过内脏和肝门脉系统血流的再分布，特利加压素有效增加了肾血流，被广泛应用于治疗肝硬化患者血管性出血和肝肾综合征。特利加压素能通过收缩内脏血管，降低门静脉压力，减少肝门脉血流，减少脾及肠系膜血流，减少腹腔积液的形成；还能通过血管收缩后内脏血流重新分布，使得肾灌注增加，使 RAAS 系统及交感神经系统失活，使血浆中醛固酮、肾素等血管活性物质的浓度降低，增加肾水、钠的排泄而降低腹腔积液量。因此，特利加压素能有效针对腹腔积液产生的多个重要环节，减少腹腔积液的形成。2011 年，一项多中心试验评估了特利加压素在顽固性腹腔积液中的作用。研究包括了 2 例肝硬化顽固性腹腔积液的患者，结果提示联合特利加压素和清蛋白比联合清蛋白和腹腔穿刺放液能更有效控制腹腔积液。

2. Vaptans 类药物　Vaptans 类药物的使用给顽固性腹腔积液利尿治疗带来了新的希望。Vaptans 类药物为抗利尿激素拮抗药，具有无溶质水利尿作用，只排水、不排电解质，可显著增加尿量、纠正高血容量性低钠血症，对肾功能、尿钠、循环功能与肾素－血管紧张素－醛固酮系统活性没有显著影响，最常见的不良反应是口渴。目前已经研制的 Vaptans 类药物有 V_2 受体拮抗药包括：tolvaptan（托伐普坦）、satavaptan（萨特普坦）、mozavaptan（莫扎伐普坦）、lixivaptan（利伐普坦）等。其中托伐普坦已被美国 FDA 批准用于治疗与肝硬化腹腔积液、心功能衰竭和抗利尿激素分泌异常综合征（SIADH）相关的高容或等容量性低钠血症（血清 $Na^+ < 125mmol/L$）。在低钠血症患者治疗过程中，临床观察到 vaptans 能缓解腹腔积液的严重程度。短期研究表明，使用萨特普坦后肝硬化患者的腹腔积液明显消退。然而，2012 年，Wong 等报道了包括 1 200 例患者的 3 项随机双盲对照试验的结果。在肝硬化腹腔积液患者中，随访 48 周内，萨特普坦不能促进腹腔积液的消退。在同时接受腹腔穿刺放液的患者中，萨特普坦增加了病死率。研究结果提示虽然萨特普坦矫正了肝硬化患者的低钠血症，但它对腹腔积液缺乏有效的治疗作用。因此，Vaptans 类药物在治疗肝硬化低钠血症过程中的长期有效性和安全性还需要进一步研究。

3. 米多君　在肝硬化腹腔积液中，有效循环血容量不足，肾血流量减少，肾小球滤过率下降，肾小管重吸收钠增加，是形成顽固性腹腔积液的主要原因。利尿药一直是腹腔积液治疗的主要用药，用于减少钠重吸收而排水利尿，不能从根本上增加肾血流灌注量和肾小球滤过率。

目前，使用血管收缩药纠正内脏血管过度扩张成为肝硬化腹腔积液治疗的一个热点，Singh 等进行研究证明米多君对顽固性腹腔积液治疗有一定疗效。盐酸米多君是一种前体药物，口服给药后转化为其活性代谢产物脱甘氨酸米多君，脱甘氨酸米多君选择性与外周血管肾上腺 α_1 受体结合，引起小动脉、小静脉收缩，回心血量增加和外周阻力升高。同时还能减少腹腔积液患者抗利尿激素以及亚硝酸盐活性，改善患者循环。另有研究表明盐酸米多君能显著降低血浆肾素活性，增加肾小球滤过率，有着明显改善全身血管阻力的可能，在利钠利尿方面发挥着一定的作用。盐酸米多君口服给药后呈线性药动力学特征，生物利用度高，安全性、耐受性好。盐酸米多君及其代谢产物在 24h 内几乎完全在尿中被排泄。40% ~60% 的活性代谢产物可被排泄，2% ~5% 未经改变的盐酸米多君及其残余部分以药理学上无活性的形式被排泄。长期口服不仅能改善全身血流动力学并能更好的控制腹腔积液，而且没有患者出现肾功能或肝功能不全的负面影响。由此表明盐酸米多君联合常规药物治疗肝硬化顽固性腹腔积液对控制腹腔积液的疗效联合治疗优于单用常规治疗，用对顽固性腹腔积液患者将是一个较好的治疗选择。

4. 奥曲肽　奥曲肽是人工合成的天然生长抑素八肽衍生物，其药理作用与生长抑素相似，但作用持续时间更长；据报道奥曲肽可减少门静脉主干血流量，降低门静脉压力。其机制为奥曲肽作用于内脏血管平滑肌，通过开放钙通道使 Ca^{2+} 内流而引起血管的收缩；通过抑制胰高血糖素、降钙素基因相关肽等内源性具有扩张血管作用物质的释放；降低内脏血管对扩张血管物质的敏感性，使门静脉血流流速和血流量降低，从而使门静脉压力下降，减少腹腔积液的形成。还可能通过作用于肾单位集合管及球旁器的生长抑素受体而直接抑制肾素释放，抑制肾素－血管紧张素－醛固酮系统，使得血管阻力下降，血浆醛固酮降低，进一步减少腹腔积液的形成。

（七）抗感染

顽固性腹腔积液往往与自发性细菌性腹膜炎相伴而至，对于此类患者需要先寻找致病菌，然后进行积极的抗感染治疗，控制感染则可控制腹腔积液。喹诺酮类抗菌药仍是预防自发性细菌性腹膜炎的首选，应用利福昔明可明显减少自发性细菌性腹膜炎 5 年的复发率。

（张广业）

第四节 肝硬化的诊断与鉴别诊断

一、诊断

（一）诊断方法

1. 病史和症状体征 采集病史以助了解肝硬化的病因。应详细询问肝炎史、饮酒史、药物史、输血史及家族遗传性疾病史。

早期或代偿期肝硬化患者表现为厌食、消瘦、乏力、疲劳甚至是维生素 D 缺乏引起的骨质疏松。失代偿期肝硬化患者可导致腹腔积液、自发性腹膜炎、肝性脑病、食管胃底静脉曲张出血等并发症。临床表现为黄疸、消化道出血、凝血功能障碍、腹围增大和精神状态改变。

慢性肝病或肝硬化患者具有特定的体征。包括手部及指甲特征（如由于低蛋白血症引起的白色指甲、肝掌、蜘蛛痣）、脸部特征（如毛细血管扩张、蜘蛛痣、脂溢性皮炎、巩膜黄染、原发性胆汁性肝硬化患者出现黄瘤）、胸壁特征（男性乳房发育或女性乳房萎缩）及腹部特征（如腹壁皮下静脉可显露或曲张，甚至在脐周静脉突起形成水母头状、静脉上可听到静脉杂音肝脾肿大、腹部移动性浊音阳性）。其他一些体征包括肝臭、肌肉萎缩、周围性水肿、颈静脉怒张等。

2. 生化检查 ①血清胆红素：失代偿期可出现结合胆红素和总胆红素升高，胆红素的持续升高是预后不良的重要指标；②人血清蛋白、球蛋白及其比值：人血清蛋白正常值为 35～55g/L，球蛋白为 20～30g/L，A/G 比例为（1.5～2.5）：1。肝硬化时血清总蛋白正常、降低或可增高，但清蛋白降低，球蛋白增高，清/球蛋白比值降低或倒置。肝是合成清蛋白的唯一场所，在没有蛋白丢失的情况（如尿蛋白）时，人血清蛋白量常可反映肝储备功能。在肝功能明显减退时，清蛋白合成减少。肝硬化时常有球蛋白升高，蛋白电泳也可显示 γ 球蛋白显著增高和 β 球蛋白轻度升高；③凝血因子时间（PT）：是反映肝储备功能的重要预后指标，晚期肝硬化及肝细胞损害时明显延长，如用维生素 K 后不能纠正，更说明有功能的肝细胞减少；④血清谷丙转氨酶（ALT）和谷草转氨酶（AST）：是反映肝损害的敏感指标，但缺乏病因的特异性。其升高程度不一定与肝损害程度一致。据研究，ALT 在细胞胞质内合成，AST 则在线粒体内合成。如线粒体也遭受严重损伤，AST 逸出多而增高明显。当慢性肝炎演变至肝硬化时，往往 AST > ALT，故 AST/ALT 比值增大，反应肝细胞损伤的严重程度；⑤γ－谷氨酰转肽酶（γ－GT）：90% 肝硬化患者可升高，尤其以 PBC 和酒精性肝硬化升高更明显，并发肝癌时，明显升高；⑥碱性磷酸酶（AKP）：70% 的肝硬化患者可升高，并发肝癌时明显升高。

3. 反映肝纤维化的血清学指标 经过动物实验和临床－病理对照研究发现了不少对判断肝纤维增生有一定价值的血清指标。国内应用较多有血清Ⅲ型前胶原氨基端肽（PⅢNP）、Ⅳ型胶原（CⅣ）、层连蛋白 P1（Lam）、透明质酸（HA）。总的来说，在动物实验中这些指标和肝中相应的细胞外基质成分有良好的相关性；在临床研究中这些指标和肝组织病理学纤维化程度也有较好的相关性，由慢性肝炎、肝纤维化到肝硬化逐步升高，如能除外肝外疾病及肝炎症活动的影响，对诊断肝纤维化有一定帮助。但是各组之间有较多的重叠，仅凭一次结果难以做出肯定的诊断，而且目前国内此类试剂盒亟须标准化并提高其稳定性。联合应用多项指标综合判断、并进行动态测定可能更有助于判断肝纤维增生变化趋势和治疗效果。

4. 影像学诊断 如下所述。

（1）超声检查：是一种简单而廉价的手段，对怀疑肝硬化患者的首选检查。B 超检查可以提供肝大小、肝实质回声强弱、肝叶形态、腹腔积液、门静脉血栓等信息。对门静脉血栓形成及肝癌等肝硬化的并发症有较高的诊断价值。

（2）CT：肝硬化的影像学改变与 B 超检查所见相似。在诊断早期肝硬化相关形态学变化的作用欠佳。用于诊断肝硬化的最重要的 CT 表现包括由于肝细胞再生导致的再生结节、肝叶非均匀性萎缩、肝裂增宽等。此外，还可见脾大、门静脉扩张和腹腔积液等门静脉高压症表现。

（3）MRA：尽管较少应用，但是 MRA 清楚地显示门脉系统血管的情况，包括门静脉血流和方向及门静脉血栓。

5. 肝组织检查　肝组织活检仍然是肝硬化诊断的金标准。肝活检可以通过经皮、经颈静脉，腹腔镜、开放手术或 B 超、CT 引导下细针穿刺的方法进行。有益于无任何临床症状及实验室检查异常的“早期”代偿期肝硬化患者的诊断。但是对于晚期肝病及具有典型临床表现、实验室结果及影像学发现的患者没有必要进行该项检查，除非为了明确炎症的程度。肝活检不仅可以明确诊断，还有助于确定肝疾病的病因。但这也不是绝对的，原发性损伤（如非酒精性脂肪性肝病和自身免疫性肝炎）可能在检查时无阳性发现。另外肝活检有助于两种以上病因共存的肝疾病（脂肪肝和病毒性肝炎，血色病和病毒性肝炎）及自身免疫重叠综合征、传染性疾病的诊断。

尽管肝活检优势不言而喻，但也存在其局限性。肝活组织检查的主要局限性为存在抽样误差和不同观察者间的变异，虽然可以通过获得足够长度的肝组织和由经验丰富的病理学家来减少这些误差，但仍然存在分级错误的风险。因此，最近有欧洲学者撰文称应该把肝穿刺活组织检查称作最好的分级标准而不是金标准。另外，由于该检查是一项有创性操作因而难以在临床普遍开展。

6. 非创伤性血清学模型　如下所述。

（1）血清学模型：APRI 指数（AST×100/血小板计数）的检测手段便捷、数据来源简单。作为血清学模型诊断肝硬化，开拓了新纪元。类似的血清学模型还包括 Fibrotest（α_2－巨球蛋白、结合珠蛋白、γ－GT、总胆固醇、血小板计数）、Fibrometer（透明质酸、凝血因子时间、血小板计数、AST、α_2－巨球蛋白、尿素、年龄）、Forns 指数（年龄、γ－GT、总胆固醇、血小板计数），这些模型在最佳阈值下的 AUROC 值达 0.78～0.88，可使约 1/3 的患者避免肝穿刺活检，但评估肝硬化分期尚有难度，也不能保证在其他阈值下同样保持良好的敏感性、特异性。因此并不能准确广泛应用于临床。

（2）影像学检查：超声弹性成像（TE）可全面了解整个肝脏实质，弥补了肝穿刺活检的局限性。TE 通过测量肝僵硬度（LSM）来反映肝硬化程度。然而 TE 诊断肝硬化受多种因素的影响，如性别、BMI、全身代谢性疾病等。目前约 1/7 的 TE 诊断结果与肝穿刺活检结果不一致，磁共振弹性成像（MRE）的应用前景值得期待，MRE 可完整评估肝实质的病变，且不受肥胖、腹腔积液的影响。肝实质的僵硬度本身并不等同于肝硬化，其他原因如炎症、脂肪变、血管充血、胆汁淤积、门静脉高压等亦可导致肝僵硬度增加，从而使 MRE 评估纤维化受到干扰。声频辐射加压脉冲影像技术（ARFI）亦是一种测定肝硬化程度的影像学技术，初步研究结果显示 ARFI 评估肝硬化的效果与 TE 相似。

（二）肝功能的综合评估

1. 肝硬化代偿与失代偿　如下所述。

（1）代偿性肝硬化：指早期肝硬化，一般属 Child－Pugh A 级。虽可有轻度乏力、食欲减少或腹胀症状，但无明显肝功能衰竭表现。血清蛋白降低，但仍≥35g/L，胆红素＜35μmol/L，凝血因子活动度多＞60%。血清 ALT 及 AST 轻度升高，AST 可高于 ALT，γ－谷氨酰转肽酶可轻度升高，可有门静脉高压症，如轻度食管静脉曲张，但无腹腔积液、肝性脑病或上消化道出血。

（2）失代偿性肝硬化：指中晚期肝硬化，一般属 Child－Pugh B、C 级。有明显肝功能异常及失代偿征象，如人血清蛋白＜35g，A/G＜1.0，明显黄疸，胆红素＞35μmol/L，ALT 和 AST 升高，凝血因子活动度＜60%。患者可出现腹腔积液、肝性脑病及门静脉高压症引起的食管、胃底静脉明显曲张或破裂出血。

2. 肝功能分级　20 世纪 60 年代以来，为了指导门脉高压的手术治疗，不断提出肝功能分级标准。美国的两位外科医生 Child 及 Turcotte 将肝硬化患者的肝功能分为三级，简称 CTC 分级（Child－Turcotte classification）（表 5－7）。Treu 等提出的标准见表 5－8。

表 5-7 肝功能 CTC 分级标准

肝功指标	A	B	C
血清胆红素（μmol/L）	<34.2	34.2~51.3	>51.3
人血清蛋白（g/L）	>35	30~35	<30
腹腔积液	无	易控制	难控制
神经系统状态异常	无	轻	重
营养状态	佳	良	差（消瘦）

表 5-8 Treu、Buvns、Saunders 标准

临床生化指标	分数		
	1	2	3
肝性脑病	无	1~2	3~4
腹腔积液	无	轻度	中重度
胆红素（μmol/L）	<34.2	34.2~51.3	>51.3
清蛋白	>35	30~35	<30
凝血因子时间（INR）	<1.3	1.3~1.5	1.5
PBC 时胆红素（mg/dl）	1~4	4~10	>10

英国 King's College 的外科医生 R. N. H. Pugh 等发表文章，提出他们对 Child 分级的修正。他们将营养状况一项取消代之以凝血因子测定结果，并将原发性胆汁性肝硬化患者（PBC）的胆红素标准另设。以 1、2、3 分计其程度，这样，每一患者的计分，最低为 5 分，最高 15 分，又设定 5~6 分属 A 级，7~9 分为 B 级，10~15 分为 C 级。A 级手术风险最小，B 级中等，C 级风险最大。这个修正方案较之 CTC 更为合理、易用。所以人们一直以Child-Pugh 分级命名而沿用之。

中华医学会外科学会曾再次修订，增加谷丙转氨酶一项（<40、40~80、>80）。有学者曾随访住院肝硬化患者 832 例，对临床、实验室检测各项指标进行分析应用与生存时间相关分析，以 Kaplan-Meier 法行单变量分析，再以 COX 回归模型为变量分析，结果有 7 个指标对生存有独立预后意义：清蛋白、腹腔积液、脑病、总胆红素、出血次数、血小板和年龄。如患者出现 3~4 级脑病，大量难控的腹腔积液、清蛋白<25g/L，血清总胆红素>2.0mg/dl 中任何一个，中位生存时间小于 1 年；如出血次数>2 次，年龄>60 岁，中位生存时间 2~3 年或以下。在单变量伴发肝硬化患者，如伴发大块性（全小叶性）或亚大块肝实质性坏死者，依全国病毒性肝炎防治方案之规定，属于伴发慢性重型肝炎，依据临床表现又可分为早、中、晚期。

二、鉴别诊断

（一）与表现为肝脾肿大的疾病鉴别

1. 慢性肝炎　肝硬化代偿期主要应与慢性肝炎进行鉴别。二者临床表现相同，但后者肝质地中等，表面光滑，B 超等影像学检查有辅助鉴别诊断意义。

2. 原发性肝癌　原发性肝癌多发生在肝硬化的基础上，二者的鉴别常有困难。该病肝多明显增大，表面凸凹不平，有质地坚硬的结节形成，碱性磷酸酶升高，影像学检查发现占位性病变，尤其 CT 常示不完全强化和边缘强化。反复检测 AFP，如 AFP 800~1 000μg/L，首先考虑肝癌。动态监测 ALT 与 AFP 更具临床意义，若 AFP 持续升高（>8 周）而 ALT 逐渐下降。多考虑肝癌。必要时行选择性肝动脉造影或 B 超引导下肝穿刺活检。

3. 某些累及肝的血液病　如慢性溶血性贫血、特发性血小板减少性紫癜、淋巴瘤等，实验室检查及影像学检查可协助鉴别，并不困难。

（二）与引起腹腔积液疾病的鉴别

1. 结核性腹膜炎　该病患者常有结核病史，有其他器官结核病灶、结核中毒症状，腹腔积液出现前先有腹痛，伴肠结核者常有腹泻及腹内肿块，腹壁增厚柔韧感，具有腹部深压痛，缺乏门脉高压表现，腹腔积液为渗出性，腺苷脱氨酶（ADA）明显增高。

肝硬化腹腔积液并发结核性腹膜炎时，因结核性腹膜炎的临床表现不典型且腹腔积液可接近漏出液，则容易漏诊。如患者腹腔积液以淋巴细胞为主，一般细菌培养阴性，ADA 增高，特别是有结核病史或接触史，伴腹膜外结核病灶者，应注意肝硬化并发结核性腹膜炎的可能，必要时行腹腔镜检查。

2. 癌性腹腔积液　腹内脏器癌肿均可转移至腹膜产生大量腹腔积液，临床不时会见到肿瘤原发灶相当隐蔽而已有广泛腹膜转移的病例。该病腹腔积液发展迅速，多为血性，腹腔积液中纤维连接蛋白（FN）增高，乳酸脱氢酶（LDH）较血清中为高，如腹腔积液中找到癌细胞，腹膜转移癌可确诊。原发性肝癌或肝转移癌、恶性淋巴瘤在未有腹膜转移时，腹腔积液细胞学检查为阴性，此时主要靠 B 超、CT 等检查寻找原发灶。对鉴别非常困难者，腹腔镜检查可明确诊断。

缩窄性心包炎：该病继发于急性心包炎，多有结核病史，有劳力性呼吸困难，可见颈静脉怒张、Kussmaul 呼吸、心率快、心音弱，可闻及心包叩击音，脉搏细弱无力，奇脉，患本病时肝多明显肿大。

3. 巨大卵巢囊肿　所谓腹腔积液实为巨大卵巢囊肿，故平卧时腹部中间隆起而非蛙腹，测量脐耻径多大于剑脐径，叩诊腹部两侧鼓音，中间浊音，移动性浊音阴性，下腹部块状物边界清楚，B 超检查见圆球形液性暗区，边界整齐光滑，液平面不随体位移动，妇科检查可协助诊断。

4. Budd – Chiari 综合征　突发性肝区痛，肝呈进行性肿大，腹腔积液增长迅速，蛋白含量高。慢性者肝区疼痛可不显著；侧胸、腹壁有明显静脉曲张，特点是血流方向异常；肝功能多无明显损害。B 超与 CT 可发现肝尾叶肿大，MRI 显示肝静脉及下腔静脉部位有狭窄，必要时可做下腔静脉造影明确诊断。

5. 巨大肾盂积水　较为少见。发病缓慢，一般状况多较好，无肝病史，腹大似有腹腔积液，但无移动性浊音，肾盂造影可以确诊。

（张广业）

第五节　肝硬化的一般治疗

一、一般疗法

（一）休息

处于代偿期的患者，可适当减少活动，并可酌情参加一些轻工作，但应注意劳逸结合，以不感到疲劳为度；而对于失代偿期的患者，应停止工作，休息乃至基本卧床休息。因有研究者提出直立体位可激活潴留系统并影响肾血流灌注，推测卧床休息对肝硬化腹腔积液患者有一定益处，另卧床休息可减轻肝负担，故传统上推荐卧床休息。但尚无对照试验证实卧床休息在治疗中的有效性。

（二）保持乐观情绪

精神处于消沉或紧张状态，可使机体的免疫功能降低，对保持病情稳定不利，相反，精神向上，情绪乐观，则可调动和增强机体的免疫功能，有利于肝硬化的病情稳定。

（三）避免使用对肝有损害的药物

肝硬化并发其他疾病（如感染等），必须应用某些对肝有损害的药物时，一定要掌握以下原则：选用对肝毒性最低的药物；剂量要小，疗程要短；对肝功能进行监视，如发现有明显损害要立即停药。

（四）积极治疗对肝有影响的并发症

影响肝的并发症，对肝硬化保持病情稳定和肝功能恢复不利。如各种心脏病引起的心力衰竭，可造成肝瘀血，从而损害肝致加重肝硬化的病理改变，故应及时纠正心力衰竭；再如，寄生虫感染、药物中毒、营养不良和胆系感染等，均可引起肝损害，应分别给予相应的治疗，以尽可能消除加重肝硬化的各种因素。

二、饮食营养疗法

正确而又合理的饮食营养疗法，可改善肝的代谢功能，提供各脏器组织的营养需要；促进损伤肝细胞的修复和再生；增强解毒作用，减少毒性物质生成，并促进其分解和排出；增强机体免疫功能，提高抵抗力；尚有促进肝内营养素的储存、转运和调节作用，可防治肝硬化继发的营养缺乏症和营养缺乏所致的肝损害。

肝硬化患者的饮食营养，应保证充分的热量和高维生素。没有并发症的肝硬化患者的饮食热量为126～168kJ（30～40kcal）/（kg·d），蛋白质1～1.5g/（kg·d）。营养不良者摄入热量为168～210kJ（40～50kcal）/（kg·d），蛋白质1～1.8g/（kg·d）。营养成分占总热量的比例，应是蛋白质和糖类各占40%，脂肪占20%。严禁饮酒，食管静脉曲张者应禁食坚硬粗糙食物。一般通过进食的方式补充，如有补充不足或进食困难时，可采用胃肠外营养补充。

（一）蛋白质

病情稳定者，应供给含丰富蛋白质，尤其是含高生物效价蛋白质的食品，如牛乳或乳制品（蒸发乳、脱脂乳及奶粉等）、豆制品、蛋类、鱼或瘦肉等。动物蛋白含有较多蛋氨酸，后者可补充甲基，有抗脂肪肝作用，且可提高多种食物的生物效价，应优先供给。病情严重者，含蛋氨酸、甘氨酸、丝氨酸、苏氨酸、组氨酸、赖氨酸、谷氨酸、门冬氨酸等的食物，在体内产氨较多，故不宜多用，以免诱发肝性脑病。

（二）糖类

应给予高糖饮食，因糖类能使肝糖原增加，可促使肝细胞再生，还可防止毒素对肝细胞的损害。如果患者不能多食高糖食物，可口服甜食品如果子露、甜果汁、糖藕粉、果酱和蜂蜜等，最好给葡萄糖。在肝硬化时，供给葡萄糖比葡萄糖替代糖（左旋糖、山梨醇）为好，因后者转变为葡萄糖时受限制，且可代谢为乳酸盐，发生低血糖及乳酸中毒。此外，替代糖还易导致能量丰富的磷酸盐消耗增高，从而使尿酸形成增多，致发生高尿酸血症。

（三）脂肪

脂肪供给以适量为宜。因补充过多，在肝内蓄积可形成脂肪浸润，妨碍肝糖原合成，降低肝代谢功能；但补充过少，食物乏味，影响食欲，且妨碍脂溶性维生素的吸收。脂肪每日摄入量以不超过50g为宜。

（四）维生素

摄取维生素含量丰富的食物，可促进病变肝细胞恢复。肝功能障碍时，肝不能顺利地将维生素原或维生素转变为代谢活性型，使维生素利用率降低。维生素C能促进肝细胞再生及肝糖原合成，并能增强肝解毒能力。故肝硬化患者应从食物中补充大量的多种维生素（维生素A、维生素B、维生素C、维生素E、维生素K等）。维生素C每日应供给100～200mg。

三、护肝药物的应用

（一）解毒类保肝药

1. 还原型谷胱甘肽　谷胱甘肽参与体内三羧酸循环及糖代谢，使人体获得高能量，是细胞内重要的调节代谢物质。该药上的巯基与过氧化物和自由基结合，以对抗氧化剂对巯基的破坏，保护细胞膜中含巯基的蛋白质和酶不被破坏，维持细胞生物功能具有重要作用。其还具有整合解毒作用，把机体内有害的毒物排出体外，保护肝细胞免受损害。

2. 硫普罗宁　本药通过提供巯基来活化超氧化物歧化酶，从而增强肝对抗各种损害的能力。本药可使肝细胞线粒体中的三磷酸腺苷酶活性降低，ATP含量升高，从而改善肝功能。本药通过酰胺酶水解，生成的甘氨酸系脂肪族氨基酸，带有一碳单位，主要参与嘌呤类核苷酸的合成，故具有促进肝细胞再生的作用。本药的巯基可与自由基可逆性结合成二硫化物，为一种自由基清除剂。

（二）促肝细胞再生药物

1. 多烯磷脂酰胆碱　本药以完整的分子与肝细胞膜及细胞器膜相结合，对已破坏的肝细胞膜进行生理性修复；使肝细胞膜的流动性增加，让受损失的肝功能和酶活力恢复到正常状态；调节肝的能量平衡；促进肝细胞的再生及将中性脂肪和胆固醇转化成容易代谢的形式；重组成细胞骨架，抑制肝细胞凋亡，抑制肝星状细胞活化，减少氧化应激与脂质过氧化和降低炎症反应等多个方面保护肝。此外这些磷脂分子尚可分泌入胆汁，具有稳定胆汁的作用。

2. 促肝细胞生长素　该药能明显刺激新生肝细胞的 DNA 合成，促进损伤的肝细胞线粒体、粗面内质网恢复，促进肝细胞再生，加速肝细胞的修复，恢复肝功能，改善肝库普弗细胞的吞噬功能，防止来自肠道的进一步损害，抑制肿瘤坏死因子（TNF）活性和 Na^+-K^+ - ATP 酶活性抑制因子活性，从而促进肝坏死后的修复，同时具有降转氨酶血清胆红素和缩短凝血因子时间。

（三）促进能量代谢类药物

1. 维生素类　主要是水溶性维生素类，包括维生素 C、复合维生素 B，维生素 C 具有还原性，能减轻肝细胞的脂肪变性，促进肝细胞再生和肝糖原合成，而复合维生素 B 则参与糖、脂肪和蛋白质在机体的代谢。脂溶性维生素剂量大时反而会加重肝负担，一般不使用。

2. 辅酶类　辅酶 A 能激发三羧酸循环，促进糖、脂肪和蛋白质的代谢；而辅酶 Q_{10}可使肝组织超氧化歧化酶的活性升高，增强肝组织对自由基的清除能力从而起到保护肝的作用。

3. 门冬氨酸鸟氨酸　该药主要成分为 L－鸟氨酸－L－天冬氨酸。鸟氨酸与血液循环中有毒的氨结合，将后者转化为对人体无毒的物质。本药通过加速鸟氨酸循环来加强肝细胞的解毒功能，能在数小时内迅速降低过高的血氨，纠正氨基酸的失代偿，改善脑部症状及功能。天冬氨酸能参与肝细胞内核酸的合成，有利于修复被损伤的肝细胞。此外，由于天冬氨酸对肝细胞内三羧酸循环代谢过程的间接促进作用，促进了肝细胞内的能量生成，使得被损伤的肝细胞的各项功能得以迅速恢复。

（四）中草药及其提取物

1. 水飞蓟素　该药主要含有水飞蓟宾、水飞蓟亭、异水飞蓟宾、水飞蓟宁。其具有清除自由基、抑制 5′－脂氧酶、抗脂质过氧化、保护肝细胞膜、促进受损肝细胞合成 DNA 及结构蛋白、免疫调节和抗肝纤维化等药理作用，其中以水飞蓟宾的含量最高，活性也最强。水飞蓟宾具有很强的抗氧化作用，能对抗脂质过氧化、增强谷胱甘肽的活性、清除肝细胞内的活性氧自由基，稳定肝细胞膜，保护肝细胞。此外，水飞蓟宾还可抑制肝星状细胞的活性和转化生长因子、肿瘤坏死因子等细胞因子的表达而具有抗炎、抗纤维化作用。

2. 甘草酸类制剂　该类药物临床常用的有甘草酸单铵、复方甘草酸苷、甘草酸二铵、甘草酸二铵脂质配位体及异甘草酸镁。甘草酸类药物具有较强的抗炎、保护肝细胞及改善肝功能的作用，多种肝毒剂所致肝损伤有预防治疗作用。有肾上腺皮质激素样作用，但无明显皮质激素样不良反应。其主要是通过控制炎症因子和免疫性因子而发挥抗肝损害作用。常见的不良反应有低钾、水钠潴留、水肿，故对于严重低钾、高钠血症、高血压、充血性心力衰竭、肾衰竭者应禁用，妊娠妇女和新生儿慎用。

（张广业）

第六节　肝硬化的氨基酸疗法

一、肝硬化的氨基酸代谢失衡

肝硬化患者往往存在严重的营养不良，尽管营养不良并不包含在 Child－Pugh 分级的内容中，但营养不良往往成为影响其临床预后的一个重要因素。其中氨基酸失衡是晚期肝硬化代谢紊乱的重要组成部分。

在人体中氨基酸不仅是各种代谢途径的重要底物，还能协同胰岛素活化营养敏感的信号转导通路。晚期肝硬化患者往往出现严重的氨基酸代谢紊乱，特别是支链氨基酸（BCAAs）与芳香族氨基酸（AAAs）比例失调，进而引起免疫功能受损并出现各种严重并发症。

正常人血浆 BCAA（主要是亮氨酸、异亮氨酸和缬氨酸）与 AAA（主要是苯丙氨酸、酪氨酸和色氨酸）成一定比例，即 BCAA/AAA = 3 ~ 3.5。AAA 主要在肝内分解代谢。在肝功能不全的情况下，芳香族氨基酸和蛋氨酸不能被肝细胞分解而积聚，致使血浆中芳香族氨基酸增加。由于血浆氨基酸浓度增加兴奋胰岛 α 细胞以及肝对胰高糖素的降解减少，血浆胰高糖素浓度增高刺激肌肉的分解代谢，并释放氨基酸，使大量 AAA 进入血中。当肝无力将其分解时，致血中 AAA 浓度升高，可比正常增高 2 ~4 倍。BCAA 不经肝代谢而是由肌肉和脂肪组织分解，故肝功能障碍不会使其堆积。但肝功能障碍时，胰岛素在肝内的灭活减少引起高胰岛素血症，可促进骨骼肌和脂肪组织对 BCAA 的摄取，使其血浆浓度下降。结果 BCAA 下降，AAA 上升，BCAA/AAA 比值下降至 1 或以下。此外，肝功能障碍，体内色氨酸代谢障碍，游离色氨酸浓度升高而总色氨酸浓度减少。肝硬化患者人血清蛋白下降，导致非结合型色氨酸增多，同时肝对脂肪酸的酯化障碍，非酯化的脂肪酸置换色氨酸并与人血清蛋白的结合，致使血浆游离色氨酸浓度增加。

AAA 与 BCAA 系中性氨基酸，由共同载体转运竞争性通过血脑屏障。BCAA/AAA 比值下降，有利于 AAA 进入血脑屏障而造成苯丙氨酸、酪氨酸和色氨酸在脑脊液中的蓄积。

正常神经递质多巴胺和去甲肾上腺素是由酪氨酸经酪氨酸羟化酶作用形成多巴，再经多巴脱羧酶脱羧基而成多巴胺，然后再经羟化形成去甲基肾上腺素和肾上腺素。多巴胺和去甲基肾上腺素起神经传导的介质作用。肝功能障碍时，由于 AAA 增多，苯丙氨酸和酪氨酸浓度升高，二者竞争酪氨酸羟化酶致多巴胺产生减少。而且分别经过脱羧酶的作用，脱羧基后形成苯乙胺和酪胺，再经β-羟化酶的作用，衍变为苯乙醇胺和鲆胺。苯乙醇胺和鲆胺的结构与正常神经递质多巴胺和去甲基肾上腺素极相似，但其效能远不及正常神经递质。有研究认为只有去甲基肾上腺素的 1%，故称为假性神经递质。当假性神经递质增多时，竞争性替代正常神经递质。使大脑冲动受阻而发生抑制，出现意识障碍甚至昏迷（图 5-1）。

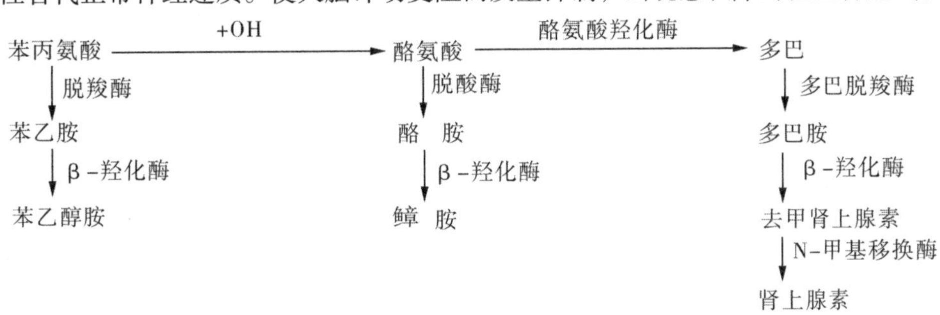

图 5-1　假性神经递质的生成

此外，色氨酸在色氨酸羟化酶作用下，生成 5-羟色氨酸，再经 5-羟色氨酸脱羧酶作用形成 5-羟色胺，后者系神经递质。但肝功能障碍时色氨酸代谢为血清素起生理性神经抑制作用（图 5-2）。

因此，氨基酸代谢失衡，假性神经递质替代多巴胺和去甲基肾上腺素的位置以及血清素对神经的抑制作用已成为慢性肝性脑病发病的主要机制之一。

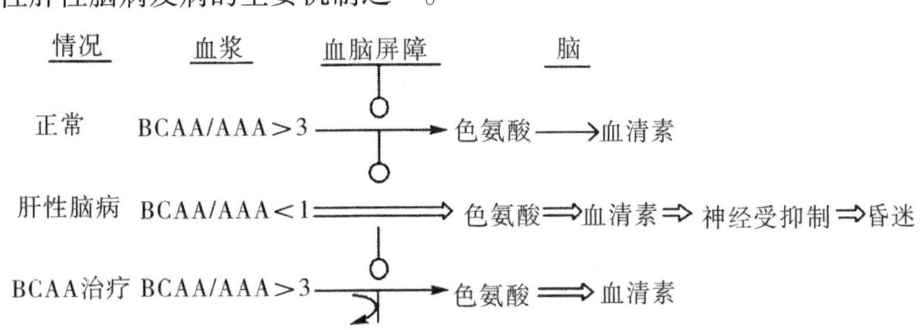

图 5-2　支链氨基酸与芳香族氨基酸比例在健康、肝昏迷和治疗后的图解

二、氨基酸治疗的机制

自从 Fischer 等发现苯乙醇胺和磷胺在血中浓度增高会导致肝性脑病并在 1976 年用主要含丰富支链氨基酸的复方氨基酸（FO－80）治疗家犬肝性脑病模型以来，氨基酸治疗肝硬化引起的肝性脑病和亚临床型（潜在型）肝性脑病受到重视。综合研究显示，BCAA 补充对肝的有益作用包括：①可以有效降低肝硬化患者的蛋白质代谢，刺激肝蛋白合成，纠正负氮平衡，改善营养状况，促进好的临床结局。②BCAA可以不通过肝代谢，血清中含量少由此减轻肝负担。③应用 BCAA 制剂在提高肝硬化患者血清蛋白水平的同时可使其血糖水平下降，但不会加重胰岛素抵抗。④膳食中补充 BCAA 不但未见肝性脑病发生，相反通过饮食补充蛋白增加了氮含量。补充 BCAA 可通过增高血浆中 BCAA 浓度，降低血浆中 AAA 水平，并竞争性阻止其通过血－脑屏障。⑤BCAAs 对肝硬化患者的免疫功能尤其是 CD 细胞、NK 细胞和肝相关淋巴细胞（LAL）有免疫增强作用，其中亮氨酸可能起重要作用。在生理浓度下，亮氨酸可刺激胰岛素分泌，与空腹胰岛素（FINS）浓度呈量效关系。还可通过星状细胞刺激肝细胞生长因子的合成。高 BCAA 配方的理论优势包括高亮氨酸可增加蛋白质合成而降低其分解；BCAAs 可为脑、心脏、肌肉提供能量；在分解代谢和血胰岛素低下时，可调节肌肉中氨基酸的外流；改善骨骼肌对氨的代谢；增加脑中去甲肾上腺素合成；降低芳香族氨基酸对脑的损伤。

此外，口服 BCAA 还能减少肝衰竭和静脉曲张出血的发生，降低 Child－Pugh A 级肝硬化患者肝细胞癌的发生率，预防肝病相关事件的发生，并能改善乏力和失眠等症状，提高患者的生活质量。Kawaguchi 等所进行的一项前瞻性研究表明，氨基酸失衡是肝硬化患者发生 HCC 的一个重要危险因素。补充 BCAA 可降低 HCC 风险并延长肝硬化患者的生存期。

BCAA 参与葡萄糖－丙氨酸循环（肌－肝能源循环），在糖与脂肪不足情况下，BCAA 提供的能源占全量的 20%～30%；BCAA 促进肝和肌蛋白合成，抑制蛋白分解，使血中 AAA 下降；在骨骼肌中，三种 BCAA 参与谷氨酰胺的合成以对氨起解毒作用。

三、氨基酸治疗方法与疗效评价

临床常用的治疗肝硬化的复方氨基酸主要是含三种支链氨基酸浓度较高者。分为口服制剂和注射制剂两类。前者包括六合氨基酸颗粒和复方氨基酸颗粒剂等，后者包括六合氨基酸注射液和复方氨基酸（3AA）注射液等。这些制剂主要含亮氨酸，异亮氨酸及缬氨酸等 3 种支链氨基酸，可补给支链氨基酸，调节肝病患者氨基酸代谢紊乱及支链氨基酸与芳香族氨基酸比例失调引起的假性神经递质出现的肝性脑病。

（一）BCAA 口服制剂

口服的 BCAA 或以 BCAA 为主的复合 BCAA 均在小肠内被吸收，不能达到大肠，因此不会被细菌分解而增加肠道氨的生成，有一定的降氨作用。口服 BCAA 补充剂尚可致正氮平衡，促进人血清蛋白的升高，促进蛋白质的合成，纠正或改善血浆中 BCAA/AAA 的比例失调。其作用相似于等量的饮食中蛋白质，但不会引起脑病。因此口服 BCAA 不但对肝性脑病有良效，且可使血浆氨基酸长期平衡在正常或接近正常的范围，阻断慢性肝病氨基酸代谢失衡的恶性循环。特别是在限制蛋白质摄入的患者，为了纠正氮的平衡、改善营养，是采用口服 BCAA 补充剂的指征。口服用量，一般每日 10～30g，7～14d 为 1 个疗程。影响口服 BCAA 补充剂疗效的原因之一是其味苦，这往往造成患者对服用富含 BCAA 补充剂的依从性较差。由于温度是影响口感的重要因素，Itou 等探讨了加热对 BCAA 稳定性和对肝硬化患者服用富含 BCAA 补充剂依从性的影响。结果显示，在 BCAA 加热至 80℃后，缬氨酸、亮氨酸或异亮氨酸水平无明显下降。与服用时温度为 25℃的相比，加热到 60℃后才服用的富含 BCAA 补充剂的热量摄入明显增加。此外，加热后的富含 BCAA 补充剂能明显增加血液淋巴细胞计数。提示加热对 BCAA 的稳定性无影响，并可提高患者服用富含 BCAA 补充剂的依从性。结果可能使肝硬化患者的营养状况得到改善。也有研究认为，白天给予的 BCAAs 主要用于合成能量，不能有效刺激肝合成清蛋白，因此建议睡前口服。

（二）BCAA 注射制剂

与口服制剂主要用于预防和改善肝性脑病相比，BCAA 注射制剂不受肠道吸收能力的影响，治疗肝性脑病和促苏醒的作用更大。有研究表明，BCAA 注射液（250～500mL/d）联合乙酰谷酰胺或纳洛酮治疗肝性脑病效果较好，促苏醒时间短，疗效明显优于单用 BCAA 的对照组。乙酰谷酰胺可改善神经细胞代谢，维持神经应激能力，是 BCAA 进入脑细胞的载体，且其本身具有降氨作用，尤其在患者内环境偏于酸中毒时效果尤佳。纳洛酮也具有纠正肝性脑病血流动力学紊乱，改善低氧血症及其所致的脑缺血区微循环障碍，抑制中性粒细胞释放氧自由基及细胞内钙离子超载，稳定缺血神经膜上 Na^+-K^+-ATP 酶活性，改善脑细胞代谢，从而保护脑细胞的正常功能，最终达到对肝性昏迷患者的催醒作用。特别是肝性脑病患者 β－内啡呔含量超过正常人体内水平，其升高水平与肝性脑病严重程度呈正相关。纳洛酮是阿片受体拮抗药，能迅速通过血脑屏障。其与阿片受体亲和力远高于 β－内啡呔等吗啡样物质，从而阻断了 β－内啡呔对意识的影响。故认为对肝硬化和肝性脑病的治疗，氨基酸疗法是主要的一种。其对纠正负氮平衡，促进蛋白合成或贮存，提高血浆蛋白的含量，降低血浆非蛋白氮和尿素氮的含量及改善患者的营养状况是有益的。但仍不能忽视针对诱因的治疗和其他对症处理。特别是对 HE 复发危险因子的确认可能有助于发展新的预防策略，从而减少因 HE 反复发作引起的脑损伤。

总之，BCAA 治疗肝功能衰竭是基于其独特的药理学特性。BCAA 对氨解毒成为谷氨酰胺（GLN）有促进作用，可降低肝硬化的血氨浓度。许多证据显示，在肝硬化时 BCAA 不足的主要原因是 BCAA 在骨骼肌中被不断用于合成谷氨酸，后者可作为使氨解毒成为 GLN 的底物。BCAA 治疗肝衰患者时可能发挥了一些积极作用，这在 BCAA 水平明显下降的患者中可能更明显。但另一方面，由于 BCAA 对 GLN 合成有刺激作用，BCAA 补充可能会促进肠道和肾 GLN 的分解而增强氨的产生，从而对肝性脑病的发展起了有害影响。因此，为了提高 BCAA 对肝病患者的治疗效果，应避免其对氨产生的有害影响，虽然这种有害影响在健康者和（或）其他疾病患者中是微乎其微的。在治疗肝性脑病时，建议同时给予 BCAA（纠正氨基酸失衡，促进氨解毒成为 GLN）和 α－酮戊二酸（抑制 GLN 在肠细胞分解成氨）以及（或）苯丁酸（促进 GLN 经肾排泄）。

（张广业）

第七节　肝硬化上消化道出血的治疗

上消化道出血是肝硬化最常见的并发症，可分为急性静脉曲张性上消化道出血和非静脉曲张性上消化道出血两大类，文献报道大约有 1/3 肝硬化患者在其病程发展过程中将发生上消化道出血。引起肝硬化并发上消化道出血的病因有多种，应查明出血的原因和部位，以便针对病因进行治疗，方能提高临床疗效。

一、病因

（一）食管－胃底静脉曲张

食管－胃底静脉曲张破裂出血是肝硬化并发上消化道出血的最主要病因，占所有出血患者的 50% 以上，其特点为出血量大、病情凶险、死亡率高。临床表现为突发大量呕血，排黑便、血便，常引起失血性休克或诱发肝性脑病，甚至死亡。肝硬化患者由于门静脉高压使侧支循环建立和开放，致使食管－胃底静脉曲张，在压力升高或静脉壁发生损伤时，曲张静脉破裂出血。食管－胃底静脉曲张可见于约 50% 的肝硬化患者，与肝病严重程度密切相关，约 40% 的 Child－Pugh A 级患者和 85% 的 C 级患者发生静脉曲张。静脉曲张出血的年发生率为 5% ～15%，6 周内的病死率可达 20% 左右。

（二）门脉高压性胃病

随着急诊内镜的逐步开展，门脉高压性胃病已成为肝硬化并发上消化道出血的第二大病因。门脉高压性胃病的发病机制包括：①持续门静脉高压导致静脉回流受阻，黏膜及黏膜下毛细血管扩张，胃黏膜瘀血水肿，同时营养物质和氧代谢障碍，导致胃黏膜屏障受到破坏、腺上皮变性坏死；②门脉高压使黏膜下血管形成大量的动－静脉短路，致使胃黏膜有效血容量减少，胃黏膜缺血缺氧；③肝硬化常伴有严重的肝功能损害，造成清蛋白合成减少、解毒能力低下、凝血机制障碍，且肝炎病毒本身直接和间接侵害等破坏胃黏膜屏障，降低胃黏膜的修复和防御能力；④多种胃肠道激素及血管活性物质如胃泌素、一氧化氮、肿瘤坏死因子－α 等代谢紊乱，加之内毒素血症，导致胃黏膜损伤及胃黏膜屏障破坏。

（三）肝源性溃疡（hepatogenic ulcer，HU）

肝硬化患者消化性溃疡的发病率明显升高，肝源性溃疡并发上消化道出血亦不容忽视。据报道肝硬化患者肝源性溃疡的发病率可高达 30%，门静脉高压是其发病的确切危险因子。肝源性溃疡内镜下特点表现为溃疡面积小、溃疡表浅、多发和薄苔。与单纯的消化性溃疡相比，肝源性溃疡患者的临床症状并不典型，常常没有明显上腹痛且不具有规律性和季节性等特点。

（四）急性胃黏膜病变

急性胃黏膜病变是指各种病因所致的急性胃黏膜广泛性浅表糜烂、出血或表浅性溃疡。肝硬化患者易发生急性胃黏膜病变。肝硬化时常伴有内毒素血症、并发感染时感染作为应激因素均是急性胃黏膜病变的原因。

（五）反流性食管炎

Nebe 报道肝硬化腹腔积液患者，食管下端括约肌的功能比无腹腔积液的肝硬化患者及对照组为低，大量腹腔积液时更容易发生食管反流。肝硬化时易发生反流性食管炎，是导致上消化道出血的原因之一。Polish 等报道，新近静脉曲张出血的肝硬化患者，内镜检查时有 46% 患有食管炎，而无出血者仅占 15%。

（六）肝功能损害和凝血机制障碍

肝硬化患者由于存在肝功能损害，凝血因子合成减少，加之脾功能亢进，血小板数量及功能下降，此为肝硬化易发生上消化道出血的基础。

（七）其他

少见的病因包括异位静脉曲张如十二指肠静脉曲张破裂出血、贲门黏膜撕裂综合征和胃癌等。

二、治疗

对中等量及大量出血的早期治疗措施主要是纠正低血容量休克、止血、防止胃肠道出血相关并发症、监测生命体征和尿量。

（一）一般治疗

卧床休息，保持安静，密切监测患者生命体征，如血压、心率、呼吸、尿量及神志变化，必要时行中心静脉压监测。观察呕血及黑粪情况，定期复查血红蛋白浓度、红细胞计数、血细胞比容与血尿素氮。患者可取平卧位，头偏向一侧，及时清除口、鼻腔分泌物，保持呼吸道通畅，防止血液误吸入气管导致窒息及吸入性肺炎，必要时吸氧。发生呕血或大量出血者需禁食。迅速建立有效的静脉通道，并留取血液标本，交叉配血，为输血做好准备。

（二）补充血容量

1. 保持静脉通畅以便快速补液输血　应尽早恢复血容量，根据出血程度确定扩容量及液体性质，以维持血流动力学稳定并使血红蛋白水平维持在 80g/L 以上。常用液体包括生理盐水、平衡液、血液、代血浆等。需要强调的是，血容量的恢复要谨慎，对于肝硬化门静脉高压的患者，过度输血或输液可能导致门静脉压力升高诱发再出血。对高龄、伴有心肺肾疾病患者，需警惕输液过多过快诱发急性肺水肿。避免仅用氯化钠溶液补足液体，以免加重或加速腹腔积液或其他血管外液体的蓄积。必要时应及时补充悬浮红细胞、血浆、血小板等。

2. 输血指征　①收缩压 <90mmHg，或较基础收缩压降低幅度 >30mmHg；②血红蛋白 <70g/L，

Hct <0.25（正常男性 0.40 ~0.50，女性为 0.37 ~0.48）；③心率增快，每分钟 >120 次。对肝硬化患者应尽可能输注新鲜血液。

3. 血管活性药物的使用　在积极补液的前提下，血压仍不稳定，可以适当选用血管活性药物（如多巴胺）以改善重要脏器的血液灌注。

4. 血容量充足的指征　①收缩压 90 ~120mmHg；②脉搏每分钟 <100 次；③尿量 >40mL/h、血钠 <140mmol/L；④神志清楚或好转、无明显脱水貌。

（三）药物治疗

1. 抑酸药物　抑酸药物能提高胃内 pH，促进血小板聚集和纤维蛋白凝块的形成，避免血凝块过早溶解，有利于止血和预防再出血。临床常用的抑酸药包括质子泵抑制药（PPIs）和 H_2 受体拮抗药（H_2RA），常用的 PPIs 包括埃索美拉唑、奥美拉唑、泮托拉唑、兰索拉唑、雷贝拉唑等，常用的 H_2RA 包括雷尼替丁、法莫替丁等。大量临床资料表明：①PPIs 的止血效果显著优于 H_2RA，它起效快并可显著降低再出血的发生率；②尽可能早期应用 PPIs，内镜检查前应用 PPIs 可以改善出血病灶的内镜下表现，从而减少内镜下止血的需要；③内镜介入治疗后，应用大剂量 PPIs 可以降低患者再出血的发生率，并降低病死率；④静脉注射 PPIs 剂量的选择：推荐大剂量 PPIs 治疗，如埃索美拉唑 80mg 静推后，以 8mg/h 速度持续输注 72h，适用于大量出血患者；常规剂量 PPIs 治疗，如埃索美拉唑 40mg 静脉输注，每 12 小时 1 次。

2. 止血药物　止血药物对肝硬化上消化道出血的确切效果未能证实，不作为一线药物使用。对没有凝血功能障碍的患者，应避免滥用此类药物。对有凝血功能障碍者，可静脉注射维生素 K_1，每次 10mg 缓慢静脉注射或肌内注射，每日 1 ~2 次，24h 内总量不超过 40mg；为防止继发性纤溶，可使用止血芳酸、6 - 氨基己酸等抗纤溶药；止血敏（酚磺乙胺）、立止血等药物能促进凝血、止血，也可应用。局部止血药也有一定的治疗效果，目前常用的局部止血药有：去甲肾上腺素、凝血酶等，去甲肾上腺素局部应用可使局部血管收缩，减少血流量而达到止血目的，凝血酶能促进血凝块形成、加速血液凝固、继而血止。方法：去甲肾上腺素 8mg 加入冰盐水 100mL，凝血酶 1 000U 加入生理盐水 100mL，分次口服或从胃管注入，可重复应用。

3. 抗生素的应用　活动性出血时常存在胃黏膜和食管黏膜炎性水肿，预防性使用抗生素有助于止血，并可减少早期再出血及感染。抗生素可通过减少再出血及感染提高存活率。因此，对肝硬化急性静脉曲张破裂出血的患者应短期应用抗生素，可使用喹诺酮类抗生素，对喹诺酮类耐药者也可使用头孢类抗生素。

（四）介入治疗

主要用于肝硬化食管 - 胃底静脉曲张破裂出血药物及内镜治疗效果不佳的患者，对于非静脉曲张性上消化道大出血患者也可采用介入治疗的方法。

1. 肝硬化食管 - 胃底静脉曲张破裂出血的介入治疗　如下所述。

（1）经颈静脉肝内门 - 体静脉支架分流术（TIPS）：能在短期内明显降低门静脉压，因此推荐用于治疗门静脉高压和食管 - 胃底静脉曲张破裂出血。TIPS 对急诊静脉曲张破裂出血的即刻止血成功率可达 90% ~99%，但其中远期（≥1 年）疗效尚不十分满意。适应证包括食管 - 胃底静脉曲张破裂大出血非手术治疗（药物、内镜下治疗等）效果不佳；外科手术后再发静脉曲张破裂出血；终末期肝病等待肝移植术期间静脉曲张破裂出血等待处理。

（2）其他介入疗法：经球囊导管阻塞下逆行闭塞静脉曲张术（BORTO）、脾动脉栓塞术、经皮经肝曲张静脉栓塞术（PTVE）等。

2. 肝硬化非静脉曲张性上消化道大出血　可考虑选择性血管造影明确出血原因和部位，必要时行栓塞止血治疗。

（张广业）

第八节 肝硬化的并发症

一、肝硬化并发败血症

（一）发生机制

肝硬化时因机体处于病理状态，免疫功能、机体防御功能均出现异常，较之正常人群易感败血症。

1. 机体防御能力的变化 机体在正常生理状态下，进入血流的细菌经由库普弗细胞清除。而在肝硬化时，肝功能不全且相关的免疫功能存在缺陷。多种免疫功能异常包括纤维结合素减少造成网状内皮系统吞噬受损、肝补体成分合成减少引起补体功能障碍、中性粒细胞黏附与反应活性缺陷，以及T淋巴细胞和B淋巴细胞缺陷、免疫球蛋白缺陷、巨噬细胞功能缺陷等。同时肝硬化引起的侧支循环建立也使得门脉中的病原微生物绕过肝，从而轻易进入体循环，增加了感染机会。

2. 肠道屏障功能障碍 肝硬化患者肠道屏障功能发生改变，也是易发败血症的因素之一。完整的肠道屏障包括肠黏膜、免疫屏障、微生态屏障。肝硬化时因门静脉高压、肝功能障碍，可导致肠道细菌上移，繁殖并产生大量毒素及代谢产物，从而改变了肠黏膜通透性、屏障功能，导致肠道相关菌群易位、入血。

另外肝硬化时胃肠道分泌、吸收障碍，免疫力下降和胃内酸性环境改变，可引起肠道菌群紊乱，如双歧杆菌等下降、大肠埃希菌和肠球菌增多，加重了屏障功能的破坏。

3. 其他危险因素 肝硬化患者本身的特殊情况也使之容易并发败血症，如高龄、低蛋白血症、侵入操作、广谱抗生素使用等。

（二）大肠埃希菌败血症

1. 病原学 大肠埃希菌为革兰阴性的杆菌，为需氧或兼性厌氧菌。对热的适应力较高，55℃经60min或60℃加热15min后仍有部分存活，其在自然界的水中可存活数周至数月，在温度较低的粪便中存活时间更久。

肝硬化并发大肠埃希菌感染的途径包括各类侵入性操作及治疗、肠道细菌原发性侵入血液、肠道屏障功能障碍后细菌易位入血等，均与肝硬化后反复发病住院治疗、机体免疫功能下降有关。

2. 临床表现 相关文献研究表明，肝硬化并发大肠埃希菌败血症临床症状与一般败血症的常见表现相似。绝大部分患者急性起病，首先出现寒战高热，热型多样，可表现为弛张热及间歇热等表现，体温一般高于38℃。在部分肝硬化晚期、免疫功能明显障碍及有激素使用史的患者中，也可见出现持续低热的情况。值得注意的是，有研究统计表明，以肝昏迷、腹泻等缓慢起病的病例也不在少数，临床上需要加强警惕。

各类毒血症状、消化道症状也是常见的临床表现。患者可表现为疲劳、食欲缺乏、头痛、谵妄、神志不清、神经精神症状，同时伴有厌食、腹痛、腹泻等。肝硬化并发败血症重症患者可出现休克，发生率为15%～43%。主要是由于病原大量繁殖、释放内毒素激活人体体液和细胞介导的反应系统，产生各种炎性介质和生物活性物质，使血流动力学发生急剧变化，导致循环衰竭。同时肝硬化患者体液分布异常、长期营养不良、有效循环血量原发性不足、感染后出现腹泻均是出现休克的高危因素。

3. 实验室检查 白细胞总数大多显著增高，达（10～30）$\times 10^9$/L，中性粒细胞百分比增高，多在80%以上，可出现明显的核左移及细胞内中毒颗粒。对于肝硬化失代偿期、脾功能亢进的患者，可见白细胞总数和中性粒细胞比例可较既往水平明显升高。不过在严重感染患者中，也可存在感染后骨髓抑制可能，从而出现白细胞明显下降，但中性粒细胞多数增高。

另外肝功能、凝血指标也可随着病情变化有所改变。血培养阳性是确诊的主要依据，为获得较高的阳性率，应尽可能在抗生素使用之前及寒战、高热时采集标本，反复多次送检，每次采血5～10mL。

4. 诊断 具备以下前3项中的1项加上第4项即可确诊：①畏寒发热；②中毒性休克；③外周血

白细胞及中性粒细胞增高或明显减少；④血或骨髓病原菌培养阳性。

5. 治疗　肝硬化并发败血症时病情可急剧加重，诱发肝及其他脏器功能衰竭，是导致患者死亡的重要原因之一。因此必须遵循早发现、早诊断、早治疗的原则，积极加以救治。

（1）一般和对症治疗：败血症起病急、病情重，故在应用抗感染治疗同时，注意供给能量，加强营养，支持器官功能，及时纠正水与电解质紊乱，保持酸碱平衡，维持内环境稳定，加强护理，注意防止继发性肺炎，泌尿系感染及压疮等。

（2）抗感染治疗：早期合理使用抗生素可以显著提高肝硬化并发败血症患者的生存率，有证据表明每延误治疗 1h，患者生存率就会下降 7.6%。不过大肠埃希菌的耐药性在逐年上升，其主要耐药机制之一是细菌产 ESBLs 所致。近年来随着可水解头孢他啶的 CTX－M－15 酶的出现，耐头孢他啶的肠杆菌科细菌也逐渐增多。肠杆菌科细菌对碳青霉烯类抗生素耐药与细菌产 KPC 酶有关。因此，各地根据耐药情况早期经验性选用合理抗菌药物之后，也要积极完善病原菌检查并根据结果调整用药。另外考虑到肝硬化患者特殊的病理状态，药物选用也要充分考虑肝功能，避免对影响药代动力学或对肝产生不良反应。

由于败血症病情危重且病原学与药敏检查结果无法在短期内获取，因此在临床诊断并留取血标本送培养后，可根据当地病原菌耐药情况尽早给予经验治疗。一般可选择阿莫西林/克拉维酸、氨苄西林/舒巴坦、三代头孢菌素、β 内酰胺类/β 内酰胺酶抑制药复方制剂、氟喹诺酮、氨基糖苷类。

其他针对大肠埃希菌感染可选用的药物有以下几种。①青霉素类：对大肠埃希菌有效的青霉素类药物包括氨苄西林、阿莫西林、羧苄西林、哌拉西林、阿洛西林、美洛西林等。但目前药物耐药情况及败血症的严重病情，已极少选用此类抗生素。②头孢菌素类：头孢菌素可分为三代，第三代对革兰阴性菌的活性甚强，是治疗大肠埃希菌败血症的主要药物。我国目前监测数据显示，对于大肠埃希菌较敏感的头孢类药物为头孢他啶（72.3%）、头孢吡肟（65.3%）。③头孢霉素、单环 β－内酰胺类：主要包括头孢西丁、头孢美唑、氨曲南，均对肠杆菌有效。头孢西丁的敏感率可达 82.4%，但高剂量使用时可能出现转氨酶升高，头孢美唑则存在出血风险，氨曲南易为 ESBLs 水解失活。④β 内酰胺酶抑制药复方制剂：目前以头孢哌酮/舒巴坦、哌拉西林/三唑巴坦对大肠埃希菌疗效较好，敏感率分别（77.6%）和（86.1%）。头孢哌酮/舒巴坦使用后要注意出血风险，需补充维生素 K_1。⑤碳青霉烯类：亚胺培南/西司他丁、美罗培南是常用的碳青霉烯类，对大肠埃希菌敏感率均可达 99% 左右，不过对于此类超广谱抗生素使用，需警惕二重感染风险。⑥喹诺酮类：大部分由肾排出，口服吸收良好，环丙沙星、左氧氟沙星对大肠埃希菌有一定疗效。但喹诺酮类药物在我国的耐药率较高，故需密切关注本地区药敏趋势。

（3）中毒性休克：在肝硬化并发大肠埃希菌败血症患者中，需密切关注血压、心率等生命体征，警惕休克出现。一旦出现有休克迹象，需立即抗休克治疗。

（4）其他并发症防治：肝硬化患者一旦并发败血症，极易进一步出现肝性脑病、消化道出血、肝肾综合征等严重肝病并发症，故要加强病情观察、及时对症处理。

（三）其他革兰阴性杆菌败血症

除外大肠埃希菌，肝硬化并发败血症的其他主要革兰阴性杆菌还包括肺炎克雷伯菌、不动杆菌、阴沟肠杆菌等，但发生比例相对较小。其临床表现与治疗与大肠埃希菌相似，且预后同样不理想。

（四）金黄色葡萄球菌败血症

在肝硬化并发败血症中，约有 20% 是革兰阳性菌感染，这一比例低于一般败血症。而其中金黄色葡萄球菌所占的比例在 10% ~30%，其他常见的革兰阳性病原菌分别为凝固酶阴性的葡萄球菌、肺炎链球菌等。

1. 病原学　金黄色葡萄球菌属于葡萄球菌属（Staphylococcus），细胞壁含 90% 的肽聚糖和 10% 的磷壁酸。典型的金黄色葡萄球菌为球型，无芽孢、鞭毛，大多数无荚膜。其营养要求不高，在普通培养基上生长良好，需氧或兼性厌氧，最适生长温度 37℃。

致病物质包括：血浆凝固酶、葡萄球菌溶血素、杀白细胞素、肠毒素、表皮溶解毒素、毒性休克综合毒素Ⅰ。金黄色葡萄球菌的侵袭力很强，感染机体后释放血浆凝固酶，在菌体周围筑起一道纤维蛋白保护层，从而使其免受血清中杀菌物质的杀伤或被吞噬细胞吞噬。金黄色葡萄球菌产生的溶血素具有多种毒性，不仅可以溶解红细胞，而且对粒细胞、血小板和多种组织细胞都有破坏作用，是致病的重要因素。金黄色葡萄球菌还能释放杀白细胞素，可杀死中性粒细胞和巨噬细胞。此外，表皮溶解毒素、毒性休克综合毒素Ⅰ可导致表皮剥脱性变、引起发热及心率失常并增强毛细血管通透性导致休克。

2. 感染途径和易感因素　20%～30%的健康成人鼻腔及皮肤上均有葡萄球菌生长。皮肤黏膜局部化脓性感染，是金黄色葡萄球菌败血症最常见的原发感染灶，各种诊断或治疗性措施，如静动脉插管为金黄色葡萄球菌入血建立了人工通道；各种广谱抗生素长期应用可致机体菌群失调有利于耐药金黄色葡萄球菌繁殖，促进金黄色葡萄球菌败血症的发生。对于肝硬化患者而言，由于代谢紊乱、吞噬细胞系统功能减退和免疫功能低下，更有利于金黄色葡萄球菌感染。

3. 临床表现　金黄色葡萄球菌败血症几乎均有发热，持续发热不退常是患者的首发表现。另外咳嗽、咳痰、肺部啰音、咽痛、关节酸痛、皮疹也较常见，重症患者可有神志意识改变。

金黄色葡萄球菌败血症也常引起多脏器损害。由于毛细血管损害，皮肤黏膜可见出血点，脾常因反应性单核巨噬细胞增生活跃而肿大，伴有中毒性肝炎者可使黄疸加重。而血液循环中的大量金黄色葡萄球菌散播于全身组织，在局部生长繁殖并形成多发性脓肿，由于凝固酶的作用脓液黏稠，脓肿界限分明。还可引起血源性肺炎、脓胸、化脓性脑膜炎、化脓性心包炎、急性心内膜炎等。心肌多发性脓肿和主动脉瓣感染破裂，引起心源性休克。

4. 实验室检查和诊断　同大肠埃希菌败血症。

5. 治疗　如下所述。

（1）一般和对症治疗：抗感染治疗同时注意供给能量，加强营养，支持器官功能，及时纠正水与电解质紊乱，保持酸碱平衡，维持内环境稳定，加强护理。

（2）原发感染灶及继发脓肿的处理：针对原发化脓性感染，局部或表浅的感染可待自行穿破或痊愈，但需避免抠挤；骨髓炎及深部脓肿必要时需切开并加强引流。经静动脉插管感染的败血症，需拔除相关导管。对于深部脓肿除外抗感染治疗外可能还需外科治疗，如较大的单房肝脓肿内科疗效不理想时可考虑外科引流。

（3）抗感染治疗：①甲氧西林敏感的金黄色葡萄球菌（MSSA），可选用耐酶的青霉素、头孢菌素、β内酰胺酶抑制药复方制剂、碳青霉烯类、喹诺酮类、糖肽类、利福霉素类、异烷酮类等药物，但均需注意肝不良反应。②甲氧西林耐药的金黄色葡萄球菌（MRSA），MRSA除对甲氧西林耐药外，对其他所有与甲氧西林相同结构的β-内酰胺类和头孢类抗生素均耐药，对氨基糖苷类、大环内酯类、四环素类、氟喹诺酮类、磺胺类、利福平均产生不同程度的耐药。近年来MRSA检出率连年升高，MRSA平均检出率已高达51.7%，在部分地区、部分科室甚至可高达90%以上。针对MRSA目前治疗药物主要包括万古霉素、替考拉宁、利奈唑胺、替加环素，且国内暂时未发现对以上药物耐药的菌株，同时研究显示60%以上的MRSA还对磷霉素和甲氧苄啶/磺胺甲恶唑敏感。

万古霉素（去甲万古）作为首选药物临床效果显著且能穿透大多数组织，但该药对肝肾和耳有一定毒性，使用时需进行血药浓度监测。不过万古霉素难以透过血脑屏障，并对肠球菌存在耐药。

替考拉宁结构上与万古霉素相比在肽骨架上多了脂肪酸侧链，提高了亲脂性，更易于渗入组织和细胞，其具有较低的肾毒性且半衰期长。替考拉宁对耐万古霉素的肠球菌有效。

利奈唑胺是一种全新类别的恶唑烷酮类合成抗菌药物，可口服给药且口服吸收快速、完全，组织穿透力强，与万古霉素和替考拉宁不同其能穿过血脑屏障，轻至中度肝功能不全患者无须调整剂量。不过值得警惕的是美国食品药品监督管理局并未批准其在血流感染中的适应证。同时辉瑞制药在有关导管相关感染的一项研究中也发现，对于感染其他病原体和没有感染的试验对象，利奈唑胺组有更高的死亡率，更多的试验对象感染了革兰阴性菌且有更多的试验对象死于革兰阴性菌或其他病原体感染，而且利奈唑胺组中即使革兰阴性菌的患者获得足够的抗生素治疗死亡率仍然很高。

替加环素作为新型的广谱抗生素，对有抗药性的耐甲氧西林金黄色葡萄球菌也有活性且肝肾毒性更小，但因在血流中药物浓度都比较低，故仅在没有其他敏感药物可选或不能耐受其他有效药物的情况下酌情使用。

对于 MRSA 感染，还可联合使用磷霉素、利福平和甲氧苄啶/磺胺甲恶唑等药物。但磷霉素容易产生耐药，要避免单独使用。而利福平、甲氧苄啶/磺胺甲恶唑存在肝损伤，应尽可能避免使用。

二、肝硬化并发间发感染

非肝硬化住院患者感染率（包括院前感染和院内感染）5%～7%，而肝硬化住院患者的感染率高达32%～34%，如果肝硬化患者的肠道受损，感染率高达45%，有30%的肝硬化患者因感染导致死亡。肝硬化并发感染的高危因素包括：年龄、清蛋白水平、住院时间、侵入性操作、有无并发症、预防性应用抗菌药。

（一）泌尿系感染

泌尿系感染在肝硬化住院患者中发生率大约在20%，在肝硬化患者感染中排在前四位。

1. 临床表现　泌尿系感染临床表现按具体部位不同分为以下几种。

（1）膀胱炎：通常指下尿路感染。成年妇女膀胱炎主要表现是尿路刺激，即尿频、尿急、尿痛，白细胞尿，偶可有血尿，甚至肉眼血尿，膀胱区可有不适。一般无明显的全身感染症状，但少数患者可有腰痛，低热（一般不超过38℃），血白细胞计数常不增高。

（2）肾盂肾炎：表现尿频、尿急、尿痛等膀胱刺激征，腰痛和（或）下腹部痛。全身症状包括寒战、发热、头痛、恶心、呕吐、食欲缺乏等，常伴有血白细胞计数升高和血沉增快。

2. 诊断和治疗　诊断要点主要包括临床表现、尿液、血液常规检查、尿液菌落计数和培养。根据是否存在尿路结石、畸形或功能异常等并发症进一步可分为复杂性和非复杂性尿路感染；根据解剖位置可分为上尿路和下尿路感染；根据病程又可分为急性和慢性。

治疗原则：抗感染治疗前需留取清洁中段尿进行相关检查，保持尿路通畅、积极纠正及处理复杂因素。对于无症状性菌尿一般不需进行抗感染治疗。

急性非复杂性下尿路感染：病原菌多为大肠埃希菌，偶为肠球菌。可选用毒性小、口服用药，疗程3～5d。常可用一代头孢、喹诺酮类药物，剂量为正常治疗范围的低限。

急性非复杂性上尿路感染患者常伴有全身症状，初始治疗以静脉使用为宜，热退后可口服，选用二代或三代头孢菌素或喹诺酮类，也可选用酶抑制药合剂，疗程为2～4周。

复杂性尿路感染多由肠杆菌科细菌、铜绿假单胞菌、肠球菌属引起。经验性可选静脉使用三代头孢、酶抑制药合剂、喹诺酮类，但多需根据药敏结果选用抗感染药物，若复杂因素不去除则感染难以完全控制，易转为慢性。

（二）呼吸道感染

呼吸道感染是肝硬化患者最常见的感染之一。国内外报道的下呼吸道感染发生率在8%～20%，随着肝硬化程度加重，这一比例也相应升高。免疫力下降、长期卧床、反复住院、肝性脑病、痰液引流不畅或在住院期间进行鼻饲管、气管插管治疗和三腔管压迫是感染肺炎发生率增加的重要因素。误吸所致的吸入性肺炎是此类患者常见感染类型，包括细菌性和化学性肺炎。

感染的病原菌主要包括肺炎链球菌、流感嗜血杆菌、金黄色葡萄球菌、克雷伯菌属、大肠埃希菌、铜绿假单胞菌、不动杆菌等。需要注意的是，在长期广谱抗生素或免疫抑制药使用后，出现二重感染的概率将明显升高，可表现为多种病原并发感染。近年来，在肝硬化终末期肝病患者中，出现侵袭性肺真菌病的情况不在少数，对于存在高危因素且常规抗感染疗效不佳的患者需高度警惕。

呼吸道感染病原种类多样，抗感染治疗需根据当地耐药菌监测、病原学及药敏检查结果选择药物，同时要重视支持治疗、提高机体自身免疫力、加强翻身拍背排痰。肝硬化患者使用肺炎疫苗可以有效减低肺炎发生。肝硬化并发肺部感染是肝硬化患者致死的主要原因，一旦出现，其30d 和90d 病死率高达

32%和51%，远高于并发其他部位感染。

（三）肠道感染

肝硬化时因门静脉高压、肝功能障碍，可导致肠道细菌上移，繁殖并产生大量毒素及代谢产物，从而改变了肠黏膜通透性、屏障功能。另外肝硬化时胃肠道分泌、吸收障碍、SIgA分泌减少，免疫力下降和胃内酸性环境改变，可引起肠道菌群紊乱，如双歧杆菌等下降、大肠埃希菌和肠球菌增多。感染机制主要是：病原体直接作用，侵袭小肠或结肠壁细胞；细菌毒素作用激活腺苷环化酶，引起cAMP上升促使肠黏液细胞分泌功能亢进；病毒在肠腔内形成高渗环境，反从肠壁吸收水分，病毒性腹泻主要是吸收功能障碍。肠道感染病原菌可以是细菌、病毒、寄生虫和真菌，表现为腹泻、恶心、呕吐和腹痛，并可有发热等全身症状。

肝硬化患者肠道感染发生率在10%～20%，是引起疾病进展恶化的主要原因之一，可进一步诱发败血症、肺部及泌尿道的其他感染。值得注意的是，因其他感染后使用抗感染药物也易引起艰难梭菌感染。

诊断可依据腹泻病程、发病年龄、发病季节及流行情况、粪便性状和粪便病原学检查结果明确。

治疗方面，一般的肠道感染在健康人群中多可自愈，但对于肝硬化患者应积极治疗。首先，适当补充液体及电解质是治疗的关键，同时根据病情严重程度并结合病原学检查选用适当的抗感染药物。其次，可使用肠道菌群调节药物，如乳酸杆菌、双歧杆菌等。另外可适当使用肠黏膜保护剂，如蒙脱石以吸附病原体和毒素，增加其屏障作用。

抗感染药物使用原则如下：病毒性腹泻大都为自限性，无特效抗生素治疗，以对症处理为主；细菌性痢疾应用抗菌药并不影响其结果，因此轻症不必用抗生素，较重病例可短程用药；霍乱应用抗菌药可减少粪量、缩短病程和排菌时间；沙门菌感染无并发症的胃肠炎不必应用抗菌药，胃肠外感染应全身应用抗菌药。具体药物选择，需根据病原菌种类、药敏结果。

二、肝硬化并发自发性腹膜炎

自发性细菌性腹膜炎（spontaneous bacterial peritonitis，SBP），既往又称原发性细菌性腹膜炎，是肝硬化患者发生率最高并且威胁生命的感染。肝硬化住院患者中并发自发性腹膜炎占所有细菌感染的10%～30%。

（一）发病机制与诱发因素

1. 肠道病原菌易位　肝硬化时，肠道微生态失调、菌群失衡，细菌产生的毒素和代谢产物，尤其是革兰阴性细菌产生的内毒素可致肠上皮细胞受损，而TNFa、IL-6等细胞因子以及一氧化氮（NO）等物质水平升高也可影响肠道细胞结构与功能。门脉高压所致的肠道瘀血、水肿、低灌注等血流动力学改变亦可引起肠道屏障功能损伤，研究发现肝硬化患者进展到门静脉高压后，出现了微绒毛缩短、绒毛/隐窝的比例下降、固有层增厚，肌纤维增生、黏膜肌层细胞凋亡和毛细管增生。当肠道屏障功能受损时，肠道细菌（内毒素）可易位入循环，进入门静脉或淋巴循环。之后，因肝硬化时库普弗细胞数量减少、吞噬功能降低，不能完全清除经门静脉或淋巴管侵入的肠源性细菌（毒素），带菌的淋巴液可自肝包膜漏入腹腔导致腹腔内感染。

2. 病原菌跨膜迁移　肠道细菌徙迁至腹腔也主要与肠道屏障功能损伤有关，当肠道屏障功能受损时，肠道细菌可直接穿过肠壁，移行至腹腔造成感染。

3. 肠道菌群紊乱　肝硬化患者因门静脉高压、肝功能障碍，可导致肠道细菌上移，繁殖并产生大量毒素及代谢产物。另外肝硬化时胃肠道分泌、吸收障碍，免疫力下降和胃内酸性环境改变，可引起肠道菌群紊乱，如双歧杆菌等下降、大肠埃希菌和肠球菌增多。菌群紊乱可加重肠道屏障功能受损，促进病原菌易位与迁移。

4. 诱发因素　肝硬化长期营养不良、低蛋白血症、免疫力降低、长期大量腹腔积液、消化道出血、腹泻、其他部位感染均是自发性腹膜炎的诱因，静脉置管、腹腔穿刺、手术等则是自发性腹膜炎医院感染的主要因素。

（二）病原菌与临床表现

自发性腹膜炎病原菌大多具有肠源性特征，多数为革兰阴性菌。国外荟萃分析显示，大肠埃希菌最常见（47%），肺炎克雷伯菌次之（11%），其他需氧革兰阴性菌占11%，链球菌占26%，肠球菌占5%，厌氧菌不常见，仅占5%。

典型临床表现可见发热，白细胞及中性粒细胞增高、腹痛及反跳痛，但临床上出现以上典型症状者不到30%。多数患者可以低热、弥漫性轻微腹痛、腹腔积液短期明显增多、利尿药失效、难以解释的肝性脑病、呕吐等为首发症状。而有5% ~10%为无症状者，临床容易漏诊。

肝硬化并发自发性腹膜炎后可进一步出现其他严重并发症，30% ~40%患者出现肾功能障碍、5%的患者出现休克、10% ~15%患者出现肝性脑病。

（三）诊断与鉴别诊断

1. 病史与体格检查　有各种原因肝硬化病史，存在腹胀、尿少、腹痛、发热等情况时需怀疑自发性腹膜炎。腹部叩诊是较简便腹腔积液的诊断方法，移动性浊音阳性对腹腔积液诊断的敏感度为83%、特异度为56%。

2. 腹腔积液常规及生化　腹腔穿刺是诊断SBP的最重要手段。腹腔穿刺液外观混浊，腹腔积液WBC计数$\geqslant 500\times 10^6/L$或多形核白细胞$\geqslant 250\times 10^6/L$应考虑自发性腹膜炎。但这一诊断指标也存在一定问题，在伴有大量腹腔积液情况下，渗出液被漏出液稀释，腹腔积液细胞数常达不到诊断标准。此时，腹腔积液内毒素阳性、腹腔积液腺苷脱氨酶（ADA）>6 000U/L、腹腔积液乳酸脱氢酶（LDH）>血清正常值上限的2/3以及血清－腹腔积液清蛋白梯度<11g/L对SBP的诊断均有一定的帮助。

3. 腹腔积液细菌学培养　多个前瞻性研究显示，当腹腔积液多形分叶核白细胞计数$\geqslant 250\times 10^6/L$时，按常规方法进行细菌培养只有50%左右的阳性率；在床边将腹腔积液放入血培养瓶中，细菌阳性率可高达80%。对于怀疑自发性腹膜炎患者还应进行血培养检查，30%的患者可同时存在血培养阳性。

4. 腹腔积液培养阴性的中性粒细胞增多性腹腔积液（culture－negative neutrocytic ascites，CNNA）　腹腔积液多形核白细胞计数增加而培养阴性者被称为“培养阴性的中性粒细胞性腹腔积液”，是自发性腹膜炎的一种，患者的临床表现、体征、短期与长期生存率及抗菌药物治疗同自发性腹膜炎一致。诊断标准包括：腹腔积液细菌培养阴性；腹腔积液多形核白细胞$\geqslant 250\times 10^6/L$；排除继发性腹膜炎；30d内无抗菌药物使用。

5. 细菌性腹腔积液　细菌性腹腔积液其诊断依据为：腹腔积液培养阳性；腹腔积液多形核白细胞$\leqslant 250\times 10^6/L$；无全身或局部感染证据。细菌性腹腔积液有两种转归，或为短暂的一过性可自愈的细菌性腹腔积液，或者发展为自发性腹膜炎。

6. 鉴别诊断　主要与继发性腹膜炎、结核性腹膜炎进行鉴别。

（四）治疗与预防

自发性腹膜炎的治疗原则包括抗感染治疗、支持治疗、腹腔局部处理和免疫调节治疗。在发病48h内接受治疗者，病情好转率可达60%以上；若超过，好转率仅为20% ~30%。

1. 抗感染治疗　应立即给予静脉抗感染药物治疗，首先进行腹腔积液细菌培养或同时进行血培养。抗生素的选用原则如下。

（1）经验性治疗：首先选用对自发性腹膜炎常见的主要致病菌，革兰阴性杆菌，作用较强的抗生素，如三代头孢菌素、β内酰胺酶抑制药复方制剂、碳青霉烯类或氟喹诺酮类抗菌药。

目前产ESBLs（超广谱β－内酰胺酶）的细菌菌株逐年增多，CHINET研究表明2009年大肠埃希菌产ESBLs株的耐药率上升至31.1%。产ESBLs菌对庆大霉素、环丙沙星、左氧氟沙星耐药率多在40%以上，更为严重的是对碳青霉烯类抗生素不敏感的大肠埃希菌已达1.21%。因此各地根据耐药情况早期经验性选用合理抗菌药物之后，也要积极完善病原菌检查并根据结果调整用药。

对于院内感染的自发性腹膜炎、近期（3个月内）因腹腔感染应用抗生素治疗过的患者，以及较严重的自发性腹膜炎，应避免使用头孢菌素、氨曲南等抗菌药物，可以使用β内酰胺酶抑制药复方制剂，或联合氨基糖苷类抗生素，但需注意肾毒性。重症感染者可应用碳青霉烯类抗生素。

（2）针对性治疗：为避免细菌耐药、减少二重感染、减少毒性反应并降低治疗费用，在用药48～72h后，可根据微生物学检查结果，选用有效的窄谱抗生素。常规抗感染治疗一般为2～3周。

（3）阳性菌治疗：参见金黄色葡萄球菌败血症治疗部分。

2. 支持治疗　给予积极的营养支持，补充清蛋白、严格控制血糖对于提高机体免疫力和促进感染恢复有重要作用。研究表明肝硬化并发自发性腹膜炎患者，在使用抗生素的基础上静脉注射清蛋白，可以降低肾功能不全的发病率和病死率。机制可能与清蛋白扩容可改善有效动脉血容量减少有关。

3. 利尿治疗　适当利尿可控制腹腔积液量，改善患者腹胀等症状，常规包括限盐、口服利尿药等。普坦类药物，如托伐普坦，作为抗利尿激素受体拮抗药是新一类药物，可快速利尿并保钠，纠正低钠血症。但在严重肝病中有加重病情的报道，且对于无渴感及不能正常饮水进食的患者禁用。

4. 调节肠道微生态　通过口服肠道益生菌可纠正肠道菌群失衡，抑制有害细菌过度生长，减少细菌毒素易位。主要包括：双歧杆菌、乳酸杆菌以及地衣芽孢杆菌制药。另外补充益生原，如乳果糖、拉克替醇等口服或高位灌肠可促进肠道分解糖的有益菌群优势生长，抑制肠道分解蛋白的有害菌群；其酸性代谢产物并可促进肠源性毒素的排出。

谷氨酰胺是肠道上皮细胞、淋巴细胞和其他免疫细胞的重要能源，在肠屏障受损、细菌内毒素易位时，补充谷氨酰胺可减轻肠膜萎缩，修复肠屏障，降低肠壁通透性，并能促进淋巴细胞、单核－巨噬细胞增殖，增强免疫功能，减少肠道细菌内毒素易位、降低感染和多器官功能损伤的风险。可用谷氨酰胺肠溶胶囊每次0.4g，每日3次，口服。

四、肝硬化并发多器官功能衰竭（MODS）

在肝硬化基础上发生的多器官功能衰竭早期病症常被原发病掩盖，病情更为复杂、病死率高。国内近年来报道肝硬化并发MODS发病率在20%左右，病死率高达50%～70%，累及器官3个及以上者，病死率为100%。

（一）病因

肝硬化并发MODS病因主要包括消化道出血、感染、过度利尿/引流腹腔积液、手术等。国内统计报道，肝硬化后因上消化道出血引起MODS的比例为40%～50%，同时消化道出血也是肝硬化并发MODS的主要表现之一；30%左右的肝硬化患者感染后出现MODS；过度利尿与手术各占比例基本在5%～10%。

（二）发病机制

目前诸多研究表明，MODS发病机制主要是微循环障碍、能量代谢障碍、再灌注损伤、免疫防御功能不全及内源性毒性物质造成的组织结构和功能的损害作用，而细胞水平的损伤是其最根本的病理变化。

1. 细胞因子、炎症介质　感染及非感染性因素可通过炎性细胞的激活释放细胞因子，如TNF－α、IL－1等。过量的细胞因子可激活中性粒细胞并使其损伤内皮细胞而进一步释放氧自由基、脂质代谢产物及溶酶体酶等，继而形成逐级放大的瀑布样反应，引起机体的微循环障碍、凝血机制紊乱及细胞凋亡等。内毒素被认为是触发SIRS和MODS的重要物质，它可激活巨噬细胞释放各种炎性介质（PGs、C3a、C5a等）、炎性细胞因子（TNF－α、ILs、PAF、LTs、EDRF、VPF等），同时白细胞、血小板聚集、黏附并被活化释放炎性因子，氧自由基和蛋白水解酶。

SIRS（全身炎症反应综合防治征）失控导致MODS的发生也与机体抗炎反应的状况有关。有关专家提出了代偿性抗炎反应综合征（CARS）的概念，即当促炎反应占优势时，机体表现为“免疫亢进”或SIRS发展为MODS；而若抗炎反应占优势时则多表现为“免疫麻痹”，这可使机体对外来刺激反应低下，对感染易感性强，从而易于发展为脓毒症和MODS。这种免疫反应的失平衡可能是诱发MODS重要原因之一。

2. 缺血再灌注、微循环障碍 非感染因素导致机体急性损害，发生应激反应，儿茶酚胺的释放，而后又有多种血管活性物质的释放，使血管舒张作用，导致循环性休克。血液凝滞、血细胞聚集及微血栓形成（DIC）、缺血再灌注损伤，大量氧自由基形成等，最终引起更加严重的组织细胞缺血、缺氧，从而又产生新的细胞介质和炎性因子。

3. 胃肠功能损伤、凝血系统紊乱 胃肠是发生 MODS 的原动力。肠道在 MODS 发病中不仅是靶器官，而且在应激状况下 SIRS 的调节因素等亦都表现为胃肠运动异常、黏膜屏障损伤、肠道菌群紊乱，内毒素及肠道菌群易位并在一定条件下激发细胞因子和其他炎症介质的连锁反应，引起全身各器官的损害。

4. 二次打击学说 “二次打击”学说指在病因作用下，MODS 的发生并非同时，而是相继出现，是近年来提出的关于 MODS 发病过程的新学说。该学说认为，MODS 的发病经历了打击和应激过程，随病情演变，某些继发打击如感染、缺氧、坏死组织、肠道细菌、内毒素易位等因素作用，使得“反应性上调”的机体出现超常反应，发生 SIRS，进而导致 MODS。

5. 肝硬化并发多器官功能衰竭 肝硬化并发 MODS 有其特殊性，表现为：①肠源性毒素增多、细菌易位：肝硬化门脉高压使得肠道瘀血水肿、缺血缺氧，细胞膜通透性增加致肠源性内病毒吸收增多，同时引起细菌易位。②解毒功能下降：肝硬化时，库普弗细胞数量减少、吞噬功能下降，肝解毒功能下降。③门脉高压：门静脉高压时，肝内或肝外门体侧支循环使内毒素绕过肝未经肝灭活解毒进入人体循环形成内毒素血症。④淋巴液生成增多：血管内静力压显著升高和血浆胶体渗透压下降，血管内液体外渗，肝肠系膜淋巴液增加，内毒素进入人体循环增多。

（三）诊断标准

1. 庐山标准 1995 年经庐山全国危重病急救医学学术会讨论通过的多脏器功能失常综合征病情分期诊断及严重程度评分标准（表 5－9）成为国内比较权威、使用广泛的 MODS 诊断标准。该标准包括外周循环、心、肺、肾、肝、胃肠道、凝血功能、脑、代谢 9 个器官或系统，每个器官或系统分 1～3 分进行评分，评分越高则提示病情越重。

表 5－9 MODS 病情分期诊断及严重程度评分标准

受累脏器	诊断依据	评分
外周循环	无血容量不足；MAP～7.98kPa；尿量～40mL/h；低血压时间持续 4h 以上	1
	无血容量不足；6.65kPa＜MAP＜7.98kPa；20mL/h＜尿量＜40mL/h；肢端冷或暖；无意识障碍	2
	无血容量不足；MAP＜6.65kPa；尿量＜20mL/h；肢端湿冷或暖；多有意识恍惚	3
心	心动过速；体温升高 1℃，心率每分钟上升 15～20 次；心肌酶正常	1
	心动过速；心肌酶（CPK、GOT、LDH）异常	2
	室性心动过速；心室纤颤；二至三度房室传导阻滞；心搏骤停	3
肺	呼吸频率每分钟 20～25 次；7.98kPa＜吸空气 PaO_2≤9.31kPa；PaO_2/FiO_2≥39.9kPa；P（A－a）DO_2（FiO_2）3.33～6.65kPa；X 线胸片正常（具备 5 项中的 3 项即可确诊）	1
	呼吸频率每分钟＞28 次；6.6kPa＜吸空气 PaO_2≤7.98kPa；$PaCO_2$＜4.45kPa；26.6kPa＜PaO_2/FiO_2≤39.9kPa；13.3kPa＜P（A－a）DO_2（FiO_2）＜26.6kPa；X 线胸片示肺泡无实变或实变≤1/2 肺野（具备 6 项中的 3 项即可确诊）	2
	呼吸窘迫；呼吸频率每分钟＞28 次；5.98kPa＜吸空气 PaO_2≤6.6kPa；$PaCO_2$＞5.98kPa；PaO_2/FiO_2≤26.6kPa；P（A－a）DO_2（FiO_2）＞26.6kPa；X 线胸片示肺泡实变≥1/2 肺野（具备 6 项中的 3 项即可确诊）	3
肾	无血容量不足；尿量≈40mL/h；尿钠、血肌酐正常	1
	无血容量不足；20mL/h＜尿量＜40mL/h；利尿药冲击后尿量可增多；尿钠 20～30mmol/L；血肌酐≈176.8μmol/L	2

续 表

受累脏器	诊断依据	评分
	无血容量不足；无尿或少尿<20mL/h 持续6h 以上；利尿药冲击后尿量不增多；尿钠>40mmol/L；血肌酐>176.8μmol/L；非少尿性肾衰竭者：尿量>600mL/24h，但血肌酐>176.8μmol/L，尿比重≤1.012	3
肝	SGPT>正常值2倍以上；17.1μmol/L<血清总胆红素<34.2μmol/L	1
	GPT>正常值2倍以上；血清总胆红素>34.2μmol/L	2
	肝性脑病	3
胃肠	腹部胀气；肠音减弱	1
	腹部胀气；肠鸣音近于消失	2
	麻痹性肠梗阻；应激性溃疡出血（具备2项中的1项即可确诊）	3
凝血	血小板计数<100×10^9/L；纤维蛋白原正常；PT及TT正常	1
	血小板计数<100×10^9/L；纤维蛋白原≥2.0~4.0g/L；PT及TT比正常延长≤3s；优球蛋白溶解实验>2h；全身性出血不明显	2
	血小板计数<50×10^9/L；纤维蛋白原<2.0g/L；PT及TT比正常延长>3s；优球蛋白溶解实验<2h；全身性出血表现明显	3
脑	兴奋及嗜睡；语言呼唤能睁眼；能交谈；有定向障碍；能听从指令	1
	疼痛刺激能睁眼；不能交谈，语无伦次；疼痛刺激有屈曲或伸展反应	2
	对语言无反应；对疼痛刺激无反应	3
代谢	血糖<3.9mmol/L或>5.6mmol/L；血钠<135mmol/L或>145mmol/L；pH<7.35或>7.45	1
	血糖<3.5mmol/L或>6.5mmol/L；血钠<130mmol/L或>150mmol/L；pH<7.20或>7.50	2
	血糖<2.5mmol/L或>7.5mmol/L；血钠<125mmol/L或>155mmol/L；pH<7.10或>7.55	3
	以上标准均需持续12小时以上	

2. 北京“MODS中西医结合诊治/降低病死率研究课题”标准　我国“MODS中西医结合诊治/降低病死率研究课题”组提出的“多器官功能障碍综合征诊断标准（表5-10）、病情严重度评分及预后评估系统”（表5-11）。MODS病情严重度评分由心血管、肺、脑（中枢神经）、凝血、肝、肾和胃肠共7个器官、系统组成，每个器官、系统选用1个指标进行评分，7个器官、系统评分之和为MODS病情严重度总分，总分最高为24分，总分越高，提示病情越重。

表5-10　多器官功能障碍综合诊断标准

项目	条件	诊断条件
心血管功能障碍诊断标准	1. 收缩压<90mmHg 2. 平均动脉压<70mmHg 3. 发生休克、室性心动过速（室速）或心室纤颤（室颤）等严重心律失常、心肌梗死	具备1、2、3三项之一，即可诊断
呼吸系统功能障碍诊断标准	氧合指数<300mmHg	具备即可诊断
中枢神经功能障碍诊断标准	1. 意识出现淡漠或躁动、嗜睡、昏迷、深昏迷 2. 格拉斯哥昏迷评分≤14分	具备1、2二项之一，即可诊断
凝血系统功能障碍诊断标准	1. 血小板计数<100×10^9L 2. 凝血时间、活化部分凝血因子时间、凝血因子时间延长或缩短；3P试验阳性	具备1、2二项之一，即可诊断
肝系统功能障碍诊断标准	1. 总胆红素>20.5μmol/L 2. 血清蛋白<28g/L	具备1、2二项之一，即可诊断

续 表

项目	条件	诊断条件
肾系统功能障碍诊断标准	1. 血肌酐 >123.76μmol/L 2. 尿量 <500mL/24h	具备1、2二项之一，即可诊断
胃肠系统功能障碍诊断标准	1. 肠鸣音减弱或消失 2. 胃引流液、便潜血阳性或出现黑粪、呕血 3. 腹内压（膀胱内压）≥11cmH_2O	具备1、2、3三项之一，即可诊断

表5－11 MODS病情严重程度评分系统

器官、系统	指标	0分	1分	2分	3分	4分
心血管	收缩压 mmHg	≥90	75～90	65～74	≤64	
肺	PaO_2/FiO_2 mmHg	≥300	260～300	190～259	90～189	≤89
脑	意识状态	清楚	躁动、淡漠	嗜睡、浅昏迷	深昏迷	
凝血	PLT 10^9/L	≥100	80～99	60～81	≤60	
肝	TBil μmol/L	≤22.2	22.3～34.1	34.2～102.5	102.6～203.4	≥203.5
肾脏	SCr μmol/L	≤124	125～177	178～265	266～486	≥487
胃肠	症状/体征	肠鸣音无减弱，便潜血试验阴性，无粪便或呕血	肠鸣音减弱或消失，或便潜血试验阳性	肠鸣音减弱或消失，便潜血试验阳性	肠鸣音减弱或消失，有黑粪或呕血	

3. Marshall评分　该评分是Marshall等提出的评价MODS患者脏器功能的量化指标，该评分系统通过对6个脏器功能进行的评分来反映各脏器的受损情况，并对患者预后进行评估（表5－12）。Marshall评分系统具有重复性好的优点，具有较高临床价值。缺点在于需做有创检查、操作烦琐，另外尚未包括较难的但临床又颇常见的胃肠道功能的评判以及如代谢系统、胰腺功能等的评定。总数在9～12时病死率为25%，13～16分病死率为50%，17～20分则为75%，>20分患者基本100%死亡。

表5－12 加拿大Marshall MODS评分

SCORE		0	1	2	3	4
呼吸	PaO_2/FiO_2（mmHg）	>300	<300	<225	<150	<75
血液	血小板（10^9/L）	120	<120	<80	<50	<20
肝	血清胆红素（μmol/L）	<20	<60	<120	<240	>240
心血管	PAR（次/分）	<10.0	<15.0	<20.0	<30.0	>30.0
神经	Glasgow评分	15	13～14	10～12	7～9	<7
肾	血清肌酐（μmol/L）	<100	<200	<350	<500	>500

4. SOFA评分　欧洲重症监护医学协会制定感染相关器官衰竭估计（sepsis related organ failure assessment，SOFA）评分（表5－13），因为这一评分的应用不仅局限于感染，后又叫序贯器官衰竭（SOFA）评分。其有着良好的病情判断及预后估计价值，客观、简便、数据易于收集、能动态地观察疾病的演变过程、有利于不同地区医疗单位资料的比较等优点。研究显示在SOFA评分与预后有非常好的相关性，分值越高，死亡率越高。

表5－13 欧洲危重病学会序贯性脏器衰竭评估（SOFA）评分

SCORE		0	1	2	3	4
呼吸	PaO_2/FiO_2（mmHg）	>400	<400	<300	<200	<100
凝血	血小板（10^9/L）	>150	<150	<100	<50	<20
肝	血清胆红素（μmol/L）	<20	<32	<101	<204	>204

续 表

SCORE		0	1	2	3	4
心血管	低血压（mmHg）	MAP≥70	MAP<70	多巴胺≤5mg 或多巴酚丁胺（任何剂量）	多巴胺>5 或肾上腺素≤0.1 或去甲肾腺素<0.1	多巴胺>15 或肾上腺素>0.1 或去甲肾腺素>0.1
神经	Glasgow 评分	15	13～14	10～12	6～9	<6
肾	血清肌酐（μmol/L）	<110	<170	<299	<440	>440

（四）治疗

MODS 的治疗原则主要包括：尽快进行有效的救治，防止缺血再灌注损伤；减轻应激反应；纠正低血容量和缺氧；防止感染；改善患者的全身营养状况；及早治疗任何一个首发的器官衰竭。

1. 早期复苏、防止缺血－再灌注损伤　休克及复苏过程中缺血再灌注损伤是不可避免的现象，也是导致后续病程中发生脓毒症和 MODS 的重要诱因之一。因此要及时补充血容量，保持有效循环血量，不仅要纠正显性失代偿性休克，而且要纠正隐型代偿性休克。

2. 防治病因、控制感染　应用抗生素是防治感染的重要手段，但要避免滥用。相关原则如下：①在创伤、大手术、休克复苏后、重症胰腺炎等在无感染的情况下，可预防性地使用抗生素。②危重患者出现发热、白细胞计数升高等可疑感染的症状，应立即使用抗生素。抗生素的选择和治疗方案的制定，应根据已经明确或最为可能的感染灶和该部位感染最常见的病原菌来决定，同时考虑当时社区和该医院内部常见细菌谱及其耐药情况。③72h 后判断其疗效。④对严重感染经积极抗生素治疗未能取得预期效果，因考虑二重感染及真菌感染可能。⑤做好病房消毒隔离，严格无菌操作，尽量避免不必要的侵入性诊疗操作。提高患者的免疫功能，避免滥用皮质激素和免疫抑制剂进行免疫调理等。

3. 循环支持　严重创伤、烧伤、失血性休克、脓毒症都可造成循环血量绝对或相对不足，临床表现为心率加快，血压下降，尿量减少，补充血容量是最基本的措施，补液的种类应根据丢失体液的类型而定，补液量应适当控制，防止肺水肿出现，也可根据尿量调整补液。

MODS 患者易发生急性左心功能不全，严重时表现为急性肺水肿，因此需注意纠正缺氧，消除肺水肿，降低心脏前、后负荷，增强心肌收缩力，利尿，有条件时可采用机械辅助循环。

4. 呼吸支持　MODS 患者常常因为肺表面活性物质遭受破坏，导致动脉血氧分压下降，炎性细胞浸润、肺纤维化形成，故要早期防治。吸氧、保持气道通畅、祛痰解除支气管痉挛是基本措施，无效时则需建立人工气道。

5. 肾功能支持　临床上根据急性肾衰竭（ARF）的发病过程给予相应的措施。原则是扩张血管，维持血压，但要避免使用缩血管药物，以保证肾的血流灌注。

6. 肝功能支持　对肝功能衰竭尚无特殊治疗手段，只能采取一些支持措施以赢得时间，使受损的肝细胞有恢复和再生的机会。可补充足够的热量及能量合剂（辅酶 A/ATP），维持正常血容量，纠正低蛋白血症。有条件可考虑人工肝、肝移植治疗。

7. 营养和代谢支持　MODS 时机体处于高代谢状态，加之升血糖激素分泌亢进、肝功能受损，出现负氮平衡。治疗中加强营养更显重要，注意增加能量总供给，通常需要达到普遍患者的 1.5 倍左右，提高氮与非氮能量的摄入比，尽可能地通过胃肠道摄入营养。

8. 中枢、血液系统支持　注意避免出现高热对中枢的影响，如有条件可给予冰帽、冰毯等减低体温，酌情给予神经营养并控制颅内压。另外 MODS 时常因各种原因引起凝血系统障碍，因此要做到早检查、早治疗，合理地使用肝素，尽量用微泵控制补液速度，病情需要时也可以用血小板悬液、新鲜全血。

9. 中医药支持　我国学者从 MODS 的防治入手，对中医药进行了尝试。运用中医“活血化瘀”“清热解毒”“扶正养阴”的理论，采用以当归、黄芪、大黄、生脉等为主方的治疗取得了良好的临床效果。

（张广业）

第九节　其他类型肝硬化

一、坏死后肝硬化

（一）病因

1. 病毒性肝炎　坏死后肝硬化最常见的原因是病毒性肝炎。急性或亚急性病毒性肝炎如有大量肝细胞坏死和纤维化可以直接演变为坏死后肝硬化。另外，若慢性肝炎反复发作并且坏死严重时，也可发展为坏死后肝硬化。

2. 药物及化学物质中毒　某些药物或化学物质，如四氯化碳、异烟肼、氯仿、砷、磷、卤烷以及毒蕈等，可引起肝细胞弥漫性中毒性坏死，继而出现结节状再生而发展成为坏死后肝硬化。

（二）临床表现

坏死后肝硬化各种年龄皆可发病，以中年为多，在我国男性发病率略高于女性。

1. 症状　起病时可伴有中等以下发热，可能是由于肝坏死组织的崩解产物引起，或是由于肝功能障碍而对某些致热类固醇的灭活作用低下，也可能由于侧支循环形成，从肠道中来的致热源绕过肝直接进入体循环所致。

一般症状有全身不适、疲乏无力。常有食欲缺乏、恶心、呕吐、厌油、腹胀及腹泻等消化系统症状。60%～80%的患者可有肝区痛或腹痛。腹痛的原因除肝病外，可能与并发消化性溃疡、胃炎、胆结石等疾病有关。个别患者并发有门脉血栓形成。黄疸多见，80%以上为中等甚至重度黄疸，提示肝细胞坏死。凝血机制障碍较门脉性肝硬化明显，常有牙龈出血、紫癜、鼻出血等症状，伴有消化道出血时不易控制。

肝功能衰竭可发生在门静脉高压出现之前。腹腔积液形成出现较晚，一旦出现则不易消退而持续存在，常为晚期预后不良的表现。少数坏死后肝硬化患者病程也可缓慢，起病隐袭，与门脉性肝硬化表现相似。

2. 体征　早期患者营养状态常较好，而晚期患者则消瘦，面色晦暗，呈现肝病面容。皮肤常有蜘蛛痣及肝掌，巩膜黄染。腹壁常有静脉曲张，多不典型。肝轻度增大，边缘不整，可触及结节，到晚期多不能触及。剑突下或可触及，质地硬。有活动性肝炎时有压痛，脾轻度或中度增大。晚期多有腹腔积液征。

3. 实验室检查　肝功能常有严重障碍，谷丙转氨酶常明显升高，胆红素、γ－谷氨酰转氨酶显著增高，碱性磷酸酶增高，胆碱酯酶减少，大多数患者血胆固醇增高。人血清蛋白下降明显，IgG增高。相应的病毒性肝炎病毒抗原或抗体检测阳性。凝血因子时间延长等。

4. 影像学检查　超声、CT等可发现肝表面不平滑或凹凸不平，肝叶比例失调、肝裂增宽，肝实质回声不均匀增强等。

5. 特殊检查　经皮肝穿刺活检可获得肝组织作病理学检查，为诊断本病的重要手段。腹腔镜检查可见肝表面高低不平，有大小不等的结节和纤维间隔，边缘锐利不规则等，有助于肝硬化的诊断。胃镜可直接观察并确定食管及胃底有无静脉曲张，了解其曲张程度和范围，并可通过套扎、硬化剂注射等防止出血。

（三）并发症

1. 感染　由于机体免疫功能低下，抵抗力降低，尤其是晚期容易发生感染。常见的感染有原发性腹膜炎、肺炎、胆管感染、泌尿系感染，以至败血症。感染可使肝功能进一步恶化，甚至发生肝衰竭而死亡。

2. 上消化道出血　食管静脉曲张易发生破裂出血。由于凝血机制障碍，不易止血，因此常为致死的原因。此外并发消化性溃疡、门脉高压性胃病也常是出血的原因。

3. 原发性肝癌　10% ~15%坏死后肝硬化并发肝癌。患者出现肝增大、肝区疼痛、血性腹腔积液等，AFP持续升高而转氨酶正常，B超或CT可发现肝占位病变。

4. 肝性脑病　肝功能衰竭或门体分流引起的中枢神经系统神经精神综合征，表现为人格改变、行为异常、扑翼样震颤、意识障碍、昏迷等。大量出血后，肠道积血产生大量胺类，易诱发肝性脑病。

（四）诊断与鉴别诊断

有肝炎反复发作或重症肝炎史，尤其是慢性活动性肝炎史是诊断的重要依据。如肝质地硬、有结节、脾大，即可做出初步诊断。但确定坏死后肝硬化则需依据肝穿刺活检。本病需与重症肝炎或其他类型的肝硬化相鉴别。

1. 重症肝炎　与坏死后肝硬化的早期很难鉴别，若肝质地硬、脾大，应作肝穿刺或腹腔镜检查。

2. 门脉性肝硬化　病程发展多隐袭缓慢，症状较轻。多于门静脉高压明显后，出现腹腔积液或消化道出血而就诊。黄疸多为轻度。出现腹腔积液后仍可维持数年甚至十年以上，肝功能损害较轻，鉴别也需要依靠肝穿刺或腹腔镜。

3. 原发性胆汁性肝硬化　黄疸重、肝增大明显，腹腔积液较少见。血抗线粒体抗体阳性，IgM明显升高以资鉴别。

4. 血吸虫性肝硬化　有血吸虫疫水接触史，病情进展缓慢，脾大明显，结肠黏膜活检多可见到血吸虫卵，肝活检也有可能见到血吸虫卵。

（五）治疗

早期应注意避免劳累，晚期需卧床休息。给予易消化、富营养及富维生素的食物，必要时可补充维生素C、维生素A、维生素D、维生素K等。盐和水的摄入应根据患者水和电解质情况进行调整。

肝炎症坏死及其所致的肝纤维化/肝硬化是本病进展的主要病理学基础。如能找出病因，在对因治疗的基础上有效控制肝炎症，可减少肝细胞破坏和延缓肝纤维化的发展。针对病毒性肝炎所致坏死后肝硬化，应根据患者血清病毒载量、血清转氨酶水平、组织学分级与分期等给予抗病毒治疗。对于乙型病毒性肝炎所致肝硬化，当前临床上公认的抗病毒药物为α干扰素类及核苷（酸）类似物。对于丙型病毒性肝炎所致肝硬化，当前临床公认的标准治疗为聚乙二醇干扰素+利巴韦林。研究表明，经干扰素或核苷（酸）类似物治疗后，肝组织病理学可见纤维化甚至肝硬化有所减轻。对于药物及毒物所致者，应立即停止相应药物的使用。

在对因治疗基础上，给予抗炎保肝治疗。甘草酸制药和水飞蓟素类等制药活性成分比较明确，有不同程度的抗炎、抗氧化、保护肝细胞膜及细胞器等作用，临床应用可改善肝生物化学指标。但应注意不宜同时应用多种抗炎保肝药物，以免加重肝负担及因药物间相互作用而引起不良效应。

抗纤维化药物的疗效尚未肯定。有报道用秋水仙碱1mg/d，每周用药5d，用药2年，经治疗后可使临床症状改善，腹腔积液及水肿消失，预防食管静脉曲张再出血。

肝硬化失代偿期并发症较多，可导致严重后果，应积极防治并发症。

二、心源性肝硬化

心源性肝硬化又称淤血性肝硬化，是各种心血管疾病发生右心衰竭后，肝长期淤血、缺氧，肝小叶中心区肝细胞坏死、萎缩和消失，网状支架塌陷和星芒状纤维化所导致的肝硬化。

（一）病因

1. 慢性心力衰竭　风湿性心瓣膜病，特别是二尖瓣或主动脉瓣狭窄并三尖瓣关闭不全、三尖瓣狭窄所导致的心功能不全是引起心源性肝硬化的常见病因。此外，高血压性心脏病、冠状动脉粥样硬化性心脏病、肺心病等并发右心功能不全时，亦可引起心源性肝硬化。

2. 心包炎　主要由慢性缩窄性心包炎引起，多数是结核性，其次是化脓性。缩窄性心包炎导致右心室充盈受限，肝淤血，从而引起心源性肝硬化。

3. 心肌损害　心肌炎、心肌病等导致心脏充盈和射血能力受损，肝淤血、缺氧、肝细胞坏死，逐渐发展为肝硬化。

（二）诊断

1. 原发病病史及临床表现　有导致右心功能不全的原发病，如风湿性心脏病、心肌病、心包炎等，并有相应的临床表现。

2. 临床表现　有右心衰竭的各种症状和体征，包括食欲减退、腹胀、恶心、呕吐、白天少尿、夜间多尿、发绀、呼吸困难、颈外静脉充盈、水肿、胸腹腔积液、右心室肥厚、右心室扩大等。过去反复多次心功能不全致肝大、触痛、血清转氨酶增高，在心功能不全控制后肝缩小、触痛消失、转氨酶恢复正常。病情进展至肝硬化时，脾增大，特别是脾增大的同时肝却比原来缩小变硬。多数患者有腹腔积液，腹腔积液在心功能不全纠正后不见消退。此种患者可有黄疸，但多不显著；常无明显腹壁静脉及食管静脉曲张。

3. 实验室检查　血清胆红素增高多在正常 2 倍左右，血清转氨酶常增高，谷草转氨酶增高较谷丙转氨酶明显，凝血因子时间延长，人血清蛋白降低。

4. 心脏超声　心脏超声提示右心房增大、右心室增大或肥厚、瓣膜狭窄或关闭不全等。

5. 肝穿刺活检　经皮肝穿刺活检病理示小结节性肝硬化。

（三）鉴别诊断

1. 门脉性肝硬化　有慢性肝病病史，如病毒性肝炎、酒精性肝病等，有慢性进行性乏力、食欲缺乏、恶心、腹胀等慢性肝病症状，查体见肝病面容、肝掌、蜘蛛痣、腹腔积液、脾大、腹壁静脉曲张，化验检测示清蛋白降低、凝血因子时间延长、谷丙转氨酶增高，B 超示早期肝增大，晚期缩小，肝表面凹凸不平，肝边缘变钝等。

2. 单纯充血性心力衰竭所致肝瘀血性肿大　单纯充血性心力衰竭所致的肝大，在心力衰竭控制后均相应回缩，如肝回缩程度与心力衰竭好转不平行，或有静脉压显著增高但肝不相应增大，倾向于心源性肝硬化。心源性肝硬化肝硬度增加、持续性黄疸，而肝区压痛不明显。心力衰竭控制后腹腔积液未见相应消退，或腹腔积液的程度较下肢水肿更明显者，支持心源性肝硬化的诊断。腹腔积液长期持续 3 个月以上，利尿效果差，支持心源性肝硬化。

3. 慢性下腔静脉阻塞综合征　常伴有下肢水肿及下肢静脉曲张，腹腔积液量多，肝大较脾大显著，侧胸腹壁静脉曲张明显，且下腹壁血流方向为自下而上，下肢静脉压比上肢显著增高，下腔静脉造影可显示阻塞部位。

4. Budd – Chiari 综合征　Budd – Chiari 综合征由各种原因所致肝静脉和其开口以上的下腔静脉阻塞性病变引起的，常伴有下腔静脉高压为特点的一种肝后门静脉高压。急性期患者有发热、右上腹痛、迅速出现大量腹腔积液、黄疸、肝大，肝区有触痛，少尿。本病以青年男性多见，急性布加综合征多以右上腹痛、大量腹腔积液和肝大为突出症状；慢性病例多以肝大，门 – 体侧支循环形成和持续存在的腹腔积液为特征。下腔和肝静脉造影有助于诊断。

（四）治疗

心源性肝硬化的治疗主要是积极治疗原发心脏病，控制心功能不全。如人工瓣膜置换术，解除缩窄性心包炎的心包狭窄和纠正先天性心脏病的解剖异常等。纠正或减轻心力衰竭，可用利尿药、强心药和降低心脏后负荷的药物以及针对神经 – 内分泌异常激活的神经激素拮抗药等。心功能纠正后，早期肝纤维化可逆转，肝硬化可不再进展。

三、继发性胆汁性肝硬化

继发性胆汁性肝硬化多由肝外胆管长期梗阻所致，又称肝外梗阻性胆汁性肝硬化。

1. 病因　引起长期肝外胆管梗阻的常见原因如下。①先天性胆管疾病：如先天性胆管闭锁或缺如、胆管囊状扩张症等。②胆管异物：如胆管结石、胆管寄生虫等。③胆管及周围的急慢性炎症：胆囊炎、化脓性胆管炎、硬化性胆管炎、胆管周围炎等。④胆管狭窄：外伤或手术所致狭窄、炎症粘连等导致胆管狭窄。⑤肿瘤：胰头癌、Vater 壶腹癌、胆总管与胆囊的原发肿瘤等。⑥胰腺疾病：包括慢性胰腺炎、胰腺囊肿等。胆管系统完全闭塞6个月以上即可引起胆汁性肝硬化。

2. 临床表现　本病的临床表现和实验室检查同原发性胆汁性肝硬化相似。主要包括三个方面的表现。

（1）长期梗阻性黄疸：长期梗阻性黄疸伴肝大是本病特征，除以胆石症、胆管蛔虫和胆管感染等引起的黄疸呈波动性外，多呈持续性进行黄疸。患者可出现皮肤黏膜黄染，因胆盐在血中潴留刺激皮肤末梢神经可有皮肤瘙痒。因胆管阻塞，胆汁不能进入肠道而粪色变淡或呈陶土色，尿胆原减少或缺如。胆管阻塞后，肠道内缺乏胆汁酸、胆固醇等，加以脂溶性维生素的缺乏，临床上可表现为脂肪泻、皮肤黄色疣、出血倾向、骨质疏松等。结石性黄疸常呈波动性；癌性黄疸常呈进行性加深；由壶腹癌所致者则可因癌肿溃疡而使黄疸有短暂的减轻。

（2）引起梗阻的原发病：婴幼儿多由于先天性胆管闭锁，阻塞完全，进展快，多于半年即形成肝硬化。青少年多由于胆管蛔虫。中年人常因反复胆石症、胆管感染发作最终导致继发性胆汁性肝硬化。老年多见于肿瘤继发的胆汁性肝硬化。胆石症、胆管感染引起的胆汁性肝硬化，常有胆绞痛、畏寒、发热等病史，查体可见黄疸、上腹压痛及反跳痛，Murphy 征阳性。恶性肿瘤所致的继发性胆汁性肝硬化，多表现消瘦、上腹钝痛、进行性黄疸等，有的可触及膨胀、平滑、可移动、无痛的增大胆囊等，即 Courviosier 征阳性。

（3）肝硬化本身的表现：早期由于肝功能代偿可无明显症状，后期则以肝功能损害和门脉高压为主要表现，并有多系统受累，晚期常出现上消化道出血、肝性脑病、继发感染、脾功能亢进、腹腔积液、癌变等并发症。

3. 实验室检查　如下所述。

（1）肝功能检测：血清胆红素明显增高，总胆红素 85.5～242μmol/L，最高可达 855μmol/L，其中结合胆红素升高为主。血清碱性磷酸酶（ALP）、γ-谷氨酰转移酶（γ-GT）、胆固醇等均有显著增高。转氨酶正常或轻度升高，人血清蛋白早期可无明显变化，晚期清蛋白降低，球蛋白升高，白、球比下降甚至倒置。凝血因子时间延长，早期注射维生素 K 后可恢复正常，晚期肝功能衰竭时则不能矫正。

（2）尿便检测：尿色加深，尿胆红素阳性，尿胆原减少，在胆管完全阻塞时，尿胆原可消失，粪胆原减少。

（3）肿瘤标记物：生化学和免疫学的癌瘤标志，如癌胚抗原（CEA）、CA19-9、铁蛋白、α_1 抗胰蛋白酶等，有助于癌性阻塞的病因诊断，但均非特异性。

免疫学检查：血清抗线粒体抗体阴性，IgM 正常。

（4）特殊检查：腹部超声、CT 是鉴别肝内、肝外胆汁淤积的一线无创性检查方法，可显示梗阻部位以上的肝内外胆管同时扩张，有助于发现胆管扩张或局部损害、结石、肿瘤等病变。胆管造影、MRCP、ERCP 有助于明确梗阻原因、部位和程度，有助于原发病的诊断和鉴别诊断，尤其是对肝、胆、胰疾病的诊断和鉴别诊断意义更大。由于 ERCP 相关并发症的发生率和病死率，MRCP 优于 ERCP。腹腔镜可观察肝外胆管、胆囊和肝情况，可行肝、胆管肿块或可疑部位穿刺活检或胆管造影，对鉴别诊断有定性价值。

4. 诊断及鉴别诊断　根据发病的年龄、性别，既往有反复发作的胆管原发病史、胆管手术史和黄疸发作史，长期持续梗阻性黄疸及其相应的临床症状和体征，原发病相应的临床症状和体征，胆管造影、B 超、CT 等可显示肝内外胆管扩张及原发疾病的相应影像学改变，实验室检查示胆红素升高等，可做出诊断。需注意与以下疾病鉴别。

（1）原发性胆汁性肝硬化：多发生于中年女性，常与其他自身免疫性疾病并存，有长期瘙痒及胆汁淤积，肝脾增大，实验室检查有 ALP、GGT 和 IgM 的显著升高，线粒体抗体滴度呈强阳性，确诊有赖于肝穿刺病理学检查。

（2）原发性硬化性胆管炎：多见于年轻男性，而且往往与炎性肠病，尤其是溃疡性结肠炎有关。其起病一般呈隐匿性，主要临床表现是进行性阻塞性黄疸，偶有间歇性右上腹痛。血清胆红素与 ALP

显著升高，线粒体抗体、抗核抗体阴性，诊断主要依据 ERCP、手术探查、术中胆管造影等。

5. 治疗 如下所述。

(1) 去除病因，缓解肝外胆管梗阻：凡是怀疑继发性胆汁性肝硬化或已确诊者，无论属于良恶性梗阻，均应尽可能去除病因，以解除肝外胆管梗阻，如胆结石或胆管蛔虫的去除，胆管炎症的控制，胆管狭窄畸形的纠正，良恶性肿瘤的切除，外压肿块或粘连带的解除等，常可使患者病情得到缓解。

对不能行手术切除的肿瘤或不能纠正的胆管畸形患者，可行内引流术，如肝肠吻合、胆囊或胆管空肠吻合、Oddi 括约肌切开成形术等。对不能耐受手术的体弱危重的晚期患者，可行经皮肝穿刺胆管引流（PTCD），已达到胆管减压的治疗目的。

(2) 防治感染：胆管梗阻常并发胆管感染，严重者可引起感染性休克并加重梗阻。因此要积极控制感染，选用胆管药物浓度高的抗生素，如氨苄西林、头孢菌素类、甲硝唑等药物治疗。

(3) 保肝及支持疗法：因肝受损，晚期出现肝功能衰竭，故应积极采取保肝及支持疗法。

四、血吸虫病性肝硬化

（一）流行病学

1. 传染源 本病的传染源为患者和保虫宿主，保虫宿主包括猪、牛、马、犬、鼠等 30 多种动物。

2. 传播途径 有虫卵的粪便入水，钉螺的存在及接触疫水是本病传播的三个重要环节。

3. 易感人群 人对血吸虫普遍易感。男性多于女性。5 岁以下儿童感染率低，感染率随年龄增长而增高，但以 15 ~30 岁青壮年感染率最高。夏秋季感染者最多。

4. 流行地区 根据地理环境、钉螺分布和流行病学特点，我国血吸虫病流行区可分为以下三种类型。①水网型：主要分布于长江三角洲平原，包括上海市郊各县和江浙附近地区，钉螺沿水沟呈网状分布。②湖沼型：流行最为严重，分布于长江中下游两岸及其邻近湖泊地区，包括湖北、湖南、江西、安徽、江苏等省，钉螺呈大片状分布。③山丘型：钉螺沿山丘水系自上而下呈线状分布，地广人稀，患者较少而分散，大山区是指以川、滇两省为主体的高原山丘。

（二）临床表现

1. 代偿期 无特异性症状，常于粪便普查或因其他疾病就医时发现。可有腹痛、腹泻、乏力、消瘦等非特异性症状。

2. 失代偿期 除外前文中提到的失代偿期肝硬化一般症状与体征外，晚期血吸虫病性肝硬化可表现为以下四种特殊类型。①巨脾型：患者常主诉左上腹逐渐增大的块物、伴重坠感，一般情况和食欲尚可，并尚保存部分劳动力。脾大甚者过脐平线，或其横径超过脐平线，质地坚硬，表面光滑。②腹腔积液型：患者诉腹胀，腹部膨隆。腹腔积液是门脉高压，肝功能失代偿和水钠代谢紊乱等诸多因素引起。③结肠增生型：患者有经常性腹痛、腹泻、便秘或腹泻便秘交替，大便变细或不成形，可有不完全性肠梗阻。左下腹可扪及条索状物，本型有并发结肠癌可能。④侏儒型：患者身材呈比例性矮小，性器官不发育，第二性征缺如，但智力无减退。

3. 并发症 ①肝纤维化并发症：以上消化道出血最常见，此外，并发原发性腹膜炎和革兰阴性杆菌败血症者亦不少见。②肠道并发症：血吸虫病并发阑尾炎者多见，易引起阑尾穿孔、局限性脓肿或腹膜炎。血吸虫病结肠肉芽肿可并发结肠癌，多为腺癌，恶性程度较低，转移较晚，早期手术预后较好。③感染：血吸虫病患者，尤其是晚期病例，并发病毒性肝炎者较为常见。乙肝病毒感染率可达 31% ~60%。

（三）血清免疫学检查

1. 抗体检测 常用检测方法如下。①环卵沉淀试验（COPT），此法敏感性及特异性均较高，方法为虫卵置于有相应抗体血清中，虫卵即成变性沉淀物，沉于底处，100 只虫卵，其沉淀物大于 10μm 的虫卵数，可计出环沉率（%），大于 5% 者为阳性，1% ~4% 为可疑。②间接血凝试验（IHA），本法敏感度可达 90% 以上，但与肺吸虫交叉反应率较高。③酶联免疫吸附试验（ELISA），本试验的灵敏度为

90% ~100%，假阳性反应为0% ~2.3%。

2. 抗原检测　检测抗原的明显优点为循环抗原（CAg）的存在表明活动性感染。检测抗原的种类有来源于成虫的肠相关抗原和表膜抗原，以及来源于虫卵的热休克抗原等。检测方法以反向间接血凝和ELISA为主。

（四）治疗

1. 病原治疗　吡喹酮为一广谱抗蠕虫药，对各种血吸虫均有良好杀虫作用，对日本血吸虫的作用尤强。它可对虫体皮层产生明显损伤，并侵入虫体，引起死亡。此外，吡喹酮亦使虫体抗原、碱性磷酸酶及RNA显著减少，导致能源耗竭而使虫体死亡。吡喹酮可使血吸虫感染宿主肝组织内可溶性虫卵抗原（SEA）水平下降，从而抑制虫卵肉芽肿病变。吡喹酮治疗各型血吸虫病的剂量与疗程不尽相同，血吸虫病性肝硬化患者多数伴有各种夹杂症，因而药物剂量宜适当减少。一般可按总剂量40mg/kg，1次或分2次服，1d服完。

2. 对症治疗　巨脾型超过脐线，有明显脾功能亢进，胃底食管静脉曲张及上消化道出血史者，应积极改善全身情况，为外科治疗创造条件。但脾切除会降低人体免疫力，故对仅有脾肿大者一般不主张行脾切除术。上消化道出血时应予补充血容量，纠正循环衰竭，输血或冷冻血浆，药物或气囊压迫止血。腹腔积液参见本章腹腔积液治疗。近年来国内应用秋水仙碱治疗晚期血吸虫病性肝纤维化，剂量为1mg/d，疗程0.5~1年，取得较好疗效，中药桃仁提取物联合虫草菌丝治疗晚期血吸虫病肝纤维化亦取得较好疗效。此外，全身支持疗法也很重要。

（张广业）

第六章

门静脉高压

第一节　概述

门脉高压（portal hypertension）是一个严重的临床综合征，是最常见的肝血管疾病，它又是肝硬化最严重的并发症之一。由于门脉病变的位置不同，分肝外和肝内门静脉高压两种，前者又分肝前型和肝后型，后者分窦前、窦性和窦后三种。肝内门静脉高压占门静脉高压的80%～90%。人体每分钟约有1.5L血液由肝动脉和门静脉系统经终末肝动脉和终末门静脉流入肝窦，其中70%～80%来自门静脉，仅20%～30%来自肝动脉。肝门静脉系由肝门静脉及其属支组成，是入肝的营养血管，它收集小肠、大肠、胃、食管下段、脾、胰腺、胆囊以及网膜的静脉血入肝。门静脉主干长6～8cm，直径约1.25cm。通常门静脉半数由肠系膜上静脉和脾静脉汇合而成，1/3由肠系膜上静脉和脾静脉合成，肠系膜下静脉注入肠系膜上静脉。其余的由脾静脉、肠系膜上静脉和肠系膜下静脉共同合成。门静脉不同于一般静脉，它两端均与毛细血管网相连。门静脉一端是小肠、大肠、胰腺、胃、脾等脏器的毛细血管，另一端为肝小叶内的肝窦。

门静脉压的持续升高称为门静脉高压。正常门静脉压力为6～15mmHg，下腔静脉系统正常压力为3～6mmHg。通过肝的血流由于肝前、肝内或肝后性梗阻而引起门静脉压超过18或下腔静脉压超过10mmHg，称门静脉高压。门静脉高压症病因由肝硬化引起者为90%以上，胃底与食管静脉曲张几乎总是伴随门静脉高压症而发生。门静脉高压症患者70%～80%显示有明显的胃底和（或）食管静脉曲张。

肝性脑病是另一个门静脉高压严重的结局，它和静脉曲张破裂出血是门静脉高压导致肝硬化患者死亡的主要原因。临床上诊断肝硬化时大约有半数病例已发生胃食管静脉曲张。胃食管静脉曲张发生率和增长率平均为每年7%，首次静脉曲张出血的年发生率小静脉曲张为5%，大静脉曲张为15%。静脉曲张出血1年复发率为60%。出血后6周的病死率为5%～20%，病死率的高低与疾病严重程度相一致，其中以Child－Turcotte－Pugh（CTP）C级最高达30%，A级无1例死亡。内镜下曲张静脉红色条纹或血泡征、晚期肝病（Child－Turcotte－Pugh B级或C级）、肝硬化失代偿期为静脉曲张出血的高危患者。

（张广业）

第二节　病因与发病机制

一、病因

导致门静脉高压的病因众多，80%以上由各种慢性肝病引起肝硬化所致。根据门脉血反流受阻的部位分为肝内、肝外两大类。

（一）肝内门脉高压

1. 窦前型门脉高压　见于血吸虫病性肝硬化、先天性肝纤维化、慢性白血病、淋巴瘤等。一些细胞毒药物、砷、铜、氯乙烯等，经肝窦内星状细胞摄取，导致肝纤维化阻塞门静脉根部而引起门脉高压。

2. 窦后型门脉高压　最多见。各种原因如病毒性肝炎、酒精性肝病、非酒精性脂肪性肝病、妊娠性脂肪肝、各种免疫性肝病，如肝血色病、肝窦状核变性（Wilson 病）、自身免疫性肝炎等引起肝硬化，导致窦后型门脉高压。在我国 70% ~80% 的门脉高压是由慢乙肝肝硬化所致。除肝硬化外，一些非肝硬化疾病，如先天性肝纤维化、各种急慢性肝炎、脂肪肝、暴发性肝炎等，均可因肝细胞坏死、肿胀、脂肪变性等压迫肝窦引起门脉高压。

3. 特发性门脉高压　旧称 Banti 综合征，是指肝内、外并无门静脉阻塞而患者有门脉升高、脾大、食管静脉曲张、腹水等表现，病因不明，可能与自身免疫有关。也可能与腹腔内感染有关。由于脾大，使脾静脉血流增多导致门脉高压。

（二）肝外门静脉高压

1. 肝前型门静脉高压　指肝本身无病变，而肝外门静脉或其主要属支发生阻塞所致。可见于：①门静脉闭塞或狭窄；②门静脉海绵状血管瘤；③门静脉、脾静脉血栓形成，见于腹腔感染、手术、外伤、血液凝固性增高；④上腹部原发性肿瘤或转移瘤，如肝癌。对门静脉或脾静脉的浸润和压迫。

2. 肝后型门静脉高压　肝本身无病变，但在肝静脉、下腔静脉、心源性包括阻塞性心肌病、瓣膜性心脏病和缩窄性心包炎引起下腔静脉回流受阻可导致门脉高压。Budd - Chiari 综合征是肝静脉阻塞的典型例子。肝小叶静脉闭塞病（VOD）是非栓塞性肝内小静脉阻塞性疾病。常见于接受放疗、化疗的患者。

二、发病机制

门脉高压形成的基本原因为门静脉血流量和血管阻力增加。根据流体力学的概念，门静脉压可用 Ohm 定律的数学公式：$AP = Q \times R$ 来计算。AP 是血管内压力，Q 为血流量，R 是阻力。可见不论是门静脉血流量增多或血管阻力的增加均会使门脉压增高，若 R、Q 两者均增加则门脉压升高更为显著。血管阻力（R）可由 Poise - nille 定律来计算。$R = 8\eta L/\pi r4$，其中 η 为血液黏度系数，L 为血管长度，r 为血管的半径。可见血流阻力与血管的长度和血液的黏滞度成正比，与血管的半径的 4 次方成反比。

有关门脉高压的发生机制已往有“内脏结构紊乱”“内脏循环高动力”“递质代谢障碍”三种学说，至今一直沿用。

（一）门静脉阻力增加

肝硬化门脉高压的始动因素是肝小叶正常结构广泛破坏，肝窦内血液正常流出通道不畅，可使肝窦和门静脉系统的阻力增加。此外，肝星形细胞和某些内源性物质如一氧化氮、血管收缩因子等也对血管阻力产生影响，这些因素可能随着病情的变化而有所发展，并存在个体差异。

（二）门静脉血流量增加

门静脉的血流增加实际上是在门静脉阻力增加时，维持肝血流量的代偿机制之一，反过来又是造成门脉高压的另一重要因素。其影响因素较多，主要有：①肝窦以上梗阻，肝动脉和门静脉进入肝的血流同时受阻，造成它们的小分支在进入肝窦前的短路开放，动脉血进入门脉，使门静脉压增高；②肝硬化在某一阶段，水钠潴留，血容量增加；③全身高动力循环，血流重新分配，使门静脉血流量增加。

门静脉流出道受阻和流入血流增加必然由 2 条途径代偿：门静脉系统血管床扩张和侧支循环建立。会使周身血液重新分配并产生一系列内脏和外周循环血流动力学改变，诱发神经、激素的代偿性变化以及肾血流量减少，加重钠水潴留，又促使肝窦压力增加。肝窦压力增加、肝内血液淤积和钠水潴留皆会造成肝淋巴液生成增加，多至 8 ~10L/d，最多可达 20L/d，远远超出了胸导管代偿性增加的引流能力（正常 800 ~1 000mL/d），过多的淋巴液从肝包膜漏入腹腔产生腹水。

近年不少报道炎症在门脉高形成上的作用。在肝硬化门脉高压形成上肝星状细胞（HSCs）转分化随后炎症是参与重要的病理过程。用鼠结扎胆管引起胆汁淤积肝纤维化和门脉高压，在门脉高压时mTOR（哺乳动物雷帕霉素靶蛋白）显著激活，接受雷帕霉素（rapamycin）经腹内注射，可抑制AKT/mTOR（信号转导通路/雷帕霉素靶蛋白）限制了炎症、纤维化和门脉高压，并使肝功能得到改善。

Rho/Rho激酶信号传导通路在门脉高压时高表达。Rho/Rho激酶信号传导通路是人体内普遍存在的一条信号转导通路，参与调节细胞形态、维持细胞黏附与迁移、细胞增殖与凋亡、基因转录、平滑肌收缩等各种生物学行为。其机制：①Rho激酶作用于肌球蛋白，直接导致内脏血管发生痉挛、狭窄；②Rho激酶引发氧化应激，诱导生成活性氧自由基，损伤神经与内皮细胞；③Rho激酶阻碍神经元轴突生长与再生，触发神经细胞的凋亡过程。

（张广业）

第三节　临床表现

由于门脉高压超过80%病例由肝硬化引起，因此患者常有肝硬化失代偿的表现，如肝大、肝掌、蜘蛛痣、黄疸、出血倾向和男性乳房发育等（参见本书肝硬化）。

一、门－体侧支循环

门－体侧支循环的建立与开放是门脉高压的独特表现，门体循环有很多侧支，临床上最重要的是食管下段、胃底、近贲门处黏膜下的静脉曲张，严重者可见食管中段、上段也有曲张静脉，是肝硬化上消化道出血（大量）的主要原因（占52.4%），表现呕血或黑便。其次是直肠静脉丛形成痔核，痔核破裂可导致便血和慢性失血性贫血。

腹壁静脉曲张显露见于肝硬化门脉高压或下腔静脉阻塞。Budd－Chiari综合征伴下腔静脉阻塞时，腹壁两侧及腰部静脉曲张，其血流方向均向上。脐静脉是门脉左支的延续，其扩张提示病变在肝内。脐周腹壁形成纡曲的静脉，血流方向为：脐以上向上，脐以下向下。以此血流方向可资与上或下腔静脉梗阻造成的侧支循环相鉴别。脐周静脉显露见于Cruveilhier Baumgartens综合征（克－鲍综合征），沿静脉可听到杂音及触及震颤。继发性胆汁性肝硬化伴门脉高压时偶可见胆总管黏膜下与胆总管周围静脉曲张，这给胆管手术带来很大的困难。

二、脾大和脾功能亢进

脾大是本病的主要临床表现之一，有时是临床最早发现的体征。但脾大小与门脉高压的高低无明显的关系。肋下不能触及时可借助于脾叩诊与超声扫描来反映，有时脾大向膈下伸展。由于脾内大量贮血，脾内血流减慢，血细胞被单核－巨噬系过多吞噬，可出现一系或两系血细胞减少，后期往往是骨髓造血或血细胞释放受抑之故。

三、腹腔积液

腹腔积液是门脉高压常见的表现，此时由于肝窦压力升高（>10mmHg），肝静脉排血受阻，肝窦后压增高，导致大量液体包括清蛋白流向Disse腔，肝淋巴细胞液生成增多，可达正常人的20倍。当胸导管不能引流过多的淋巴液时，淋巴液就从肝包膜淋巴管及肠浆膜层漏入腹腔。门脉高压引起的腹腔积液，血清蛋白梯度（SAAG）>11g/L，非门脉高压性腹水SAAG：≤11g/L，可将两者加以鉴别。

四、肝性脑病

约20%肝硬化患者代偿良好，但门脉高压时侧支循环开放，导致门－体静脉分流，氨、γ氨基丁酸等有毒物质或抑制性神经递质可绕过肝直接进入血脑屏障，门－体侧支可使血氨增高至>1 000μg/L，甚至高出正常的2～3倍，引起慢性肝性脑病。个别特发性门脉高压患者也有之。

五、门脉高压性胃肠血管病

是长期门脉高压所致的胃肠黏膜血管病变，其发病部位依次为胃、小肠、大肠和直肠。病理改变为胃肠道微循环障碍、黏膜缺血性改变。诊断主要依靠内镜。表现黏膜血管扩张充血，黏膜水肿糜烂或有出血灶。

六、门胆病

门胆病（portal billopathy，PB）在门脉高压时是一个少见的情况，由肝外门脉梗阻引起胆道和胆囊壁的形态异常。表现胆汁淤积性黄疸、腹痛、胆囊结石、侧支循环和腹水。仅5%～30%发展为有症状的胆道梗阻。

七、门脉高压息肉

我们了解门脉高压时常有胃黏膜改变，但门脉高压时有关胃十二指肠息肉的报道很少。Amarapukarrvt 报道 3 811 例上消化道内镜，检出息肉 121 例（3.2%），其中门脉高压患者 631 例检出息肉 16 例（2.5%）包括门脉高压息肉 9 例，6 例息肉样增生和胃底腺息肉 1 例，无门脉高压息肉检出率 180 例（3.3%），可见息肉的发生率两组相似（2.5% vs3.3%，P = 0.395 7）。门脉高压息肉和门脉高压胃病时黏膜血管直径 >50μm 者明显增多。与无门脉高压患者和正常胃黏膜相比血管密度增加。发病机制不明，在门静脉高压时胃黏膜息肉的发生也许与血管生成增加有关。

八、胃窦血管扩张

胃窦血管扩张（antral vascular ectasia，GAVE）是一个不常见但它常常是严重上消化道出血的原因，约占非静脉曲张上消化道出血的4%。主要通过胃镜进行诊断，表现为红色斑点或条纹，称为蜂窝胃（honeycomb stomach）。组织学上有4个改变特征，即黏膜毛细血管扩张、局灶性血栓形成、主细胞增殖和纤维板透明变。诊断主要应与门脉高压性胃病鉴别。但往往两者同时并存。约30%患者 GAVE 与肝硬化联合存在。自身免疫性疾病主要表现 Reynaud 综合征和硬皮病，约60%患者有 GAVE 同时存在。其他自身免疫性和结缔组织疾病，如 Sjogren 综合征、系统性红斑狼疮、原发性胆汁性肝硬化和系统性硬化病偶有 GAVE 发生。GAVE 的发病机制尚不明了，可能与机械应激、体液和自身免疫因子及血流动力学改变等因素有关。

九、辅助检查

（一）实验室检查

血常规、肝功能、免疫学检查及肝纤维化的血清学检查等对其有帮助。肝功能检查清蛋白下降，球蛋白增高，比例倒置。肝病活动期，转氨酶和胆红素常增高，凝血酶原时间可延长。肝炎后肝硬化患者肝功能损害常较血吸虫病引起的严重。肝外型门静脉高压肝功能可正常。血常规及血小板检查，常因脾功能亢进呈全血细胞减少表现。

（二）超声扫描

B 型超声显像检查对门脉高压的诊断具有重要的诊断价值。包括腹部实时 B 超、腹部血管彩色多普勒及超声内镜。其间接征象为脾大、腹水，由肝硬化引起者，有肝特征性改变；直接征象为门静脉、脾静脉和肠系膜上动脉直径增宽。正常人门静脉主内径一般为 0.6～1.0cm，若门静脉主干内径 >1.4cm，脾静脉直径 >1.0cm 提示门静脉高压，半数以上患者脾静脉和肠系膜上静脉内径 >1.0cm，若二者的内径大于前者，或三者随呼吸运动的变化幅度减弱或消失则更有意义。彩色多普勒检测优于一般 B 超，对引起肝外型门脉高压的血管病变如 Budd－Chiari 综合征有重要辅助诊断价值。

超声对门静脉高压的诊断有特殊价值，特别是食管静脉曲张阴性者，它能显示脾大与扩大的门脉、脾静脉、肠系膜上静脉、胃左（冠状）静脉及其他侧支循环，包括脐旁静脉和开放的脐静脉。有时，还能见到门脉主干阻塞，门脉血栓形成，以及门脉海绵窦样变。肠系膜上静脉－下腔静脉分流与门－腔静脉、脾、肾静脉的分流均可见到。Aoyama 等用胶囊内镜（CE）报道由食管－胃－十二指肠镜（EGD）诊断的 EVs 71 例，CE 诊断 EVs 检出率 72%（51/71），对 F2、F3 比 F1 检出率高（87% vs61%）。EGD 发现的 PHG 35 例 CE 诊断 24 例（69%），可见 CE 检出率低，且费用高，故不作为常规检查项目。

（三）内镜和超声内镜（EUS）

内镜诊断食管静脉曲张优于食管钡餐。曲张静脉的大小与门静脉压高低不成比例，只能粗略地反映其程度。门静脉高压上消化道出血时内镜检查可确定出血的原因。Karki 等报道 60 例门脉高压上消化道出血，47 例（78.3%）为肝硬化，13 例（21.7%）为非肝硬化门脉高压。最多见的上消化道内镜发现是食管静脉曲张 56 例（98.3%），接着是胃病 49 例（81.6%），胃充血 19 例（31.6%），十二指肠充血和糜烂性胃炎各 16 例（26.6%），胃静脉曲张 12 例（20%），肝硬化和非肝硬化食管静脉曲张的发生率相似，分别为 97.9% 和 100%。十二指肠溃疡仅见于肝外梗阻性门脉高压（12.5%）。EUS 可预测静脉曲张出血和静脉曲张出血复发。

（四）肝瞬时弹性成像纤维扫描（FibroScan transient elastography）

肝瞬时弹性成像诊断是近几年开展的一种非创伤性、快速、可行定量测定诊断肝纤维化的新方法。有超声弹性成像和磁共振弹性成像两种方法，以后者检查效果好。据报道该检查与纤维化血清学检测（Fibro Test）联合诊断效率最高，可使 84% ~95% 的慢性肝炎患者避免肝穿，也可与门冬氨酸氨基转移酶－血小板比值指数（APRI）、计分方法进行联合诊断，误诊率低为 6% ~7%。FibroScan 诊断肝硬度可有效预测肝纤维化程度。

Liu 等报道 259 例肝硬化患者，用 FibroScan（FS）测定肝和脾的硬度分别为 24.27kPa（182mmHg）和 44.64kPa（309mmHg），肝脾硬度增加同时有Child－Pugh 计分增加。肝硬度与脾硬度呈正相关（$P<0.05$），肝脾硬度与食管静脉曲张、门静脉宽度、脾厚度、脾容量和脾静脉宽度呈正相关。脾硬度比肝硬度的相互关系更大。脾硬度与白细胞计数和血小板计数呈负相关。肝和脾硬度增加也同时有静脉曲张的严重度增加，为了预测食管静脉曲张脾硬度的 AUC（曲线下面积）比肝硬度 AUC 大（为 0.804vs0.737）。由此可见肝和脾硬度的测定与门脉高压相关，但脾硬度测定有更高的临床价值。也有报道根据肝硬度可预测食管静脉曲张的大小。

FibroScan 的工作原理：测定仪上装有一个探极，探极中有一个超声换能器，固定于振动器的轴上。振动器传出的小振幅低频振动，通过超声换能器向组织传递。这种振动在通过肝组织时引起弹性剪切波。同时，一种脉冲－回波超声捕获装置跟踪这种波的产生并测量它的波速度，波的速度与组织的弹性直接相关，组织硬度高，波的速度越快。测得的结果用千帕表示。诊断肝硬化值为14 ~17kPa。

FibroScan 是一种新型肝纤维化无创检测仪器。由于食管静脉曲张（OV）程度不同，出现相应的肝硬度。Lif 等报道 158 例乙肝病毒相关肝硬化患者，对无 OV、轻度 OV、中等度 OV、严重 OV，它们相应的 FS 值分别为 21.7 ±9.9kPa、32.1 ±13.6kPa、42.3 ±20.0kPa 和 54.5 ±16.2kPa（$P<0.001$）。提出肝硬度测定可预测食管静脉曲张大小。Sharrma 等报道脾硬度测定可用于无创性食管静脉曲张（EV）评估，鉴别大和小的静脉曲张和有无出血。

（五）门脉造影

属于侵入性检查，有经脐静脉门静脉造影、经脾门静脉造影、术中门静脉造影和经皮肝穿刺门脉造影（percutaneous transhepatic portography，PTP）等。现国外多采用 PTP。主要用于：①显示侧支循环的类型和范围；②研究门脉高压的血流动力学变化；③排除门脉血栓形成；④决定分流术的术式。

（六）多层 CT 诊断

多层 CT（multidetector MDCT）进行食管扫描，有可能替代内镜筛选 EVs 和预测出血的危险性。Dessoukycf 137 例肝硬化内镜检查 EV，0 级 EV 47 例（34%）、1 级 EV 52 例（38%）、2 级 EV 29 例

（21%）、3 级 EV 9 例（7%）。MDCT 不同级别静脉曲张率分别为 98%、99%、98% 和 99%，与内镜结果相似。同时 MDCT 还可发现食管外的一些病变为其特点，且检查易被患者接受，值得推广应用。

（七）肝血流动力学测定

1. 门脉压测定

（1）肝静脉嵌入压：经肝静脉插管测肝静脉嵌入压，其最高压力可被作为门脉压，下腔静脉压减去肝静脉嵌入压可取得门脉－肝静脉嵌入压的梯度。酒精性肝硬化时，肝静脉嵌入压反映其门脉压，窦前性门脉高压时，肝静脉嵌入压正常或低于门脉压。肝静脉嵌入压增高的意义如下。①提示肝内性门脉高压；②可确定上消化道出血来自食管静脉曲张、急性出血的患者，它变化的高低可预示出血将是否持续。

（2）经肝内门脉直接测压或经纤维胃镜测定食管曲张静脉压力：对窦前性门脉高压最有价值。晚近用 ^{99m}Tc－MIBI 直肠给药对门体分流程度估测有助益。

2. 肝血流量测定　注射 BSP 或 ICG 后，自外周静脉与肝静脉中测其消失时间，根据 Pick 原理计算肝总血流量，肝病时肝血流量可以正常、减低或增高。

门脉血流量增加者不是分流术理想对象。肝硬化患者的肝血流量低于 500mL/min，无论何种治疗其预后均劣。

3. 门脉压力梯度测定（HVPG）　HVPG 测定可预测曲张静脉形成和破裂的风险。HVPG 的正常值为 3～5mmHg，若 HVPG 为 10～12mmHg，一般不会形成曲张静脉，也不会发生曲张静脉破裂出血。此外，HVPG 检测也用于观察降门脉压药物疗效。

（张广业）

第四节　诊断与鉴别诊断

一、诊断

门静脉高压的诊断一般并不困难，主要根据脾大、脾功能亢进、腹水和食管下段静脉曲张三大特点即可进行诊断。当然，除了确诊为门静脉高压外，还应判定是肝内型或肝外型。

详细了解慢性肝病史非常重要。如病毒性肝炎、血吸虫病等疾患，饮酒史、有黄疸史、上消化道出血史、腹水史以及肝性脑病病史常有助于诊断。

肝内门脉高压 80% 由肝硬化引起，患者出现肝硬化肝功能减退的表现，如乏力、食欲减退、黄疸、出血倾向、色素沉着等。同时出现侧支循环、脾大、腹水，配合前述的辅助检查，诊断即可成立。

二、鉴别诊断

（一）特发性门静脉高压

特发性门静脉高压（idiopathic poutal hypertension，IPH）是一种不伴有肝硬化的原因不明的脾大、贫血和门脉高压的疾病，并已排除了血吸虫病、血液病、门脉或肝静脉阻塞以及先天性肝纤维化。本病临床上常见隐匿起病，脾大明显为主要症状，肝不大，可有消化道出血、贫血、水肿等，肝功能试验多正常或轻度正常，也可有脾功能亢进的血象。84% 有食管静脉曲张。诊断标准：①有肯定的门脉高压、食管静脉曲张；②脾大伴脾功能亢进；③肝功能正常或近正常；④肝闪烁扫描骨髓不显影；⑤肝活检有汇管区纤维化但无弥散性结节增生；⑥超声及门脉造影有侧支静脉；⑦门脉压高于肝静脉嵌入压。有①、④、⑥、⑦，即可诊断为本病（表 6－1）。

表6-1　特发性门静脉高压与肝硬化性门静脉高压鉴别

	特发性门静脉高压	肝硬化性门静脉高压
1. 腹腔镜	肝表面尚光滑，但不平，可见少数结节	肝表面满布大小结节
2. 肝组织学	纤维化只限于汇管区，还可见血管瘤样结构。汇管区与包膜区、汇管区之间有架桥，小叶结构仍保存，无结节增生	汇管区可有纤维化，汇管区与中央静脉区间有架桥联接，小叶结构失常，肝实质内有结节增生
3. 肝静脉造影		
①肝静脉大分支	多数规则，少数轻度不规则	中度或显著不规则
②肝静脉中小分支突然变细	半数	大多数
③肝静脉分支及中小分支成角	角锐	角宽
④肝静脉小分支纡曲、广泛弯曲	大多数	少数
变细	少数	全部
阻塞	个别	半数
⑤肝静脉形状	垂柳状	光秃如冬天的树枝
⑥三支肝静脉在肝边缘区吻合支	有	无
⑦肝窦显影	均匀	不均匀
4. 肝静脉嵌入压（均值+SD例数）	222.6+72.0	33例
	276.1+92.8	25例

（二）巴德-基亚里综合征

巴德-基亚里综合征（Budd-Chiari综合征，BCS）是由于肝静脉、肝段下腔静脉血栓或癌栓形成，膜性狭窄或闭塞以及某些心脏疾病均可引起肝静脉流出道梗阻，使肝出现肝窦瘀血、出血、坏死等病理变化，最终导致窦后门静脉高压症的一组临床综合征。病理上分为血栓性、膜性、纤维狭窄性三种类型。临床表现首先与阻塞部位有关，肝静脉阻塞者主要表现为腹痛，肝大、压痛及腹水；下腔静脉阻塞者尚有下肢水肿、溃疡、色素沉着甚至静脉曲张。病变累及肾静脉可出现蛋白尿或肾病综合征。B超、多普勒、CT、磁共振、肝或下腔静脉造影等有助于确诊。BCS的临床表现包括三个方面：①门脉高压的症状与体征，包括消化道出血、腹痛、腹壁静脉曲张、肝脾增大和腹腔积液。②下腔静脉高压的症状与体征，如下肢水肿、静脉曲张，突出表现出在腰骶部和胸腹壁出现粗大迂曲的、由下向上走向的静脉曲张。③继发于门脉高压和下腔静脉高压引起的表现，如脾大和脾功能亢进，子宫静脉瘀血而致月经紊乱、原发性或继发性不孕，因精索静脉瘀血发生的性功能障碍等，然而这些表现均无特异性。按病程及临床表现分暴发型、急性型、亚急性型和慢性型。

（三）肝小静脉闭塞症

本病是由于野百合碱、化疗药物、毒物、放疗等因素导致的肝内中央静脉和小叶下静脉内皮肿胀或纤维化，引起的管腔狭窄甚至闭塞。临床表现非常类似于巴德-基亚里综合征，患者多急性起病，迅速增长出现上腹剧痛、腹胀、腹水、肝大、压痛等。多数患者可在发病前有呼吸道、胃肠道或全身出现前驱症状，也可伴随发热、食欲缺乏、恶心、呕吐和腹泻等症状，但黄疸、脾大和下肢水肿少见，急性期多伴有肝功能异常。本病约半数于2~6周恢复，20%死于肝功能衰竭，少数发展为肝硬化门脉高压。本病的诊断主要依靠肝活检，腹腔镜下活检最具诊断意义。诊断标准如下。

（1）巴尔的摩标准：胆红素≥34μmol/L，伴有移植后3周内出现以下2~3项表现者。①肝大并右上腹痛。②腹水。③体重增加超过原有的5%以上。

（2）改良的西雅图标准：移植后20d内至少有以下3条中的2条。①胆红素增加≥34μmol/L。②肝大，有上腹痛。③腹水（+/-），不能解释的体重增加超过原有体重的2%。

（四）与脾大疾病鉴别

1. 霍奇金（Hodgkin）病及其他淋巴瘤　鉴别要点有①全身表现：发热、盗汗、消瘦、乏力及贫血。②肝、脾、淋巴结肿大。③骨骼及皮肤损害：皮内结节及蕈样真菌病，红斑及湿疹。④X 线检查可见肺、骨骼和纵隔受损的表现。⑤血象，早期仅见红细胞减少，晚期则全血细胞减少。⑥骨骼及淋巴结穿刺涂片或活检发现 Reed - Sternberg 细胞可确诊。

2. 特发性血小板减少性紫癜　本病病因不明，分为急、慢性两种。急性多见于小儿，发病前 1 ~ 3 周常有上呼吸道感染、水痘、麻疹及病毒感染史，皮肤黏膜有出血斑点，牙龈出血、鼻出血，甚至胃肠道、泌尿道及颅内出血，肝、脾常肿大；慢性者多见青年女性，可有皮肤、牙龈出血，出血不严重，但反复发作，脾轻度肿大。骨髓检查发现血小板、巨核细胞减少或消失即可确诊。

3. 其他血液疾病　自身免疫性溶血性贫血、遗传性球形细胞增多症、白血病和黑热病、疟疾等疾病有脾大体征，应与之鉴别。

（五）上消化道出血

当患者以急性上消化道大出血就诊时，应与消化性溃疡、胃癌、食管癌等鉴别。病史、体征、B 超，内镜有助鉴别。

（六）腹腔积液

典型的肝硬化腹水为漏出液，少数患者可因肝病本身的原因或并发症的出现，可呈现不典型的表现，其中极少为渗出液，较多介于漏出液和渗出液之间，偶尔呈血性。肝硬化腹水须与心源性、肾性、营养不良性、癌性等疾病所致的腹水鉴别。除腹水本身检查之外，还需结合病史、体征和其他资料如肝肾功能、B 超等进行鉴别。

（张广业）

第五节　治疗

一、食管 - 胃静脉曲张破裂出血的一般治疗

（一）卧床休息，保持呼吸道通畅

食管 - 胃底曲张静脉破裂出血的患者应绝对卧床休息，卧床时宜平卧并将下肢抬高。患者如有过度精神紧张可适当给予安定等药物，但禁用对肝有损害的药物，如冬眠灵、吗啡、巴比妥类药物，以防诱发肝性脑病。应保持患者呼吸道通畅，头部偏向一侧，以防血液误吸入气管而发生窒息死亡。

（二）吸氧、禁食

食管 - 胃底曲张静脉破裂出血的患者多有低氧血症，而低氧血症是诱发出血的因素，故应及时给予吸氧；发生呕血时，应先禁食，根据出血停止情况逐渐改为流食、半流食，然后再过渡到普通饮食。饮食上应注意不要食用粗糙、过硬的食物，以防诱发再出血。

（三）预防感染

如果发生感染可使食管 - 胃底曲张静脉破裂出血患者血氨升高，诱发肝性脑病。因此要合理的选用抗生素以治疗和预防感染的发生。

（四）严密观察病情

除应进行心电监护外，还要严密观察呕血及黑便情况；精神神志的变化；脉搏、血压和呼吸的变化；周围静脉特别是颈静脉的充盈情况；记录患者出入量；定期复查血常规、血氨及血尿素氮的情况。

（五）补充血容量

对食管 - 胃底曲张静脉破裂出血的患者，首要的措施不是施行各种特殊检查，而是根据临床经验和最简单的检查，判断其血容量状态，如存在血容量不足，应及时、迅速地补充血容量，使之维持正常，纠正低血容量性休克。凡收缩压 <90mmHg，脉搏每分钟在 120 次以上，或呈休克状态者，须立即输血，最好输全血。在等待全血时，可先输注右旋糖酐、706 代血浆或血浆等。输血的量与速度取决于失血的

量与速度。简便的估计方法是倾斜试验。如倾斜（上半身抬高）3min 后脉率每分钟增加 30 次者，需输血 500mL 左右。坐起时出现休克者需输血 1 000mL；如平卧位出现休克，则需输血 2 000mL 左右。输血速度可以收缩压为指征。收缩压为 90mmHg 时，1h 内应输血 500mL；血压降至 80mmHg 时，则 1h 内应输血 1 000mL；如收缩压降至 60mmHg，则 1h 内应输血1 500mL。当然，这种估计方法并不准确，还要看患者输血后循环状态是否好转而稳定。如收缩压上升，脉压达 30mmHg，脉率减缓而有力，口渴消除，不再烦躁，肢体温暖，尿量增多，提示血容量恢复。休克指数（脉率/收缩压）反映血容量丢失及恢复情况。休克指数为 1 表示血容量丢失 20% ~30%，大于 1 则丢失血容量 30% ~50%，输血后指数下降到 0. 5 则提示血容量已经恢复。

食管 - 胃底曲张静脉破裂出血患者在补充血容量时应注意：①输血时应尽量输鲜血，因为鲜血有较多的凝血因子，有利于止血。肝硬化患者红细胞中缺少二磷酸甘油酸（2 - 3 - diphosphoglyceric acid），影响组织摄取血氧，而血库贮血中此物质及其他凝血因子均有减少；此外输库存血每日血 NH_3 可增加 20μg /dl。如供鲜血困难，也可用 3 ~5d 内近期库血，亦可输血浆、血小板悬液等。②门静脉高压症处于高循环动力学状态，血容量比正常人高 30% 左右，较能耐受出血，故多数人主张补充血容量不宜过多，一般只需达到纠正休克即可，而不强求使患者血细胞比容恢复至出血前水平。过量扩充血容量可提高门静脉压，促发患者再出血，对此应有足够的认识。Conn 曾提出如下警言：“不出血患者无须输血”肝硬化时，“输血越多，预后越坏”但亦有人认为这种观点不全面，患者出血的原因并非完全由于高血容量，假如不纠正贫血，肝缺氧会进一步损害肝功能，引起肝功能衰竭，不利恢复，也给进一步处置带来困难。现一般认为输入的血为失血量的 2/3 ~3/4。③曲张静脉出血时部分血液向下流至肠道，其中 75% 的水分可被吸收，致出血后 6 ~24h 血液稀释，血细胞比容下降，此时应输红细胞，不可过分补充血容量，因为血容量每增加 100mL，门脉压可上升 1. 4 ±0. 7cmH_2O，会加重心脏负荷。④抢救严重出血患者，应采用高位大隐静脉切开，插入较大导管至下腔静脉以保证输入需要，并随时监测中心静脉压。如输血后中心静脉压恢复正常而血压不升，则应注意纠正心肌功能不全和酸中毒。⑤大量快速输血仍不能稳定其循环状态时，则应由动脉加压输血。⑥扩充血容量的同时，应特别注意维持电解质的平衡。⑦在实际应用时，输血量应参考 BP、尿量、CVP、血细胞比容及通过简单的实验而灵活掌握。

二、降门静脉高压的药物治疗

门静脉高压引起的上消化道出血的原因是食管静脉曲张破裂出血和门脉高压充血性胃病，包括胃黏膜病变和肝源性消化性溃疡。食管静脉曲张破裂出血最多见，且是门静脉高压最严重的并发症之一，其首次出血病死率为 40% 以上，再次出血病死率达 60% 以上。门脉高压出血的药物治疗是非手术治疗的一个主要手段。

临床上药物治疗门脉高压的目的在于：①预防食管静脉曲张的发生；②预防首次食管静脉曲张破裂出血；③治疗急性食管静脉曲张破裂出血；④预防再次食管静脉曲张破裂出血。国内外有关这方面的文献很多，结论也不完全一致，有的甚至相互矛盾。降门脉高压的药物治疗包括降低门脉压力和曲张静脉壁压力及紧张度，从而减少出血的危险，主要包括两类药物即缩血管药物和舒血管药物，或是通过减少门静脉侧支血流，或是使门体侧支阻力下降达到降低门脉压力的效果，降低门静脉高压药物颇多，现将能降低门脉高压与的药物进行了分类（表 6 -2）。

表 6 -2 常用降门静脉高压的药物

分类	药名	分类	药名
血管收缩药物		血管扩张药物	
非选择性 β 受体拮抗药	普萘洛尔，长效普萘洛尔，卡维地洛	α 受体拮抗药	苯氧苄胺，哌唑嗪，酚妥拉明
选择性 β_1 受体拮抗药	氨酰心安	α_2 受体激动药	可乐定
β_2 受体拮抗药	ICI -118511	有机硝酸酯类	硝酸甘油，消心痛，单硝酸异山梨醇酯

续 表

分类	药名	分类	药名
血管加压素	垂体后叶素，特利加压素	钙拮抗药	硝苯地平，异搏定，桂利嗪，汉防已甲素，尼群地平
生长抑制	施他宁，奥曲肽	5-羟色胺受体拮抗药	酮色林，利坦舍林
其他类		ACEI 制剂	雅思达，蒙诺等
利尿药	呋塞米，安体舒通	血管紧张素Ⅱ受体拮抗药	洛沙坦
已酮可可碱		硝普钠	
食管收缩药	胃复安，多潘立酮		
中药	丹参，当归，赤芍		

（一）血管收缩药

1. 血管加压素（vasopressin，VP）及其类似物

（1）垂体后压素：半个多世纪以来加压素一直作为降门脉压药物，起到止血、减少输血量等作用，可是未能减少出血的复发和改善预后，也未能降低病死率。加压素是由垂体后叶分泌的一种血管活性物质，是一短周期多肽，生物学半衰期 15～24min，药物学半衰期 <5min。加压素直接作用在动脉平滑肌引起血管收缩，直接参与收缩内脏血管床的小动脉和毛细血管前括约肌，增加毛细血管前/后阻力比值，使内脏循环血量减少 60%。加压素对脾动脉和肠系膜动脉有显著的收缩作用，使肠系膜上动脉及脾动脉血流减少，降低内脏静脉周围和门脉血流，致使门脉压力降低。加压素还可使奇静脉血流减少，明显减低胃左静脉和食管曲张静脉的血流灌注，直接减低曲张静脉壁的张力和压力。加压索还可直接影响胃－食管下端括约肌压迫扩张的侧支静脉，达到止血的目的。止血成功率在 45%～85%。

现在已共识采用小剂量加压素静脉滴注。一次给 200U 溶于 5% 葡萄糖液 500mL 中以0.2～0.4U/min 速度慢滴，持续 12～24h，如出血渐控制，24h 后减半量滴注，36h 后用 1/4 量，如再出血可加大至 0.5～0.6U/min，至多用 48h，滴注过速可引起肠绞痛。垂体加压素可引起全身血管收缩，引起冠状动脉、脑动脉等血管收缩，50 岁以上有缺血性心脏病者慎用，但与硝酸甘油或酚妥拉明合用可防止心脏并发症发生。

加压素有不少不良治疗反应。不良反应的大小与用药剂量、时间、给药速度与途径有关。加压素增加右心和肝静脉压可显著损害心功能。心肌的缺血缺氧易于发生心律失常、冠状动脉血栓形成、心绞痛及心肌梗死。长期使用加压素后由于心排血量减少和抗利尿作用可导致心力衰竭发生。加压素可显著增加系统血管阻力和动脉压，引起血压增高、脉压减小、皮肤苍白、发生脑血管意外和下肢缺血。此外，加压素可激发纤维蛋白酶原引起纤维蛋白溶解作用，可影响出血部位的止血效果，且可增加出血倾向，甚至发生严重出血。加压素使平滑肌收缩可引起肠绞痛、小肠梗死和门脉血栓形成。其他不良反应尚有水中毒（抗利尿作用所致）、肠缺血坏死、反应性红斑等。并发病的发生率 8%～74%，约 25% 的患者发生严重并发病，此时需立即减小用药剂量或撤除治疗。

（2）特利加压素（terlipressin）：是垂体后叶素的衍生物，在体内缓慢地转化为垂体加压素，作用时间较长，对心脏不良反应较小，首剂 2mg，以后每隔 4～6h，静脉注射 1mg，总量可达 10mg。一项研究比较了特利加压素与奥曲肽对肝硬化的急性血流动力学的影响，发现特利加压素降低门脉压力和血流量方面效果更持久。

（3）三甘氨酰赖氨酸加压素（glypressin）：是人工合成的血管加压素类似物，亦有类似加压素的作用，通常给予 1～2mg 静脉滴注，每 6 小时 1 次，连用 5d，止血率可达 70%。

2. 生长抑素及其类似物

（1）生长抑素（somatostatin，SRIH，SS）：生长抑素（施他宁，Stilamin）主要由下丘脑、胃窦、胰腺 D 细胞及肠产生的一种 14 肽激素，经肝代谢。血浆半衰期为 2～4min。可选择性地收缩内脏血管，抑制胰高血糖素、血管活性肠肽及胃泌素的释放。门脉高压时 SRIH 对肠系膜动脉有收缩作用，减少门

脉血流，达到降低门脉压力的目的。SRIH 降低门脉压除直接作用于血管平滑肌外，与肠循环需求降低及肠血管多肽受抑制（正常使门脉血流增加，门静脉扩张）有关。SRIH 尚有降低肝动脉血流作用。静脉注射 SRIH 后引起选择性内脏血管收缩，减少内脏血流，降低门脉压。SRIH 还可显著降低奇静脉血流，致使通过胃 - 食管侧支循环血流量显著减少。SRIH 很少发生心血管并发病，有替代加压素治疗静脉曲张出血的倾向。

用法：常用量为 0.5 ~ 1.0μg/kg，静脉注射比持续静脉滴注作用为大。持续静脉一般为 250 ~ 500μg/h，首先静脉推注 50μg，随后持续静脉滴注 24h。加于 500mL 的 5% 葡萄糖液或葡萄糖盐水中持续静脉滴注，一般在 12h 可控制出血。对复发出血者更有效。有研究比较了特利加压素与生长抑素或内镜治疗的效果，提示特利加压素在控制急性出血方面类似后两者。

（2）奥曲肽（octreotide）：又名善得定（san - dostatin），是人工合成的八肽生长抑素衍生物，半衰期为 70 ~ 90min。善得定对内脏血管有收缩作用，对胃黏膜及黏膜上皮具有保护作用，对内、外分泌均有抑制作用，从而可降低内脏血流量和肝血流量，使门脉血流量及侧支循环血流量减少，以致降低门脉压。用法：首剂 0.1mg 肌内注射、皮下或静脉注射，0.1 ~ 0.2mg 静脉滴注，每 6 小时 1 次，连用 3 ~ 5d。

（二）血管扩张药

1. 有机硝酸酯类　硝酸酯类属亚硝盐，其通过刺激鸟嘌呤环化物，使 cGMP 生成减少，降低细胞内钙的通透性及抑制细胞内钙从肌质网释放，是作用明显的扩血管药物。常见有硝酸甘油、单硝酸异山梨酯（消心痛）、二硝基异山梨醇。血流动力学表明此类药物有降低门脉压力的作用。

（1）硝酸甘油（nitroglycerin，NTG）：NTG 直接作用于血管平滑肌，具有强大的扩张静脉和轻度扩张动脉作用，使动脉压下降，刺激压力感受器反射性地收缩内脏血管，使门脉血流减少，致使门脉压力降低。其作用机制可能是通过血管平滑肌含氮氧化物的介导而使血管扩张。NTG 有强大的扩张静脉作用，可逆转加压素增高的门脉阻力，从而进一步降低门脉压。同时 NTG 能增加冠状动脉血流量，降低心脏后负荷，改善心肌顺应性，故能逆转加压素在心血管方面的不良反应。同时可逆转加压素的系统血管作用，可明显降低并发症的发生率，并保持加压素收缩内脏血管的治疗作用，使更有效地控制食管静脉曲张破裂出血。NTG 可使门脉血流降低的同时，还可使门脉侧支循环阻力增高，因此，如能与心得安合用，两者对内脏血管床的收缩作用相加，而降低门脉压力的效果优于两者单独应用。小剂量（硝酸甘油 20μg/min）即可使静脉舒张，形成静脉池，使静脉回流量减少，心脏充盈压降低，但动脉压并无变化，门脉流量、门脉压及 HVPG 亦影响很小。大剂量时，既降低静脉回流量，也降低动脉压，兴奋交感神经系统，引起内脏动脉收缩，从而减少门脉血流及降低其压力。但同时易引起血压下降，组织缺氧。门静脉高压患者对此类药可产生耐受性，因而较少单独作为预防用药。临床上多与血管加压素合用，既可提高两者降门脉压的作用，又可减少两者的不良反应。本药口服后有肝首关效应，生物利用度低，不宜口服，建议舌下或静脉给药。用法：舌下含化每次 0.4 ~ 0.6mg，每30 ~ 60 分钟 1 次；静脉用法：一般和垂体后叶素合用，硝酸甘油 10mg + 垂体后叶素 80u + 5% 葡萄糖液 500mL 中持续静滴 8h。用药过程中需监测血压。不良反应有心慌、头晕、皮肤潮红、烦躁、视物模糊及恶心、呕吐等。对严重肝硬化伴亚临床缺氧者不宜应用；还可抑制血小板凝聚，高危出血患者亦应慎用；青光眼、脑出血、低血压、休克及对本药过敏者禁用。

（2）二硝酸异山梨醇酯：又名消心痛（isosorbide dinitrate，ISDN），与硝酸甘油的作用相似，但作用持续时间较之长，用法：每次 10mg，每天 3 次。

（3）单硝酸异山梨醇酯（isosorbide mononitrate，ISMN）：是单硝酸异山梨醇酯经肝脱硝基形成的活性代谢产物，属于长效硝酸制剂。口服吸收完全，生物利用度可达 100%，半衰期为 4 ~ 5h，降低门静脉的压力作用机制同硝酸甘油。用法：口服 20mg，每天 2 ~ 3 次。不良反应较硝酸甘油少且轻。

2. 5 - 羟色胺受体拮抗药

（1）酮色林（ketanserin，Ket）：内源性 5 - 羟色胺（5 - HT）是由小肠黏膜嗜铬细胞合成与释放的一种血管活性物质，能引起静脉的强烈收缩。肝硬化门脉高压时，血浆 5 - HT 浓度增高，肝血管床有

5-HT-2型受体（S2），5-HT通过S2介导门脉血流阻力增加，酮色林可拮抗5-HT对门静脉的收缩作用，从而扩张门静脉系统血管，静脉瘀血，回心血量减少，继之降低心排血量，门脉血量减少；同时可以降低肝内的血管及侧支循环阻力。本药口服吸收完全。用法：每次20mg，每天2次，最大剂量每次40mg，每天2次。不良反应有头晕、倦怠、注意力不集中、心律失常、Q-T间期延长及体位性低血压等且有报道其可诱发肝性脑病。孕妇、严重肝肾功能不全，二、三度房室传导阻滞及低血钾慎用。

（2）利坦舍林（ritanserin，Rit）：是一种新型的特异性S2-受体拮抗药，降门脉压的作用更强、更持久。作用机制类似酮色林。用法：0.08mg/（kg·d），持续增长静脉滴注7d。对全身血流动力学影响小，不良反应有头晕、倦怠、注意力不集中和Q-T间期延长等。

（三）其他类

1. 利尿药　常用药为呋塞米和安体舒通。可通过降低有效血容量并减低已增高的心排血量，反射性引起内脏血管收缩，也可激活血管活性物质，减少内脏血流量，而降低门静脉及脐静脉压。

2. 己酮可可碱　本药可改善红细胞变形能力，降低血黏度，从而降低肝血管阻力及门静脉压力。可望成为一种新药。

3. 胃动力药　可增加食管下括约肌张力的药物可减少曲张静脉的血流，对降低门脉压力有一定作用。选择药物有胃复安、多潘立酮。西沙必利的效果尚未见报道。

4. 中药　有研究表明丹参、当归、赤芍等均可改善肝微循环、扩张门静脉，降低肝动脉阻力，降低门静脉压力，并有抑制肝纤维化的作用。

（四）联合用药

由于门静脉高压发病机制复杂，单一用药很少使门脉压降低20%以上，且大部分有不良反应，为此，有些研究者根据药物的不同作用及其相反相成的原理，采用联合用药，降门脉压作用增加或不变，而各自的不良反应则相互抵消，最常用的联合用药是血管收缩药加血管扩张药。

治疗急性出血的联合用药，血管加压素迄今仍是食管静脉曲张出血的首选药之一，用量为0.2～0.4U/min，如再增加剂量，疗效不会提高，徒增加其毒副反应。如能有效控制出血，可每隔6～12h减半量以至停用，持续用药4～6h不能控制出血，或每次撤药后再发出血，宜采用其他治疗措施。鉴于加压素的全身严重不良反应，因此有学者加用硝酸甘油，以40～400μg/min速度同时静脉滴注，根据患者血压而调整用量或滴速。此种联合治疗的优点是减少并发症的发生，控制出血的效果以及病死率均与单用加压素相似。联合用药虽不能增加降门脉压的幅度，但其最大优点是保持全身血流动力学的稳定，且能改善肝肾血流。方法为：加压素持续静脉滴注，至20min时加用扩血管药，异丙基肾上腺素0.002mg/mL，50mL/h静脉滴注；硝普钠1μg（kg·min）静脉滴注，硝酸甘油每次0.4mg，每15～30分钟1次静脉注射。可依情选用上述一种药。硝普钠不能清除出加压素的胃肠道反应，且能影响肺泡气体交换，使多数门脉高压患者发生低氧血症；异丙基肾上腺素则因兴奋内脏血管平滑肌的β受体，使血管扩张，可导致门脉压增高。因此，临床上多应用硝酸甘油。

三、预防首次出血

（一）非选择性β受体拮抗药

用于静脉曲张出血的一级和二级预防。治疗禁忌证：①难治性腹水；②收缩压<100mmHg，平均动脉压<82mmHg；③急性肾损伤；④肝肾综合征；⑤自发性细菌性腹膜炎；⑥脓毒血症；⑦不能随诊；⑧口服治疗依从性不佳。

1. 普萘洛尔　是一种非选择性β_1和β_2肾上腺能阻滞药，通过阻滞心脏的β_1受体，使心率减慢，心排血量降低，内脏循环血量相继减少，进而影响到门脉流量，降低门脉压；阻滞内脏血管β_2肾上腺素能受体，兴奋α肾上腺素能受体，使去甲基肾上腺素浓度增高，导致内脏血管收缩，内脏循环阻力增加，门脉血流量降低，尤其是阻滞肝动脉血管壁的β_2受体，引起肝动脉收缩，血流量减少，肝窦内压力降低，导致门脉压下降。可使门脉压力减低25%～35%，减少门静脉血流30%，使奇静脉血流量减少31%～35%。普萘洛尔对肝血流并不减少或减少甚微，因反射性地增加了肝动脉血流，普萘洛尔也不影响脑肾血流。

用法：一般从小剂量开始，直到心率减慢达25%后改维持剂量，但同时要求基础心率每分钟不少于55次。开始用10～20mg，每天2～3次，以后逐渐增加剂量，最大耐受量80～100mg，每天2次。约40%患者对普萘洛尔治疗无效，其原因：①严重肝硬化（Child－Pugh B、C级）患者血流动力学不稳定；②小剂量虽减慢心率及减少心输出量，但并不能降低门脉压，加大剂量则有效；普萘洛尔只对高心输出量有效，对心输出量增高不显著者无反应。

本药不良反应较小，如昏睡、阳痿、Raynaud综合征呼吸困难、头晕、恶心和头痛，也可以诱发肝性脑病。这是因为普萘洛尔使肝血流量减少，影响到肝的合成和解毒能力，肝清除内源毒素（如氨）的能力降低，周围组织摄取或肾氮排泄减少所致。因此，长期应用虽可预防曲张静脉再度破裂出血而提高其生存率，但是对严重肝功能损害者慎用，以免诱发肝性脑病。晚近Vinel研究了普萘洛尔对肝代谢活性的影响。发现普萘洛尔能影响与肝血流无关的固有廓清率，直接抑制与肝摄取过程有关的廓清率。由于β受体对肾上腺素能刺激敏感，故长期使用过程中骤然停药可发生反跳现象，即β受体阻滞药撤除综合征，可激发静脉曲张出血，有心律失常的患者可引起突然死亡。禁忌证：对本药过敏、支气管哮喘、严重心动过缓、二度房室传导阻滞、三度房室传导阻滞、重度心力衰竭、急性心肌梗死、休克等患者禁用；对严重肝肾功能不全、特别是有肝性脑病、出血倾向者、孕妇等应慎用。

2. 其他非选择性β受体拮抗药　如纳多洛尔和长效普萘洛尔，用药剂量分别为40～160mg/d，作用机制及注意事项同普萘洛尔；卡维地洛是一种新的非选择性β受体拮抗药，其降低门静脉的压力作用优于普萘洛尔。

（二）选择性β受体拮抗药

其作用较普萘洛尔为差，因为普萘洛尔具有阻滞β_1及β_2受体的双重作用，而β_1受体拮抗药氨酰心胺（Atenolol）只作用于心脏，β_2受体拮抗药ICI－118511只作用于内脏血管床，故它们降低门脉压的作用均不如普萘洛尔。

1. β_1受体拮抗药　以氨酰心胺（atenolol）为代表，又名阿替洛尔，它选择性地阻断心脏的β_1受体，使心率减慢，心排量减少，降低门静脉的血流灌注，从而降低门静脉压力。本药口服吸收快但不完全（约吸收50%），主要经肾以原形排泄。给药方法同普萘洛尔，用药剂量：25～50mg，每天1～2次，以后逐渐增大剂量至100mg，每天1～2次维持。不良反应有心动过缓、体位性低血压、头晕和胃肠道不适等。禁忌证基本同普萘洛尔。

2. β_2受体拮抗药　ICI－118511，特异性阻断内脏血管平滑肌细胞β_2受体，只作用于内脏血管床使内脏血管收缩，减少内脏血流动，继而减少门脉血流及侧支循环血流，从而降低门脉压。α受体相对兴奋，内脏血管阻力增加，门静脉血流量降低，特别是肝动脉收缩，肝动脉阻力增加，血流量减少，肝窦内压力下降，门脉压降低。不过本药临床应用经验较少，有待进一步研究。

（三）预防出血的联合用药

最常用模式是在普萘洛尔（血管收缩药）基础上加用其他血管扩张药，最初报道的是普萘洛尔加硝酸甘油或单硝酸异山梨醇，其降低肝硬化HVPG的幅度，大于两者的单一用药。普萘洛尔加可乐定能明显减低肝硬化的门脉压、门脉分支流量，效果优于二者的单独应用；普萘洛尔加酮色林，能进一步降低WHVP、HVPG及奇静脉流量。而且对普萘洛尔无反应者，加用酮色林以后，亦显示良好的降压效应；利坦舍林可使门脉压明显下降、加用普萘洛尔后，更进一步降低。

（四）内镜治疗

内镜下曲张静脉套扎（EVL）能有效预防中等至大食管曲张静脉首次出血。与非选择β受体阻滞药相比，EVL在预防曲张静脉首次出血方面更为有效。

（张广业）

第七章

肝性脑病

第一节 概述

肝性脑病（hepatic encephalopathy，HE）是由严重肝病引起的以代谢紊乱为基础的、意识障碍、行为失常和昏迷为主要表现的中枢神经系统功能失调综合征。既往曾称肝昏迷（hepatic coma），目前认为肝昏迷是HE程度相当严重的第四期，并不代表HE的全部。其发生是多种因素综合作用的结果，发病机制涉及氨中毒、假性神经递质、血浆氨基酸失衡、γ-氨基丁酸（GABA）、硫醇增多、短链脂肪酸代谢紊乱和星形细胞功能异常等学说，但主要原因是因肝细胞功能衰竭（肝细胞弥漫病变）和来自胃肠道未被肝细胞代谢去毒的物质经体循环（肝内外分流）至脑部而引起。

既往认为，重症肝炎或药物中毒所致者，起病急剧并进行性加重，称为急性肝性脑病；其中呈暴发性过程，短期内出现意识障碍者，又称为暴发性肝衰竭（fulminant hepatic failure，FHF）。它系由于肝脏大块或广泛坏死，残存肝细胞不能代偿生物代谢作用，代谢失衡或代谢毒物不能有效的被清除，导致中枢神经系统的功能紊乱，故亦称为内源性HE，或非氨性HE。此型HE，由于肝细胞广泛坏死所致，故预后极差。慢性肝性脑病是指严重慢性肝病（如肝硬化、原发性肝癌）及（或）门-体分流术后，从肠道中吸收入门脉系统的毒性物质，通过分流未经肝脏的首次通过作用（first pass effect）进入体循环，引起中枢神经系统的功能紊乱，因而亦称为外源性HE，或氨性脑病，或称为门-体分流性脑病（porto-systemic encephalopathy，PSE）。本型HE约50%有诱因，消除诱因后，可使病情逆转，预后较好。急性肝性脑病（内源性HE）与慢性肝性脑病（外源性HE），无论在临床上或发病机制上，有时均难以截然区别。以前将无明显临床表现和生化异常，仅能用精细的智力实验和（或）电生理检测才能做出诊断的HE，称为亚临床HE（subclinical HE，SHE）或隐性HE（latent HE，LHE）。由于概念不清易被理解为发病机制不同的另外一种病症，故目前主张用轻微HE（mild HE，MHE）较为合适。

一、分型

最近（2002年）国际消化病学大会（world congress of gastroenterology，WCOG）工作小组将HE分为A、B和C三型，实际上也恰好取了分别代表急性（acute）、分流（bypass）和肝硬化（cirrhosis）的英文首字母以便记忆。

1. A型肝性脑病　即急性肝衰竭相关的HE（acute liver failure associated-HE，ALFA-HE），用来代替原来代表一种急性HE的FHF的术语，因为FHF实际的意义远不仅指急性HE。采用ALFA-HE能够避免将急性肝衰竭伴发的HE与慢性肝病伴发的急性HE的概念进一步混淆。

2. B型肝性脑病　是存在明显门体分流但无内在肝病的脑病。很少见，分流的原因可以包括先天性血管畸形和在肝内或肝外水平门静脉血管的部分阻塞以及各种压迫产生的门静脉高压，而造成门体旁路。此时肝活组织检查提示肝组织学正常，但临床表现与肝硬化伴HE的患者相同。因此，只有在肝活检显示为正常的肝组织学特征，才能诊断这种类型的脑病。此外，特异性的确认此类型有助于医生诊断不明确的疾病。

3. C 型肝性脑病　指在慢性肝病或肝硬化基础上发生的 HE，不论其临床表现是否急性。包括了绝大多数的 HE，即通常意义上的 HE。认为肝功能不全是 C 型发生的主要因素，而循环分流居于次要地位，但两者可协同作用。沿用的“门体分流性脑病”基本都是此型。根据 HE 的不同表现、持续时间和特点，C 型又可以分成发作性、持续性和轻微 HE 3 个亚型：

（1）发作性 HE：是在慢性肝病的基础上在短期内出现意识障碍或认知改变，不能用先前存在的有关精神异常来解释，并可在短期内自行缓解或在药物治疗后缓解。发作性 HE 根据有无诱因又可分为：①诱因型：有明确的可追踪的诱发因素；②自发型：无明确的诱发因素；③复发型：指 1 年内有 2 次或 2 次以上 HE 发作。

（2）持续性 HE：是在慢性肝病的基础上出现持续性的神经精神异常，包括认知力下降，意识障碍，昏迷甚至死亡。根据患者自制力和自律性受损的严重程度可进一步分为：①轻型：即 HE Ⅰ级；②重型：即 HE Ⅱ ~ Ⅳ级；③治疗依赖型：经药物治疗可迅速缓解，若间断治疗，症状又会加重。

（3）轻微（minimal）HE：是指某些慢性肝病的患者无明显症状性 HE（发作性或持续性 HE 的临床表现和生化异常），但用精细的智力实验和（或）神经电生理检测可见智力、神经、精神的异常而诊断的 HE。轻微 HE 在肝硬化患者中的患病率为 30% ~80%。此型越来越受到重视，因为患者虽形似正常，但操作能力和应急反应能力减低，在从事高空作业、机械或驾驶等工作时容易发生意外。以往所用的“亚临床 HE”或“隐性 HE”这个词有一定的误导性，易被误认为其发病机制独立于 HE 之外或临床意义不大，故近年已接受改称为轻微 HE，以强调其作为 HE 发展过程中的一个特殊阶段。

二、病因与诱因

1. 病因　各种严重的急性和慢性肝病（病毒性肝炎肝硬化最多见）均可伴发肝性脑病。急性肝病时肝性脑病的病因是由于大量的肝细胞坏死，常为病毒性肝炎、药物或毒素引起的肝炎；也可由于大量肝细胞变性，如妊娠期脂肪肝、Reye 综合征等。慢性肝病，如肝硬化和重症慢性活动性肝炎的肝性脑病是由于有功能的肝细胞总数减少和肝血流改变；慢性肝性脑病的发病与广泛的门 - 体静脉分流有关。肝脏被恶性肿瘤细胞广泛浸润时，也可导致肝性脑病。

2. 诱因　许多因素可促发或加剧肝性脑病，此种情况在慢性肝病时尤为明显。常见诱因有：①上消化道出血：尤其是食管静脉及胃底冠状静脉曲张破裂出血，是慢性肝性脑病最常见的诱因；急性胃黏膜病变出血则是急、慢性 HE 共有的常见诱因；②利尿剂使用不当或大量放腹水；③高蛋白饮食；④应用镇静安眠药（巴比妥类、氯丙嗪等）以及麻醉剂等；⑤给予含氨药物（氯化铵）、含硫药物（蛋氨酸、甲硫氨基酸、胱氨酸等）、输注库血、富含芳香族氨基酸的复合氨基酸注射液以及水解蛋白等；⑥感染：如自发性细菌性腹膜炎、脓毒症、肺炎以及泌尿系感染等；⑦电解质紊乱与酸碱平衡失调：常见者为低钠、低钾、低氯、碱中毒；⑧功能性肾衰竭；⑨其他：手术创伤、便秘或腹泻。无诱因的自发性肝性脑病往往是肝硬化的终末期表现，患者肝脏大多缩小，肝功能严重损伤，黄疸深，腹水多，预后恶劣。

三、发病机制

肝性脑病的发病机制迄今尚未彻底阐明。一般认为产生 HE 的病理生理基础是肝细胞功能衰竭和门腔静脉之间有自然形成或手术造成的侧支分流。主要来自肠道的许多可影响神经活性的毒性产物，未被肝脏解毒和清除，经侧支进入体循环，透过血脑屏障而至脑部，引起大脑功能紊乱。虽然氨中毒学说在 HE 的发病机制中一直占有支配地位，但目前尚没有一种学说能完备的解释 HE 发病机制的全貌。由于肝脏是机体代谢的中枢，它所引起的代谢紊乱涉及多种环节和途径，因此 HE 的发病机制也是多因素综合作用的结果。

（一）氨中毒学说

氨中毒学说（ammonia intoxication hypothesis）在肝性脑病的发病机制中仍占最主要的地位。PET 显示肝性脑病患者血氨水平增高，血脑屏障对氨的通透表面积增大及大脑氨的代谢增高（$^{13}NH_3$－PET）。严重肝脏疾病时，血氨增加的原因是由于氨的生成与吸收增加及（或）清除不足所致。

1. 氨的生成与吸收增加　①外源性产氨增加：指氨的来源为肠道含氮物质的分解代谢与吸收增加。肠道蛋白质的分解产物氨基酸，部分经肠道细菌的氨基酸氧化酶分解产生氨；另外，血液中的尿素约有25%经胃肠黏膜血管弥散到肠腔内，经细菌尿素酶的作用而形成氨，后者再经门静脉重新吸收，是为尿素的肠肝循环。肝衰竭时，肠道菌丛紊乱且繁殖旺盛，分泌的氨基酸氧化酶及尿素酶增加；同时由于胃肠蠕动和分泌减少，消化和吸收功能低下，使肠内未经消化的蛋白质等成分增多，特别是在高蛋白饮食或上消化道出血后更是如此，以致结肠、小肠内产氨均相应增加；此外慢性肝病晚期，常伴有肾功能下降，血液中的尿素等非蛋白氮含量高于正常，因而弥散到肠腔内的尿素也大大增加，也使产氨增加。肠内氨的吸收决定于肠内容物的pH，$pH>6$时，生成的NH_3大量吸收，血氨增加；$pH<6$时，以NH_4^+形式随粪便排出体外，血氨降低。可见，氨的来源主要取决于肠腔蛋白质及尿素肠肝循环的量，氨的生成取决于细菌酶的作用，氨的吸收则取决于肠腔内的pH；②内源性产氨增加：即体内蛋白质的分解代谢产氨增加。肝衰竭时，蛋白质分解代谢占优势，加之焦虑、烦躁等情况，肌肉及脑活动均增加，产氨量相应增加。

2. 氨的清除不足　氨在体内主要经肝脏内鸟氨酸循环合成尿素而被清除；其次在外周组织（如脑、肌肉）先后与α－酮戊二酸、谷氨酸结合生成谷氨酰胺，再经肾脏作用重新释放出氨，由尿排出。肝衰竭时，主要是肝脏消除氨的作用减退，其次为肌肉代谢氨减少，另外肾脏排出的氨亦减少。此外，门体分流存在时，肠道的氨未经肝脏解毒而直接进入体循环，亦可使血氨增高。

3. 血氨增加引起脑病的机制　氨对脑的毒性作用包括：①直接抑制神经细胞膜的电位活动：氨能干扰神经细胞膜上的Na^+-K^+-ATP酶的活性，即破坏血脑屏障的完整性，又损害膜的复极化作用，从而引起HE；②干扰脑的能量代谢：血氨增高使大量α－酮戊二酸转变为谷氨酸，而后者又能转变为谷氨酰胺，故致三羧酸循环中α－酮戊二酸耗竭，循环速度下降，高能磷酸盐和氧耗减低；同时在此过程中消耗大量的ATP和还原型辅酶Ⅰ（NADH），后者减少致呼吸链中的递氢过程受到阻碍，使ATP的生成亦减少；此外，氨还可通过促进磷酸果糖激酶的活性增加，使脑组织内糖酵解过程增强，并直接抑制丙酮酸脱羧酶与有氧代谢，从而增加乳酸的生成，减少ATP的产生。上述生化反应使脑组织中的ATP生成减少，脑组织生理活动受到影响并出现脑病；③增加了脑对中性氨基酸如酪氨酸、苯丙氨酸、色氨酸的摄取，这些物质对脑功能具有抑制作用；④脑星形胶质细胞功能受损：脑星形胶质细胞是氨神经毒性的主要靶细胞。脑星形胶质细胞含有谷氨酰胺合成酶，可促进氨与谷氨酸合成为谷氨酰胺，当脑内氨浓度增加，星形胶质细胞合成的谷氨酰胺增加。谷氨酰胺是一种很强的细胞内渗透剂，其增加不仅导致星形胶质细胞肿胀、功能受损，而且也使神经元细胞肿胀，这是HE时脑水肿发生的重要原因。星形胶质细胞为神经元提供乳酸、α－酮戊二酸、谷氨酰胺及丙氨酸等营养物质，其功能受损可以直接影响神经元的功能及代谢，并参与HE的发生发展过程；⑤通过PET研究发现PSE患者脑氨代谢率升高，氨从血中极易转移到脑中，因此即使血氨正常也会发生脑功能障碍，这可以部分解释血氨不高情况下发生HE以及降氨治疗不一定能完全达到预期目的原因。此外，血氨及其代谢的异常与其他发病机制有协同作用。

（二）脑星形胶质细胞功能异常学说

正常情况下突触前神经末梢释放的谷氨酸迅速被周围的星形胶质细胞摄取，并在谷氨酰胺合成酶的作用下与氨合成为谷氨酰胺，谷氨酰胺再循环至神经元内释放具有活性的谷氨酸，此谓脑中的谷氨酰胺循环。由于脑内缺乏鸟氨酸循环的酶，故脑内清除氨的主要途径依靠谷氨酰胺合成，故谷氨酸氨基化生成谷氨酰胺的“解氨毒”作用完成于星形胶质细胞。另外，谷氨酸是脑内重要的兴奋性神经递质，储存于突触小泡内，一旦释放即呈现神经递质的活性，能与其受体结合产生神经传导活性。而谷氨酰胺是一种很强的细胞内渗透剂，其增加可导致星形胶质细胞肿胀、功能受损。HE时，超量的氨经谷氨酰胺合成酶的作用，不仅使具有活性的谷氨酸形成减少，导致谷氨酸能突触异常，还耗费了大量能量，并可导致谷氨酰胺的蓄积使胞内渗透压增加使细胞肿胀，肿胀的星形胶质细胞的功能受损进一步影响氨的代谢和谷氨酸活性，出现 HE 的表现。

（三）假性神经递质学说

神经冲动的传导是通过递质来完成的。正常时兴奋与抑制两类递质保持生理平衡。兴奋性神经递质有儿茶酚胺中的多巴胺和去甲肾上腺素、乙酰胆碱、谷氨酸和门冬氨酸等；抑制性神经递质 β-羟酪胺、苯乙醇胺等只在脑内形成。

食物中的芳香族氨基酸如苯丙氨酸及酪氨酸，经肠菌脱羧酶的作用生成苯乙胺及酪胺，该两种胺类正常在肝内被分解清除。严重肝病时，该两种物质在肝内清除发生障碍，经门-体侧支循环进入体循环，并透过血脑屏障进入脑组织，经 β-羟化酶的作用，分别生成苯乙醇胺和 β-羟酪胺。这两种胺的化学结构与正常神经递质去甲肾上腺素极为相似，但不具有正常递质传递神经冲动的作用或作用很弱，因此称其为假性神经递质（false neurotransmitters）。当假递质被脑细胞摄取并在神经突触堆积至一定程度时，则排挤或取代正常的真递质，使神经传导发生障碍，特别是影响脑干网状结构上行激活系统和大脑边缘系统的神经传递，从而造成精神障碍和昏迷。

但近年来研究结果并不支持假性神经递质学说，如给实验动物静脉注射β-羟酪胺或脑室内注入大量假性神经递质导致脑内 β-羟酪胺浓度非常高，脑内去甲肾上腺素和多巴胺明显耗尽，并未引起昏迷；尸检研究发现死于肝性脑病的肝硬化患者脑内去甲肾上腺素和多巴胺水平增加，而 β-羟酪胺浓度降低。因此，该学说已逐渐被氨基酸失衡学说（amino acid imbalance hypothesis）所替代。

（四）氨基酸失衡学说

血浆氨基酸测定发现，某些晚期慢性肝病与 HE 患者，血浆芳香族氨基酸（AAA）包括酪氨酸、苯丙氨酸、游离色氨酸增高，支链氨基酸（BCAA）包括亮氨酸、异亮氨酸、缬氨酸减少，致血浆氨基酸比值异常。正常人血浆 BCAA/AAA 的比值为 3.5 ± 1.0（s），肝性脑病时比值下降至 1.0～1.5 左右，甚至低于 1.0，其下降值与脑病程度有一定的相关性。

血浆氨基酸比值的变化是由于严重肝病所继发的高胰岛素和高胰高血糖素血症所致。在严重肝病时，肝脏对许多激素包括胰岛素、胰高血糖素的灭活作用减弱，使两者血中浓度均增高，但以胰高血糖素的增多更显著，使血中胰岛素/胰高血糖素比值降低，使体内的分解代谢增强。其中胰高血糖素的增多，使组织的蛋白分解代谢增强，致使大量 AAA 由肝和肌肉释放入血。AAA 主要在肝脏降解，肝功能严重障碍，一方面致 AAA 的降解能力降低，另一方面肝脏的糖异生作用障碍致使 AAA 转为糖的能力降低，这些均可使血中 AAA 含量增高。正常时支链氨基酸不被肝脏代谢，主要被肌肉摄取利用，胰岛素有增加肌肉组织摄取和分解利用支链氨基酸的作用，所以当血中的胰岛素水平增高时，促使 BCAA 大量进入肌肉组织，故血中 BCAA 浓度减少。AAA 和 BCAA 彼此竞争血脑屏障的同一载体而转运至脑组织内（竞争性抑制）。正常时，血中 BCAA 的浓度高，竞争力强，从而抑制 AAA 进入脑内的速度；肝衰竭时，由于血浆 BCAA 减少，高浓度的 AAA 不受抑制地迅速通过血脑屏障进入脑组织，故脑组织细胞内的 AAA 含量明显增加。

正常时，脑神经细胞内的苯丙氨酸在苯丙氨酸羟化酶作用下，生成酪氨酸；酪氨酸在酪氨酸羟化酶作用下生成多巴；多巴在多巴脱羧酶作用下生成多巴胺；多巴胺在多巴胺 β-羟化酶作用下生成去甲肾上腺素，这是正常神经递质的生成过程。

当进入脑内的苯丙氨酸和酪氨酸增多时，增多的苯丙氨酸可抑制酪氨酸羟化酶的活性，使正常神经递质生成减少。增多的苯丙氨酸可在 AAA 脱羧酶作用下生成苯乙胺，进一步在 β-羟化酶作用下生成苯乙醇胺。而增多的酪氨酸也可在 AAA 脱羧酶作用下生成酪胺，进一步在 β-羟化酶作用下生成 β-羟酪胺。因而，苯丙氨酸和酪氨酸进入脑内增多的结果可使脑内产生大量假性神经递质，而产生的假性神经递质又可进一步抑制正常神经递质的产生过程。

氨基酸失衡学说实际上是假性神经递质学说的补充和发展。但下列观察不支持该假说，如临床上发现血浆 BCAA/AAA 变化和肝性脑病程度并不一定有平行关系；临床上采用静脉或口服 BCAA 治疗对改善与逆转肝性脑病不一定有效。因此该假说也不能完整地阐明 HE 的发病机制。

（五）GABA/Bz 复合受体学说

γ-氨基丁酸（γ-aminobutyric acid，GABA）是哺乳动物大脑主要的抑制性神经递质。脑内的GABA在突触前神经元内由谷氨酸经脱羟酶（GAD）催化下脱羟生成，并贮存在突触前神经元的囊泡内，此时无生物活性。只有被释放到突触间隙，并结合到突触后神经元膜面特异性的GABA受体上，引起氯离子（Cl^-）转运通道开放，使Cl^-经神经元细胞膜裂隙进入细胞质，原先静止的细胞膜电位即处于高极化状态，从而导致GABA神经递质起明显的突触后抑制作用。突触后神经元膜面的GABA受体不仅能与GABA结合，在受体表面的不同部位也能与巴比妥类（BARB）和苯二氮䓬类（benzodiazepines，Bz，即弱安定类）物质结合，故称为GABA/Bz复合受体或超级受体复合物。该复合受体包括三种配体，即GABA、Bz及BARB配体，彼此有协同性非竞争性结合位点，已证明GABA可引起Bz及BARB的催眠作用，反之亦然，故巴比妥类药能增加GABA的效应。Bz、BARB及GABA受体复合物的连接，通过增加GABA引起的Cl^-通道开放而加强受体复合物对GABA的反应。

大脑抑制性神经递质GABA/Bz的增加可能是导致HE的重要原因。其机制可能有：①血浆内的GABA主要来源于肠道，系谷氨酸经肠道细菌酶作用催化而成。正常时肝脏能大量摄取来自门静脉的GABA，并迅速分解。在肝功能不全时，肝脏对GABA的清除明显减低，血浆内浓度因而明显增高。如果此时血脑屏障对血浆GABA透过性增加，而GABA又不能被神经元分解或摄取，则GABA可抵达GABA受体，使GABA能性神经传递增强；②肝功能不全时中枢神经系统GABA能活性增强尚可以是超级受体复合物上GABA受体密度和（或）亲和力增加的后果。无论GABA、Bz及BARB中任何一种与复合受体结合后，都能促进氯离子由神经元胞膜的离子通道进入突触后神经元的细胞质，使膜超极化，引起神经传导抑制。如有学者研究了动物和人体肝性脑病脑内GABA和Bz受体的数量和亲和性，在一些急性肝性脑病模型中，这些受体的数量成倍增加，而在其他模型中没有变化，这可能提示此时大脑对GABA能神经抑制性调节比Bz或BARB药物更为敏感；PET扫描揭示，脑病患者Bz复合物连接部位增加2～3倍，这可能是肝硬化时脑对镇静药敏感性增加的机制。但近年的研究表明，脑内GABA/Bz的浓度在HE时并没有改变，但在氨的作用下，脑星形胶质细胞Bz受体表达上调。临床上，肝衰竭患者对苯二氮䓬类镇静药及巴比妥类安眠药极为敏感，而Bz拮抗剂如氟马西尼对部分HE患者具有苏醒作用，支持该学说。

（六）其他

1. 锰的毒性学说　MRI显示80%以上的肝硬化患者大脑苍白球密度增高，组织学证实是锰沉积而造成的。肝脏是锰排泄的重要器官，当其功能受到影响或存在门体分流时均可使血锰浓度升高，并在苍白球沉积。锰沉积除直接对脑组织造成损伤外，还影响5-羟色胺、去甲肾上腺素和GABA等神经递质的功能。锰还影响多巴胺受体的结合，导致多巴胺氧化使多巴胺减少，使患者产生锥体外系的症状和体征。

2. 硫醇与短链脂肪酸学说　①硫醇类：蛋氨酸在结肠内受细菌作用形成硫醇、甲基硫醇和二甲硫化物等，由于肝脏解毒功能减退，进入体循环和脑内，在肝性脑病时血浆浓度增高。硫醇类化合物可抑制神经细胞膜的Na^+-K^+-ATP酶，干扰线粒体的电子传递，以及抑制脑内氨的解毒。血中硫醇类浓度增加，从呼吸道呼出增多，医者可嗅到一种特征性气味，是为肝臭；②短链脂肪酸：肝性脑病患者血浆内C_4～C_8短链脂肪酸增多。它可抑制氧化磷酸化，使脑干网状结构激活系统的ATP和磷酸肌酸贮存减少，改变神经细胞膜的离子流通，从而抑制神经冲动的传递，诱发肝性脑病。

3. 褪黑素（melatonin，MT）　MT是由松果腺分泌的一种激素，具有镇静、催眠、神经内分泌免疫调节等多种生理功能。松果腺细胞从血液中吸收色氨酸，经过一系列酶促反应合成MT。肝硬化时血液中色氨酸浓度升高，松果腺合成MT也增多。MT通过较多的途径增强GABA的中枢抑制，如MT可增加脑内GABA含量，2-吲哚MT可协同GABA神经元放电等。

4. 其他　内源性阿片类物质、脑中肌醇和磷酸酯浓度减少等变化对HE的发生有一定作用。

肝性脑病的发生与发展，是多种物质生化代谢紊乱的综合作用。Ziere等观察到氨、硫醇与脂肪酸三者间能互相增强毒物的作用，引起脑病。氨与 GABA 的协同作用，表现为氨对 GABA 转氨酶有抑制作用，使 GABA 不能转变成琥珀酸半醛并进而变为琥珀酸进入三羧酸循环，致脑组织中 GABA 蓄积并导致神经中枢抑制加深。在高氨血症时，可促进血浆中 AAA 增高，BCAA/AAA 比值降低，血脑屏障对 AAA 转运增强，致使大量 AAA 进入脑内引起脑病。多种毒物的协同作用，可解释临床上血氨水平与肝性脑病之间不一定平行这一现象，也说明了为什么单纯消除氨毒性不一定能逆转肝性脑病。

（郭宗云）

第二节　诊断

一、病史

有前述的病因与诱因存在。

二、临床表现特点

肝性脑病的临床表现往往由于肝病的病因、病程缓急、肝功能损害的程度及诱因等不同而表现不一。A 型 HE 与急性肝衰竭相关，可无明显诱因，患者在起病数日内即进入昏迷直至死亡，昏迷前可无前驱症状。C 型 HE 多见于肝硬化患者和（或）门腔分流手术后，以慢性反复发作性木僵与昏迷为突出表现，常有诱因，如上消化道出血等。在肝硬化终末期所见的 HE 起病缓慢，昏迷逐渐加深，最后死亡。最常见的 C 型 HE，除了患者有性格、行为改变（见下述）外，还常有肝功能严重受损的表现，如明显黄疸、出血倾向等，随着疾病的进展，有些患者可并发各种感染、肝肾综合征、脑水肿和心、肾、肺等主要脏器损害，导致低血压、少尿、呼吸衰竭、DIC、昏迷等相应的复杂表现。B 型 HE 少见，其临床症状的产生源自门体分流，故类似 C 型，但无肝病的表现，或由其导致门体分流的本身疾病的特征。

典型 HE 较早出现的症状包括性格改变、精神欣快、智力减退、睡眠习惯改变、说话缓慢而含糊、发音单调而低弱，以及不适当的行为等。个性方面的变化最为显著，原属活泼开朗者，则表现为抑郁，原属内向孤僻者，则可表现为欣快。自发性运动的减少、不动地凝视、表情淡漠、答语迟缓而简短，均系早期表现。早期的行为改变只限于有一些“不拘小节”的行为，如乱扔纸屑，随地便溺，寻衣摸床等毫无意思的动作；这些细微的行为改变只有经常接触患者并留心病情变化的医务人员才能觉察。睡眠过久较早出现，并进展至睡眠节律的倒置，白天昏沉嗜睡，夜间兴奋难眠，这提示患者中枢神经系统的兴奋与抑制处于紊乱状态，预示 HE 的来临，有人称此种现象为迫近昏迷（impending coma）。智力衰退，可从轻度的器质性精神功能障碍直至明显的精神错乱，并可观察到这些情况逐日发生变化。局灶性障碍多出现于意识清醒者，常系空间性视觉障碍。其在运动方面的障碍最易识别，如构思性运用不能，患者不能用火柴梗或积木构造简单的图案。典型病例可有书写不整齐而出格的情况，每日的书写记录是观察病程演变的良好准绳。患者的运算能力和逻辑思维明显减退，不能区别相似体积、形态、作用及位置的物体，这是患者常在不适宜场所便溺的原因。进一步发展下去，患者出现骚动、不安、躁狂、幻听，有时表现为进行性精神萎靡和完全无力状。嗜睡和兴奋相互交替为特征之一。患者有谵妄和运动性不安，跃起，叫喊，或哭或笑，但对外界刺激仍有反应，再进一步只对强烈而有害的刺激才起反应。当骚动和谵妄加重，嗜睡期延长，逐渐由木僵状态而进入昏迷。

最具有特征性的神经系体征为“扑翼样震颤（flappingtremor）”，但不是所有患者都出现此种现象，如在一个严重肝病患者出现这种体征，就具有早期诊断意义。但是扑翼样震颤在早期、中期直至完全昏迷前均可出现。所以应在其他症状出现前经常检查有无此种体征才具有早期诊断意义。扑翼样震颤须在一定的体位时才能显露或引出。嘱患者将上肢伸直，手指分开，或腕部过度伸展而前臂固定不动时可出现掌 - 指及腕关节呈快速的屈曲及伸展运动，每秒钟常达 5 ~ 9 次，且常伴有手指的侧位动作。有时上肢、颈部、面颌、伸出的舌头、紧缩的口以及紧闭的眼睑均被累及，而患者的步态变为共济失调。患者通常呈现双侧性震颤，虽然双侧的动作不一定完全同时发生，一侧的动作可较另侧明显。震颤在昏迷时消失，但偶尔将患者的一肢轻轻举起或移动时，震颤可重新出现。扑翼样震颤也可在尿毒症、呼吸衰竭及严重心力衰竭中见到。患者可取两腿交叉而贴于腹壁的姿势，四肢有交替性的肌肉强直和松弛。早期有肌腱反射亢进和踝阵挛，锥体束征常阳性，握持反应可阳性。局部或全身性抽搐常见于疾病末期。少数病例，尤其是儿童有舞蹈状动作或手足徐动等。肝性脑病时还可出现一种特征性的气味——肝臭，这种气味很难用语言、文字来形容，有人把其描述为鱼腥味、烂苹果味、变质鸡蛋或大蒜样味等。

三、辅助检查

1. 肝病的实验室检查　因各类型肝病而异，急性 HE 患者常以血清胆红素、凝血酶原时间异常为主；慢性 HE 多伴有低白蛋白血症、高 γ - 球蛋白血症；各型严重肝病的 HE 大多有一种或数种电解质异常；血清尿素氮、肌酐在伴有肝肾综合征时升高。

2. 血氨测定　慢性 HE 患者多有血氨升高，急性 HE 患者血氨可正常。

3. 血浆氨基酸测定　芳香氨基酸尤其色氨酸常呈明显增加，支链氨基酸浓度降低，两者比值常倒置。在慢性肝性脑病更明显。目前已少用。

4. 脑脊液检查　常规检查和压力均正常，谷氨酰胺、谷氨酸、色氨酸和氨浓度可增高。目前已少用。

5. 脑电图（EEG）检查　早在生化异常或精神异常出现前，脑电图即已有异常，其变化对诊断与预后均有一定意义。正常人的 EEG 呈 α 波，每秒 8 ~ 13 次。HE 患者的 EEG 表现为节律变慢。Ⅱ ~ Ⅲ期患者表现为 σ 波或三相波，每秒 4 ~ 7 次；昏迷时表现为高波幅的 6 波，每秒少于 4 次。

6. 神经生理测试　主要是各种诱发电位（EP）的测定，包括视觉诱发电位（VEP）、脑干听觉诱发电位（BAEP）、躯体感觉诱发电位（SSEP）和事件相关电位（ERPs）P300，被认为对 MHE 的筛选、诊断、疗效观察等方面优于常规 EEG 检查。最近研究认为，VEP 在不同人、不同时期变化太大，缺乏特异性和敏感性，不如简短的心理或智力测试有效。

7. 心理智能测验　一般将木块图试验（block design）、数字连接试验（number connection test，NCT A 和 B）及数字符号试验（digit symbol test，DST）联合应用。对诊断早期 HE 最有价值，对Ⅱ级以上 HE 不适用。分析结果时应考虑年龄、教育程度等影响因素。

8. 影像学检查　头部 CT 或 MRI 检查时，急性 HE 患者可发现脑水肿，慢性 HE 患者则可发现有不同程度的脑萎缩。单光子发射计算机断层摄影（SPECT）可显示区域性的脑血流异常，如额颞部及基底节区的局部血流量降低。MRI 还可显示基底神经节（苍白球等）T_1 加权信号增强（可能与锰的积聚有关）。磁共振波谱学（magnetic resonance spectroscopy，MRS）是一种在高磁场（1.5T）磁共振扫描机上测定活体某些区域代谢物含量的方法。可用于 HE 的动态监测和评估各种治疗方案的疗效。正电子发射断层摄影术（PET）可以以影像学形式反映脑的特殊生化或生理学过程，其影像主要取决于所用示踪剂。以 $^{15}O - H_2O$ 可测脑血流；^{13}N 可测氨代谢；^{18}F - 氟脱氧葡萄糖（^{18}F - fluorodeoxy glucose）可测葡萄糖代谢。然而，这些检查费用昂贵，限制了应用。

9. 临界视觉闪烁频率（critical fricker - fusion frequency，CFF）检测　机制为：轻度星形细胞肿胀是 HE 的病理改变，而星形细胞肿胀（AlzheimerⅡ型）会改变胶质 - 神经元的信号传导，视网膜胶质细胞在 HE 时形态学变化与 AlzheimerⅡ型星形细胞相似，故视网膜胶质细胞病变可作为 HE 时大脑胶质星形细胞病变的标志，通过测定临界视觉闪烁频率可定量诊断 HE。该方法可用于发现及检测轻微 HE。

四、肝性脑病的临床分期

为了观察 HE 的动态变化，根据意识障碍程度、神经系统表现和脑电图改变，采用 West Haven 分法，将 HE 自轻度的精神改变到深昏迷分为四期（表7 - 1）。分期有助于早期诊断、预后估计及疗效判断。

表 7-1 肝性脑病的分期

	精神（意识）	神经症征	脑电图
Ⅰ期（前驱期）	性格改变：抑郁或欣快 行为改变：无意识动作 睡眠节律：昼夜颠倒	震颤或抖动（+） 正常反射存在 病理反射（-）	对称性θ慢波 （每秒4~7次）
Ⅱ期（昏迷前期）	定向障碍 定时障碍 简单计数错误 书写缭乱 语言断续不清 人物概念模糊	震颤或抖动（+） 正常反射存在 病理反射（+） 肌张力可增强	同上
Ⅲ期（昏睡期）	昏睡状态 反应存在 （包括能叫醒） 狂躁扰动	震颤或抖动（+） 正常反射存在 病理反射（+） 肌张力明显增高	同上
Ⅳ期（昏迷期）	完全昏迷 反应消失 阵发性抽搐	震颤或抖动（-） 正常反射消失 病理反射（±）	极慢δ波 （每秒1.5~3次）

但各期之间并无极其明确的界限，故相邻两期症状协同出现的机会比单独出现的为多。

五、诊断注意事项

Ⅰ~Ⅳ期 HE 的诊断可依据下列异常而建立：①有严重肝病和（或）广泛门体侧支循环形成的基础；②出现精神紊乱、昏睡或昏迷，可引起扑翼样震颤；③有肝性脑病的诱因；④反映肝功能的血生化指标明显异常和（或）血氨增高；⑤脑电图异常。

轻微 HE 的诊断依据可有：①有严重肝病和（或）广泛门体侧支循环形成的基础；②心理智能测验、诱发电位、头部 CT 或 MRI 检查及临界视觉闪烁频率异常。

HE 应与下列疾病鉴别：①出现精神症状时应与精神病鉴别：肝病患者常先表现精神症状，极易误诊为精神病，尤多见于急性重型肝炎时。因此，凡有精神症状等应注意检查有无肝病体征（如黄疸、腹水）和作肝功能检测，以免漏误诊；②有扑翼样震颤时，应除外尿毒症、呼吸衰竭、严重心力衰竭和低钾性昏迷。这四种情况下均可引出扑翼样震颤；③已陷入昏迷的 HE，应与引起昏迷的其他常见疾病，如脑卒中、颅内感染、尿毒症、糖尿病昏迷、低血糖昏迷及镇静剂中毒等鉴别；④有锥体束征或截瘫时，还应与脑或脊髓肿瘤、脊髓炎鉴别。

（郭宗云）

第三节 治疗

一、及早识别及消除 HE 诱因

1. 慎用或禁用镇静药和损伤肝功能的药物　禁用麻醉剂、巴比妥类、氯丙嗪及大剂量地西泮等。有躁狂、抽搐时，宜首选东莨菪碱（每次 0.3~0.6mg 肌内注射），其次为抗组织胺药（如异丙嗪 12.5~25mg/次肌内注射，或苯海拉明 10~20mg 肌内注射），或小剂量地西泮（5~10mg/次）。

2. 止血和清除肠道积血　上消化道出血是 HE 的重要诱因之一。清洁肠道可口服轻泻剂，以每日排出软便 2~3 次为宜，乳果糖、乳梨醇、大黄等均可酌情使用，剂量因人耐受性而异。对于胃肠道积血须立即排出者，可从胃管抽吸或清洁灌肠。灌肠液可用生理盐水500～700mL加适量的食醋，禁用碱性溶液（如肥皂水）灌肠。亦可口服或鼻饲25%硫酸镁30～60mL导泻。右半结肠是产氨最多的地方，灌肠液应进抵右半结肠，才能有效地清除该处的内容物，并降低该处的pH，减少毒物在该处的生成和吸收。为此，灌肠时患者先采取臀部高位，使灌肠液进抵结肠脾曲，然后向右侧卧，这样才能使药液进入右半结肠。对急性门体分流性脑病昏迷者用乳果糖500mL加入500mL水或生理盐水中保留灌肠30～60min，每4～6h一次，效果好，应作为首选治疗。

3. 纠正电解质及酸碱平衡紊乱　低钾性碱中毒是肝硬化患者在进食量减少、利尿过度及大量排放腹水后的内环境紊乱，是诱发或加重HE常见原因。因此，应重视患者的营养支持，慎用利尿剂或剂量不宜过大，大量排放腹水时应静脉输入足量的白蛋白以维持有效血容量和防止电解质紊乱。缺钾者补充氯化钾。若每日尿量超过500mL，即使无低钾血症，在输注高渗葡萄糖液或应用大量排钾性利尿剂时，也应于静脉输液中常规补钾，每日氯化钾补充3～6g。如出现明显低钾血症，应每日分次补充氯化钾共6～9g。稀释性低钠血症，以限制入水量为主，酌情静脉滴注28.75%谷氨酸钠40mL（相当于生理盐水450mL）以补充钠盐，或酌情应用渗透性利尿剂如20%甘露醇250mL，使排水多于排钠。长期营养不良、吸收不良、低蛋白血症和利尿剂应用可造成低镁血症，临床上可致肌肉兴奋性升高、手足徐动、谵妄和昏迷。如出现这些症状而给予钙剂（如10%葡萄糖酸钙等）后无改善或反而加重，应考虑低镁血症。可用25%硫酸镁5～10mL加入液体中静滴，或每次3～5mL深部肌内注射，每日1～2次。若有门冬氨酸钾镁针剂宜首选，常用20～40mL加入液体中静滴。若患者有代谢性碱中毒，除补充氯化钾外，还可补充盐酸精氨酸。

4. 控制感染　应选用对肝损害小的广谱抗生素静脉给药。

二、减少肠内氮源性毒物的生成与吸收

1. 控制与调整饮食中的蛋白质　通常认为，在慢性肝细胞性疾病患者，应予高蛋白饮食，以维持正氮平衡。一旦发生肝性脑病，蛋白质的摄入即应限制并保证热量供给。Ⅲ～Ⅳ期HE患者应禁止从胃肠道补充蛋白质，可鼻饲或静脉注射25%的葡萄糖溶液。Ⅰ～Ⅱ期患者开始数日应限制蛋白质在20g/d以内，如病情好转，每3～5d可增加10g蛋白质，以逐渐增加对蛋白质的耐受性。待患者完全恢复后每日可摄入0.8～1.0g/kg蛋白质，以维持基本的氮平衡。以植物蛋白为首选，动物蛋白质以乳制品如牛乳或乳酪为佳，如病情稳定可适量摄入。肉类蛋白质应尽量少摄入。少食多餐和睡前加餐可改善机体氮平衡，而不使HE恶化。

但最近的研究显示，与限制蛋白质的摄入相比，正常摄入蛋白1.2g/(kg·d)是安全的，对血氨和HE的恢复无负面影响。在摄入蛋白质的问题上应把握以下原则：①急性期首日患者禁蛋白饮食，给以葡萄糖保证供应能量，昏迷不能进食者可经鼻胃管供食，但短期（4d）禁食不必要；②慢性HE患者无禁食必要；③蛋白质摄入量为1～1.5g/（kg·d）；④口服或静脉使用支链氨基酸制剂，可调整AAA/BCAA比值；⑤蛋白质加双糖饮食可增强机体对蛋白质的耐受；⑥植物和奶制品蛋白优于动物蛋白，前者含甲硫氨酸、芳香族氨基酸较少，含支链氨基酸较多，还可提供纤维素，有利于维护结肠的正常菌群及酸化肠道。

2. 清洁肠道　特别适用于上消化道出血或便秘患者，方法如前述。

3. 抑制肠道菌丛　肠道中的毒性代谢产物主要是肠道细菌酶作用于基质的结果，控制肠道菌丛，能有效地减少毒性代谢产物的生成。传统方法是给予广谱不吸收性抗生素口服，以减少肠内需氧菌和厌氧菌，使细菌分解蛋白质和尿素减少，从而减少氨的产生，使血氨降低，改善肝性脑病的症状。最常使用的是新霉素，本品从胃肠道吸收很小，仅3%的口服量随尿排出，在大便中含量高，同时未破坏，故可作为胃肠道抗菌药。口服或鼻饲1.0～1.5g，每日3次。若不能口服时，亦可作保留灌肠，剂量相同，同时每日需做清洁灌肠1～2次。应用新霉素后，多数患者可有神经精神改善，部分患者昏迷清醒，伴有肝臭减轻或消失，动脉血氨下降和脑电图改善。对慢性肝性脑病效果较好。其不良反应有：①影响肠黏膜对某些营养物质的吸收（如糖、氨基酸、长链脂肪酸、维生素A、维生素K等），对肠黏膜有一

定刺激性并引起其损害；②虽然吸收很少，但仍有约3%的被吸收，可引起肾及前庭脑神经的损害，血肌酐 > 177μmol/L（2mg/dl）时不宜使用；③可引起肠内菌群失调。为此，长期应用宜以小剂量为宜。其他抗菌药物如甲硝唑（灭滴灵，0.8g/d）、氨苄西林、利福昔明（rifaximin）和氟喹诺酮类药物均可选用，可取得相似的效果，但亦应注意其不良反应。其中，利福昔明是一种口服后肠道吸收极少的广谱抗生素（利福平的衍生物），具有起效快、疗效好、耐受性好等优点，可作为Ⅰ～Ⅲ期HE的辅助治疗。抗生素使用期不宜超过1个月，其中急性HE以1～2周为宜，以免引起二重感染等不良反应。此外，含有双歧杆菌、乳酸杆菌等的微生态制剂，可起到维持肠道正常菌群，抑制有害菌群，减少毒素吸收的作用。

4. 改变肠道pH　常用乳果糖（lactulose）。它是人工合成的含酮双糖，在小肠内不被双糖酶水解，其吸收与排泄均在0.4%以下，绝大部分进入结肠，主要在右侧结肠内被乳酸杆菌、厌氧杆菌、大肠埃希菌等分解形成乳酸、醋酸和少量甲酸，在结肠内增加发酵，减少腐败，有利于乳酸杆菌的生长。其对肝性脑病的治疗作用主要有：①能有效地降低下段肠内容物之pH。正常情况下，该处pH与血液近似，无梯度存在。应用本品后，由于1分子乳果糖可生成4分子酸，可使该处pH降至5.5以下，右半结肠内pH更低，这样有利于血液中的氨转移至肠腔，并在肠腔内与酸结合而沉淀；②渗透性腹泻作用。由乳果糖分解产生的小分子酸可使渗透压增高，减少结肠内水分吸收，小分子酸又能促进肠蠕动，从而引起腹泻，使粪便在肠腔内停留时间缩短，不利于氨及其他有毒物质的生成与吸收，增加从血液转移至粪便中的氨排出；③改变肠道菌群。肠道乳酸杆菌大量生长，大肠埃希菌和厌氧菌等受到抑制，使氨生成减少；④本品亦可使体内尿素、尿内尿素含量降低，粪内氮质排出增加。每日从胃肠道内尿素释放的氨，相当于25～100g食物蛋白质所释放者，故在降低血氨的情况下，能同时减少体内尿素的含量；⑤本品具有细菌的碳水化合物的底物的作用，能增加细菌对氧的利用，使氨进入细菌的蛋白质中，从而使氨降低；⑥在降低血氨时，可允许患者摄取较多的蛋白质，维持全身营养。乳果糖是目前公认有效的治疗急、慢性肝性脑病的药物，可使临床症状和脑电图均得以改善，对慢性肝性脑病的有效率达90%，与新霉素合用可提高疗效。新霉素虽能杀灭细菌，但不影响乳果糖所致的肠内pH下降，这是因为新霉素对类杆菌属无作用，而这种细菌分解乳果糖，因而两者合用具有协同作用。

乳果糖有糖浆剂（60%）和粉剂，可口服或鼻饲，日剂量30～100mL，分3次服用。从小剂量开始，视病情增减，以调整至每日排2～3次软便或糊状便，或使新鲜粪便的pH降至6.0以下。一般在用药后1～7d开始起作用。对不能口服或鼻饲者可予乳果糖灌肠。本品无毒性，很安全，主要的不良反应是腹泻、腹胀、食欲缺乏，少数可有呕吐、腹部痉挛性疼痛，可减量或停药后消失。尚有部分患者对其不耐受，因过甜而不喜欢服用。

乳梨醇（lactitol）是另一种双糖（β－半乳糖－山梨醇），系由乳糖还原而制备。作用与疗效和乳果糖类同。价格较乳果糖便宜，甜味也较轻，易于入口，可溶入果汁或水内饮服，易为患者接受。其剂量为每日30～40g，分3次口服。不良反应与乳果糖相同。

对于乳糖酶缺乏者亦可试用乳糖，由于有的人小肠内缺乏乳糖酶，口服乳糖后在小肠不被分解与吸收，进入结肠后被细菌分解而酸化肠道，并产生气体，使肠蠕动增加而促进排便。其剂量为每日100g。

三、促进体内氨的代谢

1. L－鸟氨酸－L－门冬氨酸（omithine－aspartate，OA）　为一种鸟氨酸和门冬氨酸的混合制剂，能促进体内的尿素循环（鸟氨酸循环）而显著降低HE患者血氨。鸟氨酸能增加氨基甲酰磷酸合成酶和鸟氨酸甲酰转移酶活性，其本身也是鸟氨酸循环的重要物质，促进尿素合成。门冬氨酸可促进谷氨酰胺合成酶的活性，促进脑、肝肾的利用和消耗氨以合成谷氨酸和谷氨酰胺而降低血氨。用法：每次口服5g，每天2～3次；静脉滴注10～20g/d，最多不超过80g/d，用量过大易致消化道反应。严重肾衰竭者禁用。

2. 鸟氨酸－α－酮戊二酸　鸟氨酸的作用机制如上所述。α－酮戊二酸可增加谷氨酰胺合成酶活性，其本身还是三羧酸循环上的重要物质，能与氨结合形成谷氨酸。其疗效不如OA。

3. 苯甲酸钠和苯乙酸钠　苯甲酸钠可与甘氨酸作用产生马尿酸盐，苯乙酸钠可与谷氨酰胺作用形成苯乙酰谷氨酰胺，从尿中排出。排泄一分子的苯甲酸盐，肾脏即可排泄一分子的氮。苯甲酸钠每次口服5g，每日2次，其治疗HE的效果与乳果糖相当，但价格便宜，费用仅为乳果糖的1/30。苯乙酸钠的效果不如苯甲酸钠，但两者之间有协同作用。

4. 谷氨酸钠（钾）　在理论上，谷氨酸可与氨结合生成谷氨酰胺而降低血氨。临床上常用28.75%谷氨酸钠（每支5.75g/20mL，含钠34mmol）40～100mL和（或）31.5%谷氨酸钾（每支6.3g/20mL，含钾34mmol）20～40mL加入5%～10%葡萄糖液中静滴。一般认为钠盐与钾盐混合或交替应用较单纯用钠盐或钾盐为好。谷氨酸钠与钾两者合用比例一般为（2～3）：1，低钾时为1：1。静滴过快可引起流涎、面色潮红、恶心等反应。由于谷氨酸与氨结合生成谷氨酰胺是在ATP与镁离子的参与下进行的，故应同时给予ATP和硫酸镁（或门冬氨酸钾镁）。但谷氨酸不易透过血脑屏障；各种肝病时血浆谷氨酸浓度增高而非降低；谷氨酸盐为碱性（可同时加入5～10g维生素C滴注），可使血pH升高；钠离子可加重腹水和脑水肿，临床上尚无对照研究证明其有肯定疗效。因此，目前倾向于认为此类药物应用价值可疑。

5. 盐酸精氨酸　此药偏酸性，有碱血症时可选用。常用量为25%盐酸精氨酸40～80mL加入液体中静滴。

6. L－卡尼汀（L－carnitine）　是广泛存在于机体内的一种特殊氨基酸，是人体长链脂肪酸代谢产生能量必需的一种物质。临床试验证实本品有降低血氨和改善HE的作用。

7. 硫酸锌　氨通过尿素循环转化为尿素的过程需要5种酶，其中2种酶是锌依赖性的。由于锌在尿中丢失增加，锌缺乏在肝硬化患者中常见。锌缺乏可诱发复发性HE的发作，加重病情，补充锌后病情缓解，同时锌在DNA和蛋白质合成、含金属酶的功能中具有广泛的重要作用。因此，对锌缺乏的肝硬化患者应予以适当补锌治疗。

四、调节神经递质、改善神经传导

1. 支链氨基酸（BCAA）　BCAA制剂是一种以亮氨酸、异亮氨酸、缬氨酸等BCAA为主的复合氨基酸。其机制为竞争性抑制芳香族氨基酸进入大脑，减少假神经递质的形成，其疗效尚有争议。现倾向于认为BCAA不宜作为肝性脑病的常规用药，但对治疗某些类型（门－体）脑病可能是有益的；在不能耐受蛋白食物或限制蛋白摄入的患者，为了维持正氮平衡，改善营养，BCAA的应用不仅有指征，也是安全的（BCAA比一般食用蛋白质的致昏迷作用小）。

2. 氟马西尼（flumazenil）　为GABA/Bz复合受体拮抗剂，对部分Ⅲ、Ⅳ期HE患者有促醒作用。用法为：0.5mg加入0.9%氯化钠注射液10mL于5min内静脉推注完毕，继以1.0mg加入0.9%氯化钠注射液250mL中静滴（约30min）。

3. 阿片受体拮抗剂　纳洛酮能使HE患者提前清醒，总有效率达90%，可减少长期昏迷所导致的并发症，并且不良反应少，是治疗HE的有效药物。其机制是：①纳洛酮能消除大量内源性阿片肽释放对心血管功能和呼吸的抑制，改善脑组织微循环；②大剂量的纳洛酮直接作用于脑细胞，保护Na^+-K^+－ATP酶，抑制Ca^{2+}内流、自由基释放及脂质过氧化，从而保护脑细胞，减轻脑水肿；③对抗中枢性神经递质GABA，激活脑干网状结构上行激活系统，有中枢催醒作用；④抑制HE时巨噬细胞的趋化活性，减少炎症反应；⑤改善缺血时神经细胞内Ca^{2+}、Mg^{2+}的紊乱，恢复线粒体氧化磷酸化和能量供给。

4. 左旋多巴　本品为多巴胺的前体。能透过血脑屏障进入脑内，经多巴脱羧酶作用生成多巴胺，进而形成去甲肾上腺素，以排挤假性神经递质，恢复中枢神经系统的正常兴奋性递质，从而恢复神志；它还有提高大脑对氨的耐受性以及增加肝血流量，改善心肾功能使肾排泌氨增加，间接地降低血氨及脑脊液中的氨。用法：0.2～0.4g加入5%葡萄糖液250mL中静滴，每日1～2次。亦可用2～4g/d，分4～6次口服或鼻饲。通常用药后24～30h神志改善。由于维生素B_6是多巴脱羧酶的辅酶，在周围神经促使左旋多巴更多地变成多巴胺，以致中枢神经系统不能得到神经递质的补充，故在用左旋多巴时，不

宜并用维生素 B_6。既往对本品评价较高，认为其至少对部分患者有效，曾被作为治疗急性肝性脑病的首选药物之一。但随机对照研究显示，无论是口服抑或静脉注射，该药均不能促进昏迷患者苏醒。因此，目前对其疗效的评价持否定态度者居多，已少用。此外，左旋多巴的不良反应较多，如：①食欲减退、恶心、呕吐，并使溃疡加重，甚至消化道出血；②烦躁不安、失眠及幻觉；③舌、口唇、面颊、下颌可发生不随意运动；④有拟肾上腺素作用，引起心悸、血压升高和期前收缩等。对有器质性心脏病患者应慎用或禁用。

5. 溴隐亭（bromocriptine） 为多巴胺受体激动剂，具有增强神经传导、增加脑血流和代谢的作用。开始剂量为 2.5mg/d，与饮食同服，每 3 天增加 2.5mg/d，最大剂量为 15mg/d，8 ~ 12 周 1 疗程，可用于慢性 HE 对其他治疗无反应者。其不良反应有恶心、呕吐、腹绞痛、便秘或腹泻、疲倦、头痛、眩晕等。与左旋多巴一样，其疗效未得肯定，目前少用。

五、肝硬化腹水的治疗

肝硬化腹水形成是门静脉高压和肝功能减退共同作用的结果，为肝硬化肝功能失代偿时最突出的临床表现。肝硬化腹水形成机制主要涉及门静脉压力升高、血浆胶体渗透压下降及有效血容量不足等。

治疗腹水不但可减轻症状，且可防止在腹水基础上发展的一系列并发症如 SBP、HRS 等。腹水治疗措施如下：

1. 限制钠和水的摄入 限钠饮食和卧床休息是腹水的基础治疗。钠摄入量限制在 60 ~ 90mmol/L（相当于食盐 1.5 ~ 2.0g/d），应用利尿剂时，可适当放宽钠摄入量。有稀释性低钠血症（血钠低于 125mmol/L）者，应同时限制水摄入，摄入水量在 500 ~ 1 000mL/d。

2. 利尿剂 对上述基础治疗无效或腹水较大量者应使用利尿剂。常用螺内酯和呋塞米合用：先用螺内酯 40 ~ 80mg/d，4 ~ 5d 后视利尿效果加用呋塞米20 ~ 40mg/d，以后再视利尿效果分别逐步加大两药剂量（最大剂量螺内酯 400mg/d，呋塞米 160mg/d）。理想的利尿效果为每天体重减轻 0.3 ~ 0.5kg（无水肿者）或 0.8 ~ 1.0kg（有下肢水肿者）。应监测体重变化及血生化。

3. 提高血浆胶体渗透压 对低蛋白血症者，每周定期输注清蛋白或血浆，可通过提高血浆胶体渗透压促进腹水消退。

4. 难治性腹腔积液的治疗 难治性腹腔积液（refractory ascites）定义为使用最大剂量利尿剂（螺内酯 400mg/d 加上呋塞米 160mg/d）而腹腔积液仍无减退。对于利尿剂使用虽未达最大剂量，腹腔积液无减退且反复诱发 HE、低钠血症、高钾血症或高氮质血症者亦被视为难治性腹腔积液。其治疗可选择下列方法：①大量排放腹腔积液加输注清蛋白：在 1 ~ 2h 放腹腔积液 4 ~ 6L，同时输注白蛋白 8 ~ 10g/L 腹腔积液，继续使用适量利尿剂，可重复进行。此法对大量腹腔积液患者，疗效比单纯加大利尿剂剂量效果要好，对部分难治性腹腔积液患者有效。但应注意不宜用于有严重凝血障碍、HE、上消化道出血等情况的患者；②经颈静脉肝内门体分流术（TIPS）：该法能有效降低门静脉压，但仅用于上述治疗无效的难治性腹腔积液、肝性胸水及伴肾功能不全者；③肝移植：难治性腹腔积液是肝移植优先考虑的适应证。

六、病因治疗

对 A 型 HE 患者，采取综合治疗措施（如抗病毒治疗、促进肝细胞再生等）治疗急性肝衰竭；对 B 型 HE 患者或 C 型某些与门体分流相关的自发型 HE 患者，临床上可用介入治疗技术或手术阻断门 - 体侧支循环，以降低 HE 的复发率；C 型 HE 患者，病因治疗的重点是肝移植，包括原位肝移植和肝细胞移植。

七、其他治疗

包括人工肝支持治疗、驱锰治疗、肝移植、放射介入或直接手术的方法阻断门，体侧支循环、积极防治并发症等。

八、预后

HE 的预后主要取决于肝细胞衰竭的程度和诱因是否可被去除。诱因明确且容易消除者（例如出血、缺钾等）的预后较好。肝功能较好，分流手术后由于进食高蛋白而引起 PSE 者预后较好。有腹水、黄疸、出血倾向的患者提示肝功能很差，其预后也差。暴发性肝衰竭所致的 HE 预后最差。

（郭宗云）

第八章

肝肾综合征

第一节　病因与发病机制

肝肾综合征（HRS）常见于各种类型的失代偿肝硬化（特别是肝炎后肝硬化、酒精性肝硬化等），也可见于其他严重肝病，如暴发性肝衰竭、重症病毒性肝炎、原发性和继发性肝癌，妊娠脂肪肝等严重肝实质病变过程中引起。

常见诱因：细菌感染（如自发性腹膜炎等）、消化道大出血、大量放腹水、过度利尿、腹泻、外科手术后、应激状态等，最常见的诱因为SBP。但也有部分患者可在无明显诱因下发生HRS。

本病发病机制十分复杂，尚未完全明了。目前认为，主要是由于肝功能严重受损，导致肾血流动力学改变，肾血管收缩，从而引起功能性肾衰竭。

一、血流动力学异常的影响

目前认为心输出量相对不足是HRS发生的主要机制之一。有研究表明，高动力循环状态是肝硬化患者能维持中心血管容量及肾灌注的关键。表现为外周阻力下降以及心输出量的增加。如此时在内脏血管床局部产生并在肝代谢的NO、胰高血糖素及CO等扩血管物质的产生过多而灭活减少时，则主要表现为内脏血管扩张，此时动脉血压的稳定则通过肾、肌肉及大脑等其他内脏血管进一步收缩来维持。同时有效动脉血流量严重减少并出现严重低血压，机体为维持血压则缩血管物质被强烈激活大量产生，导致肾血管收缩，出现HRS。

二、感染

内毒素血症（endotoxemia，ETM）可能是发生HRS的另一重要因素。在肝硬化患者出现HRS时，血中及腹水中内毒素的阳性率非常高。严重肝病时由于肠道功能紊乱，肠内细菌繁殖旺盛，产生大量内毒素，肠道对内毒素的吸收明显增加；由于患者的免疫状态相对低下，肝网状内皮系统功能降低，肝细胞解毒功能降低，不能彻底灭活从胃肠道吸收的内毒素；如合并感染时，此种状况更加严重；由于门脉高压，由肠道吸收的内毒素可通过侧支循环大量进入体循环；此外ETM本身还可加重肝损害。上述因素相互影响，造成恶性循环。内毒素可引起肾内血管的强烈收缩，肾内血液重新分布，肾皮质血流量减少，导致少尿和氮质血症。

三、血管活性物质及某些激素动态失衡

体内血管活性物质及某些激素保持动态平衡维持正常的肾灌注和肾功能。严重肝病患者作用于肾的血管收缩物质（如血管紧张素Ⅱ、血栓素A_2、内皮素-1、白三烯、E_4等）的活性超过血管舒张物质（如血管舒缓肽、激肽等）的活性，上述平衡即遭破坏，血管收缩物质相对增加导致肾血管明显收缩而出现HRS。

前列腺素代谢失调在HRS发病中也起重要作用，其可导致肾血管痉挛，肾组织缺血。其中PGE_2、PGA_2和PGI_2具有扩张血管作用，$PGF_{2\alpha}$和血栓烷（TXA_2）具有收缩血管的作用。血栓烷B（TXB_2）为

TXA_2 的水解产物，HRS 时尿内 TXB_2 含量增加。肝硬化患者肾 PGE_2 合成明显减少，尿中 PGI_2 下降，TXB_2 含量增加，若肾功能恢复，尿中 TXB_2 减少。

肾小球加压素（glomerulopression，GP）是一种分子量小于500D 的葡糖苷糖，由肝分泌，随着肝功能衰竭加重，GP 的产生明显减少，GP 活性显著降低，则 GFR 急剧下降，因而可引发 HRS。

内皮素 -1 由内皮细胞、系膜细胞等肾固有细胞合成，是较强的血管收缩因子，可强烈收缩肾血管和系膜，引起肾血流量和肾小球滤过率下降。

肝硬化时生成的苯乙醇胺和鳟胺等假性神经递质，能与真性神经递质和去甲肾上腺素等竞争结合受体，阻断交感神经正常传导，引起小血管扩张，周围血管短路，使肾有效血容量降低，导致肾衰竭。此外，具有扩血管作用的血管活性肠肽（VIP）及抗利尿激素（ADH）升高可能也与 HRS 的发生有关。

新近有人提出 HRS 的发生与 NO 增高有关。NO 可引起外周血管扩张，使有效血容量下降，增加出入球小动脉阻力、降低肾小球滤过率；细胞保护作用减弱而致肾损害促使 HRS 发生。

（郭宗云）

第二节　临床表现

严重肝硬化或肝功能衰竭的患者可在数天内或住院期间发生 HRS，但其临床表现并无特异性。常见诱因为感染、消化道大出血、大量腹腔穿刺放液、大量利尿和手术等。

一般均有慢性肝病或肝硬化病史，几乎都有肝腹水，腹腔积液多为张力性，且常伴有低蛋白血症、门脉高压、脾大以及程度不同的黄疸。进行性少尿或无尿，这是肝病患者发生 HRS 的标志，但亦有少数患者不出现少尿。突然发生的肾衰竭，在此之前的数月、数周、甚至几天前，患者的肌酐、尿素氮、肾小球滤过率及尿浓缩功能均正常，但肾衰竭往往突然发生。常伴有肝性脑病及尿毒症的症状，如乏力、恶心、呕吐、嗜睡、胃肠道出血、抽搐、昏迷等。有些学者根据病情轻重及病程的发展，将 HRS 分为三期：即氮质血症前期、氮质血症期、氮质血症终末期，但尚未被普遍接受和临床采用。临床上一般仅在氮质血症期后才能做出 HRS 的诊断。大部分患者发展成氮质血症终末期，肌酐持续增高，无尿、低血压、扑翼样震颤、深昏迷，终至死亡。

（郭宗云）

第三节　HRS 的分型

根据 HRS 的病情进展、严重程度及预后等，将其分为两型：Ⅰ型（急进型）和Ⅱ型（缓慢型）。

1. Ⅰ型 HRS（又称激进型）　通常有严重原发病表现，以快速进展的肾功能减退为特征，在 2 周内 Scr 水平升高至基础值的 2 倍并大于 221μmol/L 以上，稀释性低钠血症及急性肾衰竭等。Ⅰ型 HRS 病情进展快，预后差，发病后平均生存期不超过 2 周。常见诱因为感染、腹腔穿刺大量放腹水、强力利尿、消化道出血等，其中自发性细菌性腹膜炎是最常见的诱因。Ⅰ型 HRS 也可在Ⅱ型 HRS 基础上发生。

2. Ⅱ型 HRS（又称缓进型）　表现为以进展缓慢稳定的中度肾衰竭、循环功能紊乱及难治性腹水为其突出表现。此型 Scr 为 133～221μmol/L，多为自发性起病，亦可由自发性腹膜炎等诱发。其肾功能损害相对较轻，进展较慢，通常见于肝硬化肝功能相对稳定、利尿药无效的难治性腹水患者。其生存期较Ⅰ型 HRS 稍长，平均生存期为 4～6 个月。

（郭宗云）

第四节　实验室检查及辅助检查

1. 尿量　尿量 <400～500mL/d。偶尔有微量尿蛋白。

2. 血肌酐（Scr）浓度　Scr 呈进行性升高，常 >133μmol/L，但 Scr 多进行性上升，患者常在 Scr

达到100mg/L前死亡。

3. 尿钠　尿钠<10mmol/L，部分甚至尿中完全无钠。

4. 血钠　多为稀释性低钠血症，血清钠低于135mmol/L。患者不能有效清除水负荷，特别是缺乏利尿治疗并给予水负荷时，低钠血症将逐渐加重。

5. 血清尿素氮（BUN）　在HRS时BUN增高，加上代谢性酸中毒，引起尿毒症。BUN可影响酶的活力导致细胞代谢障碍，故每天BUN上升值常表示病情的严重程度。若BUN每天上升不超过5mmol为轻度；每天上升5~10mmol为中度；超过10mmol/d为重度。因此，应动态观察BUN的变化，每天测定1次，以了解病情的变化，同时测定二氧化碳结合力，以了解有无代谢性酸中毒发生。

6. 尿常规　尿正常或改变轻微，或仅有微量蛋白，但蛋白尿的出现并不提示肾损加剧；pH常呈酸性，除非在碱中毒患者；尿比重均升高，至晚期尿比重下降；少数病例尿中有少量红细胞及（或）有颗粒管型或透明管型。

7. 滤过Na排泄分数（FE_{Na}）　$FE_{Na}<1$，即肾小管功能是正常的，可以重吸收Na。

8. 肾衰竭指数（RFI）　HRS时多数患者RFI<1。

$$RFI=\frac{U_{Na}\ (mmol/L)}{U_{cr}\ (mmol/L)\ /P_{cr}\ (mmol/L)}$$

9. 尿/血清肌酐［（U/P）Cr］　（U/P）Cr比值>20∶1。

10. 尿/血浆渗透压［（U/P）mOsm］比值　比值>1，即尿渗透压大于血浆渗透压，说明肾小管仍有良好的浓缩功能。

11. 酸碱失衡　肝硬化伴腹水者最常见的是呼吸性碱中毒。有时为控制腹水而使用利尿药，可导致低氯性碱中毒，严重的碱中毒持续进展，可损害肾氨分泌机制，使氨返回肝，诱发肝性脑病。HRS伴氮质血症者，由于肾衰竭所致的典型的阴离子间隙酸中毒，可与代谢性碱中毒、呼吸性碱中毒合并发生（三重酸碱失衡）。

12. 尿内血栓素B_2（TXB_2）测定　TXB_2为TXA_2的代谢产物，HRS时患者尿中TXB_2明显增加。

13. 血中血管活性物质测定　HRS时肾素活性、血管紧张素Ⅱ含量明显增高。血中TXA_2、TXB_2增高，加压素、儿茶酚胺、生长抑素也增高。此外，激肽、缓激肽、肾性前列腺素水平降低。

（郭宗云）

第五节　诊断与鉴别诊断

一、诊断

有肝硬化合并腹水、严重肝病等原发病的临床表现，突然出现的少尿或无尿，氮质血症等肾功能障碍即应考虑本病的可能。为了能尽早治疗，通常只要Scr超过133μmol/L就应考虑HRS的可能。但HRS首先是一种排除性诊断，诊断前需注意排除肝病患者其他原因引起的肾功能衰竭。其次根据病情的进展及严重程度等，将其进行临床分型，即Ⅰ型（急进型）和Ⅱ型（缓慢型）。Ⅰ型HRS多有明显诱因，如感染、大量放腹水、腹泻、强烈利尿药治疗及胃肠道出血等，但也有病例无上述诱发因素，而呈自发性发生。2007年国际腹水联合会（the International Ascites Club）提出了HRS的诊断标准（表8-1）。

表8-1　2007年国际腹水联合会（the International Ascites Club）HRS诊断标准上鉴别诊断

1. 肝硬化合并腹水
2. 血清肌酐>133μmol/L（15mg/L）
3. 无休克
4. 无低血容量，停利尿药至少2d以上并经清蛋白扩容［清蛋白推荐剂量为1g/（kg·d），最大量为100g/d］后血清肌酐值没有改善（未降至≤133μmol/L）
5. 目前或近期没有应用肾毒性药物或扩血管药物治疗
6. 无肾实质性疾病，定义为尿蛋白<500mg/d，无镜下血尿（每高倍视野<50个红细胞）或肾超声正常

二、鉴别诊断

1. 肾前性氮质血症　常有诱因，如心力衰竭和各种原因引起的血浆容量降低等。由于肾血容量灌注不足，可表现为少尿、尿浓缩、比重较高，但尿素氮增高一般较轻，扩容治疗或强心治疗有明显疗效。HRS 者多有肝病的临床表现和特点，对扩容治疗效果不显著。

2. 急性肾小管坏死　正常肾小管功能对水和钠的重吸收正常，因此尿钠含量低和尿浓缩；尿溶菌酶在近端肾小管几乎全部被重吸收，故尿溶菌酶试验阴性。急性肾小管坏死时，尿比重低，固定于 1.010～1.015，尿钠浓度高，一般为 40～60mmol/L，尿溶菌酶试验阳性，尿常规检查有明显的蛋白及管型等。HRS 者，少尿伴有尿比重高，而尿钠反低，有助于二者的鉴别。

3. 肝病合并慢性肾炎　慢性肾炎既往有水肿、高血压等病史，氮质血症病程长，尿常规有蛋白、管型及红细胞，尿比重高而固定，尿钠显著增高。这些特点与 HRS 有明显差别。

4. 肝肾同时受累的疾病　有些疾病可引起肝肾两个脏器同时受损，有学者称之为假性肝肾综合征，以便与真性肝肾综合征相区别。这些疾病包括以下几种。

（1）全身性疾病：①结缔组织病，系统性红斑狼疮、结节性动脉周围炎。②代谢性疾病，淀粉样变性。③感染性疾病，急性或慢性，病毒性肝炎、脓毒败血症、钩端螺旋体病、黄热病。④其他，休克、妊娠毒血症、阻塞性黄疸、结节病。

（2）中毒：如四氯化碳、毒蕈、甲氧氟烷、四环素、链霉素、磺胺类、硫酸铜、铬等引起的中毒性肝炎。

（3）遗传性疾病：如多囊病、先天性肝纤维化、镰形细胞病。

（4）肿瘤：转移性肝、肾及肾上腺肿瘤。

这些疾病都有各自的特点，临床上只要稍作分析，不难和 HRS 相鉴别。

（郭宗云）

第六节　治疗

一旦确诊，为防止肾衰竭恶化，应尽早治疗。目前的治疗措施仍有待进一步的临床验证。

一、一般措施

监测生命体征及尿量，液体平衡和动脉压、监测中心静脉压等，加强临床评估。监测中心静脉压有助于液体平衡的管理和防止容量超负荷。一般住重症监护室或半重症监护室监测。

卧床休息在一定程度上能抑制体内交感神经及肾素系统活性，增加肾血流量及钠水排泄，防止水钠潴留加重。

限制钠水的摄入，避免过量摄入液体，以防止液体超负荷和稀释性低钠血症发生或恶化。治疗肝硬化其他并发症。

二、消除诱因

防治感染如消化道、泌尿道、呼吸道等的感染，尤其是自发性细菌性腹膜炎。应通过血、尿、粪和腹水培养尽早明确细菌感染，并予以有效抗生素治疗。如无感染征象的患者既往已应用预防性抗生素治疗，应继续使用。避免应用有肾毒作用的药物，如庆大霉素、卡那霉素、水杨酸类等。避免任何可以改变血容量的因素，如过度利尿、呕吐、腹泻、消化道出血、腹腔穿刺大量放液等而没有给予相应的扩容治疗，均可导致有效血容量的急剧减少而诱发 HRS。对这些因素应及时给予纠正。Ⅰ型 HRS 患者支持应用腹腔穿刺术的资料很少。但如有张力性腹水时，腹腔穿刺放液联合清蛋白使用有助于缓解症状。

三、关于利尿药的应用

初步评估和诊断 HRS 的患者，应停用所有利尿药，因其可加重中心血容量不足，激活 SNS 及 RAAS 活性。尤其在血管收缩药联合清蛋白治疗过程中通常不用利尿药，但在一些研究中也有用呋塞米和清蛋白的情况。禁用保钾利尿药如安体舒通，因为有可能产生高危致死性高钾血症的风险。进行性Ⅰ型 HRS 患者，目前尚无资料支持使用呋塞米。但呋塞米有助于维持尿量，可防止中心静脉压过高。

四、特殊治疗－血管收缩药物与清蛋白联合使用

目前认为无论是Ⅰ型还是Ⅱ型 HRS，血管收缩药物均是可利用的最有效的方法，包括血管加压素类似物（如特利加压素）、去甲肾上腺素及多米君等。而推荐特利加压素与清蛋白联合使用为一线药物使用，尤其是对Ⅰ型 HRS 患者。

在这些血管收缩药物当中，研究最为广泛的是血管加压素类似物（如鸟氨酸加压素、特利加压素），特别是特利加压素，它作用于内脏血管平滑肌细胞表面的丰富的抗利尿激素 V_1 受体，而去甲肾上腺素及多米君则作用于平滑肌细胞表面的 α_1 型肾上腺素能受体。这些药物可很好地收缩明显扩张的内脏血管床和升高动脉压，改善循环功能及动脉血管充盈不足，提高肾血流灌注及肾小球滤过率。

有大量研究显示，特利加压素可改善Ⅰ型 HRS 患者的肾功能，有效率40%～50%。亦可改善Ⅱ型 HRS 肾功能。一般起始剂量为（0.5～1）mg/(4～6）h 静脉注射，或2mg/d 静脉维持，如果经过 3d 治疗，血肌酐较基线水平未下降至少 25%，则最大剂量可增加至 2mg/（4～6）h 静脉注射或 12mg/d 静脉维持，维持治疗直至血肌酐下降至小于 15mg/L（133μmol/L），通常在 10～12mg/L（88～106μmol/L）。治疗应答的特征通常为：血肌酐缓慢而进行性下降至小于 15mg/L（133μmol/L），并且动脉压、尿量和血钠浓度增加。应答时间通常取决于治疗前血肌酐水平和治疗 3d 平均动脉压的变化。血肌酐基线越低，治疗所需时间越短，治疗前血肌酐＜10mg/L 和治疗 3d 平均动脉压上升＞5mmHg，则治疗应答率高。中位应答时间约为 14d，如 2 周仍然无效，则应停用。停药后复发率约 20%，但再次使用仍然有效。部分患者疗程可达 8 个月，剂量可达 4～6mg/d，而清蛋白达 100g/d。特利加压素的不良反应少见，最常见是心血管系统或缺血性并发症，据报道平均占治疗患者的 12%，其次是腹痛、腹泻、细菌感染等。考虑到特利加压素的不良反应，美国肝病协会的指南只推荐使用米多君联合奥曲肽及清蛋白治疗Ⅰ型 HRS。需强调的是，大多数研究排除了合并有严重心血管或缺血性疾病的患者，故合并有这方面疾病的患者应注意。

在大多数研究认为特利加压素联合清蛋白可以改善循环功能。开始清蛋白为每日 1g/kg，共 2d，直到最大剂量 100g/d，随后 20～40g/d 维持，使 CVP 维持在 10～15cmH_2O。

预测治疗是否有效及治疗后生存率的因素有：基础血肌酐水平、基础胆红素水平、治疗 3d 平均动脉压的变化。当 Scr＜445μmol/L（50mg/L）、胆红素＜170μmol/L（100mg/L）及治疗 3d 平均动脉压增加≥5mmHg 说明治疗可能有效。

除血管加压素类似物之外，可使用其他血管收缩药物如去甲肾上腺素和米多君＋奥曲肽，两者均联合使用清蛋白。米多君口服起始剂量 2.5～7.5mg/8h 和奥曲肽 100μg/8h 皮下注射，如肾功能无改善，剂量分别增加至 12.5mg/8h 和 200μg/8h。此外，也可用去甲肾上腺素以 0.5～3mg/h 静脉持续使用，增加剂量以升高动脉压，也可改善Ⅰ型 HRS 患者肾功能。虽然这两种方法可改善肾功能，但报道的病例数非常少，疗效尚不确切。考虑患者的经济情况，新近 Singh 等将去甲肾上腺素与特利加压素做了一项随机对照研究，发现去甲肾上腺素同样安全有效，提示该药也是Ⅰ型 HRS 患者的良好选择，但有待进一步临床证实。而美国肝病协会的指南只推荐使用米多君加奥曲肽联合清蛋白治疗Ⅰ型 HRS。

鸟氨酸加压素因为其不良反应目前已不主张使用。前列腺素并不能改善肾功能目前也已不用。而中小剂量的多巴胺单用或与鸟氨酸加压素连用并无确切疗效也不主张使用。

五、纠正低血容量

有效扩容能纠正低血容量，增加肾血流量及肾小球滤过率，改善肾功能。扩容治疗应适当，以防发

生心力衰竭、肺水肿、食管静脉曲张破裂出血等并发症。有条件时可在监测 CVP 下进行。常用的扩容药有血浆、清蛋白、低分子右旋糖酐及等渗盐水等。目前认为清蛋白是比等渗盐水及右旋糖酐等更可靠疗效更持久的扩容药。前已述及清蛋白联合血管收缩药使用已推荐为一线用药。输注清蛋白的量较大，最高可达到 50～100g/d。目前还认为以人血清蛋白扩容可以减少Ⅰ型 HRS 的发生。此外，腹水浓缩回输既能提高血浆蛋白，又能有效扩容，但应避免发生感染及 DIC 等。大容量腹腔穿刺放液，能快速消除腹水，改善病情，且不良反应小，由于易诱发 HRS，一般不主张使用，如需使用必须与扩容治疗联合进行，否则有效血容量将进一步减少，诱发肝性脑病和肾功恶化。

六、肾替代治疗（RRT）

其治疗方式包括血液透析、连续性肾替代治疗、治疗性血浆置换和血液灌流等。通过净化治疗，可以改善肾功能，促进容量平衡，纠正氮质血症和酸中毒，预防急性肺水肿等致命性并发症，且为输注碳酸氢钠、营养和血制品等提供了余地。由于 CRRT 能精确控制容量、电解质和酸碱平衡，同时清除大量的细胞因子和毒性物质，且设备简单，操作方便，更适合在临床推广使用。由于 RRT 并不能改变 HRS 潜在的致病因素（肝病、内脏血管扩张所致肾血流量下降等），故 RRT 并未被推荐为一线治疗。但连续或间断的 RRT 治疗对于那些对缩血管药物无效且伴有尿毒症、容量负荷、代谢性酸中毒或高钾血症的Ⅰ型 HRS 患者十分有效。

体外清蛋白透析技术（extracorporeal albumin dialysis，ECAD）是近年新兴的使用无细胞的含清蛋白的透析液，通过活性炭和阴离子交换柱（分子吸附再循环系统，MARS）来再循环和灌注的技术。其系统同时还可以与血液透析或血液灌流装置相连，可以吸附胆红素、胆汁酸，芳香氨基酸、中链脂肪酸和细胞因子等与蛋白质结合的物质，治疗后，可改善肾功能，但该技术目前仍在探索中。

七、肝移植

目前认为肝移植是Ⅰ型及Ⅱ型 HRS 最好的措施。而肝移植之前对 HRS 进行治疗可以改善肝移植术后的转归。对不可逆转的 HRS 患者，有肝移植治疗术后肾功能恢复正常的报道。

1. 适应证　Ⅰ型 HRS 患者在等候肝移植期间死亡率较高，故理想的是优先行肝移植。康复后的Ⅰ型 HRS 患者预后仍差，即使治疗后血肌酐水平下降和 MEID 评分相对减少，有条件者仍应实施肝移植。

2. 肝肾联合移植　对应用血管收缩药物治疗完全应答的 HRS 患者，应行单独肝移植治疗；对血管收缩药物治疗无应答并需要肾支持治疗的 HRS 患者，一般也行单独肝移植治疗；而对需长期肾支持治疗（＞12 周）者，则应考虑行肝肾联合移植。但肝移植积累病例数少，所需技术条件高，疗效尚难评价。

（郭宗云）

第九章

肝脏肿瘤

第一节　原发性肝癌

一、病因

不同地区肝癌的病因不尽相同。我国原发性肝癌（HCC）的主要致病因素为HBV感染，其他致病因素包括食物中的黄曲霉毒素B（AFB）污染及饮水污染等；吸烟、饮酒、遗传因素等也起一定作用。

（一）病毒性肝炎

1. HBV与肝癌的关系　世界卫生组织肝癌预防会议指出，HBV与肝癌有密切、特定的因果关系，两者相关率高达80%。在全球范围内HBV感染和HCC流行率地理分布相吻合，HBsAg携带者HCC发病率是阴性患者的100倍。我国为HBV高度流行地区，多项研究显示：我国肝癌患者中HBV总感染率达90%左右，并且最常见的感染模式是HBsAg、HBeAb、HBcAb三项同时阳性。男性患者乙肝相关性肝癌的发生率及病死率均明显高于女性。

HBV除通过形成肝硬化而导致HCC外，还有直接致癌作用。动物实验和分子生物学研究表明：感染HBV的土拨鼠和树驹可发生HCC；HBV－DNA整合到人基因组中可激活一些癌基因（如N－ras），并使一些抑癌基因发生突变；HBV的X蛋白能与p53基因结合，使后者失去抑癌功能。

2. HCV与肝癌的关系　HCV感染是西方国家及日本终末期肝病的首位原因，也是HCC的首要病因；HCV所致HCC绝大多数发生在肝硬化的基础上。无论在HBV感染率高或低的国家，病例对照研究和队列研究均显示HCV与HCC有关；HCC患者癌组织及癌周肝组织中可检出HCV复制的中间体（HCV－RNA负链）；感染HCV的黑猩猩在7年之后可以发生肝癌。

（二）黄曲霉毒素

以下证据提示黄曲霉毒素（AFT）尤其是黄曲霉毒素B1（AFB1）是人类HCC的病因：流行病学研究人群的AFB1摄入量（主要为霉变的玉米或花生）与其HCC病死率呈正相关，AFB1可使HBV携带者患HCC的风险提高3倍；动物实验证实AFT可导致肝损害并诱发肝癌；分子生物学研究发现AFB1可导致p53突变（249密码子）而使后者失去抑癌活性。

（三）饮水污染

流行病学研究提示肝癌病死率与饮水污染程度呈正相关，且饮水污染是一个独立，于HBV与AFT以外的另一个肝癌危险因素。动物实验提示，给大鼠饮用污染水（沟宅水、塘水）较饮用井水更易促进黄曲霉毒素诱癌的发生。改变饮水类型后肝癌病死率有下降趋势。饮水中的致癌物质目前尚未完全明了，蓝绿藻污染可能是其重要因素之一。

二、病理学分类

1. 大体分类　传统病理分类把肝癌分为巨块型、结节型与弥漫型，本方案简单实用，临床医生较易掌握。

2. 组织学分型　①肝细胞癌：约占90%，多合并肝硬化，易侵犯血管致门静脉和肝静脉癌栓；②胆管细胞癌：约占5%，多不合并肝硬化；③混合型：约占5%。

3. 其他　纤维板层型肝癌（fibrolamellar，HCC）是HCC的一种特殊类型，由于癌细胞巢被平行的板层状排列的胶原纤维隔开而得名。其临床特点为：多见于青年，HBV多阴性且很少伴肝硬化；肿瘤常单发，生长较慢，AFP多阴性；手术切除率高，且不论切除与否预后均较好。

三、临床表现

（一）症状

早期肝癌多无症状；中晚期肝癌症状多，但无特异性，且全身情况迅速恶化，一般治疗难以缓解。

1. 消化系症状　常见食欲缺乏、恶心、腹胀及腹泻等，以食欲缺乏和腹胀最常见。肝区疼痛可为肝癌的首发症状，可能是因为肿瘤迅速增大使肝包膜张力增加、癌结节包膜下破裂或癌结节破裂出血等所致。

2. 乏力、消瘦和发热　常是中晚期肝癌的主要临床表现。乏力和消瘦可因肿瘤的代谢产物及进食少等引起，严重者可出现恶病质。发热多因肿瘤坏死、合并感染及肿瘤代谢产物引起，多为不规则低热，一般不伴寒战。

（二）体征

1. 肝大与肝区肿块　进行性肝大和肝脏包块是肝癌最常见的体征。

2. 黄疸　为肝癌常见体征之一，因癌肿压迫或侵入胆管、肝门区转移的肿大淋巴结压迫胆管、胆总管癌栓形成或肝功能障碍等所致。通常一旦出现黄疸，多属晚期，但肝门区肝癌及合并胆管癌栓者可较早出现黄疸。

3. 腹水　门静脉主干癌栓引起者常迅速增长为张力较大的腹水，而有肝静脉或下腔静脉癌栓者腹水更为严重，且常伴下肢水肿、腹痛。另外，癌结节破裂可引起血性腹水，癌浸润腹膜可引起癌性腹水。

4. 其他　如脾大、下肢水肿、右侧胸腔积液等。

（三）旁癌综合征

旁癌综合征（paraneoplastic syndrome）是指由于癌组织分泌影响机体代谢的异位激素或生理活性物质所引起的一组特殊综合征，有时可出现于肝癌症状之前，成为首发症状。常见者包括：低血糖、高钙血症、高胆固醇血症、高纤维蛋白原血症、红细胞增多症、血小板增多症。罕见者包括：高血压病、高血糖、皮肤卟啉症、肥大性骨关节炎、甲状腺病变、性早熟、类癌综合征、多发性神经病变等。

（四）转移

肝细胞癌多通过血行转移，其次为淋巴转移，亦有直接蔓延、浸润或种植者。胆管细胞癌常以淋巴转移居多。肝外转移以肺部最常见，其次为骨、肾上腺、横膈、腹膜、胃、肾、脑、脾以及纵隔。

（五）并发症

常见上消化道出血、肝癌破裂出血、肝性脑病、肝肾功能衰竭、胸腔积液、感染及肺梗死等。

四、辅助检查

（一）肝癌诊断标志物

1. 甲胎蛋白（alpha fetoprotein，AFP）　至今，AFP仍为诊断肝癌的最好标记物。我国有60%～70%肝癌患者的AFP高于正常。AFP检测为目前最好的早期诊断方法之一，可在症状出现前6～12个月作出诊断。凡无肝病活动证据、AFP超出正常范围者，应高度怀疑肝癌。

应注意鉴别引起AFP升高的其他疾病。大量肝细胞坏死时的肝细胞再生及慢性肝病活动均可引起

AFP 升高，但 AFP 持续 >400μg/L 者，或 ALT 下降而 AFP 上升者则应考虑肝癌。另外，泌尿生殖系统肿瘤，特别是畸胎瘤也可引起 AFP 升高。

2. 其他肿瘤标记物 AFP 异质体、异常凝血酶原（des－γ－carboxyl prothrombin，DCP）、岩藻糖苷酶（α－L－fucosidase，AFU）、γ－谷氨酰氨转移酶及其同工酶等对肝癌具有一定的诊断价值，可作为 AFP 的补充手段。

（二）影像学检查

1. 超声 超声检查是肝癌最常用的定位及定性诊断方法。超声显像的优点在于其非侵入性，无放射性损害，且价格较低廉，因而易于重复应用。近年来超声造影技术的出现提高了超声对 HCC 的诊断价值。但其不足之处是有检查盲区，检查结果受操作者经验与操作细致程度的影响。

2. 电子计算机断层扫描（computed tomography，CT） 目前三期或多期快速扫描 CT 已成为肝癌诊断的常规检查，对于直径大于 2cm 者比较容易做出正确的诊断。HCC 的典型 CT 表现为：平扫低密度灶、注入造影剂后在动脉期快速强化、门脉期快速消退，即表现为“快进快出”。CT－动脉碘油造影（CTA，亦称碘油 CT）可能显示 0.5cm 的肝癌，即经肝动脉注入碘油后 7～14d 再做 CT，则常可见肝癌结节呈明显填充，既有诊断价值，又有一定的治疗作用。

3. 磁共振显像（magnetic resonance imaging，MRI） MRI 对于鉴别肝脏占位的性质有较大优势，尤其是近年特殊造影剂的应用更进一步提高了其对 HCC 的诊断价值。HCC 的 MRI 表现为：①在 T_1 加权像上病灶呈高低混合信号区，反映病变的坏死或局部脂肪变；亦有不少癌结节在 T_1 示等信号强度，少数呈高信号强度。②在 T_2 加权像上呈不规则、不均匀的高信号。③病灶周围可见低于肿瘤及正常肝组织的线条状低信号影（“假包膜”）。④肿瘤内间隔比假包膜薄，为低信号强度。⑤肝内外血管癌栓形成，在 T_1 加权像中为中等信号，在 T_2 加权像中为高信号。

4. 肝动脉造影 肝动脉造影对肝癌的分辨率为 1～2cm，确诊率为 74%～94%，如做低压灌注造影、碘油造影和延迟摄片，其分辨率及确诊率可进一步提高。由于超声、CT、MRI 等技术的发展，单纯做肝动脉造影已相对减少，但碘油 CT（即经肝动脉注入碘油后 7～14d 再做 CT）技术在微小肝癌及肝癌术后亚临床复发转移的诊疗中仍具有特殊的地位。

5. 正电子发射断层显像（PET－CT） PET－CT 是影像与生化检查技术结合的新技术，能反映该病灶局部生化代谢情况，可用于全身扫描发现病灶及判定病变部位的代谢活性，在肝癌诊断中有一定作用。

（三）细针穿刺活检

对于无肝硬化基础者，病理学检查是诊断 HCC 的必要条件。对于有肝硬化基础，但病变较小（1～2cm）、且影像学表现不典型者，诊断 HCC 亦需要有病理学证据。

五、肝癌诊断程序和诊断标准

（一）美国肝病学会 2005 版指南提出的 HCC 诊断标准

（1）细胞学－组织学标准（适用于 <2cm 的病灶）。

（2）非创伤性标准（仅适用于有肝硬化的患者）

1）放射学标准：两种影像学技术（B 超、CT、MRI 或血管造影）均发现 >2cm 的动脉性多血管性病灶。

2）联合标准：一种影像学技术（B 超、CT、MRI 或血管造影）发现 >2cm 的动脉性多血管性病灶，同时 AFP >400μg/L。

（二）美国肝病学会及欧洲肝病学提出的肝癌诊断程序要点

（1）小于 1cm 的结节，诊断肝癌的可能性较低，如影像学检查无动脉期强化则其可能性更低。应每 3～6 个月行超声随访。如发现其增大，则提示恶变可能。如随访 1～2 年以上，病灶无明显增大，则不是肝癌。但仍应随访，因仍有变化可能。

（2）1～2cm 的结节很可能是肝癌，如 CT、MRI 或超声造影中两项动态扫描均表现为特征性的肝癌血管强化，即动脉期快速不均质强化、静脉期快速退去（washout），应诊断为肝癌；如果无此特征性血管强化，或两种检查不一致，应进行穿刺活检。但阴性结果并不能作为排除依据。对于影像学特征不典型的患者进行穿刺活检是非常重要的。如穿刺活检结果为阴性，仍应加强随访。

（3）在肝硬化基础上发现 2cm 以上的结节应高度怀疑为肝癌。如 AFP＞200μg/L，且影像学表现为血供丰富；或两种影像学检查发现有特征性动脉增强，则可确诊，不须进行穿刺活检。如果动态影像学检查血管增强特征不典型，且 AFP＜200μg/L，建议进行穿刺活检。如果病变表现为动脉期强化，静脉期表现为特征性“快速退去”，则仅需一种影像学检查即可诊断。螺旋 CT、增强 MRI 以及超声造影均可用于无创诊断。

（4）小病灶的穿刺活检阴性者，应每 3～6 个月随访超声或 CT，直至诊断明确；如病灶增大，但仍表现为不典型肝癌，建议重复穿刺活检。

（三）早期发现与早期诊断

对高危人群的筛查是肝癌早期发现的主要途径。高危人群的标准为：35～65 岁，有肝炎史 5 年以上和（或）HBsAg 阳性者。一般建议每 6 个月进行 1 次 AFP 联合超声检查，有助于发现早期肝癌、提高生存率。

六、肝癌的鉴别诊断

（一）AFP 阳性肝占位病变的鉴别诊断

AFP 阳性肝癌需要排除妊娠、新生儿、生殖腺胚胎性肿瘤、急慢性肝炎、肝硬化、肝内胆管结石、胃癌、胰腺癌或伴肝转移、前列腺癌等。另外，罕见有良性家族性 AFP 增高，应注意鉴别。

（二）AFP 阴性肝占位病变的鉴别诊断

如 AFP 阴性或低浓度时需要与下列疾病鉴别：肝海绵状血管瘤、继发性肝癌、肝囊肿、肝包虫、肝脓肿及肝脏其他肿瘤与瘤样病变如肝腺瘤、中胚叶恶性肿瘤、炎性假瘤、局灶性结节样增生等。

七、治疗

（一）常用治疗方法

1. 手术切除治疗　手术治疗仍是治疗可切除 HCC 的首选方法，文献报道其 5 年存活率多在 31%～41%，个别文献报道可达 52%。以下是美国国家综合癌症网（NCCN）2009 版肝癌指南推荐的手术切除指征。

（1）Child－Pugh A，仅有轻至中度门脉高压。

（2）单个肿瘤，且无大血管侵犯。

（3）切除肿瘤后有足够的存留肝体积（无肝硬化者至少为 20%，肝硬化 Child－Pugh A 级者为 30%～40%），而且主要血管和主要肝管的流入/流出不受影响。

（4）多发病灶或有大血管侵犯者是否可行切除术尚有争议。

2. 原位肝移植治疗　原位肝移植是治疗不可切除的小肝癌或肝功能 Child－Pugh C 级 HCC 的最有效方法，其 5 年存活率可达 75%。美国肝病学会（AASLD）2005 年版 HCC 指南和美国国家综合癌症网（NCCN）2009 版指南仍要求符合米兰标准才可进行肝移植，但最近报道认为适当放宽标准（如 UCSF 标准）仍可取得较好效果（详见有关肝移植适应证章节）。

3. 局部消融治疗　局部消融治疗包括射频、微波、冷冻、乙醇注射等方法，国外多用于不可切除或全身情况不能耐受手术的 HCC 患者，而国内应用范围和适应证较宽。以下是美国国家综合癌症网（NCCN）2009 版肝癌指南仍推荐的适应证。

（1）肿瘤部位可及（经皮或术中）。

（2）肿瘤直径≤3cm 者效果最佳，肿瘤直径为 3～5cm 者可采用局部消融＋放射介入［经肝动脉化疗栓塞（TACE）/单纯栓塞（TAE）]，肿瘤直径≥5cm者应采用动脉栓塞治疗。

（3）对肿瘤紧邻大血管、胆管及腹腔其他脏器者进行消融时应特别小心。高强度聚焦超声消融（high intensity focused ultrasound，HIFU）是我国研发的一种非侵入性的体外适形治疗肿瘤的新技术，文献报道有疗效。2009年版中国原发性肝癌规范化诊治共识认为HIFU存在以下问题：通过超声发现肿瘤存在盲区；治疗中存在照射通道被肋骨遮挡的问题，甚至需要切除肋骨，违背微创的初衷；疗效受呼吸运动的影响。因此认为，HIFU还不能作为HCC单独治疗模式，但可以考虑作为TACE后进行补充治疗，或作为姑息治疗手段。

4. 介入放射治疗　包括经肝动脉化疗栓塞（TACE）、单纯栓塞（TAE）、放射性核素栓塞，一般不主张单纯经肝动脉化疗。以下是美国国家综合癌症网（NCCN）2009版肝癌指南仍推荐的适应证和禁忌证。

（1）任何部位的肿瘤，只要血管条件能满足仅栓塞肿瘤而不误栓正常肝组织者。

（2）总胆红素>51mmol/L（3mg/dl）是经肝动脉化疗栓塞、单纯栓塞的相对禁忌证，但仍可进行肝段栓塞术。

（3）Child - Pugh C级或门脉主干有癌栓者是放射介入治疗的禁忌证。

5. 放射治疗　随着三维适形放疗（3 - dimensional conformal radiation therapy，3DCRT）和调强适形放疗（intensity modulated radiation therapy，IMRT）等技术逐渐成熟，为放疗在肝癌治疗中的应用提供了新的机会。国内外学者报道采用3DCRT和IMRT放疗技术治疗不能手术切除但局限于肝内的肝癌患者，放疗结合介入治疗的3年生存率可达到25%~30%。

对下述患者可考虑放疗：肿瘤局限，因肝功能不佳不能进行手术切除，或肿瘤位于重要解剖结构，在技术上无法切除或拒绝手术；手术后有残留病灶者；要求一般情况好，如KPS≥70分。对已经发生远处转移的患者进行姑息治疗以减轻患者的症状，改善生活质量。

6. 分子靶向治疗　HCC分子靶向治疗研究较多的多靶点药物有索拉非尼和舒尼替尼，单靶点药物有埃罗替尼和吉非替尼，单克隆抗体有贝伐单抗、西妥昔单抗等。欧美及亚太地区的随机、双盲多中心临床研究证实，索拉非尼可延缓HCC的进展，延长患者的生存期。因此，NCCN 2009年版指南推荐索拉非尼为晚期患者的一线治疗药物，并且获得美国FDA和欧洲EMEA批准，中国SFDA也已正式批准用于治疗不能手术切除和远处转移的HCC。索拉非尼与其他治疗方法（介入、放疗）联合使用是否能使患者进一步受益尚需临床研究证实。

7. 生物导向疗法　生物治疗包括免疫治疗（细胞因子、过继性细胞免疫、单克隆抗体、肿瘤疫苗）、基因治疗、内分泌治疗、干细胞治疗等多个方面。目前大多数生物治疗技术尚处于研发和临床试验阶段，仅部分已应用于临床。目前用于肝癌过继性细胞免疫治疗的免疫活性细胞主要是细胞因子诱导的杀伤细胞（CIK）和特异杀伤性T淋巴细胞（CTL）。CIK细胞治疗对于清除残癌、降低抗肿瘤不良反应、改善生活质量有较好疗效。放射免疫靶向治疗具有一定疗效，目前已批准用于肝癌治疗的^{131}I - 美妥昔单抗注射液，须继续扩大临床试验范围，获得更确切的证据，目前暂不推荐作为常规治疗。

8. 中医中药治疗　中医中药治疗可作为中晚期肝癌患者的主要治疗方法，也可作为肝癌手术、放疗、化疗的辅助疗法。如果运用得当，可得到改善症状、改善生活质量的良效。

（二）美国国家综合癌症网（NCCN）2009版肝癌指南推荐的治疗选择程序

1. 全身情况适合手术的患者

（1）如果患者肝功能为Child - Pugh A或B级，无门脉高压，肿瘤位置合适，有足够的剩余肝体积，可行HCC切除术或局部消融治疗。

（2）对其中符合米兰标准，且有条件进行肝移植者，可行肝移植。

2. 肿瘤无法切除的患者

（1）如因肿瘤部位或剩余肝体积不足等因素导致不可切除．但仍符合米兰标准者，可行肝移植。

（2）如果也不符合米兰标准，或肝脏肿瘤广泛者，则行以下治疗：索拉非尼（Child - Pugh A或B级）；局部治疗（射频、微波、冷冻、乙醇注射）或TACE/TAE；定向或立体放疗；参加放疗+化疗的临床试验；参加全身或动脉内化疗的临床试验；参加其他临床试验；支持疗法。

3. 肿瘤局限但全身情况及其他合并疾病导致不能耐受手术的患者　索拉非尼（Child－Pugh A 或 B 级）；局部消融（射频、微波、冷冻、乙醇注射）或 TACE/TAE；适形或立体放疗；参加其他临床试验；支持疗法。

4. 有肿瘤转移者　索拉非尼（Child－Pugh A 或 B 级）；参加其他临床试验；支持疗法。

（三）多学科治疗决策模式

HCC 的治疗手段很多，发展也很快，主要包括外科手术切除、肝移植、局部消融、放射介入、新的分子靶向药物治疗以及姑息性对症支持治疗等，它们都有各自的适应证、禁忌证、独特的疗效和不良反应，因而并不适合所有的患者。

医生在选择治疗方法时，不仅要考虑某种手术或操作的熟练度和完美度，而且要考虑其实际治疗效果；不仅要考虑对局部肿瘤的效果，而且要考虑对患者全身状态的影响，特别是对生存期和生存质量的影响；同时也要考虑到卫生经济学及医疗资源公平分配及合理应用问题。从某种意义上来说，决定采取什么样的治疗方法，至少和各种治疗方法的具体实施与操作同样重要。

对于 HCC 来说，治疗手段的选择应该根据肿瘤情况（部位、大小、数目、有无肝内外转移等）、肝功能储备（Child－Pugh 分级）及全身情况（体力分级）全面考虑。最理想的工作模式是由肝脏内科、外科、肿瘤、介入、影像、病理等多专业的医生集体讨论，为每一个 HCC 患者制订出系统、合理的治疗方案。这一治疗决策过程应该遵照循证医学的基本原则和国内外有关指南或共识，结合患者的具体病情、当地的医疗资源和技术条件，并充分考虑患者个人的意愿，在权衡各种治疗方法的利弊后，选择对改善患者病情、生存期及生活质量最有益处的方案。

（郭宗云）

第二节　转移性肝癌

转移性肝癌又称继发性肝癌，是指人体其他器官的恶性肿瘤转移到肝脏后形成的肝脏恶性肿瘤。几乎所有实体肿瘤均可以转移到肝脏，其中最多见来源于结直肠癌，腹腔其他脏器恶性肿瘤肝转移也比较常见，如胃癌、胰腺癌等。其他多见的还有肺癌、乳腺癌等，肝转移是肺癌最常见的肺外转移部位，而乳腺癌肝转移排在肺、骨转移之后，居第 3 位。

一、发病机制

转移性肝癌的发生机制主要有：①肝脏接受门静脉及肝动脉的双重血供，许多重要腹部脏器血液均向门静脉汇流，而且肝脏 Disse 间隙的滤过液可以提供丰富的营养物质，这是转移性肝癌高发的主要因素。②肿瘤还可以通过肝动脉、下腔静脉以及肝静脉转移至肝脏。③淋巴转移也是转移性肝癌的另一种重要的发病途径。④肝脏邻近器官的恶性肿瘤可以通过直接浸润途径累及肝脏。上述转移机制中以血行转移最为常见。

二、病理学

转移性肝癌数目可以为 1 个，也可以是多个，以多发转移瘤常见，并且同一患者的转移灶大小多相似。大部分病理类型为腺癌，最常见来源于结直肠。转移癌肉眼观通常呈白色，界限清楚，中央出血坏死，在肝表面形成特征性的脐状凹陷。

大部分转移癌的组织学特征与原发病灶相同或相似，但有小部分组织学特征与原发灶明显不同，以至于有些患者临床上仅仅有转移性肝癌的表现而找不到原发病灶。转移性肝癌的肝动脉血供较原发性肝癌少可作为两者的鉴别。

三、临床表现

转移性肝癌的病程发展较缓和，通常不伴有肝炎以及肝硬化等肝病基础，早期仅表现为原发肿瘤症状而无肝脏受累症状。当发生广泛肝转移时，可出现肝区疼痛、腹胀、食欲缺乏以及上腹部扪及肿块等肝脏受累症状，部分原发疾病症状轻微的患者以肝脏转移癌主诉首诊。晚期患者，因累及胆管或肝功能受损而出现黄疸，由于门脉高压或低蛋白血症而出现大量腹水，预后不良。

四、诊断与鉴别诊断

若同时存在肝脏占位和合并其他脏器恶性肿瘤时，AFP 阴性者应首先考虑为转移性肝癌；但部分消化系统肿瘤特别是胃癌和胰腺癌伴肝转移时可出现 AFP 升高，但通常是低浓度的 AFP 升高。若 AFP 为阴性，既往无基础肝病背景，HBV 和 HCV 均为阴性，肝癌结节多发、散在、形态较规则且大小相似，虽未发现肝外器官恶性肿瘤也应该首先考虑转移性肝癌的可能，必要时可通过细针穿刺病理学检查以帮助寻找原发灶。其他器官恶性肿瘤术后出现肝脏结节，特别是伴有 CEA、CA19 - 9 升高，应首先考虑转移性肝癌可能。仔细询问病史、进行体格检查及必要的胃肠 X 线钡剂造影、超声或 CT 检查能发现原发灶的存在，可明确诊断。

五、治疗

多数转移性肝癌对各种治疗的反应不理想。转移性肝癌不经任何治疗的 5 年生存率 $<2\%$；非手术治疗 5 年生存率 $<5\%$；单纯支持疗法预后更差，生存时间为 3 ~ 24 个月。手术切除是目前唯一可获得治愈及长期生存的治疗手段。

目前，转移性肝癌的治疗方案很多，包括手术、化疗（全身静脉化疗和介入治疗）、基因治疗和肝转移灶的局部治疗（射频消融、激光消融、无水乙醇注射和冷冻切除术）等。尤其对于结直肠癌肝转移，手术是目前最重要的治愈手段。目前临床研究最多、治疗效果最显著、预后最好的也是结直肠癌肝转移的治疗。回顾性对照研究证实，对于可切除的结直肠癌肝转移瘤，肝转移灶切除术可以明显延长 5 年存活率。

（郭宗云）

第十章

自身免疫性肝病

第一节　自身免疫性肝炎

AIH是一种累及肝实质的慢性特发性炎症性疾病。AIH可以发生在所有的种族及地域，在西欧和北美国家的人群中，AIH的患病率为（0.1~1.2）/10万人，在日本为（0.015~0.08）/10万人，我国尚未见有流行病学调查数据报道。AIH多见于女性，男女比为1∶3.6。AIH可见于任何年龄的人群，但青少年相对多见，大约50%的患者年龄可介于10~20岁之间。

一、病因及发病机制

1. 自身免疫反应的改变　AIH患者血清中可以检测出多种自身抗体，血清中多克隆γ-球蛋白水平显著增高，这些自身免疫现象提示AIH的发生与自身免疫功能障碍有密切关系。当机体免疫耐受性出现障碍，体内的抑制性T细胞对B细胞失去调控作用，则B细胞就对肝细胞核的多种成分、细胞支架、肝去唾液酸糖蛋白受体（ASGPR）、细胞色素P450酶、可溶性肝抗原等自身组织成分产生抗体，这些自身抗体直接对多种肝的靶组织发生免疫反应，从而导致肝的损伤。另外由于免疫耐受的破坏，激活的$CD4^+$T细胞（包括Th1和Th2）通过T-B细胞膜的直接接触以及释放细胞因子刺激B细胞产生针对自身抗体，此外细胞因子还通过激活$CD8^+$T细胞介导ADCC效应杀伤肝细胞，激活TNF或Fas系统介导肝细胞凋亡，激活星状细胞促进肝纤维化的发生。

2. 遗传易感性　已知AIH的易感性与MHC编码HLA的基因有比较密切的关系。HLAB8，HLADR3以及HLA-DR4是AIH的危险因子。在英国和美国的白种人AIH患者中，HLA-DR3或HLA-DR4患者占84%，在日本患者中，HLA-DR4的相关危险性最高。AIH患者伴有抑制性T淋巴细胞功能的缺陷，研究发现这种抑制性T淋巴细胞功能的缺陷与MHC基因位点也有连锁关系，即与HLA-A1、B8、DR3单体型有明显的相关性。

3. 潜在的激发因素　AIH的发生必须有抗原的激活，病毒（如HBV、HCV、EB病毒、麻疹病毒等）在激发免疫反应方面比较肯定。病毒抗原表位通过“分子模拟”（molecular mimicry）和某些肝抗原具有相同的决定簇而导致交叉反应，导致自身免疫性肝病。如HCV感染的部分患者血清中可检测到多种非特异性自身抗体，据推测很可能HCV的感染刺激了肝细胞膜表面的某些分子表达，改变了肝细胞膜上的蛋白质成分所致。生物、物理或化学因素也能激发自身抗原的改变。有些药物作为一种半抗原，进入人体后与体内组织中的某种蛋白质结合而形成复合物，后者即可成为抗原，与自身组织产生相应的自身抗体而发生自身免疫反应，诱发组织的损伤。药物甲基多巴、呋喃妥因、双氯芬酸、米诺环素、干扰素、卡马西平等可以诱发自身免疫性肝损害，其肝组织病理改变类似于慢性活动性肝炎。

二、临床表现

1. 起病和病程　AIH常呈慢性迁延性病程，多数患者起病比较缓慢，随着病情的进展，晚期可出现肝硬化和门静脉高压，部分患者亦可急性起病，大约有25%的患者发病时类似急性药物性肝炎如发热、黄疸等，反复发作时才被诊断。多数起病时无特异性症状，易误诊为其他疾病，等到出现持续性黄疸，并经肝功熊和血清自身抗体的检测后，才诊断本病。

2. 主要症状和体征　AIH 患者症状与慢性肝炎相似，常见的症状有乏力、食欲减退、恶心、厌油腻食物、腹胀等，有时可伴间断发热、上腹或肝区疼痛、关节痛、肌痛，女性患者月经不调或闭经者比较常见。黄疸在 AIH 病程中比较常见，约 1/3 患者以急性黄疸性肝炎为表现，偶以暴发性肝衰竭为表现，黄疸多为轻度或中度，重度黄疸比较少见，约有 20% 的患者可以不出现黄疸。患者可伴有肝脾大、蜘蛛痣和肝掌，进展到肝硬化时，还可出现腹水和下肢水肿等。

3. 肝外表现　AIH 患者常伴有肝外的临床表现，这是与病毒性慢性肝炎的不同之处。AIH 患者的肝外表现有以下几方面。①关节疼痛：受累关节多为对称性、游走性，可反复发作，但无关节畸形。②皮肤损害：可有皮疹、皮下出血点或瘀斑，亦可出现毛细血管炎。③血液学改变：常有轻度贫血，亦可有白细胞和血小板减少，其原因可能与脾功能亢进或产生抗白细胞和血小板的自身抗体有关。有些患者可能出现 Coombs 试验阳性的溶血性贫血，但并不多见。少数患者还可伴有嗜酸性粒细胞增多。④胸部病变：可出现胸膜炎、肺不张、肺间质纤维化或纤维性肺泡炎，亦出现肺动、静脉瘘或肺动脉高压。⑤肾病变：可出现肾小球肾炎和肾小管酸中毒。肾活检组织学检查时，除了显示有轻度肾小球肾炎外，在肾小球内还可见有免疫球蛋白复合物沉积，复合物中含有核糖核蛋白和 IgG。⑥内分泌失调：患者可有类似 Cushing 病体征，如皮肤紫纹、满月脸、痤疮、多毛等。亦可出现桥本甲状腺炎、黏液性水肿或甲状腺功能亢进。还可伴有糖尿病。男性患者可以出现乳房增大，女性患者则常有月经不调。⑦风湿性疾病：AIH 患者伴有风湿病者并不少见，如干燥综合征、系统性红斑狼疮、类风湿关节炎等。⑧部分患者可伴有溃疡性结肠炎。

三、分型

1. AIH 1 型　AIH 1 型为经典型 AIH，此型在 AIH 中最为多见，占全部 AIH 的 70% 左右。70% 患者为女性，发病年龄高峰为 16～30 岁，但是 30 岁以上的患者仍占 50% 左右。约 48% 的此型患者伴有其他与自身免疫有一定关系的疾病，如自身免疫性甲状腺炎、滑膜炎、溃疡性结肠炎等。血清中的自身抗体主要为抗核抗体（ANA）和（或）抗平滑肌抗体（SMA），同时可能伴有抗中性粒细胞胞质抗体（pANCA）。AIH 1 型起病常较缓慢，急性发病者很少见，大约有 25% 的此型患者在确诊时已发展到肝硬化阶段。

2. AIH 2 型　此型比较少见，在西欧的 AIH 患者中此型约占 20%，在美国 AIH 患者中大约只占 4%。亦以女性患者为主，起病年龄较小，多见于 10 岁左右的儿童。常伴有糖尿病、白斑病、自身免疫性甲状腺炎、特发性血小板减少性紫癜、溃疡性结肠炎等肝外病变。自身抗体主要为抗肝肾微粒体抗体（LKM－1）和抗肝细胞溶质蛋白抗体（LC－1）。病情发展较快，暴发性肝炎比较多见，发展为肝硬化危险性高。

3. AIH 3 型　此型的患病率低于 AIH 2 型，大约只有 10%。患者亦以女性为主，约占 90%。起病年龄常介于 20～40 岁。此型血清中的自身抗体主要为抗可溶性肝细胞抗体（SLA）和抗肝胰抗体（LP），目前认为抗 SLA 抗体和抗 LP 抗体可能是同一种自身抗体，称之为抗 SLA/LP 抗体。

在上述 3 种亚型中，AIH 1 型和 2 型之间的区别比较显著，除了标记性抗体明显不同、互相很少重叠外，2 型患者的发病年龄小，病情进展快，发展成肝衰竭及肝硬化的机会大，对肾上腺皮质激素的治疗反应不如 1 型明显。对于 AIH 3 型的争议较多，其主要原因是此型的临床表现、血清中检出的自身抗体谱以及对药物治疗的效果均与 AIH 1 型基本相同，因此不少学者认为 AIH 3 型可归属于 AIH 1 型。

四、实验室检查和辅助检查

1. 血生化检查　转氨酶水平持续或反复增高，常为正常值的 3～10 倍以上，急性期多为 ALT 水平高于 AST，慢性期多为 AST 水平高于 ALT。清蛋白水平正常或降低，γ－球蛋白水平增高更为突出，以 IgG 水平增高最为明显，其次为 IgM 和 IgA，血清胆红素水平常升高，多呈轻度或中度。碱性磷酸酶和

γ－谷氨酰转肽酶水平可轻度升高，肝合成功能严重受损时则表现为低蛋白血症和凝血酶原时间延长。

2. 免疫血清学检查　大多数患者有高丙种球蛋白血症，血清 IgG 水平明显升高。多种自身抗体阳性为本病特征。①ANA 阳性，见于 60% ~80% 的 AIH 患者，而且抗体滴度较高，成人常常大于 1 ∶ 160,儿童大于 1 ∶ 80，但 ANA 对 AIH 的特异性不高，它也常可以出现于其他自身免疫性肝病（如 PBC）和其他结缔组织病（如系统性红斑狼疮）。②抗 SMA 阳性：SMA 被认为是 AIHI 型的标记性抗体，对临床诊断有较大的意义，如果患者 ANA 和 SMA 阳性，而且滴度较高，同时伴有肝功能试验异常，则对 AIHI 型的诊断十分有利。与 ANA 一样，当免疫抑制药治疗而病情缓解后，SMA 滴度也常常随之降低，甚至消失。少数 PBC、病毒性肝炎、风湿病以及传染性单核细胞增多症患者亦可以出现低滴度的 SMA。③LKM（肝－肾微粒体）抗体：95% ~100% 的 AIH2 型患者 LKM－1 抗体阳性。④IC－1（肝细胞溶质－1）抗体：被认为是 AIH2 型的另一种标记性自身抗体。在 LKM－1 抗体阳性的 AIH2 型患者中，LC－1 抗体的阳性率约为 50%。在 LC－1 抗体阳性的患者中，70% 左右的患者可以检出 LKM－1抗体，显示 LC－1 和 LKM－1 抗体之间有密切的关系。LC－1 抗体多出现在年轻患者，患者的血清转氨酶水平往往较高，丙型肝炎病毒感染与 LKM－1 抗体有一定关系，但与 LC－1 抗体无关，因此对诊断 AIH，抗 LC－1 抗体的特异性优于 LKM－1 抗体。⑤SLA/LP（肝－胰自身抗体）：抗 SLA/LP 抗体被认为是 AIH－3 型的标记抗体。用 ELISA 法检测大约 75% 的抗 SLA/LP 抗体阳性的患者中，同时伴有 SMA 和 AMA 抗体，但不伴有 ANA 和 LKM－1 抗体。⑥ANCA（抗嗜中性细胞质抗体）：从 AIH－1 型患者中检测的 pANCA 的靶抗原主要为组织蛋白酶 G，少数是乳铁蛋白。除 AIH 外，在韦格纳肉芽肿、PSC、系统性血管炎、溃疡性结肠炎等患者的血清中也可以检出 ANCA，所以，这一自身抗体对 AIH 并不特异。有人认为 pANCA 主要见于 AIH－1 型患者，虽然在 AIH 患者可以伴有高滴度的 pANCA，但后者与患者血清转氨酶和 γ 球蛋白水平并不平行。还有人认为 ANCA 阳性的 AIH 患者，其病情往往较重。

3. 影像学检查　超声检查是最常用于检查 AIH 的影像学方法，其优点是简便无创、费用相对便宜，可动态观察肝的变化。AIH 发生肝纤维化时，肝呈弥漫性病变、肝包膜欠光滑、肝内血管显示不清晰、肝体积缩小、肝右叶斜径小于 110mm、门静脉压升高、肝门静脉内径≥13mm、脾可增大，胆道系统也常受累，胆囊壁可增厚、模糊，回声增强，胆囊腔内可见息肉或结石。

五、诊断

1999 年国际 AIH 小组（international auto－immunehepatitis group，IAIHG）对 AIH 诊断的描述性标准和诊断评分系统进行了修订，以更好地指导科研和临床工作。2008 IAIHG 推出了 AIH 简化的评分系统，此方法简便可行，主要用于临床工作，对伴有免疫学改变的 AIH 患者特异性高，对自身抗体阴性的患者容易漏诊。2010 年美国肝病研究协会（AASLD）制定了关于 AIH 描述性的诊断标准。明确诊断如下。①肝组织学：中度或重度的界板炎症，伴或不伴小叶性肝炎，中央汇管区桥接坏死，同时不伴有胆管病变、肉芽肿或提示其他病因的主要变化；②血清生化学：转氨酶异常，尤其在 ALP 轻微升高时，血清 α_1－抗胰蛋白酶、铜蓝蛋白正常；③血清免疫学方面：球蛋白、γ－球蛋白或 IgG 大于正常上限的 1.5 倍；④血清自身抗体：ANA 或 SMA 或 LKM－1 滴度大于 1 ∶ 80，较低滴度也许在儿童患者中有意义；⑤病毒标志物：HAV、HBV、HCV 现症感染的标志物阴性；⑥与其他病因相关的因素：每日饮酒量＜25g/L、近期未使用肝毒药物。

可能诊断如下。①肝组织学同上；②血清生化学与确诊诊断的描述性诊断相同，但是包括血清铜及铜蓝蛋白异常的患者，其条件是 Wilson 病通过其他检查排除；③血清免疫学：任何程度的球蛋白、γ－球蛋白或免疫球蛋白升高；④血清自身抗体：ANA 或 SMA 或抗 LKM－1 滴度大于 1 ∶ 40（成人）或其他自身抗体阳性；⑤病毒标志物：与确诊诊断的描述相同；⑥与其他病因相关的因素：每日饮酒＜50g/L，近期未使用肝毒性药物。每日饮酒＞50g/L，或近期使用过潜在肝毒性药物的患者，若戒酒后或停用肝损害药物后，仍有持续性肝损害时，仍需考虑 AIH。对于临床、实验室、血清学或组织学表现较少或不典型的病例诊断困难，可以应用 AIH 诊断评分系统进行评估。

六、治疗

研究发现，未治疗的AIH患者5年、10年的生存率分别为50%、10%，不论有无典型的临床症状，治疗都必须早期给予。

1. 治疗指征 AIH治疗的绝对指征为：①血清的AST≥5ULN，同时γ-球蛋白≥2ULN；②持续的血清AST≥10ULN；③组织学表现为桥接样坏死或多腺泡坏死。相对治疗指征：不同程度临床表现、血清生化学异常（转氨酶或球蛋白水平升高）及肝组织炎症坏死（界面炎），但未达到绝对治疗指征者。

2. 治疗药物 免疫抑制药是目前首选治疗AIH的药物，最常见的免疫抑制药为糖皮质激素，泼尼松或泼尼松龙治疗是AIH一种有效的治疗，主要作用机制为抑制细胞因子和黏附分子的产生而抑制淋巴细胞活性。可单独应用或联合硫唑嘌呤联合应用。80%的AIH患者治疗3年内可获得临床、实验室、组织学的缓解，10年和20年预期生存期延长超过80%。79%的患者肝纤维化程度减轻或肝纤维化进程被阻止，低于5%的AIH患者最终发展为静脉曲张、肝衰竭等终末期肝病需进行肝移植。但是13%的患者发生与治疗药物相关的严重不良反应，9%的患者治疗失败，13%的患者无完全应答，50%~86%患者停药后复发。当标准化的治疗失败或产生药物耐受，可尝试采用替代性的治疗药物，包括新型的免疫抑制药，如环孢霉素-A［3~5mg/（kg·d）］、他克英司（3mg，每日2次）、霉酚酸酯（1g，每日2次）、FK-506、环磷酰胺及第二代糖皮质激素-布地奈德（3mg，每日3次），但这些药物长期服用安全性和有效性需要进一步验证。

3. 治疗方案 初始标准治疗方案：单独应用口服泼尼松（或等剂量泼尼松龙），第1周剂量为60mg/d，第2周为40mg/d，第3、4周均为30mg/d，第5周到病情缓解治疗终点采用20mg/d的剂量维持。联合硫唑嘌呤，硫唑嘌呤50mg/d，口服，泼尼松剂量为单独应用时的一半，即第1周剂量为30mg/d，第2周为20mg/d，第3、4周均为15mg/d。白细胞减少、孕妇、恶性肿瘤、硫唑嘌呤甲基转移酶缺乏的患者适合单独应用泼尼松治疗。老年人、孕妇、骨质疏松、脆性糖尿病、肥胖、痤疮、情绪不稳定、高血压、精神病患者适合联合硫唑嘌呤治疗以最大限度减少泼尼松用量，减少激素的不良反应。

4. 治疗转归 ①持续应答：停药后肝功及肝组织学指标维持正常。大约21%的初治患者和28%停药后复发再次治疗的患者能获得持续应答。②病情缓解：包括组织学在内的所有炎症参数恢复正常。65%~70%在治疗24周后病情缓解，这些患者可以采用硫唑嘌呤（2mg/d）维持治疗以减少泼尼松的不良反应，但观察发现仍有关节痛（53%）、肌肉痛（14%）、白细胞减少（57%）和骨髓抑制（6%）发生。③治疗失败：在治疗过程中临床症状加重，血清生化学及肝组织学参数恶化。大约10%的患者对治疗无应答，对于这些患者首先要再次除外其他原因导致的慢性肝炎。此类患者可尝试性地选用替代药物治疗，若病情严重者最好早期行肝移植。④病情复发：50%的患者在治疗结束6个月内复发，80%患者在停药后3年复发。

（郭宗云）

第二节 原发性胆汁性肝硬化

原发性胆汁性肝硬化（PBC）是一种原因不明的慢性炎症性及胆汁淤积性的进展性肝疾病。该病女性易患，血生化以胆系酶谱升高为特征。全世界均有本病分布，估计年发病率为（2~24）/百万人，患病率（19~240）/百万人。该病世界范围内患病率有地区差异提示环境因素对PBC的影响。

一、病因及发病机制

PBC的病因和确切发病机制至今尚不完全清楚。一般认为本病的主要发病机制：在遗传易感性背景条件下，机体对自身抗原的耐受性被打破，胆管上皮细胞不断受到免疫系统的攻击发生破坏性胆管炎及胆汁淤积，淤积的疏水性胆汁酸造成胆管上皮细胞及肝实质的破坏，进一步加重胆汁淤积，如此恶性循环，逐渐导致肝纤维化最终形成肝硬化。

1. 遗传易感性　PBC 发病有家族聚集性，家庭成员直系亲属中发病率显著高于普通人群，双胞胎患病率则更高。以往的流行病学调查显示 PBC 一级亲属患病率为 1.0% ~6.4%，约为普通人群的 100 倍。PBC 的发生与 HLA 的基因型有一定的相关性，HLA 与 PBC 联系最紧密的基因位点为 HLA Ⅱ DRB1 *08，欧洲人和北美地区高加索人为 DRB1 *0801；日本人为 DRB1 *0803。IL-12 是 Th1 细胞产生的主要细胞因子，参与固有免疫和适应性免疫。IL-12 在免疫调节信号通路中的基因变异在第一个全基因组关联分析（PBC GWAS）中被指出与该病有很强的关联性，仅次于 HLA。PBC 以女性患者居多，研究 PBC 女性患者发现与免疫功能有关的基因定位于 X 染色单体上。PBC 患者的外周血白细胞中的 X 染色单体率上升，提示 X 染色单体数量减少或未配对的 X 单体数量增加可能是女性患 PBC 突出的关键因素。

2. 免疫学因素　约有 95% 的 PBC 患者抗线粒体抗体阳性，线粒体有多种抗原成分，抗原刺激机体可以产生 9 种相应的亚型抗体；即 M1 ~ M9 亚型抗体。PBC 的 AMA 主要识别其中的 M2 抗原成分，它主要位于线粒体内膜表面，为丙酮酸脱氢酶复合体：丙酮酸脱氢酶复合体 E2（pyruvate dehydrogenase complex E2，PDC-E2）、2-氧戊二酸脱氢酶 E2（2-oxo-glutarate dehydro-genase complex E2，OG-DCE2）、支链 2-氧酮酸脱氢酶复合体 E2（branched-chain 2-oxo-glutaratedehydrogenase complex E2，BCOADC-E2）。其中 PDC-E2 是 AMA-M2 所针对的自身靶抗原。免疫组化法证实，PDC-E2 可以表达于 PBC 患者的胆管上皮细胞膜上，推测胆管上皮细胞可能既作为抗原提呈细胞，又作为免疫靶细胞参与免疫应答。

3. 感染因素　流行病学研究显示，反复的尿路感染可能是引发女性 PBC 的一个因素。大肠埃希菌是引起女性尿路感染的主要致病菌，有关分子模拟和交叉免疫反应的研究提示 PBC 患者 PDC-E2 和大肠埃希菌 PDC 的亲和力是对照组的 100 倍。此外，幽门螺杆菌、克雷白杆菌、奇异变形杆菌、金黄色葡萄球菌和明尼苏达沙门菌在内的其他病原体与线粒体和原核抗原的交叉反应也有报道。许多病毒的感染可能会引发 PBC。

4. 环境生活因素　近年来，越来越多的研究认为环境因素对自身免疫性疾病的发生起很大作用。有报道提示，PBC 低发病率地区的居民迁到新地区后其 PBC 发病率与新地区趋于一致。多种化学物质、吸烟、化妆品等是 PBC 发病的危险因素。

二、临床表现

PBC 临床症状轻重程度差异很大，高达 25% 以上的 PBC 患者无临床症状，多于体检或普查筛选时被发现。PBC 临床经过分为 4 期：①肝功能正常无症状期；②肝功能异常无症状期；③肝功能异常有症状期；④肝硬化期。有症状的 PBC 主要临床表现为：

1. 疲乏　是 PBC 最常见的症状，见于 78% 以上的患者。疲乏没有特异性，且疲乏与 PBC 的严重度、组织学分期或病程无关。严重的疲乏可影响 PBC 患者的生活质量，可能与总体生存率降低有关。其病因学尚不清楚，最近的研究发现，自主性神经病变可能与 PBC 患者的疲乏有关。

2. 瘙痒　瘙痒见于 20% ~70% 的 PBC 患者。瘙痒可为局部或全身，通常于晚间卧床后较重，因接触羊毛、其他纤维制品、热或怀孕而加重。PBC 出现瘙痒后，其严重程度可随时间而减轻。如果不治疗难以消失。PBC 瘙痒的原因不明。胆汁淤积引起的瘙痒包括继发于 PBC 者，推测至少部分由于阿片神经传递增加引发，而其他的研究支持胆汁的某些成分起作用。

3. 黄疸　约 50% 患者出现皮肤黄染，早期黄疸多系轻度，呈波动性，病情进展时黄疸进行性加深，重度黄疸时提示病情近晚期、预后不良。

4. 骨病　骨质疏松是 PBC 最常见的骨骼疾病，见于超过 1/3 的患者。与年龄和性别相匹配的健康人群相比，PBC 骨质疏松的相对危险度为 4.4。通常没有症状，实验室检查均正常，通过骨密度检测可以发现。PBC 骨质疏松的原因不明确。

5. 高脂血症　PBC 患者血脂可以明显升高。PBC 高脂血症的机制与其他疾病不同。高密度脂蛋白胆固醇通常升高，少见的脂蛋白颗粒如脂蛋白 X 可以积聚。与低密度脂蛋白胆固醇相比，高密度脂蛋白胆固醇不成比例地升高，PBC 患者并不因动脉粥样硬化而增加死亡风险。

6. 维生素缺乏　PBC 患者胆酸分泌可能会减少导致脂类吸收不良引起脂溶性维生素 A、维生素 D、维生素 E 和维生素 K 的缺乏，导致夜盲、骨质减少、神经系统损害和凝血酶原活力降低。

7. 其他症状及伴随疾病　干燥综合征［眼干和（或）口干］常见，皮肤钙化、雷诺现象及咽下困难不常见。还可伴有肾小管酸中毒、风湿性关节炎、甲状腺疾病、硬皮病、脂肪泻、炎症性肠病、IgA 肾病、血管炎、免疫性溶血性贫血、特发性骨髓纤维化、特发性血小板减少性紫癜等。查体可触及肝大，质地坚实，有压痛和结节感。部分患者在皮肤表面可见黄色瘤，呈平坦隆起或呈结节状，分布于手掌、颈、胸、躯干，或肘、膝、指关节、跟腱伸侧面，尤多见于眼睑内眦。

8. 门脉高压　与其他肝病相似，门脉高压最常见于 PBC 晚期，也可以见于早期即肝硬化之前，这些患者可以有食管静脉曲张、胃底静脉曲张或门脉高压性胃病出血，即便其肝合成功能正常或接近正常。结节再生性增生与门小静脉的消失有关，在某些患者可导致门脉高压。腹水和肝性脑病可见于组织学呈进展期 PBC 或肝硬化。

三、实验室检查和辅助检查

1. 血生化检查　PBC 患者 96% 可有血清 ALP 升高，是本病最突出的生化异常，较正常水平升高 2 ~ 10 倍，一般升高 3 ~ 4 倍，且可见于疾病的早期及无症状患者。血清 GGT 升高机制和 ALP 相似，但由于 GGT 在体内分布广，且易受酒精、药物等诱导，使其特异性不如 ALP。血清 GGT 升高可以协助判断血清中升高的 ALP 为肝源性。在骨病时，ALP 可能升高，但 GGT 正常。PBC 患者的 AIT 和 AST 通常为正常或轻至中度升高，一般不超过正常上限的 5 倍，早期患者无黄疸，但随着疾病进展，血清胆红素（主要是直接胆红素）水平可逐步升高。血清胆红素水平有助于判定 PBC 患者的预后及决定肝移植时机。如果血清胆红素持续超过 100Umol/L，患者的生存期一般不超过 2 年。血清胆汁酸水平常升高，反映胆汁淤积的敏感性高于血清胆红素。患者的胆固醇和三酰甘油水平通常升高，早期 HDL 明显升高，而 LDL 也轻度升高，但随着疾病进展，脂蛋白可下降。血胆红素、γ－球蛋白及透明质酸的升高及血清蛋白和血小板计数的下降是肝硬化及门脉高压发生的早期指标，PT 延长提示维生素 K 缺乏或疾病晚期，肝合成功能障碍。

2. 血清免疫学　特征表现为血清免疫球蛋白 IgM 的升高，70% ~ 80% 的患者 IgM 呈多克隆性升高，且见于本病的早期阶段，IgG、IgA 正常或升高，补体水平一般正常。90% ~ 95% 的患者 AMA 阳性，为本病最突出的免疫学指标异常。也是最重要的诊断手段。免疫荧光检验法发现 AMA 有 9 种亚型，其中 M2 亚型与 PBC 最为相关，诊断 PBC 的特异性最高，而其他亚型诊断 PBC 的特异性不如 M2 亚型。M2 伴 M4、M8 阳性多见于 PBC 的严重类型，M2 伴 M9 阳性多见于 PBC 的轻型患者以及 PBC 患者的亲属，而 M3 阳性与药物反应有关。M5 阳性与胶原性疾病有关，M6 阳性与服用异烟肼有关。近年研究发现 AMA－M2 针对的线粒体内膜成分为丙酮酸脱氢复合体（PDC），即 E1、E2、E3 和 X 蛋白。其中最常见的是 AMA－M2 和 PDC 发生反应。AMA 的滴度水平及反应类型和 PBC 临床病情无相关性，应用药物治疗或肝移植成功后，血清 AMA 不消失。AMA 不是 PBC 唯一的特异性自身抗体，在核膜上还发现其他 PBC 特异性自身抗体，即核心蛋白 gp210、SP100 抗体。核心蛋白 gp210 抗体是 210KD 的跨膜蛋白，参与核心复合体成分的黏附。AMA 阳性的 PBC 患者有 25% 核复合体 210KD 糖蛋白自身抗体阳性，AMA 阴性的患者该抗体阳性率可达 50%，核心蛋白 gp210 抗体对 PBC 高度特异，高达 99%，并且抗 gp210 抗体可作为 PBC 的预后指标，阳性者死于肝衰竭显著高于阴性者。SP100 抗体是 PBC 的另一特异性的核心糖蛋白抗体，25% PBC 患者阳性，但是 gp210 抗体和 SP100 抗体一般不同时阳性。20% ~ 25% 的 PBC 患者 ANA 和（或）SMA 阳性，

3. 影像学检查　肝和胆管的非侵袭性影像学检查在有胆汁郁积生化证据的所有患者都是必须进行的，可用于协助排除肝内、外胆管器质性梗阻的疾病如胆结石、肿瘤等。如果诊断不确定，那么可能需要优先进行 MRI 胆管造影检查或内镜检查以排除 PSC 或其他胆管疾病。

四、诊断与鉴别诊断

PBC 的诊断一般基于下列标准：①胆汁淤积的生化学证据如 ALP 升高；②AMA 或 AMA－M2 阳性；③肝活检见特征性非化脓性胆管炎及小或中等胆管破坏的组织病理学证据。对于 AMA 阳性的患者，肝穿刺病理非必需。鉴别诊断包括药物引起的胆汁淤积反应、胆道阻塞、结节病、AIH 及 PSC。因此，临床上对于中年以上妇女，出现不明原因乏力、瘙痒、肝大和（或）脾大，ALP、IgM 升高，应考虑本病可能。血清 AMA 阳性为本病最突出的免疫学指标异常，也是最重要的诊断手段，肝组织病理检查可进一步明确 AMA 阴性 PBC 的诊断和病理分期。

PBC 鉴别诊断主要是与引起慢性淤胆的某些疾病，如：结石、肿瘤或狭窄等引起肝外胆道梗阻，PSC、AIH、丙型肝炎、药物性肝炎、自身免疫性胆管炎等疾病相鉴别。

五、治疗

1. 熊去氧胆酸（UDCA）　目前 UDCA 是 PBC 治疗的一线药物，UDCA 是一种亲水性胆酸，常用剂量为 13～15mg/（d·kg），建议长期使用。UDCA 的作用机制如下。①拮抗疏水性胆汁酸的细胞毒性作用，保护胆管细胞和肝细胞；②促进内源性胆汁酸的排泌并抑制其吸收，从而降低内源性胆汁酸的浓度，UDCA 可以增强肝细胞的分泌能力，促进胆汁酸向胆小管排泌，还竞争性抑制胆汁酸在回肠的重吸收；③抑制肝细胞和胆管细胞凋亡，可能是通过抑制肝细胞和胆管细胞线粒体膜的通透性增加以及激活表皮生长因子受体和促分裂原活化蛋白激酶而诱导肝细胞的生存信号；④免疫调节作用：UDCA 可抑制 PBC 患者肝细胞膜和胆管上皮主要组织相容性抗原的过度表达，抑制外周血单核细胞和 B 淋巴细胞受刺激后抗体的产生，抑制白细胞介素 IL－2、IL－4、肿瘤坏死因子和干扰素的产生，提高 IL－10、IL－12 水平，以及直接与糖皮质激素受体结合发挥免疫调节作用。UDCA 早期应用可改善肝功能、延缓组织学进展、提高生存质量、延长生存期及延缓行肝移植的时间。所有病例不论临床分期处于早期或中、晚期，均可采用 UDCA 治疗。

2. 糖皮质激素　PBC 患者因存在脂溶性维生素吸收不良及骨质疏松，激素的应用可能会增加其病理性骨折的发生率。以布地奈德为代表的第二代肾上腺皮质激素比第一代的不良反应减少，对无肝硬化（组织学分期 1～3 期）的 PBC 患者可给予 UDCA 联合布地奈德 6～9mg/d 治疗。

3. 免疫调节药　以甲氨蝶呤（methotrexate，MTX）为代表的免疫调节药，具有抑制淋巴细胞增生，抑制中性粒细胞产生粒细胞趋化因子和单核细胞趋化因子等作用。有研究显示对 UDCA 应答不佳的 PBC 联合 MTX 治疗，患者临床表现、生物化学指标以及肝纤维化等均有改善，但也有学者认为 MTX 并不能预防疾病进展。故其远期疗效还须进一步随访。

4. 纤维酸衍生物　纤维酸衍生物是通过提高三酰甘油酶的活性，增进脂蛋白中的三酰甘油氧化降解及细胞内的低密度脂蛋白分解代谢，因此能降低低密度脂蛋白、胆固醇、血清总胆固醇和三酰甘油的浓度，升高高密度脂蛋白，抗血小板聚集、降低血黏度和抗血栓作用。主要代表药物为苯扎贝特、非诺贝特等贝特类降脂药。苯扎贝特是一种广泛使用的降血脂药，是已知的过氧化物酶体增殖物激活受体 PPARα。当使用 UD－CA 单药治疗效果不佳时，联合苯扎贝特或非诺贝特可以有效改善 PBC 患者的肝生化指标及组织学改变。纤维酸衍生物治疗 PBC 的机制为通过 PPARα 的激活，下调胆固醇 7α－羟化酶所涉及的酶的合成。贝特类降脂药联合 UDCA 很有可能成为治疗 UDCA 应答不佳的 PBC 患者，尤其是合并脂肪肝患者的有效疗法。

5. 法尼酯衍生物 X 受体（FXR）　FXR 代表物 6－乙基鹅去氧胆酸和 INT－747。6－乙基鹅去氧胆酸是半合成的鹅去氧胆酸（CDCA）的衍生物，INT－747 是人初级胆汁酸 CDCA 的衍生物，两者均是 FXR 的天然配体，可激活 FXR，其激活 FXR 的作用大约是 CDCA 的 100 倍。法尼酯衍生物是一种胆汁酸活化的核受体，主要表达于肝和胃肠道中。发生胆汁淤积时，肝细胞内呈胆汁酸高负荷，而 6－乙基鹅去氧胆酸可以介导调节反应以保护肝细胞不被毒性胆汁酸损害，调节胆汁和胆固醇的代谢。对于 UD-CA 治疗效果不佳的难治性 PBC 患者，INT－747 的 FXR 激动药有可能成为新的治疗选择。

6. 骨髓间充质干细胞（BM-MSC）　间充质干细胞（MSC）是一类具有多向分化潜能的多能干细胞。体外适当条件下能诱导分化为骨、软骨、脂肪、神经元、心肌、肝细胞等。MSC 能够支持造血、免疫修复、诱导免疫耐受，且具有很低或无免疫原性，用途广泛。已有研究表明 MSC 对各种损伤引起的肝纤维化和肝硬化均有明显的改善作用。BM-MSC 可通过分泌多种调节性细胞因子如转化生长因子（TGF）B、肝细胞生长因子（HGF）、IL-10 等促进活化的肝星状细胞凋亡，抑制胶原形成。临床上已有 BM-MSC 用于终末期肝硬化的治疗，为 UDCA 应答不佳或病情复杂影响 UDCA 疗效的 PBC 患者带来新的治疗选择。

7. 利妥昔单抗（rituximab）　利妥昔单抗是一种嵌合鼠或人的单克隆抗体，该抗体与细胞膜的 CD20 抗原特异性结合。CD20 与抗体结合后，不被内在化或从细胞膜上脱落。CD20 不以游离抗原形式在血浆中循环，因此也就不会与抗体竞争性结合。利妥昔单抗与 B 淋巴细胞上的 CD20 结合，并引发 B 细胞溶解的免疫反应，而 B 细胞参与 PBC 发病机制中免疫机制的非化脓性胆管炎和胆管破坏的炎性改变，研究提示在 PBC 患者中耗竭 B 细胞是一个潜在的治疗靶点，对 UDCA 疗效不佳的 PBC 患者，可能是一种有前途的治疗方案。但利妥昔单抗应用的时间还不长，积累的病例有限，其长期疗效和预后还没有定论。

8. 肝移植　晚期 PBC 患者内科药物治疗不理想，只有进行肝移植才能延长生存期。下列情况之一者，属终末期病例，应列为肝移植适应证：①血清总胆红素 >256.5μmol/L 或呈进行性上升；②难治性腹水；③反复发作、内科难以纠正的肝性脑病；④人血清蛋白 <28g/L、凝血酶原时间延长 6s 或以上，注射维生素 K 不能纠正；⑤营养不良、进行性骨病、慢性严重疲乏失去工作能力并影响生活自理者、顽固性瘙痒。PBC 患者经肝移植后，生存期较其他慢性肝病长，5 年生存期达 70%。

（郭宗云）

第三节　原发性硬化性胆管炎

原发性硬化性胆管炎（PSC）是一种慢性胆汁淤积性肝病，其特征是肝内外胆管炎症和纤维化，导致多灶性胆管狭窄，最终发展为肝硬化、门脉高压。目前针对 PSC 的治疗，除肝移植外尚无确切有效的治疗方法。

目前尚无确切的发病率和患病率统计。美国、挪威等西方国家，其研究显示 PSC 的发病率为（0.9～1.3）/10 万，患病率为（8.6～13.6）/10 万。约 70% 的 PSC 患者为男性，多于 25～45 岁发病，平均发病年龄约为 39 岁，50%～70% 的 PSC 患者伴有 IBD 尤其是 UC。我国尚缺乏 PSC 的流行病学资料。

一、病因及发病机制

1. 感染因素　PSC 病因至今未明，感染因素是较早观点之一。PSC 常伴发 IBD，其中以溃疡性结肠炎（ulcerative colitis，UC）最多见，认为细菌及其毒素通过炎性病变肠壁经门静脉至胆管周围而发病。然亦有不支持细菌假说的证据。从未观察到 PSC 有典型的细菌性门静脉炎表现；肝门管区少见中性白细胞浸润；未发现细菌性肝脓肿等。

2. 肠毒素吸收　PSC 和 IBD 密切相关，IBD 作为潜在致病因素早已引起注意。推测炎症肠黏膜屏障通透性增高，细菌内毒素、毒性胆酸吸收增多，激活肝内库普弗细胞使 TNF 产生增多，导致类似 PSC 病理变化的胆管破坏和增生。新近有学者提出参与免疫反应的部分淋巴细胞有记忆功能，早期激活后静止下来，以后再遇刺激时启动疾病发生。上述观点虽可解释两者关系的部分矛盾现象，尚无直接证据证明 IBD 是 PSC 直接病因。

3. 遗传因素　PSC 在家族成员集中发病现象与 HLA 密切相关的事实提示遗传因素在 PSC 发病中的重要作用。与 PSC 有关的 HLA 等位基因较多，它们在 PSC 发生、发展中可能起着不同作用。HLA-B8 见于 60%～80% 的 PSC 患者，HLA-DRB1 和 DRw52a 可能决定了 PSC 的遗传易感性，而 DR4 的存在是病情迅速恶化的标志。有报道 PSC 与 TNF-α 受体基因的多态性有关，TNF-α 基因第 308 位上的碱基G取代A与PSC易感性明显相关。基质金属蛋白酶（MMP-3）的多态性可能同时影响本病的易感性和疾病的发展。另有文献显示MICA-002碱基能明显降低发生PSC的危险性而MICA-008能增加发生PSC的危险性。

4. 免疫因素　目前更看重免疫机制，在细胞免疫方面发现肝门管区及胆管周围浸润的炎性细胞均以T淋巴细胞为主，汇管区多数是具有免疫辅助诱导功能的T淋巴细胞亚型CD4，胆管周围主要聚集有抑制免疫和细胞毒性的另一亚型CD8细胞。正常人的胆管上皮皆由HLA-Ⅰ类抗原表达，研究发现PSC患者的胆管上皮由HLA-Ⅱ类抗原-DR表达，但胆管上皮的HLA-DR颗粒与PSC发病关系尚不清楚。体液免疫方面的证据多为非特异性：PSC患者血中各种免疫球蛋白水平不同程度升高；抗细胞核因子及抗平滑肌抗体阳性；血液和胆汁中的免疫复合物水平增高及廓清受损。

二、临床表现

PSC患者临床表现多样，可起病隐匿，15%~55%的患者诊断时无症状，仅在体检时因发现ALP升高而诊断，或因IBD进行肝功能筛查时诊断；出现慢性胆汁淤积者其病情已进展至相当程度，大多数已有胆道狭窄或肝硬化，常有乏力、体重减轻、瘙痒和黄疸。黄疸呈波动性、反复发作，伴有低热、高热及寒战，且可伴有反复发作的右上腹痛，酷似胆石症和胆道感染，有人认为可能与自限性反复发作的细菌性胆管炎有关。在诊断PSC时可发现1种或1种以上的异常体征：肝大、黄疸、脾大、色素沉着、黄色瘤等。PSC患者与PBC一样可出现慢性胆汁淤积的并发症如脂肪泻、骨质疏松及脂溶性维生素缺乏症。少数PSC患者病程中可出现不典型的临床表现，包括生化、免疫学、组织学检查均类似AIH。

三、实验室检查和辅助检查

1. 实验室检查　PSC患者最常见亦是最典型的生化异常是血清ALP升高，通常为正常水平的3~5倍，但仍有约6%的患者ALP正常，因此ALP正常并不能除外PSC。大部分患者可伴有血清转氨酶2~3倍升高。胆红素水平通常呈波动性，结合胆红素占总胆红素70%以上，部分患者诊断时胆红素正常；血清胆汁酸浓度可明显升高。30%的患者可出现高球蛋白血症，约60%的患者血清IgG水平呈中度升高。PSC患者血清中可检测出多种自身抗体，包括pANCA、ANA、SMA、抗内皮细胞抗体、抗磷脂抗体等，但一般为低滴度阳性，对PSC均无诊断价值。

2. 影像学检查　传统认为，内镜下逆行性胆管造影术（ERCP）是诊断PSC的金标准。但ERCP为侵入性检查，有可能导致严重并发症的发生，如注射性胰腺炎、细菌性胆管炎等。文献报道接受ERCP检查的PSC患者中约10%因操作相关并发症如出血、穿孔等。磁共振胆管造影（MRCP）因属于非侵入性检查，且诊断PSC的准确性与ERCP相当，目前已成为诊断PSC的首选影像学检查方法，其对PSC的诊断敏感性≥80%，特异性≥87%。PSC典型的影像学表现为胆管串珠样改变，即胆管多发性、短节段性、环状狭窄伴其间胆管正常或轻度扩张表现，进展期患者可显示长段狭窄和胆管囊状或憩室样扩张，当肝内胆管广泛受累时可表现为枯树枝样改变。约75%的PSC患者同时有肝内和肝外胆管受累，15%~20%患者仅有肝内胆管病变。腹部CT对PSC的诊断缺乏特异性，但其可显示胆管壁增厚强化、肝内胆管囊性扩张、脾大、腹水、淋巴结肿大、静脉曲张、肝内及胆管占位性病变等表现，有助于疾病的分期和鉴别诊断。

四、诊断与鉴别诊断

PSC的诊断尚无统一标准，目前美国及欧洲指南认为：有胆汁淤积生化特征的患者，胆管造影检查包括MRCP、ERCP、经皮经肝穿刺胆管造影（PTC）等显示具有典型的多灶性胆管狭窄和节段性扩张的胆管改变，并除外继发性硬化性胆管炎，则可以诊断为PSC；当胆管影像学检查正常，但临床、生化和组织学改变符合PSC者，可诊断为小胆管PSC。既往认为ERCP是诊断PSC的金标准，能够很好地显示大胆管的病变，更有助于判断肝外胆道梗阻及严重程度，但ER-CP为有创性检查，近年研究发现，无创性检查 MRCP 与 ERCP 诊断 PSC 的准确性相似，故最新 AASLD 指南和 EASL 指南均建议对怀疑 PSC 的患者首先行 MRCP，如不能确诊再考虑行 ERCP。

诊断时需排除其他原因引起的继发性硬化性胆管炎或胆管狭窄及阻塞，如胆道肿瘤、胆道手术创伤、胆总管结石、先天性胆管异常、缺血性胆管狭窄等。

需与其他胆汁淤积性疾病鉴别，如 PBC、AIH、药物性淤胆、慢性活动性肝炎、酒精性肝病等。特别是有些不典型的 PSC，血清 ALP 仅轻度升高，而 ALT 或 AST 却明显升高，易误诊为 AIH。

五、治疗

PSC 的治疗包括慢性胆汁淤积相关症状的治疗、UDCA 及免疫抑制药等药物治疗、内镜下及手术治疗，终末期宜进行肝移植。

（一）对症及药物治疗

1. 瘙痒　胆汁酸结合树脂考来烯胺对继发于胆汁淤积的瘙痒可能有效，且不良反应少，应被列为治疗的一线用药。阿片类拮抗药能阻止淤胆时过多的内源性阿片类激动药的作用，对淤胆相关性瘙痒有效。所有阿片类拮抗药（纳美芬、纳洛酮、纳曲酮）在首次使用时都会出现戒断反应，但通常会在持续给药 2 ~ 3d 后消失。昂丹司琼（5 - 羟色胺受体拮抗药）可显著改善瘙痒分值（视觉模拟评分法），但有待临床实践的评估。利福平是缓解淤胆性肝病瘙痒症状的有效药物。

2. 骨质疏松　PSC 患者存在各种骨质疏松的危险因素；肝硬化、胆汁淤积以及皮质激素的使用等。研究者建议应给以下慢性肝病患者进行骨密度测定：临床或组织学证明的肝硬化；胆红素大于正常上限 3 倍并持续 6 个月。同时应纠正患者的一般生活习惯，如限制饮酒、定期进行负重练习、戒烟、合理饮食避免低体重指数，补充钙与维生素 D 等。另外，如果髋部或脊柱的 $T_2 < 2.5$，对绝经后妇女应行激素替代治疗，对性腺功能减退症的男性应考虑经皮使用睾酮。双膦酸盐可与激素替代治疗同时应用，也可作为无性腺功能减退的患者的用药选择。这些方法只是用于治疗 PBC 的经验的外推，尚无循证支持。

3. 脂溶性维生素缺乏　脂溶性维生素缺乏在淤胆性肝病中备受关注，但其临床重要性仍存在争论。MayoClinic 对 PSC 患者进行评估，发现维生素 A、维生素 D、维生素 E 缺乏者分别占 40%、14%、2%。因此应重视 PSC 患者脂溶性维生素的缺乏，并予以适量补充。

4. UDCA　是一种有效治疗 PBC 的药物，治疗后患者出现生化改善，部分患者有组织学改善。对于 UDCA 是否适用于 PSC 患者，AASLD 给出的意见为：成年 PSC 患者，不推荐使用 UD - CA 作为药物治疗；EASL 的建议为：由于数据有限，目前无法对 UDCA 用于 PSC 给予具体推荐意见。

5. 免疫抑制药及其他药物　皮质激素和其他免疫抑制药是否能改善 PSC 的疾病活动度或预后仍存有争议。Angulo 等对 30 例 PSC 患者应用水飞蓟素 140mg 每天 3 次，疗程 1 年，结果显示肝酶有改善，但血清胆红素、清蛋白和 Mayo 评分无改善。诸如泼尼松龙、硫唑嘌呤、环孢素 A、甲氨蝶呤、霉酚酸酯等，具有对抗 TNF - α 作用的因子如依那西普、己酮可可碱和抗 TNF 单克隆抗体，及抗纤维化因子如秋水仙碱、青霉胺、甲苯吡啶酮等药物也曾被用于 PSC 的治疗研究当中，但仍旧缺乏强有力证据去支持这些药物的疗效，因而没有一个被推荐用于治疗 PSC。这些药物可能对 PSC - AIH 重叠综合征有作用，因为儿童和有 PSC - AIH 重叠综合征的患者更倾向于免疫抑制治疗有应答。

（二）ERCP 和内镜治疗

当胆管炎症狭窄引发胆管炎、黄疸、瘙痒、右上腹痛或血生化指标显著异常时，即可考虑行内镜介入治疗，目的是引流胆汁，使胆管减压，以减轻肝损害。常用方法包括 Oddi 括约肌切开、探条或气囊扩张胆管狭窄处、狭窄处放置支架等。“显著狭窄”定义为：胆总管直径≤1.5mm 或肝胆管直径≤1.0mm。目前仍缺乏临床随机对照研究评估内镜治疗的疗效，有多项回顾性研究间接表明内镜介入治疗可改善 PSC 患者的临床症状、延长生存期，但最佳的治疗策略仍存在争议。EASL 建议有主要胆管狭窄伴有明显胆汁淤积者，可行胆管扩张治疗，只有对于经扩张治疗和胆汁引流效果欠佳患者才考虑胆管支架置入术；AASLD 建议对胆管显著狭窄的 PSC 患者建议内镜扩张治疗为初始治疗，可同时放置或不放置支架。需要注意的是，PSC 患者胆管癌和结肠癌的发生率较正常人明显升高，因此治疗过程中需加强对肿瘤的监测，动态监测肿瘤标记物，必要时行内镜检查；在对显著胆管狭窄行内镜治疗时，首先行细胞学刷检或活检以除外胆管癌。

（三）外科治疗

外科治疗的在手术探查胆道时，须做胆管壁和肝活检，并做术中胆道造影和胆汁的需氧及厌氧菌培养。对局限性狭窄者可行狭窄处扩张，放入 T 形管、导尿管或塑料管支撑引流，引流管可自胆管切口或肝面引出。引流管最好留置 1 年以上，也有人主张长期留置，甚至终身保留。有时肝外胆管管腔太细，置管引流也会发生困难和失败。一般认为如患者经内科药物治疗后好转或已发展有胆汁性肝硬化者，不宜做手术治疗。也有认为如患者伴有活动性 UC 炎时，做结肠切除术可能对稳定 PSC 的病情有一定的帮助。

外科手术常常采用胆管切开取石、扩探及 T 形管或 U 形管引流术，狭窄切除或未切除的胆肠吻合术，缓解门脉高压的各种术式等。手术疗法仍是缓解主要胆管梗阻和感染及制止门脉高压所致消化道出血的有力举措。但弊端较多：①难于解除肝胆管广泛高位狭窄及其感染并发症；②术后感染等并发症较未手术者高，尤其在胆肠吻合和 U 形管引流术后，复发性胆管炎更常见；③手术还将影响肝移植手术操作及术后疗效，患者经受常规性手术愈复杂或次数愈多，肝移植手术愈困难及疗效愈差。Martin 等报道 PSC178 例，共经受 233 例次常规性手术，术后多数患（75%）的症状缓解，但并发症率及病死率较高，103 例死亡者中 75 例（73%）死于肝衰竭、出血或感染，其中门－体分流术后死亡 14 例，13 例死因均与手术并发症相关。做肝移植术 16 例，死亡 8 例，其中多数之前接受过广泛手术治疗。故目前多主张采用内镜治疗胆管梗阻和感染，尽可能避免手术，为肝移植术创造有利条件。

（四）肝移植

肝移植是目前治疗 PSC 最有效的方法，也是终末期 PSC 的唯一治疗方法。在有经验的医学中心，近期的肝移植后 1 年和 10 年生存率分别高达 90% 和 80%。肝移植后 PSC 复发率不同的文献报道不一，有 20% ~25% 的患者在术后 5 ~10 年复发。在不同的队列研究中，PSC 复发与皮质激素抵抗排异、使用 OKT3、储存损害、ABO 不相容、巨细胞病毒感染等多因素相关。

六、预后

PSC 呈慢性进展性过程，自诊断之日起其存活时间为 10 ~15 年。20% 的 PSC 患者可发生胆管癌，行肝移植术以预防此并发症的最佳时机尚不清楚，也有学者认为此症最终都将发展成胆管癌。PSC 最终多数死于肝衰竭、肝性脑病，但死于食管静脉曲张破裂大出血者并不多见。

（郭宗云）

第四节　重叠综合征

一、临床表现

重叠综合征患者常会兼有多种自身免疫性肝病的临床表现，最为常见的 AIH－PBC 重叠综合征会兼有 AIH 和 PBC 的临床表现如乏力或疲劳、食欲缺乏及黄疸，国外报道其主要发病高峰于 40 ~45 岁，年龄要显著低于单纯 PBC 患者，在血清生化学及免疫学指标上也兼具了二者的特点。肝细胞酶系及胆汁淤积酶系均升高，IgG 与 IgM 升高，ANA 和（或）SMA 及 AMA 均呈阳性。多数研究表明，AIH－PBC 重叠综合征患者的 ALT、AST 升高水平高于单纯 PBC 患者，而 ALP、GGT 水平又显著高于单纯 AIH 患者，免疫球蛋白水平也可兼有两者特征，胆固醇水平可升高，提示脂质排泄与转运同 PBC 一样会受到影响。在自身抗体的出现上，重叠综合征的 ANA、SMA 阳性率远高于单纯 PBC 组，较单纯的自身免疫性肝病也更易伴发其他自身免疫性疾病。

二、诊断

虽对于典型的 AIH 及 PBC 各指南均有明确的诊断系统，但对于 AIH－PBC 重叠综合征诊断的界定却一直颇有纷争。欧洲学者在 2009 年胆汁淤积性肝病诊治指南中为之界定了诊断标准：既要符合 PBC 诊断指标中的 2 或 3 条（①ALP＞2ULN 或 GGT＞5ULN；②AMA 阳性；③病理组织学为特征性胆管损害），同时又要符合 AIH 的 2 或 3 条（①ALT＞5ULN；②IgG＞2ULN 或 SMA 阳性；③组织学改变见汇管区淋巴浆细胞浸润及中重度界面性肝炎）。此诊断标准对肝酶及免疫球蛋白水平要求过于严格，且要求有肝组织活检结果协助诊断，对于包括我国患者在内的多数自身免疫性肝病患者难以满足，临床实践中较难广泛采纳。而国际 AIH 小组推荐的 AIH 积分系统对于诊断 AIH 具有较高敏感性和特异性，但因评分中需扣除 AMA 阳性及肝组织中存在胆管损害的分值，故在存在重叠的患者中想达到 15 分（治疗前）或 17 分（治疗后）以上的积分实属不易，因此有学者提出，根据 1999 年国际 AIH 评分系统，治疗前分值达 10 分以上，加上 AMA 抗体阳性且合并胆管炎的组织学证据即可诊断 AIH－PBC 重叠综合征。最近 Mayo 研究组对 IAHG 积分系统再次进行了修订，希望应用新积分系统更有效地将 AIH－PBC 重叠综合征从单纯 PBC 或 AIH 中鉴别出来。

三、治疗

1. 肾上腺皮质激素及免疫抑制药　对维持及缓解 AIH 患者病变进展有肯定作用，但对于 AIH－PBC 重叠综合征的治疗是否有效仍存在争议。重叠综合征对免疫抑制药（泼尼松龙或联合硫唑嘌呤）治疗的完全应答率显著低于 AIH 患者，无应答率高于 AIH 患者。多数学者认为以治疗 AIH 为出发点时，应用糖皮质激素可有效改善患者血清生化指标、肝组织学病变及预后等。结合 AIH 的治疗经验，对于激素治疗无应答或抵抗，可考虑加用其他免疫抑制药如硫唑嘌呤、环孢素 A、6－巯基嘌呤、环磷酰胺等，国人对硫唑嘌呤的反应可能优于西方人群。2002 年 AASLD 推荐的糖皮质激素和（或）硫唑嘌呤治疗 AIH－PBC 重叠综合征的方案如下。①单用泼尼松疗法：第 1 周用泼尼松 60mg/d，第 2 周 40mg/d，第 3 周和第 4 周 30mg/d，第 5 周以后，20mg/d 维持治疗；②泼尼松和硫唑嘌呤联合疗法：将上述泼尼松剂量减半，同时每日服硫唑嘌呤 50mg，一般开始治疗数日至数周后，血液生化指标即开始有明显改善，但肝组织学改善要晚 3～6 个月。即使经过 2 年的激素治疗达到缓解（包括组织学恢复正常），在停药后仍有较多患者复发，因此建议不宜过早停药。

2. UDCA　尽管 UDCA 是治疗 PBC 的基石，经随机双盲临床试验证实可以有效改善 PBC 患者胆汁淤积，延长生存期及延缓门脉高压发生，但能否有效地降低肝酶异常、减轻肝细胞坏死炎症及延缓 AIH－PBC 重叠综合征患者疾病的进展仍不甚明了。有临床报道单用 UDCA 治疗 AIH－PBC 重叠综合征患者的存活率与典型的 PBC 相似。

3. 激素联合 UDCA　目前多数学者主张根据重叠综合征中占优势的病变来确定治疗方案：ALT 明显增高，ALP 增高＜2ULN，肝组织主要为中、重度界面性肝炎，AIH 评分＞10 分的患者，以肝炎表现更为突出，通常对糖皮质激素及免疫抑制药产生应答；而 ALP 增高＞2ULN，有明显胆管损害时，建议 UDCA 和激素联合治疗。2009 年 EASL 指南中还建议，可先应用 UDCA 治疗 3 个月，生化学应答不佳时加用激素或免疫抑制药联合治疗。但无论是免疫抑制治疗还是 UDCA 治疗，均在疾病早期阶段疗效明显，到了肝硬化阶段，不仅疗效欠佳且不良反应也会加重，最终需考虑肝移植治疗。

4. 肝移植　对于晚期 AIH－PBC 重叠综合征患者，肝移植仍是首选治疗方法，移植术后 1 年生存率可达 90%，5 年的存活率为 80% 以上，10 年仍可达 75%。当患者出现顽固性瘙痒、持续高胆红素血症、门脉高压并发症或急进性肝衰竭时，仍应建议患者进行肝移植治疗。

（郭宗云）

第十一章

药物性肝病

药物性肝病（drug - induced liver disease，DILD）主要是指由临床治疗用药或个人以治疗、营养引起的肝细胞损伤性疾病。临床上比较常见。随着用药种类的逐渐增多，人们又常常缺乏正规的用药方法，因此由药物引起的不良反应的发生率不断升高。我国药物不良反应发生率占住院患者的10% ~30%。目前，人类正暴露于6万种以上化学物质的威胁下，在我国特异质性药物肝损伤（DILI）占黄疸住院患者的2% ~5%，占老年肝病的20%。据统计药物性肝损害的发生率仅次于皮肤黏膜损害和药物热。随着药物种类的增加，用药的日益增多，引起药物性肝病的发生率和病死率也在不断增加。因此，加强药物性肝病的防治是一个亟待解决的临床问题。

第一节　肝与药物代谢

肝在药物代谢中起着重要的作用，大多数药物在肝内经过生物转化作用而清除。肝的病理生理改变，可以影响药物的代谢、疗效和不良反应。另一方面，可由于药物本身或其代谢物作用，对肝造成损害。

一、肝与药物生物转化药物在肝生物转化的过程

1. 第一相反应　绝大多数药物的第一相反应在肝细胞的滑面内质网（微粒体）处进行，此一代谢的酶系统是滑面内质网的组成部分，其附着于滑面内质网膜脂质层。系由混合功能氧化酶（mixed - function oxidase，MFO）所催化的各种类型的氧化作用，使非极性脂溶性化合物产生带氧的极性基团（如羟基），从而增加其水溶性。

（1）MFO：在第一相反应中，几乎所有的氧化是由 MFO 系统进行的。因为在反应期间耗用等量的药物、分子氧（氧化剂）和 NADPH（还原剂）。在此过程中，一个原子的氧还原成水，另一个原子的氧氧化为有机分子。MFO 也称为单氧酶，CYP 是 MFO 系统内底物一氧结合酶。CYP - MFO 系统含义相同。

MFO 见于肝腺泡的所有部分，但 3 区肝细胞较 1 区含量更高。芳香化合物的羟化通常形成反应性和其他的活性中间产物，这些物质在产生肝毒性和致肝癌作用中发挥关键的作用。环氧化物或其他活性中间产物的毒性作用取决于形成的比例与进入转化成低反应酚或水解酶活性的二氢化物或与其他第二相反应结合之间的平衡。由 CYP 反应产生的其他代谢物包括自由基、偶氮基链烷和 N - 氧化物也可造成肝损伤。然而在活性代谢产物产生过程中，与羟化作用相关的是一些分子加入羟基后被活化，但几个羟基在加入 CYP 系统后则失活。此时，第一相反应产生额外的解毒步骤。相反，酰基的葡糖醛基化可产生毒性分子。因此，第一相反应是潜在的毒性反应，第二相反应通常是解毒反应。

（2）CYP：药物代谢是药物在体内消除的主要途径，CYP 酶系统是肝代谢大多数药物的主要酶，不仅使药物灭活，还能使药物转换为具有活性的代谢产物。它包括两个重要的蛋白质组分：含铁的血红蛋白和黄素蛋白，后者能从 NADPH 将电子转移至 P_{450}底物复合体（图 11 - 1）。

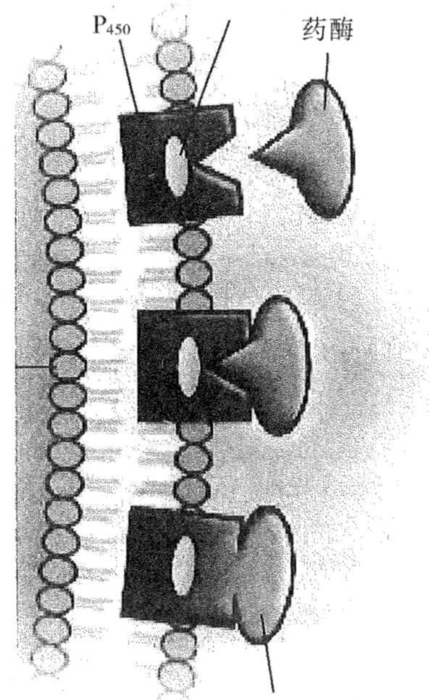

图 11－1 位于滑面内质网膜脂质层的含有血红蛋白的细胞色素 P_{450} 酶系统

药物与 CYP 结合位点与血红分子非常接近，有利于电子的转移。药物与氧化型 CYP 结合，此时血红蛋白的铁为三价铁（Fe^{3+}），通过 NADPH 还原酶的作用，将 NADPH 的电子转移给 CYP，使其还原，血红蛋白铁成为二价（Fe^{2+}）。还原型的药物复合物与氧分子作用，成为含氧复合物，并接受 NADPH 所提供的电子，与氧生成 H_2O，同时药物也被氧化，CYP 又成为氧化型（Fe^{3+}）。如此反复循环，使药物进行第一相反应的代谢（图 11－2）。

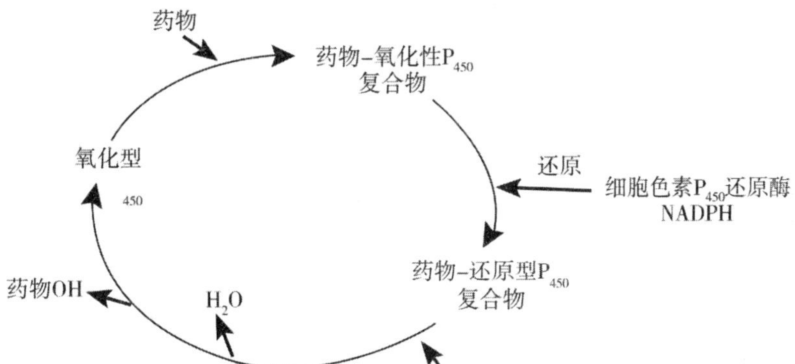

图 11－2 微粒体混合功能氧化酶系统作用

CYP 酶系实际上为同一超家族基因编码的多种异构型。目前，人类 CYP 已发现有 28 种，其中至少 15 种异构体在肝内存在。按其功能，人类的 CYP 可分成两类，CYP1、CYP2、CYP3 和 CYP4，并可进一步分为亚族。CYP1、CYP2、CYP3，主要代谢外源性化合物，如药物、毒物等，有交叉的底物特异性，常可被外源性物质诱导，在进化过程中，其保守性差；CYP4 则主要代谢内源性物质，有高度特异性，通常不能被外源性物质诱导。

图 11－3 描述的是在乙醇与对乙酰氨基酚竞争细胞色素 P_{450} 2E1（CYP2E1）这一过程的 3 个阶段。在对乙酰氨基酚代谢过程中，当存在乙醇时，NAPQI 形成减少，尽管 CYP2E1 降解的速度变慢，酶的半

衰期延长，从 7h（图 11－3A）延长到 37h。只要乙醇仍在体内，就存在对乙酰氨基酚与乙醇竞争 CYP2E1，该酶暂时更容易获得（图 11－3B）。正如图 11－3C 所示，一旦乙醇被除去，NAPQI 的形成就会被增强，导致停止饮酒后 24h 内的肝损伤加重。

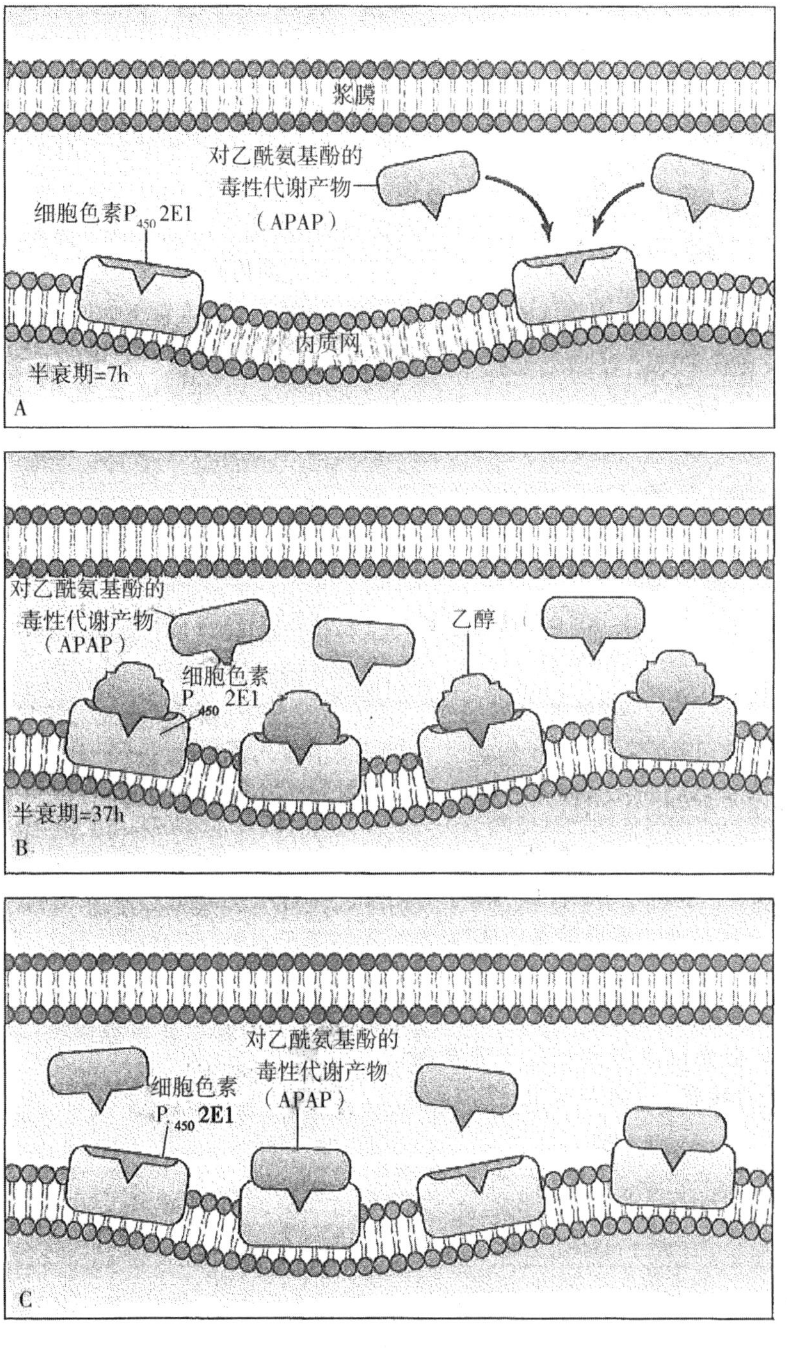

图 11－3　乙醇在 N－乙酰－苯醌－亚胺（NAPQI）形成、对乙酰氨基酚的毒性代谢产物（APAP）和酶诱导动力学中的作用

药物首先与 CYP 氧化型结合形成复合物，然后由 NADPH－CYP 还原酶提供一个电子被还原。还原的 CYP 复合物与氧反应，氧化型复合物从 NADPH 或 NADH 接受第二个电子。终产物包括含有活性氧的分解产物、氧化型 CYP 以及水。由氧化代谢形成的活性中间产物与肝细胞活性大分子起反应可导致肝损伤。反应性中间产物亦能够与组织氧发生反应，形成反应性氧自由基（“如活性氧”）。活性代谢产物在谷胱甘肽 S 转移酶或其他的结合物作用下与谷胱甘肽反应变成无毒物质。活性氧通过过氧化物歧化酶、谷胱甘肽过氧化物酶或触媒作用解毒。CYP 与药物反应产生特征性产物。一些药物与酶的蛋白质部分结合形成Ⅰ型复合物，其他的药物与 CYP 色素－铁部分的第 6 位配基反应生成Ⅱ型复合物。这些复合物被 CYP 吸收谱产生的变化所识别。

在肝滑面内质网内有多种形式的 CYP。用苯巴比妥或 3－甲基胆蒽预处理动物可诱导滑面内质网中不同的羟化活性。这些差异与滑面内质网中多种形式的血红蛋白存在相平行，这些血红蛋白具有不同的光谱、触媒、抗原特征及分子量。不同形式的 CYP 有时称为同工酶，但较确切地应称作亚型，因为它们并不催化相同的反应。

（3）第一相反应的替代途径：由于一些药物的代谢存在几种替代途径，对肝毒性代谢有重要的影响。患者以及不同人种之间对药物所致的肝损伤有不同的易感性。年龄和种族对吡咯烷类生物碱肝毒性作用的影响说明代谢替代途径的相对重要。就黄曲霉素 B1（AFB1）来说，饮食控制和种族差异提示急性肝毒性作用是与肝致癌物不同的代谢物所致。药物代谢组成途径可增强或降低毒性作用。

（4）FMO：肝中有单氧化酶Ⅱ，即 FMO。已知有 5 种不同的 FMO 基因，在人类已发现有 3 种。它是一种黄素蛋白，与 NADPH－CYP 还原酶不同，其在第 1、2 和第 3 位氨的 N－氧化中发挥作用，亦在肼、硫脲、硫化物和二硫化物的代谢中发挥作用。一些药物被 F′MO 氧化后转化为活性的、有潜在毒性的中间代谢产物（如巯基嘧啶和硫脲等）。由药物所致的肝损伤取决于其转化为代谢产物的毒性。尽管代谢转化为活性代谢产物，但可能 S－氧化物的产生是由 CYP 系统途径所致。有证据显示，这种转化至少有一部分可能是由 FMO 系统进行催化。

2. 第二相反应　药物经过第一相反应后，往往要通过结合反应，分别与葡糖醛酸、硫酸、甲基、乙酰基、硫基谷胱甘肽、甘氨酸、谷氨酰胺等基团结合。通过结合作用，不仅遮盖了药物分子上某些功能基团，而且还可改变其理化性质，增加其水溶性，有利于其排出体外。

药物结合作用的相对能力也有所不同，如葡糖醛酸结合、乙酰化和甲基化是高能力组，甘氨酸、谷氨酰胺和硫酸结合是低能力组。例如，与硫酸结合通常是代谢苯环化合物的主要途径之一，但它有一定的限度，可能是可利用的“活性硫酸盐”（PAPS）含量有一定的限度。如低剂量的对乙酰氨基酚，主要是与硫酸结合，较高剂量时则主要与葡萄糖醛酸结合；很大剂量时，由于结合能力耗竭，可能通过第三种途径，生成 N－羟基衍生物，造成肝损害。

药物的结合反应有两种：一类是药物与活性基团结合，这些活性基团包括尿嘧啶核苷二磷酸葡糖醛酸、磷酸腺苷磷酸硫酸、S－腺苷蛋氨酸、乙酰辅酶 A、硫代硫酸等；另一类是启动的药物与有关化合物结合，这些化合物包括芳香酰辅酶 A、芳香基乙酰辅酶 A 和环氧化合物等。

二、肝疾病对药物代谢的影响

肝疾病时，除了肝的药酶系和结合作用的改变可以影响药物代谢外，还有其他一些重要的因素亦影响药物代谢和血浓度，包括肝的有效血流量，肝细胞对药物的摄取和排出，有效功能肝细胞的总数，门－体静脉血液分流，胆管畅通情况，血浆蛋白浓度和药物的吸收等。

药物通过肝的总消除率（包括与肝组织结合、肝代谢及胆汁排泄的速率），可用药物进出肝的速率差表示

药物消除率＝$Q \cdot CA - Q \cdot CV$

Q 代表肝血流量，CA 和 CV 分别代表进出肝的血药浓度。Q·CA 表示药物进入肝的速率，Q·CV 表示流出的速率。药物的肝清除速率与药物进入肝速率的关系，可用肝摄取率（extraction ratio，ER）表示，它是指药物从门静脉（口服途径）通过肝消除的分数。肝摄取率可介于 0～1 之间。如 ER 为 0.5，表示该药从门静脉进入肝脏后有一半被消除，其余（1－ER）通过肝进入大循环。最近提出肝清除率可更好地表明药物在肝的清除与进入肝药物浓度的关系，它指单位时间内有多少量（mL）血浆所含的药物被肝所清除。

肝清除率＝（CL_H）＝$Q \times ER$

肝对各种药物的摄取率不同，对于高摄取率的药物肝的内在清除率（CLint）很高，血浆中的药物通过肝时几乎可全部被清除，药物的肝清除率几乎等于有效肝血流量。这类药物的清除受血流量影响

大，称为流速限定性药物。肝摄取率高的药物，受血浆蛋白结合的影响较小，口服后首次通过作用非常显著，对摄取率低（$ER < 0.2$）的药物，肝的内在清除率低，受到药酶和结合酶系的影响大，而受血流量的影响较小，称为能力限定性药物。这类药物受血浆蛋白结合影响较大，其首次通过作用不明显。下式表示 CL_H、Q 血浆蛋白结合率和肝药酶内在代谢能力的关系如下：

$$CL_H = \frac{Q \times f_B \times CL_{int}}{Q + f_B CL_{int}}$$

f_B 代表血中游离药物占总数药物量的分数，CL_{int} 代表内在清除。

（郭宗云）

第二节　发病机制

药物肝毒性分剂量依赖性和非剂量依赖性两种，前者具有可预测性，可在临床前或临床试验中发现，在摄入毒性剂量后即有明显增加的临床表现，后者由机体特质性引起，不可预测。95% 以上药物性肝病由非剂量依赖性引起，由剂量依赖性引起的药物性肝病，用药剂量与肝毒性成正相关。

一、药物性肝病的非免疫机制

药物的许多毒性代谢产物可通过氧化应激、共价结合、线粒体、微泡型脂肪变性、凋亡等途径损伤肝细胞。肝是体内最重要的代谢器官，在药物代谢过程中需消耗大量的能量，此能量主要功能来自线粒体内发生的氧化磷酸化过程，三磷酸腺苷将分子氧还原成水的过程中产生能量，与此同时有 5% 的氧被转化成超氧阴离子（自由基 O_2^-）及其代谢产物，统称为活性氧家族（reactive oxygen species，ROS）。三磷酸腺苷主要来源于线粒体，肝细胞线粒体功能丧失可致细胞死亡。引起线粒体功能丧失的主要原因是药物活性代谢产物与维持线粒体功能的关键蛋白质结合，或因损伤线粒体 DNA。线粒体缺乏 DNA 修复酶，药物活性代谢产物或其引起的氧化应激致线粒体基因突变和功能缺失，严重者可致肝衰竭死亡。氧化应激过程在肝内通过 P450 代谢产生一些毒性产物，如亲电子基、自由基、氧基等，与肝细胞内大分子物质如蛋白质、DNA 共价结合起来或者造成胞质膜和细胞器的脂质过氧化，影响肝细胞内的膜系统，使肝细胞质膜和细胞器膜的不饱和脂肪酸过氧化，改变膜的流动性与通透性，破坏且细胞膜的完整性，使膜的 Ca^{2+}-ATP 酶失活，使细胞内外环境 Ca^{2+} 的稳态破坏，胞质内 Ca^{2+} 浓度增高，破坏细胞骨架，激活磷酸酶，并使氨基酸基团受损，核酸转化和突变，最终造成肝细胞死亡。细胞色素 P_{450} 产生的亲电子产物包括醌及环氧化物，这些亲电子化合物可与内质网上的巯基结合，结合到巯基上的药物代谢产物能打破钙离子平衡，引起细胞内钙离子增加，最终导致细胞死亡。另外，亲电子产物的另一种结合靶位是 DNA 分子，DNA 与亲电子产物共价结合后导致 DNA 损伤，激活癌基因导致细胞癌变。

氧化应激是指 ROS 的产生超过了抗氧化防御功能，致使 ROS 在肝内积聚引起细胞的氧化损伤，进而引起细胞凋亡。此外，药物及其代谢产物亦可通过以下几种机制损伤肝细胞引起药物性肝病：①药物自身毒性直接作用细胞器、破坏细胞膜结构、干扰细胞代谢、介导肝细胞凋亡或坏死。②药物活性代谢产物导致线粒体释放细胞色素 C 引起细胞坏死或活化细胞质中的半胱氨酰天冬氨酶蛋白酶以启动细胞凋亡。③药物通过竞争性地干扰细胞某一代谢环节而影响蛋白合成半胱氨酰天冬氨酸。

二、药物性肝病的免疫机制

免疫介导的损伤在多种药物性肝损伤中起着非常重要的作用。近年来研究发现了一些与 DILI 相关的人类白细胞抗原（HLA）等位基因（表 11-1），直至目前为止仍不清楚 DILI 发生中遗传因素究竟占多大比重。免疫损伤是 DILI 发生的重要途径，目前认为，在 DILI 发生的过程中适应性免疫攻击可能性是共同的最后事件，药物可作为外来抗原，通过激活免疫系统后介导相应损伤，导致肝坏死。因此，今后会有更多的研究聚焦于 DILI 的损伤途径，其试图发现相应的生物标志物。

表 11-1 与 DILI 相关的 HLA 等位基因

药物	类别	HLA 等位基因	进展为 DILI 的风险比（95% CI）
噻氯匹定	抗血小板药	HLA A*3303	36.5（7.3~18.4）
氟氯西林	抗生素	HLA R*5701	80.6（22.8~284.9）
阿莫西林	抗生素	HLA-DRBl*15	2.3（1.0~5.26）
氯美昔布	环氧酶 2 抑制药	HLA-DQA1*0102	6.3（4.1~9.6）
希美加群	口服促凝血药	HLA-DRB1*0701	4.4
拉帕替尼	酪氨酸激酶抑制药	HLA-DQAl*201	9（3.2~27.4）

药物性肝损伤的机制有以下特点：①不可预测性；②仅发生在某些人或人群（特异体质），或有家族集聚现象；③与用药剂量和疗程无关；④在实验动物模型上常无法复制；⑤具有免疫异常的指征；⑥可有肝外组织器官损害的表现。

（一）引发免疫诱导肝损伤的刺激因子

T 细胞细胞因子反应或细胞毒性 T 淋巴细胞介导的免疫损伤依赖于抗原特异受体细胞的激活与分化，继而杀死靶细胞。这个过程中的每一步依赖于肝细胞对肽抗原与主要组织相容性抗原复合分子的转运与呈递，或 T 细胞专有抗原呈递细胞表达受体识别 MHC-肽抗原复合体。激活过程的起始步骤也依赖于抗原呈递细胞上信号分子、炎性细胞因子、T 辅助细胞因子传递的刺激信号，这些刺激信号促进抗原特异 T 细胞的活化、增殖和分化。实际上，获得性免疫反应产生的基本条件不仅需要合适的刺激 T 或 B 淋巴细胞的抗原出现，而且也需要由细菌或病毒感染所产生的“危险信号”，来触发天然免疫反应，保护促进获得性免疫的佐剂的功能。然而，一旦激活，记忆性辅助性 T 细胞或者细胞毒 T 淋巴细胞对靶细胞上的抗原的识别，使细胞溶解的受体功能的激活在很大程度上只依赖靶细胞 MHC-肽复合体与 T 细胞抗原受体复合体的结合。

药物刺激导致自身抗原改变从而引发获得性免疫反应已被证实。细胞色素 P_{450}（CYP）同工酶将药物转换为代谢产物，随后与 CYP 同工酶绑定形成新抗原。新抗原被患者血清中的特异性抗体识别，这类患者在药物摄取过程中发生了药物性肝损伤。

被 CD4 和 CD8T 细胞以及Ⅱ类和Ⅰ类 MHC 分子识别的肽表位，分别代表不同的蛋白抗原的抗原表位，这些蛋白抗原表位包括由抗原呈递细胞加工将Ⅱ类 MHC 分子与 12 种氨基酸肽结合形成的抗原表位，以及蛋白酶在对蛋白降解的过程中将Ⅰ类 MHC 分子与 8~9 个氨基酸肽结合形成的抗原表位。而 B 细胞表位与 T 细胞表位不同，因为免疫球蛋白分子不仅能结合线性蛋白或结构蛋白表位，也能结合各种各样的其他非蛋白表位。病毒和其他病原体经常对宿主免疫系统呈现出众多的抗原表位，并且经常诱发产生宿主获得性免疫反应的所有成分，这可能是因为大量的非自身 CD4T 细胞，CD8T 细胞和 B 细胞表位被呈递。然而，药物的小分子代谢物与 CYP 代谢同工酶结合产生的非自身表位，可能构成了潜在的 T 细胞和 B 细胞抗原表位。这可能可以解释小部分对药物产生了完全免疫过敏反应的患者似乎产生了一致的反应。但是，也有其他的药物如新诺明产生了代谢产物，使 MHC 与肽结合，或者产生了超抗原直接与 MHC 分子结合或者修饰 MHC 分子，从而激活 T 细胞增殖反应。

（二）淋巴细胞介导的细胞毒性机制

细胞毒性淋巴细胞通过两条途径杀死靶细胞。一条是快速动力途径，它是通过颗粒效应分子的预制分泌颗粒实现的胞吐，颗粒效应分子包括膜破坏蛋白，穿孔素以及凋亡诱导颗粒酶。另一种，慢动力途径依赖于靶细胞 TNF 受体家族死亡受体，这类受体通过 Fas 配体，TNF 相关凋亡诱导配体，膜结合 TNF 或分泌型 TNF 识别。穿孔素最开始被认为是通过在靶细胞膜上形成孔导致细胞死亡，然而后来被认为是在与颗粒酶 A 和（或）B 结合诱导靶细胞凋亡高效杀死靶细胞。这些发现最开始认为穿孔素在靶细胞膜上打孔从而使凋亡颗粒酶进入细胞。然而，随后的实验数据揭示颗粒酶进入靶细胞与穿孔素无关，而是通过与甘露糖 6 磷酸盐胰岛素样生长因子Ⅱ受体结合后的受体介导的胞吐作用或其他途径，穿孔素通过溶酶体释放颗粒酶分子到胞质或胞核从而启动凋亡。

（郭宗云）

第三节　诊断

一、急性药物性肝病

（一）急性肝细胞坏死型

急性肝细胞坏死型的临床表现与急性病毒性肝炎相似，若肝细胞坏死少可无明显的临床症状，而仅有肝酶增高；有的类似无黄疸型肝炎，表现乏力、食欲缺乏、上腹不适、恶心、呕吐、肝区痛或不适等；有的类似黄疸型肝炎，除出现上述症状外，出现肝性黄疸；若出现大块肝细胞坏死，则可能类似暴发性肝炎，可引起暴发性肝衰竭（fulminant hepatic failure，FHF），发病骤急，病情急转直下，一般在10d以内，长者2~3周，最短者2~3d，出现Ⅱ度以上脑病，能排除其他原因，如肝炎病毒感染、各种所致的肝缺血缺氧、代谢异常、麻醉及手术等原因者称为急性重型药物性肝炎或FHF。可引起急性肝细胞坏死的药物很多，主要由抗生素、抗结核药、抗肿瘤药、解热镇痛药等引起。

可引起肝细胞坏死的主要药物：

【抗生素】

（1）头孢菌素类：头孢呋辛钠（安可欣）、头孢泊肟酯（博那）、头孢特仑新戊酯（富山龙）、头孢曲松钠（罗氏芬）、头孢米诺钠（美士灵）、头孢胍酮钠（舒普深）、头孢克洛、头孢美唑钠（先锋美他醇）、头孢地尼（全泽福）。

（2）大环内酯类：阿奇霉素、克拉霉素。

（3）青霉素类：哌拉西林、氨苄西林。

（4）β-内酰胺类：克培宁（帕尼培南）、美罗培南三水物（美平）、亚爱培南（齐佩能）、厄他培南（怡万之）。

（5）喹诺酮类：莫西沙星（拜复乐）、帕珠沙星（锋珠新）、加替沙星（芙蒂星）、洛美沙星、左氧氟沙星、氧氟沙星、环丙沙星。

（6）四环素类：盐酸米诺环素（玫满）。

（7）抗真菌药：卡泊芬净（科赛斯）、米卡芬净（米开民）、伏立康唑（威凡）、酮康唑、氟康唑。

（8）抗结核药：利福霉素、利福平、异烟肼、乙胺丁醇、氨硫脲。

（9）抗病毒药：齐多卡夫、替比夫定、拉米夫定、阿马卡韦（赛进）。

【抗肿瘤药】　卡铂（伯尔定）、索拉非尼（多吉美）、氟他胺（福至尔）、曲妥珠单抗（赫赛汀）、盐酸吉丁他滨（健择）、阿糖胞苷、丝裂霉素、替莫唑胺（泰道）、厄洛替尼（特罗凯）、卡氮芥、环磷酰胺、光辉霉素、长春新碱、氟他眯特、羟基脲、链尿霉素。

【麻醉药】　氯仿、乙醚、氟烷、异氟醚、安氟醚。

【消化系统药】　西咪替丁、法莫替丁、埃索美拉唑、美沙拉嗪（艾迪莎）、鹅脱氧胆酸、双醋酚汀。

【心血管药】　赖诺普利（捷赐瑞）、胺碘酮、地尔硫䓬、厄贝沙坦、异搏定、烟酸。

【神经肌肉系统药】　对乙酰氨基酚（斯耐普，必理通）、坦度螺酮（希德）、丙戊酸钠（德马金）、拉莫三嗪（利必通）、舍曲林（新亚曲灵、左洛复）、阿米替林、去甲丙米嗪、丙米嗪、左旋多巴、克赛平、苯妥英钠、苯异英、烟肼酰胺、苯乙酰胺、溴隐亭、六羟双丙酮。

【内分泌和代谢系统药】　甲硫咪唑、吉非罗齐。

【皮肤科用药】　他卡丁醇（萌尔夫）、依曲替酯、聚烯吡酮碘、甲氧呋豆素、鞣酸。

【放射检查用药】　泛影葡胺（安其格纳芬）、钆喷酸葡胺、碘普罗胺（优维显）、碘番酸。

1. 急性肝细胞坏死发病机制　急性肝细胞坏死的发病机制极为复杂，首先是药物启动免疫反应，引起细胞因子及炎性介质的连锁反应，进而激发肝的施瓦茨曼（Schwartman reaction），终致肝细胞代谢网络紊乱，肝细胞溶解坏死。

（1）免疫反应：药物所致肝细胞坏死，一般均与免疫损伤有关，体液及细胞免疫均参与这个过程，而以细胞免疫为主。使用药物后，如果说宿主免疫亢进时期，早期产生大量抗体，随门脉血流到达肝与药物抗原相结合，形成大量免疫复合物，沉积于肝窦，启动补体，引起局部的过敏坏死反应，导致肝细胞坏死。免疫损伤的细胞及其作用，包括细胞毒性 T 细胞（CTL 或 $CD8^+$ 阳性细胞），抗体依赖细胞介导的细胞毒性作用（anti - body - dependent cell - mediated cytotoxicity，ADCC），以及自然杀伤细胞（NK）。应用单克隆抗体免疫酶联技术，发现 FHF 患者有多个小叶大块肝坏死区有 T 淋巴细胞的弥漫性分布，其中主要是 CTL（细胞毒性 T 淋巴细胞）细胞，介导免疫损伤。

（2）细胞因子：免疫反应的效应细胞 CTL 及单核/巨噬细胞，通过自分泌或旁分泌生成细胞因子，增强免疫反应，促进免疫损伤。介导肝免疫反应的细胞因子，主要为肿瘤坏死因子（TNF）、白细胞介素 -1（IL -1）及白细胞介素 -6（IL -6）。

TNF - α 介导肝细胞坏死的机制：①TNF - α 本是单核/巨噬细胞、星状细胞受内毒素刺激后生成的细胞因子，它又回馈地加强内毒素对效应细胞/靶细胞的作用；②TNF - α 回馈刺激单核/巨噬细胞、星状细胞，使之生成与释放其他的细胞因子，如 IL - 1、IL - 6、IL - 8 和炎性介质；③TNF - α 诱导肝窦内皮细胞生成组织因子前凝血质，减少血栓素的表达，抑制纤溶，促进凝血，导致施瓦茨曼反应；④增加内皮细胞与白细胞黏附分子（ELAM - 1）的表达，增强中性粒细胞、嗜酸性粒细胞、嗜碱性粒细胞及淋细胞与肝窦内皮细胞的黏附；⑤增强中性粒细胞、嗜酸性粒细胞吞噬及杀伤细胞的作用；⑥TNF 尚有毒素作用介导肝损伤。

IL - 1 介导肝细胞坏死的机制：①IL - 1 生成于单核/巨噬细胞、星状细胞，它又回馈地与这些细胞上的 IL - 1 受体结合，促使其增生与成熟，使之生成更多的 IL - 1、IL - 6、IL - 8、TGF 等，使炎症坏死不断扩增。②辅助性 T 淋巴细胞在 IL - 1 的刺激下，合成与释放 T 淋巴细胞生长因子（IL -2）、肥大细胞生长因子（IL -3）、粒细胞 - 单核细胞生长因子（GM - CSF）、B 淋巴细胞及嗜酸性粒细胞生长因子（IL -5）以及 IFN - α、IFN - γ 等，这些因子分别促进 CTL、B 淋巴细胞及粒细胞质增殖分化，共同参与免疫力反应，加重肝细胞免疫损伤。③IL - 1 能刺激血管内皮细胞合成与释放单核细胞趋化蛋白质 -1（MCP - 1）及血小板活化因子（PAF），它们与 TNF 一起，肝窦内皮细胞质的炎症病变及凝血过程。

IL -6 介导肝坏死的机制：①促进 B 淋巴细胞分化，使其成为能生成抗体的浆细胞，参与免疫反应；②IL -6 作用于肝细胞，使其生成急性期反应蛋白（SAP），如纤维蛋白质原，后者在组织因子前凝血质的作用下，转变为纤维蛋白而沉淀；③IL - 6 激活辅助性 T 细胞，使之合成与释放 IL - 1、IL - 2、IL -3、IL -4、IL -5、IL -6、TNF - α、TNF - β、GM - CSF 及 TGF - β 等，这些细胞质因子又反馈作用于辅助性 T 淋巴细胞，故具有生物放大镜作用。

目前认为 TNF - α、IL - 1、IL -6 三者有协同作用，引起细胞因子的连锁反应，介导肝细胞坏死。

（3）炎性介质：主要包括血小板活化因子和白三烯。血小板活化因子介导肝坏死的机制：①活化多形核粒细胞（PMN），使之积聚、脱颗粒而产生具有细胞毒的氧自由基和蛋白水解酶，直接或是间接导致肝氧化应激性损伤；并促进 PMN 与肝窦内皮细胞的黏附。②激活血小板并使其积聚，血栓素 A_2 生成增加，凝血过程增强，可形成微血栓及微循环障碍。

白三烯（LT）介导肝坏死的机制：①活化多形核粒细胞，促进 PMN 与肝窦内皮细胞的黏附，释放具有细胞毒性的氧自由基和蛋白水解酶等，以加重肝损伤。②LTD_4 是具有血管活性的白三烯，可使肝窦通透性增加，肝血流灌注减少，引起缺血性肝损害。

（4）肝微循环障碍：用施瓦茨曼反应作为 FHF 的发病机制，可以解释 FHF 的一些临床现象。

（5）肝细胞代谢网络紊乱：肝细胞损伤的另一途径是肝细胞膜结构的改变，膜结构一旦破坏，就引起连锁反应，构成恶性循环。其中氧自由基、谷胱甘肽、磷脂酶 A_2 和胞质内钙积聚代谢环节相互作用引起网络（NIKE）紊乱，被认为是肝细胞损伤的主要功能机制。

2. 急性肝细胞坏死的诊断　如下所述。

（1）根据主要临床表现：患者可有急性、严重消化道症状如恶心、呕吐、厌食等，并有重度乏力及困倦，部分患者可有发热。迅速出现黄疸并急剧加重，黄疸愈明显，肝坏死愈严重，病死率也愈高。肝缩小，B 超检查可得到证实。迅速肝性脑病，出现性格和行为改变，最后出现意识障碍，轻则嗜睡，重则半昏迷和昏迷。昏迷程度是判断预后的重要指标，昏迷愈深，病死率愈高。迅速发生和进行性加重的意识障碍，常伴有脑水肿，提示患者预后不良。由于凝血因子减少，部分患者可发生弥散性血管内凝血（DIC）引起多器官出血，如消化道出血、尿血、颅内出血等。

（2）实验室诊断：①血生化改变，血胆红素迅速上升和明显增高，血胆红素一般在 171μmol/L 以上。主要为直接胆红素增高。血清 ALT、AST 升高，可出现“胆酶分离”现象，提示病情严重。血清总胆固醇水平下降，胆碱酯酶活性降低，常伴有电解质紊乱和酸碱平衡失调。②凝血障碍，凝血因子时间延长，凝血因子活动度 $<40\%$，纤维蛋白原降低。发生 DIC 时，有血小板和凝血因子减少，继发性纤溶时 3P 试验阳性，血纤维蛋白降解产物（FDP）增高等。

（3）肝病理诊断：肝组织呈弥漫性大片坏死，坏死区肝细胞消失，一般无肝细胞再生现象，汇管区及坏死区可见淋巴细胞和单核细胞浸润。亚急性肝坏死除有上述病变外，肝细胞和小胆管有程度不等的再生现象。

（二）脂肪肝型

由于药物影响肝脂质蛋白的合成，使极低密度脂蛋白合成减少，肝分泌三酰甘油受阻，而至肝细胞内有大量脂肪沉积，以小叶中心最显著，同时有坏死、炎症和淤胆。服药 3～5d 后患者出现恶心、厌食、黄疸、肝大、上腹痛、尿色深等，有的可有氮质血症或胰腺炎症状。一般胆红素低于 171μmol/L，ALT 升高明显，凝血因子时间延长；偶有低血糖、尿少、肾功能减退、血尿素氮升高、代谢性酸中毒。

（三）淤胆型肝炎型

淤胆型肝炎主要功是指以肝内胆汁淤积为特征的肝疾病。可因发热、关节痛起病，尚有食欲减退、恶心、呕吐、厌油食，全身乏力、腹胀、肝区痛，待黄疸出现后症状迅速好转，继之转氨酶升高，随后转氨酶随病程顺利恢复正常，临床症状逐步好转，食欲增进，体力恢复。大便呈淡黄色或灰白色。肝大，一般在锁骨中线肋缘下 2～3cm，少数可达 6cm 以上，质地中等，边缘钝，表面光滑，部分病例可有轻度触痛或肝区叩痛，少数可有脾肿大，呈中等硬度，一般黄疸持续 1～3 个月，少数病例超过 4 个月以上呈慢性淤胆型。诊断主要依靠用药史、上述临床表现、实验室和特殊检查。

（四）混合性肝病型

本型兼有肝实质和淤胆型损伤，临床上表现此两方面的症状，轻症者仅有瘙痒或肝功能异常。停用致病药后大多数患者的淤胆及肝炎均可消退，有时需经历几个月后才恢复，少数病例可转成慢性。

可引起淤胆或混合性药物性肝癌的药物：

【抗生素类】　新孢泊肟酯、头孢特仑新戊酯、头孢匹胺钠、头孢哌酮钠、头孢尼西钠、头孢曲松钠、头孢克洛、头孢米诺钠、头孢克肟、头孢呋辛钠、头孢美唑钠、阿奇霉素、克拉霉素、卡那霉素、阿米卡星、奈替米星、加替沙星、左氧氟沙星、环丙沙星、氧氟沙星、莫西沙星、芦氟沙星、洛米沙星、阿莫西林、哌拉西林、氨苄西林、克倍宁、亚胺培南、尼他培南、盐酸米诺环素、卡泊芬净、米卡芬净、伏立康唑、酮康唑、氟康唑、两性霉素、伊曲康唑（斯皮仁诺）、利福霉素、利福平、异烟肼、乙胺丁醇、氨硫脲、替比夫定、拉米夫定、阿巴卡韦（赛进）、磺胺二甲基异噁唑。

【抗肿瘤药】　甲磺酸伊马替尼（格列卫）、盐酸托泊昔康（和美新）、伊立替康（开普拓）、培美曲塞二钠（力比泰）、盐酸尼莫司汀（宁得朗）、伊达比星（善唯达）、紫杉醇、盐酸甲地孕酮、卡氮芥、他莫醋芬（特莱芬）、环磷酰胺、光辉霉素、长春新碱、氟他咪特、羟基脲、链尿霉素。

【麻醉药】　氟烷、甲氧氟烷、安氟醚、七氟烷。

【消化系统药】　马来酸伊索拉定（盖世龙）、奥美拉唑、潘托拉唑、雷贝拉唑。

【心血管药】　盐酸贝那普利（洛丁新）、雷米普利（瑞素坦）、美托洛尔（倍他洛克）、非洛地平

(波依定)、尼卡地平(佩尔)、贝尼地平(可力洛)、咪达普利(达爽)、缬沙坦(代文)。

【止血、抗凝药和治疗贫血、白细胞质减少药】 氢氯吡格雷(波立维)、贝前列素钠(德纳)、西洛他唑(培达)、重组人粒细胞刺激因子、重组人粒细胞巨噬细胞刺激因子、重组人促红细胞生成素(济脉欣)。

【神经肌肉系统药】 乙酰氨基酚(必理通)、布洛芬(芬必得)、双氯芬酸钾(扶他林)、洛索洛芬钠(乐松)、酮洛芬(琪和)、萘丁美酮(瑞力芬)、坦度螺酮(希德)、奥氮平、齐拉西酮(卓乐定)、卡马西平(得理多)、丙戊酸钠(德巴金)、拉莫三嗪(利必通)、奥卡西平(曲莱)、马普替林(路滴美)、帕罗西汀(赛乐特)、雷莫司琼(奈西亚)、阿密替林、去甲丙米嗪、丙米嗪、左旋多巴、克赛平、苯妥英钠、苯乙酰胺。

【内分泌和代谢系统药】 达美康、氟伐他汀(来适可)、阿托伐他汀(立普妥)、普伐他汀(美百乐镇)、辛伐他汀(舒降之)。

【抗过敏和免疫系统药】 重组人干扰素β(利比)、干扰素α-2a、重组干扰素α-2b、咪唑立宾(布累迪宁)、西罗莫司(雷帕鸣)、他克莫司(普乐可定)、环孢素(田可、新山地明)。

(五)急性药物性肝病诊断标准

(1)用药1~4周出现肝功能损害的征象。

(2)初发症状可能有发热、皮疹、瘙痒、黄疸等症状。

(3)外周血嗜酸性粒细胞增高>6%,且可有白细胞总数增高。

(4)有肝内胆汁淤积或肝实质损害等临床和病理征象。

(5)淋巴细胞转化试验或巨噬细胞移动抑制试验阳性。

(6)病毒性肝炎标志物阴性。

(7)偶尔再次给药又发生肝损害。

凡具备上述第1项条件,加上2~7条任何两项,即可考虑诊断为急性药物性肝病。

(六)鉴别诊断

药物性肝炎与急性病毒性肝炎有时两者不易鉴别。急性病毒性肝炎有肝炎患者接触史或应用血浆输血史,起病急,多数人有发热、畏寒,消化道症状明显,黄疸深、肝区痛、肝大,有压痛及叩击痛。血清胆红素增高或明显增高,且直接、间接胆红素均增高。急性药物性肝炎有服药史,起病缓慢,全身症状及消化道症状也较轻,有者无临床症状,仅有肝功能改变。ALT、AST轻度增高或正常。胆汁淤积性肝炎时出现黄疸,以直接胆红素增高为主,占总胆红素的60%以上(表11-2)。

表11-2 急性药物性肝炎与病毒性肝炎的区别

项目	急性药物性肝炎	急性病毒性肝炎
症状与体征		
病史	用药史、过敏史	肝炎密切接触史
起病	多较缓	较急
全身不适、乏力	多不明显	多明显
消化道症状	较轻	较重
黄疸	可有,多轻,持续时间短	较明显,持续时间长
肝大与压痛	增大,压痛不明显	增大,压痛较著
皮疹、瘙痒等过敏表现	或有	少或无
急性肝衰竭	少见	较多见
病程	较短	相对较长
预后	大多良好	多良好
实验室检查		

续 表

项目	急性药物性肝炎	急性病毒性肝炎
白细胞	总数正常或增高，嗜酸细胞增高	总数偏低或正常，淋巴细胞增高
血清 ALT、AST	轻度增高或正常	明显增高
血清 ALP	多增高	增高不明显
血清胆红素	以直接胆红素增高为主	直接、间接均增高
血清胆固醇	可增高	正常，可降低
病毒血清标记	阴性	阳性
病理组织改变		
肝细胞坏死	少，轻	多，且较重
脂肪酸性	较多	极少
气球样变	少见	多见
嗜酸粒细胞浸润	可有	多无
胆汁淤积	常见	少见

二、慢性药物性肝病

（一）慢性药物性肝炎

1. 慢性药物性肝炎临床表现　慢性药物性肝炎一般由急性药物性肝炎演变而来，通常是指急性药物性肝炎症状持续不消失，伴有肝功能生化异常，或黄疸持续不退达 3 个月以上者可界定为慢性药物性肝炎。但也有一部分患者并无急性经过，一开始即呈慢性经过者，此类患者多见于长期用药而药量较小的患者。通常起病后开始无症状或症状轻微，肝功能改变也常不明显，不易引起患者和医师的重视，而继续使用该药，或者是急性发病后未完全恢复，而再次用该致病药所致。患者表现慢性肝病症状，如乏力、食欲缺乏、腹胀不适、消化不良或腹泻、肝区不适或隐隐作痛，黄疸为肝性黄疸，血清直接与间接胆红素均增高，如为胆汁淤积性肝炎则以血清直接胆红素增高为主，呈现胆汁淤积的症状。轻型患者可无明显肝病症状，而仅有肝功能异常改变，此类患者预后较好。重症患者或慢加急性肝衰竭（ACLF）预后不良，病死率高。多见于原有器质性疾病、老年患者或有脂肪肝、慢乙肝、肝硬化或肝纤维化并存的患者。慢性药物性肝炎也可在慢性肝炎的基础上演变成肝硬化甚至肝细胞癌。

查体发现肝病面容，可有肝掌和蜘蛛痣，巩膜和皮肤黄染，肝大，可有压痛，边缘钝，中等韧性或偏硬，脾常肿大。可有肝外表现，如出血倾向、关节痛、皮肤黏膜病变等。

可引起慢性药物性肝炎的药物很多，凡可引起急性药物性肝炎的药物都有可能引起慢性药物性肝炎。

2. 慢性药物性肝炎的诊断　对临床上出现原不明肝功能异常，表现乏力、食欲缺乏、肝区痛或不适，又有明确的服药史，是诊断药物性肝炎的重要依据。

（1）服药史：详细询问病史，要特别注意投药剂量、给药时间和症状出现时间的关系。要注意把药物反应与原有疾病引起的肝病变相鉴别。若患者肝改变是由所用药物引起的，则其表现应与可疑药物通常引起的表现相符合。患者往往否认服用任何有害药物，忽视了一些普通的或毒性作用小的药物，而正是这些药物如阿司匹林、口服避孕药和其他镇痛药等，却可能是真正的病因。老年人记忆力差，服用的药物又较多，可靠的办法是参考以往的病历记录。除首先考虑在肝损害发病前近期内使用的药物外，也应注意到有些药物在停用后仍能使肝损害继续进展，对不典型病例要注意与其他肝疾病相鉴别，需特别注意与病毒性肝炎相鉴别。

（2）筛选最可能性的致病药：根据各种药物在体内代谢过程、不良反应等，结合临床经验受损肝的病变类型、轻重程度不同等，综合评估出最可能的致病药物。药物引起的肝病类型或表现，虽非特异，但可有一定的规律，如发病时间的差异、临床和生化表现、有免疫过敏性或表现等，当患者的临床表现与某已知药物肝损害相符时，便高度提示该药为最可能的致病原。对被疑及的药物应立即停用，有时停药后肝受损可迅速得到逆转，这也可作为病因诊断的参考证据。

（3）排除其他病因：能损害肝、引起黄疸的病因很多，除药物外有许多隐匿的病因应予除外，如患者长期酗酒，应从病史中仔细查询，也从体征上发现线索。要确诊药源性黄疸需排除其他可能引起的肝功能损害因素。急性肝炎表现的患者需进行甲、乙、丙、丁、戊型等肝炎病毒检查，以排除肝炎病毒引起的急性肝损害。应根据患者的具体病情进行 B 超、MRCP 以及胆管造影检查，以便排除结石、肿瘤或其他原因引起的胆管梗阻性胆汁淤积。另外，还要仔细询问患者的工作环境以及有无接触化学毒物、重金属史，并进行有关的实验室检查，以便排除其他化学毒物引起的中毒性肝炎。

（4）停药性诊断：对于怀疑某种药物引起的肝损害，而又无直接证据者，可采用停药性诊断，如果停药后与药源性肝病有关的临床症状明显改善、肝功能有明显好转的趋势，则可考虑为此药引起的急性肝损害。疾病症状的消除时间取决于肝病的类型，药源性急性肝炎在停用有关药后 1 周左右症状即可消失，药源性胆汁淤积在停用有关药物后数月肝功能才能恢复正常。药物诱发的肝细胞性黄疸常在停药后 1 个月内消退，若该药引发了自身免疫性肝炎，则淤胆性肝炎常在停药后消退，但完全恢复需经历数月之久。

（5）再激发试验：再激发试验阳性是指停止使用某种药源性药物后，药物反应明显减轻，再给予同等剂量的该药后，又引发同样的药物反应。但再激发试验有一定的危险性，特别是对于可引起过敏反应的药物，即使很小剂量都有可能引起严重后果的可能，因此，临床上应尽量避免使用再激发试验。

（二）慢性肝内胆汁淤积

由药物引起慢性肝内胆汁淤积并不常见。目前已知有众多的药物可引起慢性肝内胆汁淤积，其中以抗生素、抗肿瘤药、内分泌与代谢药、心血管药、神经－肌肉系统药物引起者占绝大多数。

慢性肝内胆汁淤积的主要表现为黄疸（主要为结合胆红素增高）、皮肤瘙痒、黄瘤（皮肤脂质沉着形成）、吸收不良引起营养不良。由于食物内营养成分吸收障碍，体重明显减轻。蛋白质吸收不良出现全身低蛋白血症和全身水肿，维生素 D 与钙吸收不良可引起低钙血症和骨软化等。

实验室检查结合胆红素增高超过 60%、血清总脂、胆固醇、三酰甘油、β 球蛋白增高和服药史有重要诊断价值。

（三）肝硬化

药物性肝硬化通常由慢性药物性肝炎演变而来，慢性肝内胆汁淤积，长期持续性黄疸可导致胆汁性肝硬化发生。药物性脂肪肝也可以引起肝硬化。

药物所致肝硬化，大多是由毒性型（可预测型）肝损害所致。此型可在动物身上复制，病变以肝小叶特定部位的肝细胞坏死为特征，病变的程度与给药剂量有关。但也有一部分肝硬化是由特异质型（非预测型）肝损伤所致，如见于慢性胆汁淤积所致的胆汁性肝硬化。此型病变更为广泛，可累及多个器官，肝病变以肝细胞坏死和胆汁淤积为主，常伴有显著的炎症反应，组织学上与自身免疫性肝炎相似，是药物直接对肝细胞免疫反应所引起。

药物诱发肝硬化的药物见于长期应用甲氨蝶呤（MTX）、无机砷剂、门冬酰氨酶、重氮丝氨酸、氮杂胞嘧啶、博来霉素、马利兰、阿司匹林、异烟肼、甲基多巴、氨甲磺胺己脲、烟酸、丙基硫氧嘧啶、戊丙酸、氟烷等。药物性慢性重型肺炎或亚急性肝坏死可引起大结节性或坏死后肝硬化。

药物性脂肪肝导致肝硬化有如下几个特征：①有明确用药史。②低蛋白血症较轻，因此出现腹腔积液、下肢水肿也较轻，造成顽固性腹腔积液者也较少见。③肝内胆汁淤积多见。多表现为小胆管、毛细胆管阻塞，引起胆汁流出受阻所致。④门脉高压表现。研究指出脂肪肝本身可影响门脉高压。

（四）药物性脂肪肝

几乎所有的药物均可引起高三酰甘油血症，导致脂肪肝发生。可引起药物性脂肪性肝病的药物有降脂药、抗生素、抗结核药、类固醇激素、雌性激素、非甾体类消炎镇痛药、胺碘酮、抗癌药、降血糖药、抗精神病药、抗甲亢药、降压药、质子泵抑制药等。所有药物引起肝毒性的发病机制相同。其机制为：①药物的直接肝损伤，为可预测者；②免疫或过敏特异质机制损伤；③代谢特异质机制损伤；④氧化应激损伤。对上述机制均起作用。新近认为，宿主体内的炎症反应可能性激发特异性药物性肝病发生。

药物性脂肪肝病理学特征主要为3带肝细胞脂肪变、气球样肝细胞和Mllory小体，3带肝细胞周围和小静脉周围纤维化，有或无桥状坏死、小叶可有炎性细胞浸润。肝细胞脂肪变性，且为大泡和小泡混合性。

一般预后较好，很少发生肝硬化或肝癌，如能停药并适当给予护肝治疗，绝大多数患者可望得到恢复。

（五）血管性肝病

药物诱发的肝血管损害，布及肝血管系统的不同水平面，可累及肝动脉主干、肝小静脉或血窦等，也可累及门静脉系统或肝动脉。这些血管病变在临床上除肝静脉、门静脉或肝动脉可引起特异症状外，大多数血管病变无特异性征象，因此很难作出诊断，往往需通过血管造影或肝活检作出诊断。

可引起血管性肝病的药物：

a. 门静脉及其主要分支病变：口服避孕药、砷制剂。

b. 肝动脉及其病变：口服避孕药、甲基苯异丙胺。

c. 肝窦周围纤维化：维生素A、硫唑嘌呤、6－巯嘌呤、甲氨蝶呤、砷制剂、二氧化钍、乌拉坦。

d. 肝窦扩张：口服避孕药、硫唑嘌呤、鹅脱氧胆酸。

e. 紫癜肝：雄性激素、硫唑嘌呤、砷制剂、二氧化钍、口服避孕药、皮质激素、甲孕酮、氯乙烯、三苯氧胺。

f. 小肝静脉阻塞：硫唑嘌呤、6－巯鸟嘌呤、6－巯嘌呤、四胺咪唑胺、丝裂霉素、阿霉素、长春新碱、吡咯烷生物碱、卡氮芥、维生素E、黄体酮、半胱氨酸。

g. 大肝静脉阻塞：6－巯嘌呤、氮烯咪胺、阿霉素、长春新碱、环磷酰胺。

1. 肝紫癜病　可由长期服用激素、抗肿瘤药及口服避孕药引起。其发病机制可能是药物对肝窦内皮细胞的损伤，网状支架塌陷、肝与中央静脉交界处阻塞，导致肝窦扩张成囊性变，它可能为肝结节增生的前身。病理切片可见散在、大小不等、充满血液的囊性空腔。通常直径为2～3mm，最大可达4～5cm。镜检见广泛的肝血窦呈海绵状或囊腔状扩张，可与正常的肝血窦或中央静脉沟通。肝窦壁的内皮细胞、星状细胞增生，Disse腔呈不规则扩张。

临床上肝紫癜病可无症状或仅有肝大，常出现肝酶增高和胆红素增高，严重的并发症有肝血性囊肿破裂致腹腔内出血和肝肾衰竭。

2. Budd－Chiari综合征（B－CS）　由药物所致者临床上并不多见。可见于长期口服避孕药、抗肿瘤药如柔红霉素、长春新碱、环磷酰胺、多柔比星等可造成肝静脉阻塞或栓塞，长期肝静脉血液回流障碍可引起门脉高压征，肝多增大明显，脾轻度增大，肝功能损害轻，腹腔积液蛋白含量高，上腹壁或胸壁静脉曲张血流方向均朝向下方。通过肝静脉造影、B超和CT可作出诊断。

3. 肝小静脉闭塞症（veno occlusivedissease of the liver，VOD）　是指小叶中央静脉和小叶下静脉损害导致管腔狭窄或闭塞而产生的肝内窦后性门脉高压征。临床上急性期出现肝大、黄疸和腹腔积液，轻症者可康复，部分转入亚急性期，重症者多死于多脏器衰竭，少数发展为充血性肝硬化，出现门静脉高压症状。VOD的临床表现与B－CS相似。急性期多突然起病，表现上腹痛、腹胀、迅速出现腹腔积液、恶心、呕吐、腹泻及发热等，多有肝功能损害和黄疸。亚急性期以肝大和腹腔积液为主要表现，可时轻时重或急性发展，病程可达数月以上肝功能损害也时重时轻。慢性期肝逐渐缩小，脾大日趋明显，腹腔积液相对稳定，少数患者出现食管静脉曲张破裂出血、肝性脑病和肝肾综合征等。国际上有2个诊断标准可供参考。

（1）`巴尔的摩标准：总胆红素≥34μmol/L，伴有3周内出现以下任何2项以上表现者：①肝肿大伴右上腹痛；②腹腔积液；③比基础体重增加5%以上。

（2）西雅图标准：至少发生以下 2 项：①总胆红素≥34μmol/L；②肝大；③右上腹或肝区痛；④比基础体重增加 10% 以上。

（郭宗云）

第四节　西医治疗

一、避免和立即停用肝损伤药物

药物性肝病一旦确诊应立即停药，并防止重新给予引起肝损伤的药物和同属的药物。避免同时使用多种药物，因为药物之间常常有相互作用，易于引起不良反应发生。特别应慎用那些因对药物代谢酶有诱导或抑制作用的药物。如苯巴比妥、水合氯醛、卡马西平、利福平、螺内酯等可增加药物酶的合成或活性。奥美拉唑选择性诱导 CYP1A1 和 1A2。单胺氧化酶抑制药、口服避孕药、阿司匹林、泼尼松龙、别嘌醇、华法林、异烟肼、对氨水杨酸、双香豆素、乙醇对代谢酶有抑制作用。近年来随着中药的广泛应用，因用中药及其制品引起不良反应的报道不少。已发现一些植物药具有潜在的肝毒性，并可涉及许多不同的损伤机制，如影响 P4503A4 的生物活性、氧化应激、线粒体及细胞凋亡等。一些中草药如何首乌、金不换、黄药子、苍耳子、雷公藤等，一些复方药如壮骨关节丸、小柴胡汤、青黛丸、白癜风胶囊等均可引起肝损伤，应当避免使用。对营养不良和对药物解毒能力下降的患者和嗜酒者应控制给药。

对一些临床上无法避免使用可能导致肝损伤的药物，如大剂量使用抗肿瘤化疗药物、抗结核药，尤其多种药物联合使用、器官移植后抗排异药物的使用、长期使用降糖药等时，可给予以预防性使用“保肝”药，并监测血清 ALT，如果其水平始终保持正常，基本可以确定药物的肝安全性；如果 ALT 升高明显，应严密加强观察，目前临床上以 ALT 升高 >3 倍正常值上限作为停止用药标准。

二、早期处理

大部分药物不良反应可快速完全自愈，即在停用相关药物后的很短时间内肝功能恢复到正常，但半衰期长的药物对肝作用时间表也长，因此，肝损伤的恢复也慢，应及时依情况适时给予处理。严重病例应住院观察。并强调卧床休息，给予高热量高蛋白饮食（肝性脑病禁用），补充各种维生素。胃纳欠佳者可静脉补充葡萄糖，同时注意维持水、电和酸碱平衡，以加强药物排泄。当出现反复、黄疸加深等表现及出现凝血时间延长，应严密观察患者有可能发生肝性脑病，并给予相应的救治。

早期清除和排泄体内药物是成功处理大多数药物性肝损伤的另一重要措施。服药 1～2h 内可服用吐根糖浆 15～30mL 进行催吐，并饮水 200mL，通常 15～30min 后可呕吐，以减少毒物或药物吸收。经口摄入药物者服药 6h 内，可用温水或 0.45% 氯化钠反复洗胃，直至洗出的液体与洗胃液相同为止。洗胃毕用硫酸镁 30g（小儿 0.25g/kg）口服，也可用甘露醇 100mL 导泻，常与活性炭合用治疗药物中毒。肾功能不全者禁用硫酸镁。对孕妇则尽量不用，以免引起流产或早产。

促进体内毒物或药物清除，是治疗的重要步骤。可用血液透析的方法使药物从血浆中排出。常用人工肾透析器进行透析，利用半透膜两侧血浆与透析液之间化学物浓度梯度，使血浆中浓度高的化合物向透析液中移动。

血液灌流能消除一些血液透析不能清除的毒物，特别是分子量大、脂溶性强、蛋白结合率较高的化合物。采用与血液相容性良好的材料包裹活性炭微囊，可防止血液有形成分破坏和活性炭微粒脱落进入血流。血液灌流对下列毒物或药物有较好疗效：甲醇、乙醇、异丙醇和乙二醇等醇类，铊和砷等金属，有机磷和有机氯，卤化物和苯酚类，镇静、催眠和安定药，抗生素、水杨酸类、异烟肼和茶碱等药物。

血浆置换（plasma exchange，PE）目前多采用血浆分离技术将患者血液中的细胞成分与血浆成分分离开来，用正常人血浆或血浆替代品加一置换的治疗方法。每日 1 次，用 1～3d。PE 可引起超氧化物歧化酶（SOD）产生，可直接解除 ROS（活性氧簇）对细胞的损伤，具有氧化还原活性，从而抑制丙二醛的产生和恢复线粒体膜电位。当服用极过量的药物，特别是与血浆蛋白结合率高（>60%）的药物时，很难用血液透析和灌注方法清除，而血浆置换可明显降低血浆药物浓度，主要用于急性药物中毒的治疗。

三、解毒药物的应用

（一）特殊解毒药

N－乙酰半胱氨酸作为特殊解毒药可用于治疗对乙酰氨基酚肝中毒。N－乙酰半胱氨酸可作为肝内还原型谷胱甘肽的前体，促进谷胱甘肽在肝细胞的生物合成，并可以通过干扰凋亡过程中的信号传递而抑制肝细胞的凋亡，并直接抑制星状细胞的激活，此外还有促进肝内微循环的作用。治疗应尽早进行，10h 内给药可获最大的保护性效果。用法为初次 140mg/kg，口服，以后每 4 小时口服 70mg/kg，共 72h；或首次静脉滴注 150mg/kg（加在 10% 葡萄糖液 200mL 内静脉滴注 15min），以后静脉滴注 50mg/kg（500mL/4h），最后 100mg/kg（1 000mL/16h）。凡 24h 内接受 N－乙酰半胱氨酸治疗者，效果最佳。不良反应主要有荨麻疹、支气管痉挛、低血压等。

奥扎格雷抑制对乙基氨基酚（APAP）引起细胞死亡相关 mRNA 的肝表达，如像 C－jun 肿瘤基因、FBJ 骨肉瘤肿瘤基因（fos）和 C/EBF 同源蛋白（chop）表达。新近报道用盐酸奥扎格雷（ozagrel hydrochloride）治疗过量 APAP 引起严重的肝损伤。奥扎格雷是一种选择性血栓素 A_2（TAX_2）合成酶抑制药，鼠的实验证明，同时也减少 NAPQ1（对乙酰苯醌亚胺）引起的肝细胞损伤。因此为了治疗 APAP 引起的肝细胞损伤奥扎格雷是一个主要的治疗选择。

近年在动物中研究用 TAT－ARC 融合蛋白治疗被 APAP 过量引起损伤所致的肝衰竭。TAT 为人类免疫缺陷病毒（HIV）的非传染性片段，ARC（半胱天冬酶募集域的凋亡抑制因子）它抑制死亡受体和线粒体凋亡信号，可抑制 JNK（c－Jun 氨基末端激酶）分子的活性。JNK 激活肝的免疫细胞，并导致异常病变，同时释放肿瘤坏死因子 α，继而导致肝细胞死亡，而 ARC 则可保护肝细胞免受破坏。研究称 TAT－ARC 融合蛋白注射后在短短几分钟内到达肝。ARC 可阻止肝细胞凋亡，使肝衰竭得到逆转，并降低死亡率。研究认为，TAT－ARC 不仅在小鼠试验中得到证明，也为人类逆转 APAP 毒性提出它的治疗潜力。

（二）非特异性解毒药

1. 水飞蓟素　具有稳定细胞膜、改善肝功能作用，其药理作用机制主要如下。①抗自由基活性：水飞蓟素对于由 CCl_4、半乳糖胺、醇类和其他毒素造成的肝损害有保护作用，能减少 CCl4 代谢物引起的体外脂质过氧化及由还原型辅酶Ⅱ（NADPH）单独引起的过氧化作用。水飞蓟素能使 CCl4 对脂质的共价结合明显减少，提示水飞蓟素是一抗氧化剂。②抑制 NO 的产生。③增加还原型谷胱甘肽水平：说明水飞蓟素能增加氨基酸的内脏通透性，这使还原型谷型谷胱甘肽合成增加，并且抑制由胆汁释放还原型谷胱甘肽。④保护肝细胞膜：水飞蓟素可通过抗脂质氧化反应维持细胞膜的流动性、保护肝细胞膜，还能阻断真菌毒素鬼笔毒肽和 α－鹅膏菌碱等与肝细胞膜上特异受体的结合，抑制其对肝细胞膜的攻击及跨膜转运，中断其肠肝循环。⑤促进肝细胞修复、再生：水飞蓟素进入肝细胞后可与雌二醇受体结合并使之激活，活化的受体则可增强肝细胞核内 RNA 聚合酶工的活性，使核糖体 RNA（rRNA）转录增强，胞质内核糖体数目增多，促进酶及结合蛋白等的合成，并间接促进细胞 DNA 的合成，有利于肝细胞的修复、再生。

临床应用利肝隆（每丸含水飞蓟素 35mg）每日 3 次，每次 2～4 丸，连服 5～6 周，待见效后，改用维持量，每天 3 次，每次 1～2 丸。益肝灵（38.5mg），每日 3 次，每次 2 片，口服。水飞蓟片剂 100mg，每日 3 次，口服。

2. 还原型谷胱甘肽（reduced glutathione，GSH）　谷胱甘肽是由谷氨酸、胱氨酸及甘氨酸组成的一种三肽，它是甘草醛磷酸脱氢酶的辅基，又是乙二醛酶及磷酸丙糖脱氢酶的辅酶，参与体内三羧酸循环及糖代谢，使人体获得高能量，并能激活多种酶，从而促进糖、脂肪、蛋白质代谢，并能影响细胞的代谢过程，可以减轻组织损伤，促进修复。谷胱甘肽主要存在于细胞内，对细胞具有多种生化作用。谷胱甘肽的半胱氨酸部分之硫氢基团有很强的亲和力，故可作为电亲和靶而与化学物质及其代谢反应产物结合，从而使细胞免受损害，当与多种有机氧化代谢产物反应时，谷胱甘肽产生减毒结合物使之易于进一步代谢而作为硫醇尿酸排泄。谷胱甘肽对抗多种物质对细胞的毒性，如水杨酸盐、对乙酰氨基酚、抗结核药、利尿酸、苯巴比妥、有机磷农药、抗肿瘤药物等，从而起到保护作用。常用剂量轻症 300～600mg 加入 10% 葡萄糖液中，静脉滴注，重症 1.2～1.8g，静脉滴注，每天 1 次。

3. 硫普罗宁（tiopronin）　商品名凯西莱，是含游离巯基的甘氨酸衍生物，主要有促进肝细胞再生，清除氧自由基作用。其作用主要有以下几种。①改善肝功能及降酶：硫普罗宁是含游离巯基的甘氨酸衍生物可提供巯基，并活化超氧化物歧化酶，能有效地对抗各种生物、化学毒物对肝细胞尤其膜系统的损伤。实验证明，本药能防止四氯化碳、乙巯氨酸、毒蕈及对乙酰氨基酚对肝的损害，并可预防由于四氯化碳而导致的肝坏死。同时本药可加快乙醇和乙醛的降解、排泄，防止三酰甘油的堆积，抑制成纤维细胞增生，对酒精性肝损伤有较好的修复作用。②保护肝线粒体：硫普罗宁可使肝细胞线粒体中 ATP 酶活性降低，升高细胞内 ATP 含量，从而改善肝细胞功能，对抗多种肝损伤。③促进肝细胞再生：硫普罗宁在体内通过酰胺酶水解，生成的甘氨酸系脂肪族氨基酸，带有一个碳单位，主要参与嘌呤类核苷酸的合成，故具有肝细胞再生的作用。④清除自由基：硫普罗宁含有巯基，能与自由基可逆性结合成二硫化物，是一种自由基的清除剂。⑤促进重金属排出：硫普罗宁通过提供巯基，保护酶的活性，从而增加肝的解毒功能。实验证明，硫普罗宁可促进重金属汞、铅从胆汁、尿、粪便中排出，降低其肝、肾蓄积量、保护肝功能和多种物质代谢酶。常用量 0.2g，每天 3 次，口服，不良反应可能有皮疹，一般无其他不良反应。

四、对以肝细胞损害为主的药物性肝病治疗

1. 甘草酸类药物　目前甘草酸类药物应用于药物性肝病已取得了较好疗效。甘草酸有 α 和 β 两个立体异构体，α 甘草分子结构与泼尼松相似，易与糖皮质激素受体结合，因而其抗炎作用也强于 β 甘草酸。主要的作用机制为：①阻止半乳糖胺、四氯化碳及硫代乙酰胺引起的血清 ALT 增高，改善肝受损组织。对抗半乳糖胺所致肝细胞线粒体及核仁的损害，并使肝糖原和核酸含量增加，减轻肝细胞坏死，加速肝细胞恢复。②由于本药在结构上与醛固酮的类固醇环相似，因此可阻碍可的松和醛固酮的灭活，从而发挥类固醇样作用。③本药能明显抑制肝组织中花生四烯酸代谢产物、白细胞三烯酸及前列腺素 E_2，并呈剂量依赖性，故本药可能通过控制炎因子和免疫力性因子而发挥抗肝损害作用。④刺激单核、巨噬细胞功能、诱生 γ 干扰素并增强自然杀伤细胞活性，从而发挥免疫调节功能。尚有抗过敏、抑制钙离子内流等作用。还可使外周血单核细胞（PBMC）产生 IL－6 和 TNF－α 能力减弱，并可能有诱生 PBMB 细胞可溶性 IL－6 受体的作用，从而降低消耗患者异常升高的 IL－6 及 TNF－α 水平，减轻肝的炎症反应和免疫损伤。

目前常用的制剂如下。

（1）甘利欣（Gan Lixin，diammonium glycyrthizinate，甘草酸二铵）：甘利欣的主要成分是 18α 体甘草酸二铵。本品具有较强的抗炎、保护肝细胞膜及改善肝功能的作用。适用于急、慢性药物性肝病。本品 30mL 用 10% 葡萄糖 250mL 稀释后缓慢静脉滴注。或 150mg，每天 3 次，口服。无明显不良反应。严重低钾血症、高血钠症、心力衰竭、肾衰竭的患者忌用。在治疗过程中，应定期测血压和血清钾、钠浓度。

（2）天晴甘平：是一种脂质复合物，由甘草酸二铵和磷脂酰胆碱组合而成，比甘利欣作用更强。具有抗炎、抗氧化、修复肝细胞质膜等作用。适用于伴有转氨酶升高的各种肝病。每天 3 次，每次 3 粒，口服。不良反应主要有食欲缺乏、恶心、呕吐、腹胀、皮肤瘙痒、荨麻疹、头痛、头晕、血压升高、口干和浮肿。

（3）异甘草酸镁（magnesium isoglycyrrhizmnate）：本品主要成分为异甘草酸镁，也有抗炎、保护肝细胞膜及改善肝功能作用。每天 1 次，每次 0.1～0.2g，用 10% 葡萄糖液稀释后静脉滴注，一般 4 周为 1 个疗程。不良反应少，个别患者可有心悸、眼睑水肿、头晕和皮疹。

2. 易善力（易善复，essentiale，肝得健） 易善力是重要磷脂的生化学名（EPL）、易善力由于含有大量亚油酰胺磷脂酰胆碱，对肝细胞有如下作用：①构成所有生物膜结构的最重要成分，保持和促进多种膜蛋白的生物活性；②激活膜蛋白酶，包括β－羟丁酸脱氢酶、腺苷环化酶、Na^+－K^+－ATP酶、琥珀酸氧化酶、糖基转移酶、磷酸化酶等，对分子跨膜通道起重要作用，还调节细胞内外的膜依赖性代谢过程；③不饱和脂肪酸如亚油酸是合成PG前体，使PGE合成增加；④重要磷脂是胆汁的重要乳化剂，促进胆汁代谢；⑤重要磷脂为脂蛋白的结构和功能成分。从而达到保护肝窦内皮细胞和细胞生物膜免受损伤，修复膜损伤、促进膜再生、促进肝细胞再生；通过抑制胶原生成，降低胶原/DNA比率和肝羟脯氨酸生成而降低结缔组织形成，减少纤维化发生。

易善力胶囊含重要磷脂（70%为亚油酸）300mg，维生素B_1、维生素B_2、维生素B_6各6mg，维生素B_{12} 6μg，烟酰胺30mg，维生素E 6mg。针剂每剂含EPL 250mg，维生素B_6 2.5mg，维生素B_{12} 10μg，烟酰胺25mg，泛酸钠1.5mg。单剂口服后6h达到最高血药浓度，高浓度的EPL主要出现在肝、肾和肠黏膜。

本品主要用于急性或慢性肝炎、肝硬化、肝性脑病、中毒性肝病，由各种原因引起的肝脂肪变性、胆汁淤积。

口服胶囊1～2粒，每天3次。可用少量开水整粒吞服。针剂通常每日1～2安瓿，在严重病例每日可注射2～4安瓿，两安瓿之内溶液可同时作一次缓慢注射。此药液应作缓慢静脉注射。不可与电解质溶液（生理盐水，林格液等）合并使用。

3. 葡萄糖醛酸内酯（肝泰乐） 许多毒物、药物与本品结合为无毒的葡萄糖醛酸结合物后，由尿排出。口服0.1～0.2g，每天3次；或0.1～0.2g肌内注射；或0.2～0.4g加入5%～10%葡萄糖溶液中静点，每天1次。

4. 水飞蓟素（益肝灵） 见前。

5. 谷胱甘肽 见前。

6. 巯基乙胺 是谷胱甘肽的前身，可以直接进入肝细胞转变为谷胱甘肽，成为第一个临床应用于治疗和预防醋氨酚所致肝衰竭的药物。必须在超量服用醋氨酚10h内给予。临床首剂用量2g，10min以上静脉滴注完毕，以后间隔4h、8h各用0.4g于500mL葡萄糖中静脉滴注。总量为3.2g，于20h以上用完。缺点是有明显的胃肠道反应。

7. 甲硫氨酸 在体内转变为半胱氨酸，作为谷胱甘肽的前身，促进体内谷胱甘肽的合成。甲硫氨酸口服或静脉滴注均有效。一般口服剂量为2.5g每4小时1次，疗程16h。但应注意甲硫氨酸与肝性脑病的发生有关。

8. 维丙胺 维生素C的衍生物。可降低转氨酶、促进肝细胞再生，减少肝内脂肪沉积。用法：肌内注射80mg/d，14～30d为1个疗程。

9. 联苯双酯 保护肝细胞的结构和功能。其近期降转氨酶的作用肯定，并随疗程的延长而提高，但其远期疗效较差。一般用于慢性肝病的治疗。用法：75～150mg，一般分3次口服。

10. 葫芦素片 葫芦素B、葫芦素E。动物实验表明本药有明显降酶和退黄作用。能改善蛋白代谢，防止肝细胞坏死，增加肝糖原，抗肝细胞脂肪变性，抑制纤维组织增生等。用法：0.6～1.2mg/d，分3次口服。

五、对以胆汁淤积为主的药物性肝病治疗疗法

1. 苯巴比妥 肝微粒体酶诱导剂，可诱导肝微粒体葡萄糖醛酸转移酶，促进胆红素与葡萄糖醛酸相结合，加速其排泄，降低血清胆红素浓度。常用120～180mg/d，分2～3次，口服。服用2周后如见效，可减量继续服用4～8周。

2. 门冬氨酸甲镁 L－门冬氨酸与氧化镁、氢氧化钾的混合制剂。在人体内门冬氨酸是草酰乙酸的前体，在三羧酸循环中起重要作用，同时也参加鸟氨酸循环，使体内的氨（NH_3）与CO_2结合生成尿素，这对稳定增长人体的内环境起一定作用。镁离子是多种形式酶的激活剂，防止肝坏死，促进肝再

生，对肝性脑病有清醒作用。用法：成人 20～40mL/d，加于 5%～10%葡萄糖溶液 250～500mL 中，缓慢静脉滴注，每天 1 次。

3. 熊去氧胆酸（UDCA） UDCA 是鹅脱氧胆酸（正常胆汁中的初级胆汁酸）的 7－β 异构体，可通过亲水性胆汁酸的排泄以及竞争性抑制回肠对内源性疏水性胆汁酸盐的吸收，从而阻止毒性胆汁酸对肝细胞和胆管细胞的损害，增加肝过氧化氢酶的活性，促进肝糖原的蓄积，提高肝抗毒、解毒能力。增加胆汁酸分泌，导致胆汁酸成分的变化，有利胆作用。近年来报道 UDCA 具有免疫调节作用，能通过抑制星状细胞表达肝细胞工型人类白细胞组织相容性抗原（HLA）分子，而抑制其抗原递呈作用，进而抑制 T 淋巴细胞的激活，阻止药物介导的肝免疫病理损伤。常用量成人口服每日 8～10mg/kg，早晚进餐时分次给予。

4. 皮质激素 由于激素具抗炎、抗过敏、抑制免疫反应等作用，可用于治疗药物性胆汁淤积。用法：泼尼松 30～45mg/d，有学者主张用短程疗法，用药 3～5d 后，如效果明显，即血清胆红素比用药前下降 40%～50%，则可将剂量减半；然后按每天减量 5mg，直至停药；总疗程控制在 12 周左右。对无效的病例，最多用药 7d 即停用之。

5. S－腺苷－L－蛋氨酸 又称腺苷蛋氨酸（ademetionine，SAMe）或思美泰。是在腺苷蛋氨酸合成酶的催化下，由蛋氨酸和 ATP 合成而得的化合物。在转甲基和转硫基中起重要作用。通过转甲基作用，提高肝细胞膜磷脂的甲基化，增加膜磷脂的生物合成，由于磷脂/胆固醇比例增加，使膜流动性增加并增加 $K^+－Na^+$－ATP 酶活性，从而恢复胆酸的转运；同时通过转硫基作用，增加肝细胞内主要解毒剂谷胱甘肽和半胱氨酸的生成，增强肝细胞的解毒作用。用药方法：1～2g/d，静脉滴注 2 周，以后改为 1.6g/d，分 2 次口服，到症状及生化指标改善，一般为 4～8 周。

（郭宗云）

第十二章

肝感染性疾病

第一节　细菌性肝脓肿

细菌性肝脓肿是细菌所致的肝化脓性疾病，近年来，由于诊断技术的进步、有效抗生素品种增多及创伤性较小的经皮穿刺脓肿置管引流术的应用，治愈率有显著提高，预后也大有改观。

一、感染途径

1. 胆道感染　胆道逆行感染是细菌性肝脓肿的主要病因。如肝内、外胆管结石，化脓性胆管炎，肝内胆囊炎，急性胰腺炎。其中 20% 与胆总管、胰腺管、壶腹部恶性肿瘤，胆囊癌等疾病有关。多系分布于肝两叶的多发性脓肿。

2. 直接蔓延或感染　由胃、十二指肠溃疡或胃癌性溃疡穿透至肝，膈下脓肿、胆囊积脓直接蔓延至肝而发病。经肝动脉插管灌注化疗药物引起肝动脉内壁或肝组织损伤、坏死等也可引起。

3. 门静脉血源性感染　20 世纪 30 年代以前，细菌性肝脓肿最主要原因是化脓性阑尾炎，细菌沿门静脉血流到达肝而引起，由此所致的肝脓肿现已少见。此外，多发性结肠憩室炎、Crohn 病、肠瘘也可经门脉导致肝脓肿发生，但国内少见。

4. 肝动脉血源性感染　体内任何器官或部位的化脓性病灶、菌血症如金黄色葡萄球菌败血症都有可能经肝动脉而致细菌性肝脓肿。此种肝脓肿常被原发病掩盖而漏诊。

5. 转移性肝癌　胰腺癌、胆道癌、前列腺癌出现坏死时，经血道也可引起细菌性肝脓肿。

6. 腹部创伤　除肝直接受刀、枪弹伤外，肝区挫伤也可引致发病。既往腹部手术史。

7. 隐源性　据估计，约有 15% 的细菌性肝脓肿的起因为隐源性。

8. 其他因素　近年发现老年人细菌性肝脓肿有所增多，这可能与糖尿病、心血管疾病、肿瘤、胰腺炎等在老年人发病率高有关。

二、致病菌

从胆系和门静脉入侵多为大肠埃希菌、肺炎克雷白或其他革兰阴性杆菌；从肝动脉入侵多为革兰阳性球菌，如链球菌、金黄色葡萄球菌等；厌氧菌如微需氧性链球菌、脆弱杆菌、梭状芽孢菌也有发现。在长期应用激素治疗免疫功能减退患者时，经化学治疗的肝转移癌患者中，也有霉菌引起的霉菌性肝脓肿。多数细菌性肝脓肿由单种细菌感染，20% 由两种细菌甚至多种细菌混合感染。

三、临床表现与诊断

临床表现轻重不一，与脓肿的数量、体积、肝受累的范围、是否有并发疾病有关。发热、寒战最常见，体温多在 38.0℃ 以上。呈稽留型、弛张型或不规则热，伴大汗。右上腹、肝区或右下胸部疼痛。多为持续性钝痛，可放射至右侧腰背部，于咳嗽或深呼吸时加剧。有恶心、呕吐、腹泻、食欲缺乏、消瘦、乏力、全身衰弱等脓毒症表现。多发性肝脓肿易出现黄疸。

肝增大，有叩击痛。有时似可触及非实性包块。胸部听诊偶可发现胸膜或心包摩擦音、肺部湿啰音或胸腔积液征象。部分伴有轻度脾增大。

贫血常见，白细胞增高，多 $>10\times10^9/L$，中性粒细胞明显升高。50%患者转氨酶增高，可有总胆红素增高，90%患者碱性磷酸酶升高。不少患者清蛋白 $<30g/L$，球蛋白增高。

胸部X线检查可见患侧膈肌抬高，运动受限，少量胸腔积液等。腹部超声可了解病变部位、大小、性质等。CT、能发现2cm以上的病灶，为低密度不均匀，形态多样化，单发或多发边界较清楚的圆形病灶。MRI能发现1cm以上的病灶，多微小脓肿可获早期诊断。对于不典型的肝脓肿进行肝穿刺活检，可提供重要的诊断线索。

四、治疗

（一）抗菌治疗

利用脓肿穿刺尽可能获得病原学结果。对穿刺标本进行常规及厌氧菌培养，细菌革兰染色涂片，还应依据临床加做真菌培养。根据菌种和药敏结果，选用抗生素。革兰阴性杆菌感染常用药物为碳青霉烯类、第三代头孢+酶抑制药；厌氧菌感染可选用替硝唑、哌拉西林等；肠球菌感染常用万古霉素、替考拉宁等；对致病菌尚未明确时，可针对革兰阴性杆菌及革兰阳性球菌进行联合治疗。

（二）经皮穿刺排脓或置管引流

穿刺排脓可以帮助确定诊断，并为置管引流做准备。先超声定位穿刺点，避开血管、胆道和重要器官，患者屏住呼吸，穿刺针在超声引导下进入脓肿内，置入导引钢丝，再在钢丝外套入猪尾巴导管，导管先端位于脓肿的最低部位后固定好导管。先抽脓后做闭式持续引流。脓液过于黏稠时用盐水或含抗生素液间断冲洗。脓腔过大、脓液过多影响排脓时换用管腔较大的导管，或在原引流导管附近再放置一导管。以后观察脓腔大小的改变直至闭合为止。对多发性脓肿可同时1次多处穿刺引流排脓治疗。

穿刺置管引流术的侵袭性小，较安全，在有效的抗菌治疗配合下，治愈率高。置管引流失败的原因有引流导管放置位置欠佳，引流不畅；脓液黏稠，堵塞导管或脓液过多，此时需换用较粗引流管进行排脓；脓腔多发，深部脓腔未能引流；或脓腔壁纤维化增厚以致脓腔不能塌陷闭合。

（三）手术切开引流

20世纪60年代前，细菌性肝脓肿主要采用手术切开引流，病死率高，可达40%。近年来认为对胆道有病变而直接种植引起的或已经置管引流而脓腔久治不愈合者，可考虑手术切开引流。切开引流术前应了解脓肿的数目及部位，并进行详细的超声检查以确定肝内、外胆道系统有无病变。无论采用前方或侧腹部切口，经腹膜腔或腹膜外途径，都应充分显露肝叶的前面及后面，才不致将深部小脓肿遗漏。对置管或切开引流效果较差的慢性厚壁性脓肿，或有出血危险的左叶脓肿，可做部分肝切除术。

（郭宗云）

第二节　阿米巴肝脓肿

人感染溶组织内阿米巴包囊后，阿米巴原虫侵入肠黏膜下层，随之进入黏膜下小血管和淋巴管，再随血流和淋巴液迁徙到肝形成肝脓肿。

阿米巴肝脓肿可仅数毫米至数厘米大，若治疗延迟脓肿体积可扩大，直径可达10cm以上。脓肿中心为果酱色混浊黏稠液体，由液化溶解的肝细胞等组成，一般无气味。继发感染后，呈黄色脓样，有臭味。液体的周围为残存的肝基质。外层为脓肿壁及其周围的正常肝组织，可发现有阿米巴虫体侵蚀其间。多数脓肿位于右叶，左叶仅占15%左右。

一、临床表现

多见于青壮年男性农民。发病缓慢，多数无典型肠阿米巴病史，甚至无腹泻病史。

肝区疼痛或不适是最常见症状，多为钝痛，肝顶部脓肿疼痛可放射至右肩背部，呼吸、咳嗽时加重。肝增大，有压痛及叩击痛。右叶包膜下肝脓肿常致邻近肋间隙饱满，微隆起，肋间隙增宽，表面皮肤水肿，隆起最高处常压痛最明显。畏寒、发热，很少有寒战发作。热型多不规则，可呈弛张热，少数无发热或仅轻微体温升高。呼吸道症状可有刺激性咳嗽，咳白色黏痰；检查可见右下胸膜炎，右下肺呼吸音减低等。其他如恶心、食欲下降、腹胀、乏力等常见，黄疸少见，贫血和下肢水肿可见于重症患者。

实验室检查有白细胞及中性粒细胞增高，与细菌性肝脓肿相似，阿米巴肝脓肿继发细菌性感染时更高。肝功能试验大致正常，脓肿巨大时，人血清蛋白可明显降低。

二、病原学检查

1. 粪便检查　收集粪样的容器要洁净，应选择有黏液、脓、血的粪便取样送检，粪便检到溶组织内阿米巴包囊或滋养体时，只能作为带虫者或肠阿米巴病患者诊断依据，不能直接诊断为阿米巴肝脓肿。

2. 血清学检查　可用间接血凝试验、间接荧光抗体试验、酶联免疫吸附试验等。血清学检查阴性临床意义大，可排除阿米巴肝脓肿或现症阿米巴肠病感染，而阳性只能为阿米巴肝脓肿的诊断提供线索。

三、诊断

胸部X线检查可见右膈抬高，肝影增大，膈肌运动受限，其征象与细菌性肝脓肿不易区分。B超检查与细菌性肝脓肿超声图像也不易区分。脓液积聚时，阿米巴肝脓肿的脓腔中心为无回声区或低回声区。中心液体周围为一圈异常组织反应区，呈现边界不清晰不规则低回声区。脓腔壁毛糙不规则，并有不同程度后方增强。在B超引导下定位穿刺抽脓可确定诊断。典型脓液呈巧克力或果酱色，混浊液体，一般为无菌。显微镜下所见为细胞碎片或无定形物，不含或少含脓细胞。脓肿穿刺液标本中，较容易发现阿米巴滋养体。

四、治疗

1. 抗阿米巴治疗　甲硝唑是治疗阿米巴肝脓肿最安全而有效的药物。剂量是甲硝唑，0.4～0.6g，每日3次。可连续服用3～4周，根据脓肿体积消长调整剂量。

2. 肝穿刺排脓　国外报道阿米巴肝脓肿无须经皮肝穿刺置管引流，而只用药物治疗即可痊愈，国内多认为肝穿刺排脓有加速愈合、缩短住院治疗天数的作用。但反复穿刺必须注意无菌操作，避免继发感染。对于巨大的肝脓肿，位于肝表浅的脓肿或有穿破先兆者，应行肝穿刺排脓，以预防严重合并症发生。

3. 手术　手术适应证为内科治疗无效，左叶脓肿，或脓肿破裂而诊断不能确定者。

（郭宗云）

第三节　肝结核

肺外结核病例中，肝结核实非少见，由于临床表现轻重程度相差很大，无特异征象，如无肺结核同时存在则临床诊断非常困难。国内尸检资料显示慢性结核病患者中肝结核的发生率为50%～80%，必须引起重视。

肝结核的基本病理变化为肉芽肿，分粟粒型和孤立型。粟粒型结节小，但分布广，可累及包膜；孤立型为小结节融合形成，结节大，中央往往有干酪样坏死，有时形成脓肿。

一、临床表现

（一）症状与体征

肝结核可能没有任何症状，已经确诊的病例，其症状与体征并无特异性。发热者为80%～98%，多为低热和弛张热，少数为稽留热，畏寒，少有寒战。可见消瘦，食欲缺乏，上腹胀痛，肝区痛，恶心、呕吐，盗汗等。10%～35%出现黄疸，黄疸高低与肝脏受损的严重程度相关，可发生阻塞性黄疸，个别病例还出现黄色瘤。无黄疸的病例自觉症状很少，而且较轻。肝大者76%～100%，多属轻度增大，个别病例肝大平脐，有的病例增大的肝可触到结节，多数病例增大的肝有触痛，1/4～1/2的病例脾大，其中有的并有触痛。还可出现门静脉高压，并因食管静脉曲张出血而死亡，以及脾功能亢进、出血倾向或昏迷。

（二）实验室检查

常有轻度贫血，白细胞计数多数正常或偏低．少数病例可能增高，个别病例出现类白血病反应。血沉多数加快，清蛋白减少，丙种球蛋白增多，絮状试验阳性，转氨酶升高，ICG潴留量增加，胆红素升高，淤胆患者血清ALP及γ-GT升高，胆固醇升高，约1/4的患者凝血试验异常。约9%的病例肝活检组织中可能发现结核菌，肝穿刺所抽吸的内容物培养可提高阳性率，或动物接种则可能引起典型的结核病变。

结核菌素试验（PPD）为结核患者体液免疫检测，肝结核患者结核菌素试验一般为强阳性，但阴性结果不能排除结核，因为重症病例、合并糖尿病、酒精中毒、营养不良及老年人均可出现假阴性，60岁以上的老年结核患者阳性率约80%，每增加10岁阳性率下降10%。如果原来阴性的病例以后转为阳性，则具有重要的诊断价值。

（三）影像学检查

胸部X线平片可发现大部分不同程度的肺结核现象，但有1/4～1/3的病例胸片正常，对胸片未见结核者应定期复查，在以后的胸片中可能发现肺结核。腹部平片可能发现肝内钙化灶。腹部CT或MRI联合应用可为诊断各型肝结核提供更准确的诊断依据。B超检查可确定肝大小，发现较大的结节、钙化灶和脓肿。胆道阻塞时，可发现阻塞的部位及其上游的胆管扩张。它还可以引导穿刺的部位和方向。

（四）腹腔镜检查

通过腹腔镜可见到肝表面有大小不等的结核结节呈乳酪色或白垩样白色，有时可见到突起的块物。通过腹腔镜还可收集腹水标本，进行肝穿刺活检。

（五）细胞免疫检测

如特异性结核抗原刺激T细胞分泌γ干扰素试验，包括γ干扰素释放分析试验（IGRA）、释放γ干扰素的特异性T细胞检测（T细胞斑点试验，T-SPOT）等。IGRA和T-SPOT在鉴别结核分枝杆菌感染和卡介苗接种影响及非结核分枝杆菌感染方面比PPD皮试更有意义。体液免疫检测与细胞免疫检测结果可以互相补充，但不能互相替代。

二、诊断

肝结核的诊断很难，如无肺结核或其他肺外结核存在，诊断就更困难，特别是老年患者。因而误诊率很高，常误诊为肝炎、肝硬化、肿瘤、胆石症、胆囊炎、肺炎、败血症、白血病、伤寒、肝脓肿或结缔组织病等。以下情况为肝结核确诊提供了重要线索：①原因不明的发热，伴有消瘦、乏力、食欲缺乏、上腹部胀痛及盗汗；②肝大并有压痛，肝功能异常；③中等贫血，白细胞计数正常或稍低，血沉加快；④肺结核或其他肺外结核的检测中，结核菌素试验（PPD）为结核患者体液免疫检测，肝结核患者结核菌素试验一般为强阳性，但阴性结果不能排除结核；⑤结核菌素试验强阳性或由阴性转为阳性者；⑥细胞免疫检测结果阳性；⑦试验性抗结核治疗后，症状与体征有改善者。

最可靠的诊断依据是活检获得病理诊断，肝穿刺有禁忌证者，可经肝静脉途径活检，寻找组织学特征性变化，穿刺抽吸到的内容可能是干酪样坏死物质或脓液，干酪化本身为结核的特点，将抽吸到的内容物进行结核菌培养，或动物接种引起典型的结核病变，均支持结核的诊断。

三、治疗

（一）基础治疗

主要包括休息、增加营养、保护肝脏、避免加重肝损伤的因素，密切观察病情演变，防治合并症以及对症治疗。

（二）抗结核治疗

根据药物的作用分3级。

一级：为强有力的杀菌药（包括细胞内细菌），如异烟肼、利福平。

二级：虽有杀菌作用，但受细胞内、外菌群和血清药物浓度等的限制，影响疗效，如乙胺丁醇、链霉素、卡那霉素、卷曲霉素、吡嗪酰胺、乙硫异烟胺和环丝氨酸等。

三级：仅有抑菌作用而无杀菌作用，如对氨柳酸钠、氨硫脲等。

选用药物时，应当兼顾结核菌对药物的敏感性和患者的耐受性，以减少药物的不良反应。表12－1列举了抗结核药的用法、用量和主要的不良反应。

治疗用药最好是选择作用机制不同的两种以上的药物联用，可提高疗效，减少耐药。因为，大多数耐药菌只耐受一种药，同时两种以上药物耐药者少见。对肝结核以联合用3种药为宜，治疗1～2个月后病情好转，可考虑减少1种，继续用2种药，总疗程不宜少于18个月。治疗中应注意药物性肝损伤，严密观察病情，反复检查肝功能，如治疗中症状加重或出现黄疸，转氨酶超过200U/L，则应停药；联合用药应当注意药物

表12－1　抗结核药的用法用量和主要的不良反应举例

药品	用法与用量	主要不良反应
异烟肼	300mg/d，顿服或分次服	神经炎、肝炎
链霉素	0.75～1g，每日或隔日肌内注射	听神经、前庭损伤，肾损伤
利福平	450～600mg/d，分次服	肝炎
乙胺丁醇	前3个月25mg/（kg·d），以后15mg/kg	视神经炎
吡嗪酰胺	1.5～2g/d，1次或分3次服	肝炎，高尿酸血症
卡那霉素	1g/d，1次或分2次肌内注射	听神经及肾损伤
卷曲霉素	0.75～1g/d，分2次肌内注射	听神经及前庭神经损伤
乙硫异烟胺、丙硫异烟胺	0.5～1g/d，分4次服	胃肠症状，肝损伤
紫霉素	0.5～1g/d，肌内注射	听神经及肾损伤
结核胺	100～150mg/d，1次或分次服	胃肠症状，肝损伤，皮疹
环丝氨酸	15mg/（kg·d），分3～4次服	中枢神经毒性反应
对氨柳酸钠	8～12g/d，分次服	胃肠刺激、肝炎、皮炎和肾损伤

之间的相互关系，例如利福平具有广谱抗菌作用，还是诱导药，能促进药物代谢，与异烟肼同用可能增加对肝的毒性，利福平还进入肠肝循环，停药后还继续发挥作用。

（三）手术治疗

肝结核一般不需手术，具有下列情况之一者，可考虑手术：①肝结核瘤，即结核结节融合形成较大的干酪性脓肿，药物治疗不能消除或向胆系穿破引起胆道出血者；②并发门静脉高压食管静脉曲张出血，或有脾结核与脾功能亢进者；③肝门部淋巴结结核阻塞胆管者；④肠结核并发穿孔者；⑤诊断不明，必须剖腹探查时。

（四）其他治疗措施

1. 中医药　传统中医并无肝结核一词，但发热、黄疸、腹腔积液及肺结核等辨证方法可以借鉴。近代发现有些中草药具有抗结核作用，如酒花素、石吊兰素、百部、狼毒、星秀花、白花蛇舌草、卷柏、黄连、柴胡、防风、连翘、萑草、蒺藜等，可作为选方择药的参考。

2. 糖皮质激素　有报道加用糖皮质激素治疗肝结核取得较好效果，如患者毒血症状明显又无较严重的禁忌，可在有力的抗结核治疗的基础上慎重进行短程治疗。

3. 增强免疫力　结核患者细胞免疫功能降低，特别是老年患者可应用转移因子、胸腺素及维生素C等。实验证明白细胞介素－2、异丙肌苷（isoprinosine）及左旋咪唑（levamisole）等均有提高免疫功能的作用。中药黄芪、党参、灵芝等不仅有增强单核巨噬细胞系统的吞噬作用，而且能增强异烟肼、利福平等的作用。

（郭宗云）

第四节　肝肉芽肿病

肉芽肿病是由多种原因引起的一种增生性炎症反应病变，可发生于体内任何器官或组织，具有相似的病理改变。肝肉芽肿是肝组织的一种非特异性的病理反应。

一、病因

肝活检标本中肝肉芽肿发生率为3%～10.5%，据报道引起肉芽肿的病因达60余种（表12－2）。其中以结核和结节病是最为重要的病因，占全部肉芽肿病例的50%～70%。

不同疾病引起的肉芽肿常有地区性的变化，在美国结节病和结核是最重要的病因。麻风在墨西哥属地方病，因此成为肝肉芽肿的主要病因。亚太地区和东南亚诸国，包括我国在内是病毒性肝炎的高发流行区，由于肝炎患者多，病毒性肝炎成为肝肉芽肿的主要病因。

表12－2　肝肉芽肿病因

感染	
细菌	结核、麻风、布鲁菌病、沙门菌感染、兔热病（土拉伦菌病）、腹股沟肉芽肿、类鼻疽、李斯特菌病、惠特摩尔病
病毒	病毒性肝炎、单核细胞增多症、巨细胞病毒感染、性病性淋巴肉芽肿、鹦鹉热、猫抓热、流行性感冒、水痘
真菌	组织胞质菌病、球孢子菌病、芽生菌病、奴卡（放射）菌病、隐球菌病、念珠菌病、放线菌病、酵母菌病、曲菌病、土壤丝菌病、囊球菌病
寄生虫	血吸虫病、弓形体病、蛔虫病、舌虫病、类圆线虫病、阿米巴病、华支睾吸虫病、贾第虫病
立克次体	Q热
螺旋体	梅毒（Ⅱ、Ⅲ期）
一、系统性疾病	
结节病、霍奇金病、克罗恩病、溃疡性结肠炎、淋巴瘤、风湿性多发性肌病、系统性红斑狼疮、Wegener肉芽肿、结节性动脉周围炎、嗜伊红细胞性胃肠炎、结节性红斑、过敏性肉芽肿	
二、药物与外来物质	
氟乙烷、青霉素、磺胺、别嘌醇、保泰松、氯丙嗪、奎尼丁、甲基多巴、肼苯达嗪、头孢菌素、苯妥英、普鲁卡因酰胺、避孕药、奎尼、妥卡因、卡巴西平、铍、锆、硅、金	
三、肝胆疾病	
慢性肝炎、坏死后肝硬化、门脉性肝硬化、原发性胆汁性肝硬化、自身免疫性肝炎	
四、其他	
空－回肠搭桥、低γ－球蛋白血症、各种癌、肉瘤	

二、临床表现

肝肉芽肿可发生于任何年龄、性别的患者，临床表现无特异性，患者的表现取决于基础疾病。

1. 发热　为最常见的症状，见于结核病、结节病和其他感染性疾病引起的肉芽肿。热型依病因不同而异，结核病多为午后低热，霍奇金病常为持续高热，有的呈自限性发热，时间可长达 10 余年，也可短至数周不等。伴随发热的非特异性症状有夜间盗汗、乏力、体重减轻、肢痛和非特异性消化道症状，如恶心、食欲减退、腹胀等。

2. 肝、脾大　多数肉芽肿可扪及肝脾，肝质地韧或硬，有肝大者占 77%，23% 病例有脾大，肝脾均有增大者约 22%。一般为轻至中度增大。患者可有肝区隐痛症状。

3. 淋巴结肿大　亦常见。多见于结节病、结核病、霍奇金病和梅毒。多为原发病表现之一。霍奇金病及癌肿时淋巴经常增大，扪之硬而有压痛。

4. 其他表现　结核病、结节病、麻风和梅毒可引起皮肤的结节性红斑。肝肉芽肿病黄疸不常见，出现黄疸提示结核或结节病，偶尔结节病患者有中至重度黄疸，与原发性胆汁性肝硬化所引起的黄疸难以鉴别。少数患者引起门静脉高压，出现脾大、腹水、食管静脉曲张等，此种情况仅在慢性结节病、原发性胆汁性肝硬化、日本血吸虫病、酒精性肝病和结核病联合发生时出现。儿童慢性肉芽肿时腹水少见。

三、实验室检查和特殊检查

肝肉芽肿时有非特异性肝功能试验异常。最多见为血清碱性磷酸酶呈中至显著增高，血清转氨酶轻度增高（为正常的 2 ~ 8 倍），也常见有轻度的血清总胆红素和直接胆红素增高，但前者很少超过 51μmol/L，除原发性胆汁性肝硬化和有些结节病外，常有 BSP 潴留试验异常。肝合成功能常能保持正常，凝血酶原和清蛋白水平改变常不明显。结节病性肝肉芽肿时 γ - 球蛋白增高，但其他肉芽肿很少增高。

血常规可有贫血，白细胞减少，血沉加快，嗜酸性粒细胞增高，常见于结节病、药物过敏、霍奇金病或寄生虫感染。系统性红斑性狼疮、克罗恩病、结节病和一些感染性疾病时血清免疫球蛋白增高。

B 超可出现肝内实质性占位病变。核素扫描显示肝、脾大或核素分布有融合性充盈缺损。CT 显示境界较清楚，为低密度的占位性病变，不易与原发性肝癌鉴别。腹腔镜检查可直接窥视肉芽肿表面并取组织检查，它和经皮穿刺肝活检可确诊。

四、组织和实验室诊断

（一）组织学诊断

首先应分清上皮样肉芽肿和非上皮样肉芽肿坏死。结核、结节病、麻风、慢性组织胞质菌病、球孢子菌病和慢性布鲁杆菌病多为上皮样肉芽肿，而 Q 热、急性布鲁杆菌病、感染性单核细胞增多症、巨细胞病毒感染、伤寒、土拉伦菌病和药物所致肉芽肿多为非上皮样肉芽肿坏死。其他疾病如原发性胆汁性肝硬化和霍奇金病可伴有上皮样或上皮样肉芽肿坏死。

结节病为多叶肉芽肿。结核肉芽肿常在肝门静脉周围发现，小静脉周围少见。麻风肉芽肿含有大量泡沫组织细胞，如同上皮样细胞，且肉芽肿的大小和部位可有改变。结核、结节病、组织胞质菌病和球孢子菌病肉芽肿可伴有干酪性坏死。

许多疾病肝活检可见成群的组织细胞或淋巴细胞，这种损害称为肉芽肿坏死，应与上皮样肉芽肿鉴别。见于单核细胞增多症、巨细胞病毒感染、病毒性肝炎、伤寒、沙门菌病和土拉伦菌病。结核病、结节病、Q 热、布鲁杆菌病可见典型的肉芽肿组织学改变。

（二）特殊组织学诊断

结核性肉芽肿干酪化后，用抗酸染色或荧光金丝雀黄染色可查到结核杆菌。在非干酪化上皮样麻风瘤样肉芽肿中常可发现大量的麻风分枝杆菌，也可通过抗酸染色或荧光金丝雀黄染色确认。组织胞质菌病和球孢子菌病可用苏木精嗜酸性染色证实。Ⅱ期梅毒即梅毒性肝炎用 Levaditi 染色法或其他染色可确定肝螺旋体。

（三）皮肤试验

结核病精制结核菌素（PPD）皮肤试验常为阳性，而结节病阴性。一个新近的研究报道，结节病患者 $<50\%$ 对 100U 结核菌素呈阴性反应，少数结节病患者对结核菌素有高度的敏感。此外皮肤试验可估计细胞免疫功能。Kveim 试验是对结节病脾提取液，在注射部位产生延迟肉芽肿反应。结节病时有少数病例呈假阴性，这可能是由于抗原物质不足、疾病处于缓解期、缺乏淋巴结受累或用类固醇治疗所致。克罗恩病时此试验也可出现假阳性。

（四）血清学试验

血清凝集试验和补体结合试验用于布鲁杆菌病、Q 热、单核细胞增多症、巨细胞病毒感染、球孢子菌病、组织胞质菌病和芽生菌病的诊断。试验是否阳性取决于疾病持续的时间，为了解有无滴度增高可于 2～4 周后复查。梅毒血清学假阳性结果可用荧光密螺旋体抗体吸收（fluore－sent treponemdl 抗体吸收，FTA－ABS）试验加以排除。日本血吸虫病也可用血清学试验诊断，活动性血吸虫病也可从粪便取样做诊断。

（五）辅助试验

大部分活动性结节病患者血清中血管紧张素转换酶水平升高，眼底镜和裂隙灯检查可发现结节病或结核病累及眼的表现。少数结节病患者血钙水平升高，其发生率报道悬殊，为 2%～60%。高钙血症的发生与肠钙吸收增加、骨溶解增加及患者对维生素 D 敏感有关。结节病时血循环中 α_2 和 β 球蛋白增加，使蛋白结合钙增加，也可引起高钙血症。

五、治疗

（一）一般治疗

一般治疗对于改善患者的全身状况和提高病因治疗有重要作用。应重视饮食和休息，给予足够的热量，高糖、高蛋白、低脂饮食，同时注意各种维生素的补充和维持水、电解质的平衡。

（二）对症治疗

对于高热患者可给予物理或药物降温。不能进食者应加强支持疗法，一日液体量不能少于 2 500～3 000mL，以等渗晶体液为主，也可适当加用高渗葡萄糖液静脉滴注，必要时补充复方氨基酸、血浆等，重症患者亦可采用静脉高营养疗法。低蛋白血症时给予静脉补充清蛋白。

（三）保肝治疗

肝功能损害时可用异甘草酸镁 150mg（或甘草酸二胺 150mg）、多烯磷脂酰胆碱 20mL 或门冬氨酸钾镁（potassium－magnesium aspartatis）20mL 加 10% 葡萄糖 250mL 液体中静脉滴注。黄疸升高患者可加用还原型谷胱甘肽 1 200～2 400mg，静脉滴注，每日 1 次，退黄药物还可选用前列腺素 E_1、腺苷蛋氨酸。病情较重者可加用维生素 K_1 20～40mg 和促肝细胞生长素（hepatocyte growthpromoting factor，pHGF）120～200mg 加 10% 葡萄糖 100mL 静脉滴注，以上药物均为每日 1 次。

（四）激素治疗

糖皮质激素对肉芽肿治疗有显著疗效。其治疗作用有：①抑制成纤维细胞的活力，减少透明质酸酶和硫酸软骨素的合成，使组织中可溶性胶原成分和组织己糖胺减少，故能阻止肉芽组织和结缔组织的形成，促进间质组织炎症的消退。②减轻炎症，消除水肿。通过其抗蛋白合成作用，抑制受损细胞产生炎症促进因子，使炎症反应减轻；通过降低毛细血管和细胞膜的通透性，抑制组胺、5－羟色胺等致敏物质的释放，减少渗出，使水肿消退。③提高血浆蛋白，改善肝功能，提高糖原在肝中的储存，增强肝解毒能力。④降黄作用。肝肉芽肿引起的黄疸为肝内胆汁淤积型黄疸，故用激素治疗有效。由于肝肉芽肿多呈慢性经过，故在用激素治疗时也主张长程用药，即15~30mg/d，持续应用半年以上。

（五）中医治疗

本病主要特征为长期发热、肝脾大等，可给清利湿热、调补气血，或疏肝理气、活血化瘀等方剂。

1. 桃红四物汤　当归9g，赤芍9g，生地黄15g，川芎3~9g，桃仁6~9g，红花3~9g。

2. 膈下逐瘀汤　五灵脂9g，当归9g，川芎6g，桃仁9g，牡丹皮6g，赤芍6g，乌药6g，延胡索3g，甘草9g，香附4.5g，红花9g，枳壳4.5g。

（郭宗云）

第五节　Reye综合征（急性脑病合并内脏脂肪变性）

Reye综合征（Reye syndrome，RS）主要发生于儿童期，偶见于成年人。其特征为急性脑病、脑水肿和内脏（尤其是肝）脂肪浸润。

一、病因

（一）与感染的关系

RS发病前多有病毒感染，目前已知前驱感染的病毒有十余种，包括某些呼吸道和消化道病毒、水痘病毒等。在美国数次流感之后，RS发病率也随之增加。60%~70%的RS发病于A型或B型流感之后，发生于水痘和肠道病毒之后者分别为20%~30%和5%~10%。动物实验证实，B型流感病毒能显著降低肝合成蛋白质的能力，并能诱发RS的动物模型。至于RS与细菌感染的关系迄今未能证实。

（二）与药物和毒物的关系

乙酰水杨酸（阿司匹林）作为诱发RS的危险因素早已引起注意。许多报道指出，阿司匹林能抑制线粒体的功能，增强离子对线粒体内膜的损伤，导致ATP生成障碍。无论是长期服用水杨酸盐或在前驱感染时服用水杨酸盐均可能诱发RS。美国疾病控制中心（CDC）曾建议，在水痘和流感流行期间，儿童应避免使用水杨酸盐制剂。

（三）宿主因素

RS病情迅猛可能导致患者的胸腺退化、补体水平下降、淋巴细胞产生干扰素减少。这些免疫缺陷使患者对RS的易感性增加，一旦发病，又使病情加重。近年来重视遗传代谢障碍与RS发病的关系。许多报道提及中链乙酰辅酶A脱氢酶缺陷引起的脂肪酸代谢异常，可能是RS的发病原因。综合上述致病因素，RS可能是感染、药物、毒素等多种因素作用于遗传性代谢异常的宿主，改变了患者的易感性而致病。

二、发病机制

线粒体广泛损害是RS的发病基础。线粒体主宰细胞内呼吸，糖类、蛋白质和脂肪等均在此氧化，为机体提供能量。一旦线粒体损伤，其化学微环境被扰乱，可引起全身性代谢障碍（图12-1）。

人体内脂肪酸大都为单羧酸，均在线粒体内经β-氧化成为丙酮酸。RS时线粒体受损，β-氧化受阻，出现游离脂肪酸血症，脂肪在内脏沉积。由于酮体生成能力有限，β-氧化仍受阻，平时作为脂酸分解的次要途径——存在于微粒体内的ω-氧化及过氧化物酶体内的β-氧化加强，经一系列代谢过程，形成ω和α二羧酸（DCA），最后仍转移到线粒体内进行β-氧化。DCA是内源性毒素，RS病情越重，DCA浓度越高，DCA碳链越长，抑制线粒体的作用越强。随病情改善，DCA（主要是长链DCA）浓度渐降，至恢复期则消失。以上说明DCA在RS发病中起重要作用。

脂肪酸先在线粒体内转变为长链脂肪酸——脂酰CoA化合物，然后通过其载体（肉碱）转运至线粒体内进行β-氧化。RS时内源性代谢产物竞相与肉碱结合，影响肉碱与有毒性的脂酰CoA化合物及短、中链脂肪酸结合，因转运受阻而在体内积聚，抑制线粒体内尿素生成、糖原异生和脂肪酸β-氧化，导致高氨血症、低血糖等发生。

线粒体损伤还可引起尿素合成有关酶活性减低或缺如，尿素循环或鸟氨酸循环中断，也是高氨血症形成的原因。血清瓜氨酸减少，有关酶的底物——氨基甲酰磷酸从线粒体弥散入胞质转变为乳清酸，后者减少脂蛋白的合成，不能以极低密度脂蛋白的形式排泄，导致肝内三酰甘油沉积形成肝脂肪浸润。

三、临床表现

患者主要为小儿，多发生于6月龄至15岁，成人少见。RS常在一次前驱病毒感染的恢复期或感染后3~7d发病；往往先发生持续性呕吐，随之出现急性脑病症状。病情进行性加重。有神志改变、惊厥、易激惹或淡漠、嗜睡、幻视、昏迷。神经系统检查出现病理反射、角弓反张、颅压增高的眼底改变。严重者可在数小时内因脑水肿引起脑疝，先发生天幕疝（钩回疝），颞叶钩回疝入小脑幕切迹，压迫动眼神经而出现瞳孔大小不等；脑水肿继续发展，可引起枕大孔疝，因延髓呼吸中枢受压出现中枢性呼吸衰竭。

一般肝病表现轻微，肝轻度增大或不增大，亦有呈进行性增大者。一般无脾大和黄疸。肝功能异常历时数小时至数日即恢复正常；常伴有发热、中性粒细胞增高等感染征象。

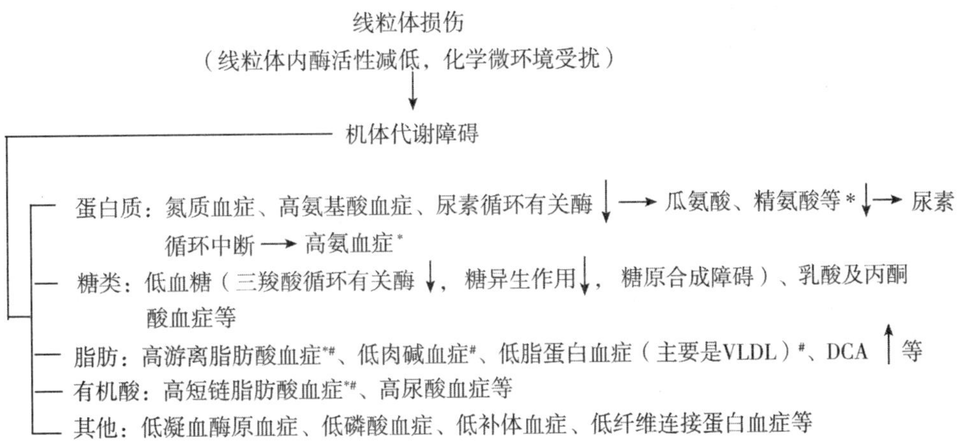

图12-1　Reye综合征的发病机制及主要生化代谢异常

*可能成为内源性毒素，进一步损害线粒体

#直接或间接导致脑病和脂肪肝

四、诊断与鉴别诊断

以下征象提示为RS：在水痘、呼吸道或消化道病毒感染等前驱感染减轻或消退后发病；突出表现为急性脑病、脑水肿，可发生脑疝、呼吸衰竭迅速死亡。脑脊液压力升高，糖降低，余无异常；肝病体征多不明显，但有一过性肝功能异常，如血清谷丙转氨酶（ALT）增加、凝血酶原时间延长、血氨增高等。血游离脂肪酸增加。低血糖可能发生。应与下列疾病鉴别。

1. 肝性脑病　暴发性肝炎、失代偿期肝硬化等所致的脑病，有明显的肝病症状和体征，不难鉴别。

2. 水痘肝炎　因水痘是RS的主要前驱感染，故应加以鉴别。水痘肝炎见于水痘病毒血症期间，多同时有肺炎、脑炎等器官病变。常有免疫缺陷的表现，预后也差。

3. 婴儿闷（捂）热症　在我国发病率高，多见于幼婴，春、冬季节发生较多，可能与室温过高、衣被过暖有关，故多在清晨发病。起病急，表现为急性脑病，高热或体温不升，多汗，其他常见表现有呼吸及循环衰竭、弥散性血管内凝血（DIC）、肝大、稀便或腹泻等。实验室检查有高钠血症、代谢性酸中毒、转氨酶升高、高氨血症和肌酸磷酸激酶剧增，后者是闷热症的特征。尸检见脑水肿，肺、肾、肝、肠等内脏广泛出血，肝内见弥漫性脂肪浸润及充血，但多伴有灶性坏死，而RS时肝内无任何坏死或炎性病变。

4. 遗传代谢病　临床上某些病可酷似RS，尤其3岁以下的婴幼儿更易误诊，以下情况应考虑遗传代谢病：①新生儿及幼婴；②前驱病不典型或缺如而发病急速者；③有一次以上的类似发病或家族中有类似病患者；④生长发育异常；⑤平时有偏食习惯而近期饮食习惯有改变者；⑥饥饿或体力消耗后发病者；⑦昏迷、清醒交替发生者。需与RS鉴别的遗传代谢病，最常见的是中链脂肪酸乙酰CoA脱氢酶缺陷（MCAD）等所致的二羧酸尿症，我国已有报道。其次是尿素循环障碍（特别是高氨血症），其他有机酸尿（血）症、氨基酸尿症、果糖血症等。

五、治疗

控制脑水肿的发展，首先应防止不可逆性脑损害和脑疝的发生。注意监测颅内压，颅内压增高征象明显者，必要时脑室插管观察颅内压变化。脱水疗法采用50%葡萄糖、20%甘露醇交替注射，可防止脱水后颅内压反跳，可同时给呋塞米和糖皮质激素，有助于改善脑水肿。重者须用控制性过度换气以降低 $PaCO_2$，使脑血管收缩，促进脑水肿消退。颅内压控制不满意者可用戊巴比妥静脉滴注，开始时3～5mg，以后每小时100～200mg，直至血内浓度达3～4mg/kg，脑症状改善，颅内压正常为止，然后渐减量。血清渗透压力求保持在310～330mmol/L（正常285mmol/L以上）。如有瞳孔大小不等、锥体束征等天幕疝征象，应加强脱水疗法，以防止进一步发展为枕大孔疝导致呼吸衰竭而死亡。有条件者可做持续性蛛网膜下腔减压。脑疝形成而常规治疗无效时，可做侧脑室引流，甚至摘除颅骨板以迅速降低颅内压。

输液按“边输边脱”的原则进行。为纠正低血糖，减少蛋白质和脂肪分解从而降低血氨和脂肪堆积，一般每天给10%～15%葡萄糖液1 200mL/m^2。也有报道用20%～30%葡萄糖液加入40mg/L氯化钠及30mg/L磷酸钾，每天1 600mL/m^2。上液可防止低血糖、低血钾与低血磷，减少蛋白质分解，促进肌肉对氨基酸的摄取。

降低高血氨和血脂肪酸可用换血疗法，降血氨还可用腹膜透析。通常用来降低血氨的药物或措施疗效不明显。凝血酶原时间延长且有出血倾向者，酌情给予凝血酶原复合物（PPSB），后者系从健康人新鲜血浆中分离而得到的冻干制剂，含有因子Ⅱ、Ⅶ、Ⅸ、Ⅹ（相当200mL血浆所含量），用时以5%葡萄糖溶液稀释后静脉滴注。

保持呼吸道通畅，必要时做气管插管或切开。

（郭宗云）

第十三章

胆道疾病

第一节　急性胆囊炎

急性胆囊炎起病多与饱食、吃油腻食物、劳累及精神因素等有关，常突然发病，一开始就出现右上腹绞痛，呈阵发性加剧，并向右肩或胸背部放射，伴有恶心及呕吐。在发病早期可以没有发冷及发热，当胆囊有化脓感染时，则可出现寒战及发热。有些患者还可以出现双眼巩膜黄染。当炎症波及胆囊周围时，病情日益严重，腹痛加重，范围也比原来扩大。这时右上腹部不能触碰，稍加用力按压更感疼痛难忍。

一、病因病机

（一）单纯性胆囊炎

常常多见于炎症发生的早期，此时胆囊充血、水肿、炎性细胞浸入胆囊黏膜。

（二）急性化脓性胆囊炎

胆囊黏膜高度水肿，细菌感染及胆囊积脓瘀血。

（三）坏疽性胆囊炎

除了急性炎症外，主要由于胆囊的循环障碍引起出血及胆囊组织坏死。

（四）胆囊穿孔

由于胆囊坏死，囊壁穿孔，常见穿孔在胆囊底部血管分开较少的部位，穿孔后的脓性胆汁污染整个胆管而引起胆汁性腹膜炎及肝内、外胆管炎等。

急性结石性胆囊炎的起病是由于结石阻塞胆囊管，造成胆囊内胆汁滞留，继发细菌感染而引起急性炎症。如仅在胆囊黏膜层产生炎症、充血和水肿，称为急性单纯性胆囊炎。如炎症波及胆囊全层，胆囊内充满脓液，浆膜面亦有脓性纤维素性渗出，则称为急性化脓性胆囊炎。胆囊因积脓极度膨胀，引起胆囊壁缺血和坏疽，即为急性坏疽性胆囊炎。坏死的胆囊壁可发生穿孔，导致胆囊性腹膜炎。胆囊穿孔部位多发生于胆囊底部或结石嵌顿的胆囊壶腹部或者颈部。如胆囊穿孔至邻近脏器中，如十二指肠、结肠和胃等，可造成胆内瘘。此时胆囊内的急性炎症可经内瘘口得到引流，炎症可很快消失，症状得到缓解。如胆囊内脓液排入胆总管可引起急性胆管炎，少数患者还可发生急性胰腺炎。致病菌多数为大肠埃希菌、肺炎克雷白杆菌和粪链球菌，厌氧菌占10%～15%，但有时可高达45%。

1. 结石　在胆囊管嵌顿引起梗阻、胆囊内胆汁淤积，浓缩的胆盐损害胆囊黏膜引起炎症。

2. 细菌感染　常见的致病菌为大肠埃希菌、产气杆菌、绿脓杆菌等，大多从胆管逆行而来。

3. 化学刺激　如胰液经“共同通路”反流入胆管内引起胰酶性胆囊炎。近年来，随着国人的饮食习惯的改变，城市人的胆囊结石发病率明显升高，故急性胆囊炎以城市居民为多，成年人发病率高，尤其是肥胖女性，据统计女：男为2∶1。本病急性症状反复发作可转为慢性胆囊炎。目前本病外科治疗治愈率高。病情轻的单纯性胆囊炎可选用药物治疗；对于化脓性或坏疽性胆囊炎应及时手术治疗，避免并发症发生。

二、临床表现

有以下临床表现：①突发性右上腹持续性绞痛，伴向右肩胛下区放射，伴有恶心、呕吐。②发冷、发热、食欲缺乏、腹胀。③10%的患者可有轻度黄疸。④过去曾有类似病史，脂餐饮食易诱发。胆囊结石引起者，夜间发病为一特点。⑤右上腹肌紧张，压痛或反跳痛，Murphy征阳性。30%～50%的患者可触及肿大胆囊有压痛。

三、辅助检查

（一）口服法胆囊造影

口服法胆囊造影可见：①胆囊不显影（20%的正常人也可因其他原因而不显影）；②胆囊显影浅淡、延迟，胆囊缩小或增大，是诊断慢性胆囊炎较为可靠的征象；③胆囊收缩功能不良，对诊断价值有限。静脉法胆系造影如胆管显影良好而胆囊不显影或胆囊显影延迟、密度浅淡而轮廓模糊，可诊断有胆囊疾病存在。

口服法胆囊造影，根据胆囊不显影而作胆囊炎的诊断时，必须排除引起胆囊不显影的其他因素，包括造影剂剂量不足（过分肥胖或体重超过80kg）；服造影剂后呕吐、腹泻；幽门梗阻；造影剂崩解不良或停留于食管或十二指肠憩室内；肝功能明显受损；小肠吸收不良；妊娠期或哺乳期的妇女；胆管与肠管间有异常通道或Oddi括约肌松弛，使含碘胆汁不进入胆囊；严重的糖尿病；胆囊位置异常胆囊先天性缺如；照片太小未能将胆囊包括在内；胆囊已切除等。

（二）实验室检查

当医生检查患者的腹部时，可以发现右上腹部有压痛，并有腹肌紧张，大约在1/3的患者中还能摸到肿大的胆囊。化验患者的血液，会发现多数人血中的白细胞计数及中性粒细胞增多。

（三）B超

B超检查可发现胆囊肿大、囊壁增厚，并可见结石堵在胆囊的颈部。

四、诊断

（一）B超

急性结石性胆囊炎主要依靠临床表现和B超检查即可得到确诊。B超检查能显示胆囊体积增大，胆囊壁增厚，厚度常超过3mm，在85%～90%的患者中能显示结石影。在诊断有疑问时，可应用同位素^{99m}Tc－IDA作胆系扫描和照相，在造影片上常显示胆管，胆囊因胆囊管阻塞而不显示，从而确定急性胆囊炎的诊断。此法正确率可达95%以上。急性非结石性胆囊炎的诊断比较困难。诊断的关键在于创伤或腹部手术后出现上述急性胆囊炎的临床表现时，要想到该病的可能性，对少数由产气杆菌引起的急性气肿性胆囊炎中，摄胆囊区平片，可发现胆囊壁和腔内均有气体存在。

①有典型的阵发性腹绞痛发作及右上腹压痛、肌紧张征象。②血白细胞总数剧增，中性粒细胞比例增高。③B型超声检查，胆囊增大，囊壁增厚，可能看到结石的影像。

（二）诊断依据

急性胆囊炎是一种临床常见病，多发生于有结石的胆囊，也可继发于胆管结石和胆管蛔虫等疾病。多由化学性刺激和细菌感染等因素引发此病。

诊断依据：①白细胞总数$>10\times10^9$/L，核左移。②腹部X线摄片胆囊区可见阳性结石。③B超检查示胆囊增大，壁厚>3.5mm，内有强光团伴声影。④静脉胆管造影胆囊不显影。⑤CT或MRI显示胆囊结石。

（三）临床表现

急性胆囊炎的症状主要有右上腹疼、恶心、呕吐和发热等。急性胆囊炎会引起右上腹疼痛，一开始疼痛与胆绞痛非常相似，但急性胆囊炎引起的腹痛其持续的时间往往较长，作呼吸和改变体位常常能使疼痛加重，因此患者多喜欢向右侧静卧，以减轻腹疼。有些患者会有恶心和呕吐，但呕吐一般并不剧烈。大多数患者还伴有发热，体温通常在38.0～38.5℃，高热和寒战并不多见。少数患者还有眼白和皮肤轻度发黄。

（四）体格检查

急性结石性胆囊炎患者体检时，常表现为急性病容、痛苦表情和呼吸短浅以及虚脱现象。此与急性胆囊炎相同，但尚可出现以下特点：①胆绞痛发作后1～2d，可见轻度眼巩膜黄染和尿色变深，很快自然消退；如黄疸较深或持久不退，须考虑伴有胆总管结石的存在。②患者取平卧位，检查者用右手指触压患者的右上腹部时，患者诉腹痛或有痛苦的表情，同时右上腹肌呈局限性轻度紧张感。③患者取直立位深吸气时，检查者用右手示、中及无名指深压胆囊区，患者诉说疼痛。④患者取平卧位，检查者用右手指深压右上腹部时，患者有轻痛感。⑤患者取右侧卧位或俯卧位时感有上腹部疼痛。⑥检查者用左手掌置于患者的右季肋部，右手握拳用中度力叩击左手背时，患者诉说疼痛。

根据以上的症状、体格检查和各种辅助检查，医生一般能及时作出急性胆囊炎的诊断。

五、鉴别诊断

本病多见于40岁以上的肥胖女性。根据典型症状、体征、B型超声波、X线，急性胆囊炎的诊断大多都能明确。但需与以下疾病进行鉴别：如急性病毒性肝炎、急性胰腺炎、急性阑尾炎、消化性溃疡急性穿孔和右心衰竭等疾病，一般经过有关的辅助检查，结合病史及体格检查，均能作出正确的诊断。

青年女性患者应与Fitz－Hugh－Curtis综合征相鉴别，这是由于急性输卵管炎所伴发的肝周围炎，可有右上腹部疼痛，易误诊为急性胆囊炎：如妇科检查发现附件有压痛，宫颈涂片可见淋球菌或沙眼包涵体可资鉴别。如鉴别有困难则可进行腹腔镜检查，本病可见肝包膜表面有特殊的琴弦状粘连带。

六、治疗

（一）急性胆囊炎的治疗措施

1. 卧床休息、禁食　严重呕吐者可行胃肠减压。应静脉补充营养，维持水、电解质平衡，供给足够的葡萄糖和维生素以保护肝脏。

2. 解痉、镇痛　可使用阿托品、硝酸甘油、哌替啶、盐酸美沙酮等，以维持正常心血管功能和保护肾脏等功能。

3. 抗菌治疗　抗生素使用是为了预防菌血症和化脓性并发症，通常选用氨苄青霉素、氯林可霉素和氨基糖苷类联合应用，或选用第二代头孢霉素治疗，抗生素的更换应根据血培养及药敏试验结果而定。

在进行上述治疗的同时，应做好外科手术的准备，在药物治疗不能控制病情发展时，应及时改用手术疗法切除胆囊。

（二）急性胆囊炎的治疗方法

1. 非手术治疗　妊娠合并急性胆囊炎，绝大多数合并胆石症，主张非手术疗法。多数经非手术治疗有效。

（1）饮食控制：应禁食，必要时胃肠减压，缓解期给予低脂肪、低胆固醇饮食。

（2）支持疗法：纠正水、电解质紊乱和酸碱失衡。

（3）抗感染：需选用对胎儿无害的广谱抗生素，如氨苄西林以及头孢唑林钠、头孢噻肟钠等。

（4）对症治疗：发生胆绞痛时给予解痉镇痛药，如阿托品、哌替啶肌注。缓解期给予利胆药物，如苯丙醇、非布丙醇等。

非手术疗法对大多数（80%～85%）早期急性胆囊炎的患者有效。此法包括解痉镇痛，抗生素的应用，纠正水电解质和酸碱平衡失调，以及全身的支持疗法。在非手术疗法治疗期间，必须密切观察病情变化，如症状和体征有发展，应及时改为手术治疗。特别是老年人和糖尿病患者，病情变化较快，更应注意。据统计约1/4的急性胆囊炎患者将发展成胆囊坏疽或穿孔。

2. 手术治疗　详见下文。

3. 针灸治疗　急性胆囊炎的针灸治疗，始见于50年代末。60年代初，已有人就针刺治疗胆囊炎的机制作了初步探讨。但有关资料还不太多。近30年来，在方法上有较大发展，电针、穴位注射、耳针、光针、腕踝针等法竞相应用，使治疗效果有所提高。从目前情况看，针灸及其各种变革之法对急性单纯性胆囊炎疗效确切，如属急性化脓型、急性坏疽型胆囊炎或伴中毒性休克的胆囊感染则宜采用中西医综合治疗，甚或手术处理。

（三）慢性胆囊炎的治疗方法

1. 内科治疗　内科治疗主要是消炎利胆的方法，如消炎利胆片、利胆醇、舒胆通、胆通、去氢胆酸以及熊脱氧胆酸等，有些患者有效，但难根治。

2. 外科治疗　反复发作胆绞痛、胆囊无功能、有急性发作，尤其是伴有结石者，应手术治疗。80%的胆囊癌并有慢性胆囊炎胆石症，手术可起到预防胆囊癌的作用。

经常保持愉快的心情，注意劳逸结合，寒温适宜。劳累、气候突变、悲观忧虑均可诱发此病急性发作。常服用利胆药物及食物，保持大便通畅。

（四）其他措施

其他措施有以下几点：①急性发作时应卧床休息、禁食。静脉输液以纠正脱水和酸中毒。在右上腹热敷等。待急性发作缓解后，酌情给予流质或半流质饮食。②严重病例，应配合中西药物抗感染治疗。③针灸效果不显时，须即改用其他有效疗法（包括手术疗法）。

七、并发症

（一）气肿性胆囊炎

是急性胆囊炎的变型，应及时进行外科手术治疗。

（二）开放性穿孔

是少见的并发症，死亡率可高达25%，应及时手术治疗，同时应用抗生素治疗感染。

（三）局限性穿孔

多数可施行胆囊切除术，严重者也可进行胆囊造瘘和脓肿引流术治疗。

（四）胆石性肠梗阻

该病极易延误诊断，故死亡率可达15%～20%，一般给予手术治疗。

八、预防

（一）注意饮食

食品以平淡为宜，少食油腻和炸、烤食品。

（二）保持大便畅通

六腑以通为用，肝胆湿热，大便秘结时，症状加重，保持大便畅通很重要。

（三）要改变静坐生活方式

多走动，多运动。

（四）要养性

长期家庭不睦，心情不畅的人可引发或加重此病，要做到心胸宽广，心情愉快。

（郭宗云）

第二节 慢性胆囊炎

慢性胆囊炎（chronic cholecystitis）系指胆囊慢性炎症性病变，大多为慢性结石性胆囊炎，占85%～95%，少数为非结石性胆囊炎，如伤寒带菌者。本病可由急性胆囊炎反复发作迁延而来，也可慢性起病。临床表现无特异性，常见的是右上腹部或心窝部隐痛，食后饱胀不适，嗳气，进食油腻食物后可有恶心，偶有呕吐。在老年人，可无临床症状，称无症状性胆囊炎。

一、流行病学

本病分成慢性结石性胆囊炎与慢性非结石胆囊炎。临床上最为多见的是结石性胆囊炎，其发病率高达85%～95%，胆囊急性炎症消退后遗留下来的病理状态，是慢性胆囊炎最常见的类型。

二、病因病机

（一）慢性结石性胆囊炎

与急性胆囊炎一样，因为胆囊结石引起急性胆囊炎反复小发作而成，即慢性胆囊炎和急性胆囊炎是同一疾病不同阶段的表现。

（二）慢性非结石性胆囊炎

在尸检或手术时，此型病例占所有胆囊病变患者的2%～10%。

（三）伴有结石的慢性萎缩性胆囊炎

又称瓷瓶样胆囊。结石引起的炎症与刺激，导致胆囊壁钙化所形成，钙化可局限于黏膜、肌层或两者皆有。以65岁以上的女性患者多见。

（四）黄色肉芽肿样胆囊炎

比较少见，约占胆囊炎性疾病的0.7%～1.8%。系由于胆汁脂质进入胆囊腔的结缔组织致炎性反应形成。

三、临床表现

在不同患者可有甚大区别，且与实际的病理变化也常不一致；大多数患者合并有胆囊结石，过去多有胆绞痛发作史。患者症状可以明显地继急性胆囊炎首次发作后即不断出现，也有发病隐匿，症状轻微，甚至诊断确定后才注意有症状存在。

主要症状为：①消化不良：表现为上腹饱闷、不适、饱食后上腹不适。②对脂肪性食物不耐受。③右上腹痛：患者还常感右肩胛骨下或右腰部隐痛，有时和胆绞痛相仿。④体检除右上腹轻度触痛外，常无阳性体征。偶可扪及肿大的胆囊，亦可在第8～10胸椎右侧有压痛。

四、辅助检查

十二指肠引流收集胆汁进行检查，可发现胆汁内有脓细胞、胆固醇结晶、胆红素钙沉淀、寄生虫卵等。胆汁培养可发现致病菌。

（一）B超检查

B超检查最有诊断价值，可显示胆囊大小、囊壁厚度、囊内结石和胆囊收缩情况。

（二）放射学检查

腹部X线平片可显示阳性结石、胆囊钙化及胆囊膨胀的征象；胆囊造影可显示结石、胆囊大小、形状、胆囊收缩和浓缩等征象。

（三）造影

口服、静脉胆管造影除可显示结石、胆囊大小、胆囊钙化、胆囊膨胀的征象外，还可观察胆总管形态及胆总管内结石、蛔虫、肿瘤等征象，对本病有很大诊断价值。有条件时以逆行胰胆管造影为好，不仅结果可靠，并可行十二指肠镜下治疗。

五、诊断

本病的诊断主依据：临床症状及体征；实验室及其他辅助检查。

六、鉴别诊断

慢性胆囊炎应与以下疾病相鉴别。

（一）反流性食管炎

因有胃－食管酸性或碱性液体的反流，故胸骨后烧灼感或疼痛是主要症状，部分患者同时伴上腹部隐痛或不适，故易与慢性胆囊炎相混淆。胃镜检查及24h食管内pH动态监测对反流性食管炎有重要诊断价值。如系碱性反流，则测定食管内胆汁酸含量对诊断有帮助（Bilitec－2000胆汁监测仪）。而B超检查可确定慢性胆囊炎的诊断。

（二）慢性胃炎及消化性溃疡

多为上腹部的隐痛与饱胀等，常无慢性胆囊炎急性发作时的右上腹绞痛。消化性溃疡的上腹部疼痛常具有节律性，疼痛与饮食关系更加密切。十二指肠溃疡除有饥饿痛外，还常有夜间痛，同时常伴有反酸症状。胃镜检查对慢性胃炎及消化性溃疡的诊断有重要帮助。必须指出，少数患者慢性胆囊炎可与慢性胃炎或消化性溃疡并存。

（三）慢性胰腺炎

慢性胰腺炎的上腹部疼痛等症状常与慢性胆囊炎、胆石症相类似（但需注意，慢性胆囊炎患者有时可并存有慢性胰腺炎）。慢性胰腺炎还常有左侧腰背部的疼痛，疼痛常与体位有关，即平卧位时疼痛加重，躯体前倾时疼痛可减轻。B超、CT或MRI、ERCP及胰腺外分泌功能检查等，均有利于慢性胰腺炎与慢性胆囊炎的鉴别。

（四）右侧结肠病变

升结肠或肝曲部癌可引起右上腹疼痛不适，易误诊为慢性胆囊炎（有时两者也可并存）。但升结肠或肝曲癌多有大便习惯的改变。钡剂灌肠或结肠镜检查可发现肿瘤。B超检查对结肠癌的诊断也有重要的辅助价值。

（五）心绞痛

有少数心绞痛患者的疼痛可位于剑突下，与慢性胆囊炎的疼痛部位与性质相类似。但前者的疼痛持续时间比胆绞痛要短，多数患者休息后疼痛可缓解。心电图、血清肌酸磷酸激酶等测定有利于心绞痛的诊断。少数慢性结石性胆囊炎患者可出现期前收缩等心脏病症状，但其心脏本身并无病变，在行胆囊切除术后，期前收缩等心脏症状也随之消失。这种因胆囊病变而引起的心脏症状，称之为“胆心综合征”。

七、治疗

（一）内科治疗

1. 一般治疗　低脂饮食，可减少发病机会。

2. 解痉、镇痛　一般情况下可给予33%硫酸镁10～30mL，口服利胆，或单用抗胆碱能药物，如阿托品0.5mg，或山莨菪碱10mg肌内注射，解除Oddi括约肌痉挛。

3. 驱虫治疗　如十二指肠引流物发现有梨形鞭毛虫或华支睾吸虫感染者，应进行驱虫治疗。

4. 溶石疗法　口服熊去氧胆酸、鹅去氧胆酸溶石，但疗效不肯定。近年来，通过逆行胰胆管造影放置鼻胆管，鼻胆管内直接将溶石药物注入胆管及胆囊内，可提高疗效，但疗程较长，费用也较昂贵。

5. 抗菌治疗　对于感染性胆囊炎或其他类型胆囊炎合并细菌感染者，应给予抗生素抗感染治疗，抗生素应用方案与急性胆囊炎基本相同。

（二）外科治疗

一些非结石的慢性胆囊炎可通过饮食控制及内科治疗而维持不发病，但疗效不可靠。对伴有结石者，由于其反复急性发作的可能性大，且可引发一系列并发症，因而目前普遍认为手术仍是慢性胆囊炎的最佳治疗方案，具体操作方法详见下文。

（三）内镜治疗

1. 腹腔镜下胆囊切除术　对于与周围组织无明显粘连的慢性胆囊炎或合并胆囊结石的胆囊炎，尤其是全身一般情况不宜实施普通外科手术者，可通过该方案切除胆囊。

2. 十二指肠镜下 Oddi 括约肌切开术　对于伴有胆管结石的慢性胆囊炎患者，有条件的情况下必须在手术前作 ERCP 及乳头括约肌切开取石术，再根据情况决定是否手术切除胆囊。

八、并发症

（一）胆囊积水

慢性胆囊炎时，胆囊黏膜上皮分泌黏液过多。当胆石阻塞于胆囊管时不断增加的黏液使胆囊缓慢地无痛地逐渐扩张（如迅速地扩张会引起疼痛）。若无急性炎症发生，则胆汁为无菌。此时右上腹可扪及一无痛性肿大的胆囊。胆囊积水应与因胆总管缓慢阻塞引起胆囊扩张相鉴别。后者的扩张不是因为黏液分泌引起，并伴有黄疸，而胆囊积水不伴有黄疸。

（二）白胆汁

当胆囊积水持续数周，胆色素被分解、吸收后，胆汁变成无色透明。

（三）石灰乳胆汁

糊状或乳状，胶状石灰石沉积于胆囊内称之为石灰乳胆汁。1.3% ~3.4% 的胆石症手术患者可见有石灰乳胆汁。男女之比为 1 ∶ 2.7。1911 年 Churchman 报道首例石灰乳胆汁以来，目前对此病已有深入了解。

（四）瓷器样胆囊

所谓瓷器样胆囊是胆囊壁钙化，似瓷器样硬而易碎。瓷器样胆囊见于 0.06% ~0.80% 的胆囊摘除术，男女之比为 1 ∶ 3，平均发病年龄为 54 岁，癌变率大于 25%。

九、预防

注意饮食卫生防止感染发生；当炎症出现时及时应用有效的抗生素。合理调配食谱不宜过多食用含动物脂肪类食物，如肥肉和动物油等；当有肠虫（主要为蛔虫）时及时重点应用驱虫药物，用量要足，以防用药不足，虫活跃易钻入胆管造成阻塞，引起胆管蛔虫症。

（郭宗云）

第三节　胆结石

胆结石病又称胆系结石病或胆石症，是胆管系统的常见病，是胆囊结石、胆管结石（又分肝内、肝外）的总称。胆结石应以预防为主，发病后应即时治疗，一般有非手术及手术治疗两类治疗手段。

一、流行病学

胆结石患病随年龄增加而增加，并且好发于女性。育龄妇女与同龄男性的患病比率超过 3 ∶ 1，而

70 岁以后则下降到 2 ：1。怀孕、肥胖、西化的饮食、全胃肠外营养等因素可增加胆结石的患病风险。另外，人种因素亦与发病相关，如美国西部印第安人患病率超过 75%，是全球胆石最高发的人群。

1983—1985 年对我国 26 个省市 11 342 例胆石患者调查显示，胆石的分布、类型与地域、饮食、职业、感染相关。在饮食习惯中，凡蛋白质、脂肪或糖类其中任何一类吃得多者，其胆囊结石或胆固醇结石发病率较高，而普通饮食或蔬菜吃的多得则胆管结石和胆色素结石增高。城市胆管结石：胆管结石约为（3 ~5）：1，农村为 15 ：1。职业中职员胆囊结石接近 70%，胆管为 20%；工人中胆囊结石接近 60%，胆管为 30%；农民中胆囊结石仅 25%，胆管占 65%。胆固醇结石 73% 在胆囊，17% 在肝内外胆管；胆色素结石 62% 在肝内外胆管，胆石症每年造成约 10 000 人死亡。因与胆石有关的疾病而每年都有 50 多万人的胆囊被切除，其费用超过 60 亿美元。

二、病因病机

作为结石形成的一般规律，其具有胆汁成分的析出、沉淀、成核及积聚增长等基本过程。其发病机制包括几种要素，首先，胆汁中的胆固醇或钙必须过饱和；其次，溶质必须从溶液中成核并呈固体结晶状而沉淀；最后，结晶体必须聚集和融合以形成结石，结晶物在遍布于胆囊壁的黏液、凝胶里增长和集结，胆囊排空受损害有利于胆结石形成。

胆固醇结石形成的基础为胆汁中胆固醇、胆汁酸以及卵磷脂等成分的比例失调，导致胆汁中的胆固醇呈过饱和状态而发生成品、析出、结聚、成石。大部分胆汁中的胆固醇来源于肝细胞的生物合成，而不是饮食中胆固醇的分泌。胆固醇结石的形成，主要是由于肝细胞合成的胆汁中胆固醇处于过饱和状态，以及胆汁中的蛋白质促胆固醇晶体成核作用，另外的因素则应归因于胆囊运动功能损害，它们共同作用，致使胆汁淤滞，促发胆石形成。此外，目前还有一些研究显示，胆囊前列腺素合成的变化和胆汁中钙离子浓度的过高也可能促发胆石形成。在部分患者中，胆石形成的前提条件是胆泥生成。所谓胆泥，是由含胆固醇晶体的黏滞的糖蛋白组成。这种胆泥在超声下可以查见，并且可能是胆绞痛、胰腺炎或胆管炎患者进行辅助检查所能发现的唯一异常处。

胆色素结石包括黑色结石和棕色结石两种。黑色结石主要在患有肝硬化或慢性溶血性疾病患者的胆囊内形成，而棕色结石则既可在胆囊，又可在胆管内形成。细菌感染是原发性胆管结石形成的主要原因。原发性胆管结石在亚洲十分常见，感染源可能归咎于寄生虫如华支睾吸虫或其他不太清楚的病因。

三、临床表现

（一）发热与寒战

发热与胆囊炎症程度有关。坏疽性胆囊炎及化脓性胆囊炎可有寒战、高热。

（二）胃肠道症状

胆囊结石急性发作时，继腹痛后常有恶心、呕吐等胃肠道反应。呕吐物多为胃内容物，呕吐后腹痛无明显缓解。急性发作后常有厌油腻食物、腹胀和消化不良等症状。

（三）黄疸

部分胆囊结石患者可以出现一过性黄疸，多在剧烈腹痛之后，且黄疸较轻。胆囊结石伴胆管炎，肿大胆囊压迫胆总管，引起部分梗阻，或由于感染引起肝细胞一过性损害等，都可造成黄疸，表现为眼睛巩膜颜色变黄。

（四）腹痛

腹痛是胆囊结石主要临床表现之一。胆囊结石发作时多有典型的胆绞痛。其特点为上腹或右上腹阵发性痉挛性疼痛，伴有渐进性加重，常向右肩背放射。腹痛原因为结石由胆囊腔内移动至胆囊管造成结石嵌阻所引起。由于胆囊管被结石梗阻，使胆囊内压升高，胆囊平滑肌收缩及痉挛，并企图将胆石排出而发生剧烈的胆绞痛。

90% 以上胆绞痛为突然发作，常发生在饱餐、过度劳累或剧烈运动后。平卧时结石容易坠入胆囊管，部分患者可以在夜间突然发病。除剧烈疼痛外，常有坐卧不安，甚至辗转反侧、心烦意乱、大汗淋漓、面色苍白等表现。每次发作可持续10min至数小时，如此发作往往需经数日才能缓解。疼痛缓解或消失表明结石退入胆囊，此时其他症状随之消失。

四、辅助检查

胆石症的辅助检查主要有：超声检查；口服或静脉胆囊造影；计算机断层扫描（CT）；经内镜逆行胆胰管造影术（ERCP）；经皮肝穿刺胆管造影（PTC）；超声内镜（EUS）；核磁共振胆管成像MRCP；螺旋CT胆管成像；放射性核素扫描。

五、鉴别诊断

主要为胆石症与胆囊炎的鉴别诊断。

急性胆囊炎，可出现右上腹饱胀疼痛，体位改变和呼吸时疼痛加剧，右肩或后背部放射性疼痛，高热，寒战，并可有恶心、呕吐。慢性胆囊炎，常出现消化不良，上腹不适或钝疼，可有恶心，腹胀及嗳气，进食油腻食物后加剧。

胆石症的表现很多与胆石的大小和部位有关。如果结石嵌入并阻塞胆囊管时，可引起胆绞痛，中上腹或右上腹剧烈疼痛，坐卧不安，大汗淋漓，面色苍白，恶心，呕吐，甚至出现黄疸和高热。但也有症状不典型，不感疼痛的，称“无疼性胆石”。

胆囊炎并发胆石症者，结石嵌顿时，可引起穿孔，导致腹膜炎，疼痛加重，甚至出现中毒性休克或衰竭。胆囊炎胆石症可加重或诱发冠心病，引起心肌缺血性改变。专家认为：胆囊结石是诱发胆囊癌的重要因素之一。胆囊炎胆石症常可引起胰腺炎，由胆管疾病引起的急性胰腺炎约占50%。因此，胆囊炎要及时调治。

六、治疗

（一）胆结石的非手术疗法

1. 溶石疗法（口服胆酸等药物溶石） 形成胆囊结石的主要机制是胆汁理化成分的改变，胆汁酸池的缩小和胆固醇浓度的升高。通过实验发现予口服鹅去氧胆酸后，胆汁酸池便能扩大，肝脏分泌胆固醇减少，从而可使胆囊内胆汁中胆固醇转为非饱和状态，胆囊内胆固醇结石有可能得到溶解消失。1972年Danjinger首先应用鹅去氧胆酸成功地使4例胆囊胆固醇结石溶解消失。但此药对肝脏有一定的毒性反应，如谷丙转氨酶有升高等，并可刺激结肠引起腹泻。

目前溶石治疗的药物主要是鹅去氧胆酸和其衍生物熊去氧胆酸。治疗适应证：①胆囊结石直径在2cm以下；②胆囊结石为含钙少的X线能透过的结石；③胆囊管通畅，即口服胆囊造影片上能显示有功能的胆囊；④患者的肝脏功能正常；⑤无明显的慢性腹泻史。治疗剂量为每日15mg/g，疗程为6～24个月。溶解结石的有效率一般为30%～70%。治疗期间每半年作B超或口服胆囊造影1次，以了解结石的溶解情况。由于此种溶石治疗的药物价值昂贵，且有一定的副作用和毒性反应，又必须终生服药，如停药后3个月，胆汁中胆固醇又将重新变为过饱和状态，结石便将复发，据统计3年复发率可达25%，目前此种溶石治疗还有一定的限制。此外，一些新的药物，如Rowachol、甲硝唑（metronidazole）也有一定的溶石作用。苯巴比妥与鹅去氧胆酸联合应用常能增加溶石效果。1985年更有人报告应用经皮肝穿刺胆囊插管注入辛酸甘油单脂或甲基叔丁醚，直接在胆囊内溶石，取得一定的疗效。

2. 中医药溶石碎石促排石 适于结石细沙样而且少胆囊功能完好的患者。

（二）胆结石的手术疗法

胆结石的手术疗法主要有：①传统开腹手术切除胆囊取石；②开腹探查胆管取石；③腹腔镜微小切口切除胆囊；④腹腔镜联合胆管镜探查胆管取石；⑤小切口保胆取石方法（适合于那些胆囊功能完好、

年轻的患者，也是目前比较好的既可以把结石取出又可以保住胆囊的方法），详见下文。

（三）体外冲击波震波碎石（ESWL）

体外冲击波震波碎石世界范围内得到推广，疗效相当肯定。体外冲击波震波碎石机的主要类型，按体外冲击波发生器不同分为3种类型：①液电冲击波；②电磁冲击波，应用电磁脉冲发生器的工作原理碎石；③压电冲击波，是利用反压电效应的原理碎石。

七、并发症

（一）癌变

胆结石可能会癌变，胆结石是胆囊癌的发病诱因。胆囊长期受慢性炎症和胆结石内胆酸、胆碱的刺激容易使胆囊黏膜发生癌变。由于胆囊癌患者往往都有胆结石，因此诊断时经常误诊。

（二）继发性胆管结石

继发性胆管结石是指该结石的原发部位在胆囊而不是在胆管，是胆囊结石通过扩大的胆囊管进入胆总管内，所以胆囊内的结石与胆管内的结石其形态和性质基本相同。继发性胆管结石多为胆固醇性混合结石，大约有14%的胆囊结石患者可有继发性胆管结石，国内报道胆管内同时存在结石者占5%～29%，平均高达18%。

（三）继发性感染

胆管蛔虫及细菌感染可以继发性感染。

八、预防

饮食调控是防止胆石症、胆囊癌发生的最理想预防方法。预防胆结石应注意饮食调节，膳食要多样，此外，生冷、油腻、高蛋白、刺激性食物及烈酒等易助湿生热，使胆汁淤积，也应该少食。富含维生素A和维生素C的蔬菜和水果、鱼类及海产类食物则有助于清胆利湿、溶解结石，应该多吃。

生活要有规律，注意劳逸结合，经常参加体育活动、按时吃早餐、避免发胖、减少妊娠次数等也是非常重要的预防措施。每晚喝1杯牛奶或早餐进食1个煎鸡蛋，可以使胆囊定时收缩，排空，减少胆汁在胆囊中的停留时间。

最近的研究还发现，坚果的摄取似乎能降低患胆结石的危险。健康饮食的脂肪来源，有大部分是来自于坚果类。

（郭宗云）

第四节　胆囊癌

一、概述

胆囊癌（gallbladder carcinoma，GBC）是指发生在胆囊（包括胆囊管）的癌肿，由于胆囊管特异的解剖结构和生物学行为，部分学者认为将胆囊管癌列为一种独立的疾病更为合理。尽管目前对胆囊管癌的定义存在争议，但国内外主要文献和著作仍将胆囊管癌定义为胆囊癌。

胆囊癌是最常见的胆道恶性肿瘤，在消化道肿瘤中仅次于胃、结肠、直肠、食管、胰腺占第6位，占胆囊手术的1%～2%，尸检检出率0.55%～1%。胆囊癌好发于50～70岁的老年人，约3/4以上的胆囊癌患者年龄超过65岁。女性患者约为男性患者的2～3倍，其中部分原因是女性的胆囊结石病发病率高于男性。近年来国内外的流行病学资料显示，胆囊癌的发病率有逐年上升的趋势，上海市肿瘤研究所2005年的流行病学调查资料显示，上海市胆道癌（胆囊癌、胆管癌）的发病率以约5%逐年递增。不同地区和种族的人群发病率有明显差异，以欧裔犹太人及美国的印第安人发病率最高，女性中胆囊癌的发病率以智利（27/100 000）和波兰（14/100 000）最高。在美国每年有6 000～7 000例新增胆囊癌确诊病例，尽管总的发病率不到2/100 000，但新墨西哥州的土著女性的发病率高达14.5/100 000。美国墨西哥裔、西班牙裔和印第安人的发病率高于平均水平的6倍以上，黑人的发病率最低。在我国则以西北部较高，且胆囊癌的发病率低于胆管癌的发病率。我国胆囊癌占同期胆道疾病的构成比为0.14%~3.18%，平均为1.153%。中华外科学会胆道外科学组对全国1 098例胆道癌手术病例的分析，其中胆囊癌272例（24.8%），肝外胆管癌826例（占75.2%）。

胆囊癌恶性程度高，早期缺乏特异性症状而不易诊断，癌肿极易向肝等邻近器官浸润和出现远处淋巴结转移而不能根治性切除，预后极差。西方国家的文献报道胆囊癌总的5年生存率仅为5%~38%，出现淋巴结转移或远处转移的患者5年生存率更低，平均生存时间不足6个月。除少数病人因胆囊结石病等症状就医而获得早期诊断外，绝大多数病人出现明显的临床症状时，已属晚期。因此，改善胆囊癌预后的关键是早期诊断、早期治疗，以及合理的综合治疗方案，有效控制胆囊癌的浸润和转移。近年来，随着对胆囊癌分子生物学特性以及对肿瘤耐药、放化疗增敏、新一代化疗药物、生物治疗和靶向治疗等方面研究的深入，为从根本上改善中晚期胆囊癌预后指明治疗方向，同时也必将会改变以往对胆囊癌综合治疗不佳的固有观念，更加重视胆囊癌的综合治疗。

二、病因学

胆囊癌的确切原因尚不明确，但以下危险因素可能与之相关。

（一）胆石症

胆石症是与胆囊癌相关的最主要危险因素：75%~95%的胆囊癌合并胆囊结石；胆囊结石患者胆囊癌的发生率比无结石者高7倍；结石直径>3cm比<1cm患胆囊癌的危险性高10倍；症状性胆囊结石患者（特别是有反复发作的胆囊炎）患胆囊癌的风险明显高于无症状性胆囊结石患者；胆囊结石患者发生胆囊癌的比例约为0.4%，未经治疗的胆囊结石患者20年内发生胆囊癌的危险性为0.2%~0.4%；约1%的因胆石症行胆囊切除术的胆囊标本可发现隐灶癌。

胆囊结石致癌机制是综合作用的结果，包括结石的机械刺激、炎症、胆固醇的代谢异常、胆汁刺激和致癌物质的作用等。慢性黏液损伤是胆囊新生物恶性转化的重要促发因素。结石可引起胆囊黏膜慢性损伤或炎症，进而导致黏膜上皮发育异常，后者具有癌变倾向。胆石长期机械刺激胆囊黏膜－胆汁排空障碍、胆汁淤滞与感染→不典型增生或肠上皮化生→癌变。胆汁中的厌氧菌（梭状芽孢杆菌）使胆胺＋核脱氢反应→去氧胆酸、石胆酸（致癌物质）。

（二）胆胰管连接异常（anomalous pancreatobiliaryduct junction，APBDJ）

APBDJ易发生包括胆囊癌在内的胆道恶性肿瘤。胆总管囊肿患者患胆道肿瘤的风险均增加，其中胆囊癌的发生率约为12%。可能的机制是：胆汁成分的改变、基因突变和上皮细胞增生。胰液反流→胆汁中的卵磷脂被胰液中的磷酸肽酶Aa水解→产生脱脂酶卵磷脂→被胆囊吸收→积聚在胆囊壁内→胆囊上皮细胞变性和化生→癌变；慢性炎症→胆囊黏液损伤→再生修复→不典型增生或上皮异形化→癌变。

（三）细菌感染

有文献报道，伤寒和副伤寒杆菌的慢性感染和携带者患胆囊癌的危险性比正常人高100倍以上，印度最近的临床对照研究发现，伤寒杆菌携带者的发病率是非携带者的8倍以上，具体机制不明。最近的研究发现，胆汁和胆囊癌组织中可检测到幽门螺旋杆菌，其是否与胆囊癌的发生相关值得进一步研究。

（四）胆囊腺瘤

胆囊腺瘤是癌前病变，癌变率为6%~36%；单发、无蒂、直径>1cm的胆囊息肉恶变的危险性增高，如合并结石则更增加了癌变的危险性。癌变机制可能为：腺瘤－腺癌的顺序性病变（adenoma－adenocarcinoma sequence）。

（五）胆囊腺肌瘤

又称胆囊腺肌增生症，是以胆囊黏液和肌纤维肥厚、罗－阿氏窦（R－Asinuses）数目增多、窦腔扩大并穿入肌层为特征的一种增生性疾病。病变通常位于胆囊底部，形成结节，癌变率为5%～15%。其发病机制可能与胆囊内长期高压有关。病变区R－A窦扩大、增多并形成假憩室，可深达黏液下层和肌层，窦隙内衬以柱状上皮，呈腺样结构，周围为增厚的平滑肌纤维所包绕。扩大、增多的R－A窦形成假憩室，内含黏液或胆砂、胆石，有管道与胆囊相连，故亦有胆囊憩室之称。病变分为弥漫型、节段型和局限型，以局限型最为常见。

（六）溃疡性结肠炎

胆囊癌的发病率为一般人群的10倍，发病机制不明，可能为：胃肠道中的梭状芽孢杆菌使肠肝循环中的胆汁酸→还原→3→甲基胆蒽；胆道梗阻感染→胆汁中的胆酸→去氧胆酸、石胆酸（致癌物质）。

（七）瓷性胆囊

慢性胆囊炎合并胆囊壁钙化，即“瓷胆囊”，恶变率为12.5%～61%。

（八）Mirizzi综合征

大多数学者认为，胆囊结石可以引起胆囊黏膜持续性损害，并可导致胆囊壁溃疡和纤维化，上皮细胞对致癌物质的防御能力降低，加上胆汁长期淤积，有利于胆汁酸向增生性物质转化，可能是胆囊癌发生的原因，而Mirizzi综合征包含了上述所有的病理变化。

（九）肥胖

体重指数>30的年龄在20～44岁的女性，患胆囊癌的风险是2.53倍。

（十）其他因素

原发性硬化性胆管炎，雌激素，以及致癌物质如：偶氮甲苯、亚硝胺、甲基胆蒽、二氧化钍等。

（十一）与胆囊癌发生相关的分子机制

文献报道与胆囊癌关系比较密切的基因有p53，K－ras，CDKN2（9p21），Bcl－2，C－myc和COX－2。Bcl－2基因是被发现的第一个凋亡抑制基因，Bcl－2表达可抑制细胞凋亡、延长细胞寿命、增加细胞其他突变机会或使突变基因在细胞内聚积，导致细胞恶性转化。研究发现，Bcl－2表达增加是抑制胆囊病变组织中细胞凋亡的机制之一，与胆囊癌的分化程度有密切关系。C－myc基因可能通过促进survivin的表达来抑制胆囊癌细胞凋亡，有待进一步的实验证实。最近有文献报道环氧化酶－2（COX－2）在血管内皮生长因子介导的肿瘤发生中具有重要作用。

三、病理学

（一）大体分型

胆囊癌多发生在胆囊底部，其次为胆囊壶腹和颈部。通常表现为胆囊内的肿块（图13－1），也可表现为局部胆囊壁增厚或息肉样新生物。根据大体外观可分为乳头状和非乳头状。日本胆道外科协会将GBC分为隆起型和扁平型。隆起型可以为乳头状或结节状。也可分为浅表型和浸润型。

（二）组织学分型

分为5种：腺癌（90%）、未分化癌（4%）、鳞癌（3%）、混合型（1%）、其他少见肿瘤如腺鳞癌、燕麦细胞癌、癌肉瘤等（2%）。

90%以上为腺癌，可分为①硬癌（60%）：纤维组织丰富、质地硬，早期表现为胆囊壁的局限性硬结或增厚；常早期侵犯肝，淋巴转移率较高；晚期整个胆囊壁可增厚、胆囊腔闭塞成为较大硬块；胆囊管阻塞时，胆囊可积液、肿大。②乳头状癌（25%）：肿瘤软而呈胶状，细胞内含有较多假黏液蛋白，可长至较大，充满胆囊内腔；较少直接侵犯肝，淋巴转移率低。③黏液腺癌（15%）：质软、突入胆囊腔内，可生长至较大的体积，肿瘤常发生坏死及出血（图13－1）。

其余5% ~20%为分化不良或未分化癌：未分化癌恶性程度高，转移早，预后极差。按癌细胞分化程度的差异，可分为高、中、低和未分化腺癌，分化程度高则预后较好，分化差或未分化癌预后最差。

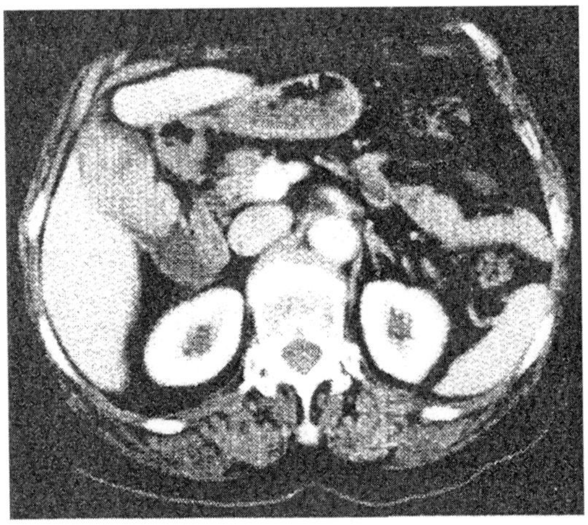

图13－1 胆囊癌（CT）：肿块型；肿块向胆囊腔内生长，增强后可强化

（三）转移途径

胆囊癌可多种途径播散，包括直接侵犯、淋巴、血行、沿神经血管丛播散、腹腔内种植、胆管腔内播散等。直接侵犯（肝脏及周围脏器）和淋巴转移是胆囊癌的主要转移方式。在确诊的胆囊癌病例中，癌肿局限在胆囊壁仅约为25%，出现局部淋巴结转移或侵犯肝脏等邻近脏器35%，40%存在远处淋巴结或脏器转移。

1. 直接侵犯 占65% ~90%，因胆囊床一侧的胆囊壁没有浆膜层，胆囊癌通过胆囊床直接侵犯肝（第Ⅳ和Ⅴ肝段）比较多见。同时由于胆囊静脉丛直接回流入附近的肝，癌肿既可沿血管神经丛直接侵犯肝实质，晚期也可经血行途径引起肝内远处转移或远处脏器转移。癌肿可直接侵犯胆囊周围邻近脏器（胆总管、胃窦、十二指肠、胰腺和横结肠等），或经血管神经丛沿肝十二指肠韧带上下蔓延，直接侵犯肝外胆管或肝门周围淋巴结转移压迫胆总管而致梗阻性黄疸。

2. 淋巴转移 占40% ~85%。当胆囊肌层受犯时，即可出现淋巴结转移，胆囊癌淋巴结转移的模式和范围与胆囊的淋巴引流途径是一致的；淋巴结转移绝大多数首先发生在胆囊管淋巴结，其次是胆总管周围淋巴结和肝门淋巴结，最后转移至其他区域淋巴结：胰腺周围、十二指肠旁、门静脉周围、腹腔干、肠系膜上动脉周围淋巴结等；少数可逆行向上转移至沿肝门部。

3. 血行转移 占20% ~25%，经胆囊深静脉回流至肝方叶，表现为近原发灶处肝内局部肿块，伴或不伴卫星结节；肺转移较少见。

4. 沿神经蔓延 少见，占10% ~15%。可沿胆囊壁内或肝十二指肠韧带内神经丛蔓延。

5. 胆管内播散 少见，肿瘤沿胆囊颈管下行至胆总管，在颈部和胆总管内壁种植，癌组织也可脱落进入胆总管，造成梗阻性黄疸。

6. 腹腔种植 少见，胆囊癌破溃或穿孔致腹腔广泛种植。

四、诊断

胆囊癌的诊治流程见图13－2。

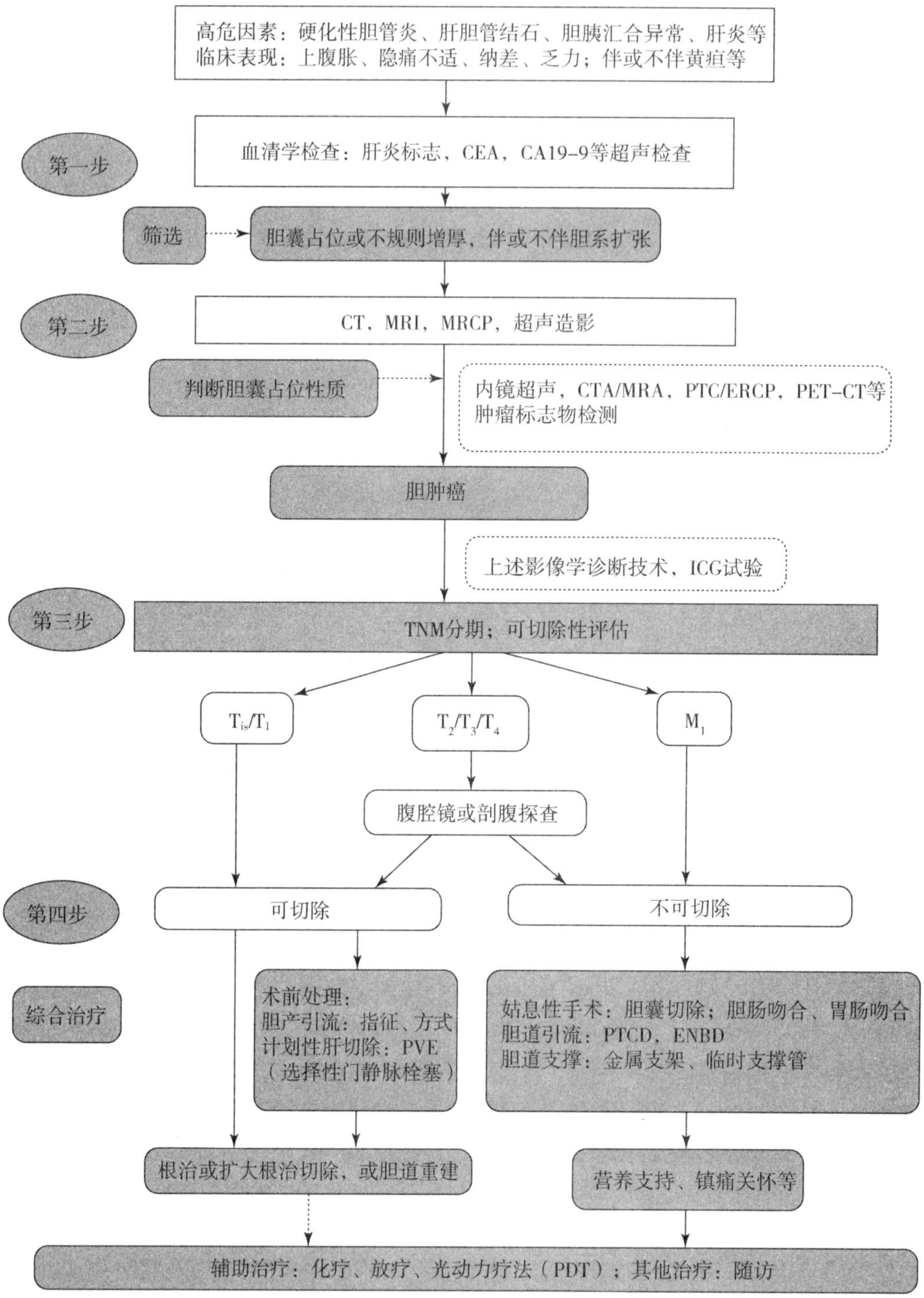

图 13－2　胆囊癌诊治流程图

五、临床表现

（一）症状

胆囊癌早期因缺乏特异性症状而不易被察觉，当出现明显的临床症状时，多已属晚期并已有转移而无法根治性切除，预后极差。胆囊癌早期可出现一些类似于良性胆道疾病（急性或慢性胆囊炎、胆石症等）的症状，如上腹部隐痛、胀痛不适、恶心、呕吐、乏力、食欲缺乏等。

1. 右上腹痛不适　是胆囊癌最常见的症状（60%～87%），40%的胆囊癌患者可出现腹痛症状加重、发作频率增多或持续时间变长。

2. 恶心、呕吐　占30%～40%，与急慢性胆囊炎有关，少数因肿瘤侵犯十二指肠致幽门梗阻。

3. 黄疸　约30%患者因肿瘤直接侵犯或肝门淋巴结转移压迫肝外胆管或胆管内播散均可导致梗阻性黄疸。

4. 其他　少数病人因合并感染或肿瘤性发热，而出现低热。一旦出现上腹部肿块、黄疸、腹水、明显消瘦、贫血和邻近脏器压迫症状，提示已属晚期。

（二）体征

早期胆囊癌无特异性体征。合并急性胆囊炎时可有右上腹压痛；胆总管受到侵犯或压迫时，可出现阻塞性黄疸；胆囊管阻塞致胆囊肿大、肿瘤累及肝或邻近器官时可扪及腹部肿块；晚期还可出现肝大、腹水、下肢水肿等。

六、实验室检查

迄今尚未发现对诊断胆囊癌具有重要诊断价值的特异性肿瘤标志物。血清和胆汁中CEA（癌胚抗原）及CA19－9（糖链抗原）测定对早期诊断有一定的帮助，特别是后者的阳性率较高，可用作辅助诊断和根治术后的疗效观察。有研究表明，CA19－9及CEA平行法联合检测可将灵敏度提高到84.4%，系列法联合检测可将特异度提高到90.7%。迄今未发现对胆管癌具有特异性诊断价值的基因标志和诊断方法，文献报道与胆囊癌关系比较密切的基因有p53，K－ras和CDKN2（9p21）。细针穿刺细胞学检查特异性高，但敏感性差、假阴性率高，且有一定并发症，临床很少应用。

七、医学影像学检查

（一）超声检查

超声具有简便、无创、费用低、可反复检查等优点。为首选的检查方法。超声对胆囊癌的诊断敏感性为85%，诊断符合率80%。对胆囊微小隆起性病变以及早期胆囊癌的诊断价值优于CT，可作为胆囊癌的筛选检查方法，因此，定期行超声检查对早期诊断胆囊癌具有重要价值。

1. B超　B超下诊断胆囊癌有4种类型：Ⅰ型为隆起型，乳头状结节从胆囊壁突入腔内，胆囊腔存在；Ⅱ型为壁厚型，胆囊壁局限或弥漫不规则增厚；Ⅲ型为实块型，因胆囊壁被肿瘤广泛浸润、增厚，加之腔内癌块充填形成实质性肿块；Ⅳ型为混合型。超声能清晰显示病变的大小、部位、数目、内部结构以及胆囊壁的厚度和肝受犯范围。其不足是：易受胃肠道气体干扰，对同时患有胆囊结石的微小胆囊黏液隆起性病变检出率低。

2. 彩色多普勒超声　彩色多普勒超声能测及肿块内血流，可与胆囊胆固醇性息肉和结石鉴别。对胆囊隆起性病变的鉴别诊断具有重要价值。同时能无创地精确显示胆管和肝受犯范围和程度，以及肝门区主要血管（肝动脉、门静脉等）的受犯情况，与CT和MRI血管成像价值相近，甚至可替代血管造影。对胆囊癌的精确分期和手术可切除性评估有较高价值。此外，近来开展的超声造影检查对胆囊癌诊断准确率更高。

3. 实时谐波超声造影（CEUS）　通过周围静脉注射六氟化硫微泡造影剂，随后用CnTI谐波技术在低声压下对病灶进行观察，可以实时观察肿块增强的方式及回声强度变化，并且与周围肝实质进行对比，有利于对病灶范围作出判断。

4. 内镜超声（EUS）　EUS是近年来发展起来的一项技术，采用高频探头隔着胃或十二指肠对胆囊进行扫描，避免了肠道气体的干扰，不仅能检出<5mm的病变，并可清晰地显示出胆囊壁的3层结构，能精确判定胆囊壁各层结构受犯深度和范围、周围血管受犯情况以及区域淋巴结有无转移，因而对胆囊癌早期诊断、精确分期及手术可切除性评估具有更高价值，可作为超声和彩超检查的补充手段。

（二）动态增强CT

1. CT的优势　CT具有较高的软组织分辨率，对胆囊癌的诊断、分期、评估手术切除可能性均有帮助，是术前不可缺少的检查，对治疗方案的决定、术式的选择和预后判断具有很高价值，在这方面CT

明显优于超声检查。增强 CT 能够精确显示肿瘤直接侵犯肝或肝门部、是否有肝转移、淋巴结及邻近脏器转移情况。

2. CT 的典型表现　①胆囊壁局限或整体增厚，多超过 0.5cm，不规则，厚薄不一，增强扫描有明显强化。②胆囊腔内有软组织块影，基底多较宽，增强扫描有强化，密度较肝实质低而较胆汁高。③合并慢性胆囊炎和胆囊结石时有相应征象。厚壁型胆囊癌需与慢性胆囊炎鉴别，后者多为均匀性增厚；腔内肿块型需与胆囊息肉和腺瘤等鉴别，后者基底部多较窄。薄层和增强 CT 扫描可精确显示胆囊壁厚度及胆囊壁的浸润深度、肝及邻近器官和组织的受犯范围和程度、有无区域淋巴转移和肝内转移等。

3. 螺旋 CT 血管成像（CTA）　CTA 能对门静脉、肝动脉等周围血管受犯情况可作出精确判断，对术前可切除性评估具有重要价值。CT 对判断胆囊癌可切除和不可切除的准确率分别为 80% 和 89%。

（三）磁共振（MRI）

1. MRI 的优势　与 CT 相比，MRI 具有更高的对软组织分辨率，在对腔内小结节型早期胆囊癌的显示优于 CT。磁共振胆管成像（MRCP）可无创地获取整个肝内外胆道树的影像，对胆管受犯范围和程度可作出精确判断；磁共振血管成像（MRA）能精确地显示肝门区血管的受犯情况，与 CTA 价值相近。MRI 对胆囊癌的术前分期、可切除性评估、手术方式的选择及评估预后等具有较高价值。

2. 胆囊癌的 MRI 典型表现　内容如下所述：

（1）Ⅰ期：胆囊壁局限性或弥散性不规则增厚，胆囊内壁毛糙不光整或凹凸不平，可伴有突向腔内的菜花状或结节状肿块。T_1WI 呈低信号，T_2WI 呈等偏高信号，MRCP 可见胆囊内充盈缺损影，但胆囊壁的浆膜面光整。

（2）Ⅱ期：胆囊窝内不规则异常软组织肿块，与胆囊壁分界不清，胆囊壁外层即浆膜面毛糙，胆囊窝脂肪间隙模糊不清，但与胆囊窝邻近肝组织分界尚清晰。

（3）Ⅲ期：胆囊窝脂肪间隙消失，胆囊区见不规则软组织肿块，T_1WI 呈等偏低信号，T_2WI 呈等偏高信号，肿块占据胆囊大部分囊腔，胆囊基本形态不同程度消失，MRCP 表现为胆囊不显影或胆囊显示不清。胆囊窝周围邻近肝实质内出现异常信号，T_1WI 呈偏低信号，T_2WI 呈高信号，边缘不规则，与胆囊分界不清。

（4）Ⅳ期：胆囊癌的 MRI 和 MRCP 表现除了上述Ⅲ期的表现外，还可有直接侵犯胃窦部、十二指肠，侵犯邻近腹膜、肝十二指肠韧带的表现，侵犯肝内外胆管和结肠等，以及腹腔肝门淋巴结转移、胰腺及胰头周围淋巴结转移、后腹膜淋巴结转移等的相应 MRI 征象。

MRA 能精确地显示肝门区血管的受犯情况，同时 MRCP 还能精确显示肝内外胆管受犯

范围和程度。Kim 等报道 MRI 结合 MRA 和 MRCP 可以用于检查血管侵犯情况（灵敏度 100%，特异度 87%）、胆管受犯（灵敏度 100%，特异度 89%）、肝受犯（灵敏度 67%，特异度 89%）和淋巴结转移（灵敏度 56%，特异度 89%）。但由于存在运动伪影，缺乏脂肪和部分容积效应，MRI 往往难以评估胆囊癌对十二指肠的侵犯，且 MRI 也难以显示网膜转移。磁共振 B－TFE（balanced－turbo fieldecho）序列是近年来采用的一种新的成像序列，属于梯度回波序列中的真稳态进动快速成像序列，具有扫描速度快、运动伪影少等特点，目前在临床中主要用于心脏、大血管的检查。有研究说明该技术能够清楚地显示增厚的胆囊壁、胆囊内的肿块及胆囊腔的改变，对于病变的检出率明显高于 MRI 常规序列。该序列除了能显示胆囊本身的改变外，还能清晰地显示病变对邻近肝、胆道等有无侵犯。而且在该序列中血液亦呈现为高信号，故也可以清楚显示病变对血管的包绕、侵犯及血管内有无癌栓，也有利于血管与淋巴结的鉴别。B－TFE 能够提供较多的胆囊癌的术前分期信息，对临床客观地评价患者术前情况、确定手术方式、评估预后提供了很大帮助。

（四）正电子发射－断层扫描（PET－OT）

PETCT 是目前判断胆囊占的良恶性、胆囊癌根治术后的有无复发和转移的最精确的检查方法，同时能精确显示意外胆囊癌行胆囊切除术后的肿瘤残余情况以及远处淋巴结和脏器的转移情况。一项研究对 16 例临床症状、影像学检查均提示良性胆囊病变的患者行 FDG－PET，诊断胆囊癌灵敏度为 80%，

特异度为82%。目前，FDG - PET在诊断胆囊癌中的作用仍在研究，其不足是检查费用昂贵，应根据患者个体情况来选择。

（五）内镜逆行胰胆管造影（EROP）

ERCP对胆囊癌常规影像学诊断意义不大，仅有一半左右的病例可显示胆囊，早期诊断价值不高，适用于鉴别肝总管或胆总管的占位病变或采集胆汁行细胞学检查。

八、鉴别诊断

胆囊癌的鉴别诊断根据肿瘤的病程而不同：早期的胆囊癌主要与胆囊息肉、胆囊炎和胆囊结石鉴别。对老年女性、长期患有胆囊结石、胆囊萎缩或充满型结石、腹痛症状加重、发作频率增多或持续时间变长时，应警惕胆囊癌的可能，宜做深入检查。晚期胆囊癌需要与原发性肝癌侵犯胆囊鉴别，肝癌侵犯胆囊后可在胆囊区和肝门部形成较大肿块，类似晚期胆囊癌侵犯肝门胆管或淋巴结转移。胆囊颈管癌可直接侵犯或通过淋巴转移发生高位的胆管阻塞，临床表现类似肝门部胆管癌。胆囊癌常需与以下疾病鉴别。

1. 胆囊腺瘤性息肉　与早期胆囊癌鉴别困难，年龄>50岁；单发息肉，直径>1.2cm；蒂宽、胆囊壁厚者，应高度怀疑恶变，尽早手术。

2. 胆囊胆固醇沉着症　常多发，超声为等回声团，无声影，直径多<10mm；彩超不能测及血流。

3. 胆囊结石　B超为强光团回声伴声影，可多发，位置可随体位变化。

4. 黄色肉芽肿性胆囊炎　患者一般情况好；常有反复胆囊炎发作病史；胆囊壁明显增厚但形态较光整、内壁光滑。

5. 原发性肝癌侵犯胆囊　多有肝病史，AFP明显升高，肿块较大、多位于胆囊窝区或肝门部。

九、临床分期

目前胆囊癌的主要分期有3种：Nevin分期（1976年）、美国抗癌联盟（AJCC）分期和日本胆道外科学会分期（淋巴结分站）。其中AJCC的TNM分期是目前被广泛接受的分期方法，正确的分期是选择合理治疗方案和判断预后的主要依据。

（一）Nevin分期

根据肿瘤侵犯胆囊壁的深度分期。Ⅰ期：肿瘤位于黏液内；Ⅱ期：肿瘤侵犯黏液下层和肌层；Ⅲ期：肿瘤侵犯胆囊壁全层，无淋巴结转移；Ⅳ期：肿瘤侵犯全层伴胆囊周围淋巴结转移；Ⅴ期：肿瘤直接侵犯肝或邻近脏器或远处转移。

（二）AJCC分期

美国癌症联合委员会（AJCC）推出了肿瘤TNM分期第7版（2009年10月，芝加哥）。其中胆囊癌TNM分期发生了较大变化。

1. 胆囊管癌　在第6版是属于肝外胆管癌，现并入胆囊癌范畴。

2. 淋巴结　分为两站，N_1，肝门淋巴结：胆囊管淋巴结，胆总管、肝动脉、门静脉旁淋巴结；N_2，其他区域淋巴结：腹腔干、十二指肠旁、胰腺周围、肠系膜上动脉周围淋巴结等。与第5版的淋巴结分站相似（但具体的淋巴结归属略有不同：门静脉旁淋巴结从第5版的N_2变成了第7版的N_1）。淋巴结转移明确作为确认ⅢB（N_1）和ⅣB（N_2）的标准。

3. 胆囊癌　分期的改变可对肿瘤的可切除性和患者的预后作出更准确的判断。不能根治性切除的第4期重新并入Ⅳ期。

4. 强调意外胆囊癌　再次根治性手术的必要性及胆囊癌生物学特性的特殊性。

（三）JSBS分期：日本胆道外科学会（淋巴结分站）

N_1：胆囊颈淋巴结及胆总管周围淋巴结。

N_2：胰十二指肠后上淋巴结、肝总动脉旁淋巴结和门静脉后淋巴结。

N_3：腹腔动脉淋巴结、主动脉旁淋巴结和肠系膜上动脉淋巴结。

N_4：其余更远处的淋巴结。

十、治疗原则

胆囊癌的治疗目标是：根治；延长生存期，提高生活质量；缩短住院时间。治疗原则也有三，即早期治疗、根治治疗、综合治疗。改善预后的关键是：重预防。

（一）早期治疗

早期治疗的关键在于早期诊断。由于胆囊癌早期症状不典型，临床上不易早期诊断。大多数是在常规胆囊切除术中或术后（包括开放胆囊切除术和腹腔镜胆囊切除术）快速冷冻活检或石蜡病理中确诊。这类患者多为 Nevin Ⅰ期、Ⅱ期或 TNM 分期为 0 期、Ⅰ期，以往认为仅行胆囊切除术即可达治疗目的。但近年的研究表明，由于胆囊壁淋巴管丰富，胆囊癌可有极早的淋巴转移，并且早期发生肝转移也不少见。因而，尽管是早期病例，亦有根治性切除的必要。

对有胆囊癌易患因素的病变行预防性胆囊切除术，特别是对 50 岁以上的慢性萎缩性胆囊炎、结石直径 >3cm，瓷性胆囊、胆囊息肉、胆囊腺肌病、原发性硬化性胆管炎（PSC）、胰胆管汇合异常等患者，应行预防性胆囊切除术。

（二）根治治疗

胆囊癌根治性手术的目标是肿瘤完全切除，病理学切缘阴性，切除范围至少应包括胆囊、受累的肝（切除胆囊附近 2cm 以上肝组织，甚至肝右叶切除或扩大肝右叶切除）和区域淋巴结。淋巴清扫要求将整个肝十二指肠韧带、肝总动脉周围及胰头后方的淋巴结缔组织连同血管鞘一并清除，真正使肝门骨骼化才符合操作规范，必要时还需游离胰头十二指肠，行腹主动脉周围骨骼化清扫。若位于胆囊颈部的肿瘤侵犯胆总管，或胆囊管手术切缘不够，应该进行胆总管切除和肝管空肠吻合。

（三）综合治疗

不能切除或不宜切除的胆囊癌，可采用综合治疗，包括化疗、放疗、免疫治疗、中医治疗和靶向治疗等。对放化疗等辅助治疗的效果存在争议，传统的观念认为胆囊癌对放化疗均不敏感，疗效有限。但随着辅助治疗的研究深入，新的放化疗技术方法的进步以及新的化疗药物的应用，越来越多的前瞻性研究显示了令人振奋的结果，放疗、化疗及免疫治疗等综合治疗能明显地提高胆囊癌患者的生存时间和生活质量，因此，随着胆囊癌的综合治疗的研究不断深入，综合治疗将会更加受到重视。

十一、整体治疗方案

（一）胆囊癌治疗方法选择的依据

在选择胆囊癌的治疗方法前，需弄清以下情况。

1. 肿瘤情况　TNM 分期是国际公认的确定治疗方法的依据之一，包括肿瘤的大小、胆囊壁的浸润深度、肝受犯范围和程度、淋巴结转移情况，肝外胆管和血管（尤其是门静脉和肝静脉）的受犯范围和程度，邻近脏器（胃、十二指肠、胰腺和横结肠等）受犯情况，以及远处脏器是否有转移等。通常 0 ~ Ⅲ期可选择手术治疗，Ⅳ期则根据具体情况可选择手术和姑息性治疗。

2. 肝功能情况　对需要行较大范围肝切除的患者，术前应对肝储备情况进行精确评估。

3. 全身情况　包括年龄、心肺功能、糖尿病、其他脏器严重病变。

（二）治疗方法的选择

应严格按照病理分期（TNM 分期）、邻近器官受犯情况、肝功能情况及病人的全身情况，选择合理的治疗方案。

1. 手术治疗　包括单纯胆囊切除术、扩大根治术、姑息性手术、根治术等，详见下文。

2. 规范胆囊癌的活检方法 不应剖开胆囊取组织活检，应整块切除胆囊送检，避免胆汁外溢、癌细胞播散和种植。

方法：在胆囊肿块周围正常肝、胃、肠处解剖和分离，整块切除胆囊游离缘肿块，将胆囊从胆囊床全层切下。肿瘤位于胆囊床一侧或向肝浸润性生长应行肝楔形切除；肿块向横结肠、十二指肠、胃窦部浸润性生长则应行胃、肠部分切除术；黄色肉芽肿性胆囊炎和胆囊胃肠道瘘：肿块处穿刺活检，化学胶封堵。

高度癌疑照此方法处理而病理为良性病变者，亦不应视为违反医疗常规，但对此观点，因受现行的医疗规范的限制，目前尚有争议。

3. 腹腔镜在胆囊癌诊治中的相关问题 当腹腔镜胆囊切除未及时发现肿瘤时，关于腹壁戳孔处肿瘤种植和胆囊切除几个月内便有腹腔内广泛播散的事实（发生率约6%，发生戳孔种植或腹腔播散的患者平均生存时间不足10个月），已越来越引起人们关注，因此，术前高度怀疑或已确诊为胆囊癌的患者，一度被视为腹腔镜手术的禁忌。若在腹腔镜手术下怀疑为胆囊癌（可切除）时，应立即中转开腹手术。腹腔镜胆囊切除术中应避免胆囊破裂、胆汁外溢，应用标本袋装入标本后取出，并常规剖检胆囊，对可疑病灶，应及时送快速病理检查。

随着腹腔镜技术的完善以及对术中操作的重视和改进，由于50%以上的胆囊癌患者在手术时被发现不能切除，因此，部分学者主张：对TNM分期Ⅰ～Ⅲ期胆囊癌患者，先行腹腔镜探查，如经探查发现肿瘤能被切除则转开腹手术，如不能切除则终止手术，或选择其他治疗方法。优点是创伤小、恢复快，可明显改善病人的生活质量、缩短住院时间，也有利于其他综合治疗方法的尽早实施。

4. 化疗 内容如下所述：

（1）术后辅助治疗：以往的文献报道显示胆囊癌的化疗效果不佳，常用的药物有氟尿嘧啶（5－FU）、丝裂霉素（MMC）、多柔比星、表柔比星、顺铂等。近年来，一些新的化疗药开发并应用于胆管癌的治疗，以及化疗增敏方面的研究的进展，胆管癌的辅助化疗值得期待。例如：紫杉醇、紫杉特尔（docetaxel）、依立替康（irinotecan）、吉西他滨（gemcitabine）等。单一用药的有效率约为10%：联合化疗：FAM方案（5－FU＋ADM＋MMC）、吉西他滨＋顺铂、吉西他滨＋紫杉特尔、吉西他滨＋氟尿嘧啶等，有效率为15%～30%。有文献报道口服希罗达（xeloda）对胆管肿瘤效果较好，对晚期胆囊癌有效率为50%。

复旦大学中山医院普外科对胆囊癌和肝外胆管癌体外药敏实验的研究发现，药物敏感性由高到低依次为紫杉醇（TAL）100%，吉西他滨（G2）75%，米托蒽醌（Mito）66.7%，长春新碱（VCR）58.3%，羟喜树碱（HPT）58.3%，丝裂霉素（MMC）48.9%，卡铂（CP）48.5%，顺铂（DDP）46.7%，表柔比星（EADM）46.7%，多柔比星（ADM）30.3%，氟尿嘧啶（FU）33.3%，甲氨蝶呤（MTX）15.6%。结果提示，胆囊癌和胆管癌对TAL，GZ，Mito，VCR，HPT较敏感，MMC，CP，DDP，EADM次之。

近年来有关胆囊癌化疗的系列性研究报道逐年增加，尤其是一些新的化疗药开发并应用于胆道癌的治疗，以及化疗增敏方面的研究的进展，辅助化疗的价值将日益受到重视。目前较为常用的胆囊癌化疗方案有：紫杉醇或紫杉特尔或吉西他滨联合奥沙利铂的方案。

（2）术前辅助化疗：胆囊癌的新辅助化疗，临床应用少，鲜有报道：

（3）选择性动脉插管灌注化疗：有报道在手术中经胃网膜右动脉置管入肝动脉，经皮下埋藏灌注药泵，于切口愈合后，选用FMP方案等化疗药物进行灌注化疗，根据病情需要间隔数周重复使用。此外，通过门静脉注入碘化油加入化疗药物，使其微粒充分进入肝窦后可起到局部化疗和暂时性阻断肿瘤扩散途径的作用，临床应用取得了一定效果，为无法切除的胆囊癌伴有肝转移的病人提供了可行的治疗途径。

（4）腹腔化疗：腹腔内灌注顺铂和氟尿嘧啶对预防和治疗胆囊癌的腹腔种植转移有一定的疗效。亦有报道开腹手术直视下置入缓释氟尿嘧啶，未开腹术后患者通过腹腔引流管在B超指导下将缓释氟尿嘧啶洒于胆囊床周围，可能会延长生存期。

5. 放疗　内容如下所述：

（1）适应证：胆囊癌根治术后、不能切除或姑息性切除的晚期胆囊癌、术后局部复发者。

多组前瞻性的研究结果显示，胆囊癌对放疗有一定敏感性，可减少胆囊癌根治术后的复发率，对术后局部复发的病例以及不能切除或姑息性切除的晚期胆囊癌可缓解症状和延长生存时间。其中以 Kresl 和 Coworkers 的报道效果最好，外照射联合氟尿嘧啶等化疗可使根治性切除术患者的；年生存率由 33% 提高到 64%。近年来，伽马刀、射博刀等定向放射也有应用于胆囊癌原发灶和转移灶的治疗，可能有一定疗效，但缺乏大宗资料的研究。

（2）放疗方法选择：放疗方法有术前、术中、术后放疗以及经 PTCD 导管实施腔内照射，临床上应用最多的是术后放射治疗。术前放疗的目的是：降低肿瘤细胞的活性，减少术中转移的机会；尽可能地缩小肿瘤，增加手术切除的机会。但术前放疗临床应用少，鲜有报道。根据手术中明确的肿瘤部位和大小，并以金属夹对术后放疗的区域做出标记，进行外照射治疗。照射的剂量为 40～70Gy，分 5～7 周完成。术中放疗的剂量通常为 20～30Gy，术后可联合外照射和化疗治疗：45Gy 外照射、氟尿嘧啶 350mg/m^2 第1～5 和第 28～32d 滴注化疗。

体外照射范围，原则上应包括原发灶和区域淋巴结。病灶局限又无远处转移的非根治性切除是术后体外照射的最好适应证。综合各家术后放疗结果报道，接受术后放疗的病人中位生存期均高于对照组，尤其是对于 NevinⅢ期、Ⅳ期或非根治性切除的病例，相对疗效更为明显。术后放射治疗一般在术后4～5 周开始，外照射 4～5 周，选择的剂量既为肿瘤的治疗量又应在正常组织耐受范围之内。一般每周照射 5d，1 次/d，每次为 1.8～2.0Gy。治愈性切除的预防性照射进行 5 周，总量为 50Gy，非治愈性切除的放射总量为 60～65Gy。腔内照射是指通过 PTCD 的导管将^{226}镭、^{60}钴及^{192}铱等密封的小放射源送入胆管腔内的放疗。腔内照射具有局部病灶照射剂量大、周围脏器放射损伤小的优点，尤其适用于胆管狭窄。但对远离放射源的胆管断端及手术剥离面照射剂量不够，所以一般将腔内照射与体外照射联合应用，剂量分别为 10～20Gy 和 40～50Gy。

6. 介入治疗　包括介入性胆道引流术、介入区域性化疗等，详见下文。

7. 靶向治疗　有关胆囊癌的靶向治疗的研究报道不多，但研究已证实表皮生长因子受体（EGFR）和 C－Erb－B_2 在胆囊癌组织中均有表达，因此，厄洛替尼（erlotinib），一种口服的表皮生长因子的酪氨酸激酶抑制药物，可用于胆囊癌的靶向治疗。环氧化酶－2（COX－2）在血管内皮生长因子介导的肿瘤发生中具有重要作用，预示 COX－2 抑制药可用于胆囊癌的靶向治疗药物，也可与化疗联合。

8. 其他治疗　其他治疗方法包括免疫治疗、生物治疗、中医治疗、射频消融治疗等，疗效尚不确定。有文献报道应用干扰素 α2b 及胸腺肽或胸腺五肽、白介素－Ⅱ等生物制剂联合化疗，可提高疗效。

（三）意外胆囊癌的诊治

意外胆囊癌是指在术中未能及时发现而在术后经病理证实的胆囊癌，常见原因有：术中未能认真剖检胆囊而漏诊：急性胆囊炎手术因胆囊壁明显增厚而不易发现病灶；胆囊息肉行腹腔镜胆囊或开腹手术以及胆囊壁增厚误诊为黄色肉芽肿性胆囊炎等，术中未送病理检查。有关资料证实胆囊癌 390 例，其中意外胆囊癌 78 例，所有病例 TNM 分期均在Ⅲ期以下（0 期 9 例，Ⅰ期 27 例，Ⅱ期 31 例，Ⅲ期 11 例），无一例再手术。

2009 年 10 月，AJCC 会议强调了意外胆囊癌再次根治性手术的必要性，应根据癌肿的部位、大小、浸润深度、累及范围、病理分期、术中是否播散，决定是否再手术及手术方式。①病理分期：查阅原始病历资料、术前术后影像学资料、手术记录、病理巨检和镜检报告；②癌肿是否播散：了解术中胆囊破裂、癌组织破碎、胆囊大部分切除残留黏液烧灼、LC 穿刺孔种植、有无腹块、腹水。一般而言，Ⅱ～Ⅲ期的意外胆囊癌应再手术治疗，术前应行相关检查，排除癌症转移或播散。

其实大多数意外胆囊癌只要术中仔细剖检胆囊并及时送病理检查是可以发现的，因此，意外胆囊癌防治的关键首先是在术中仔细剖检胆囊并及时送病理检查，对符合再手术条件的应及时再手术（图 13－3）。

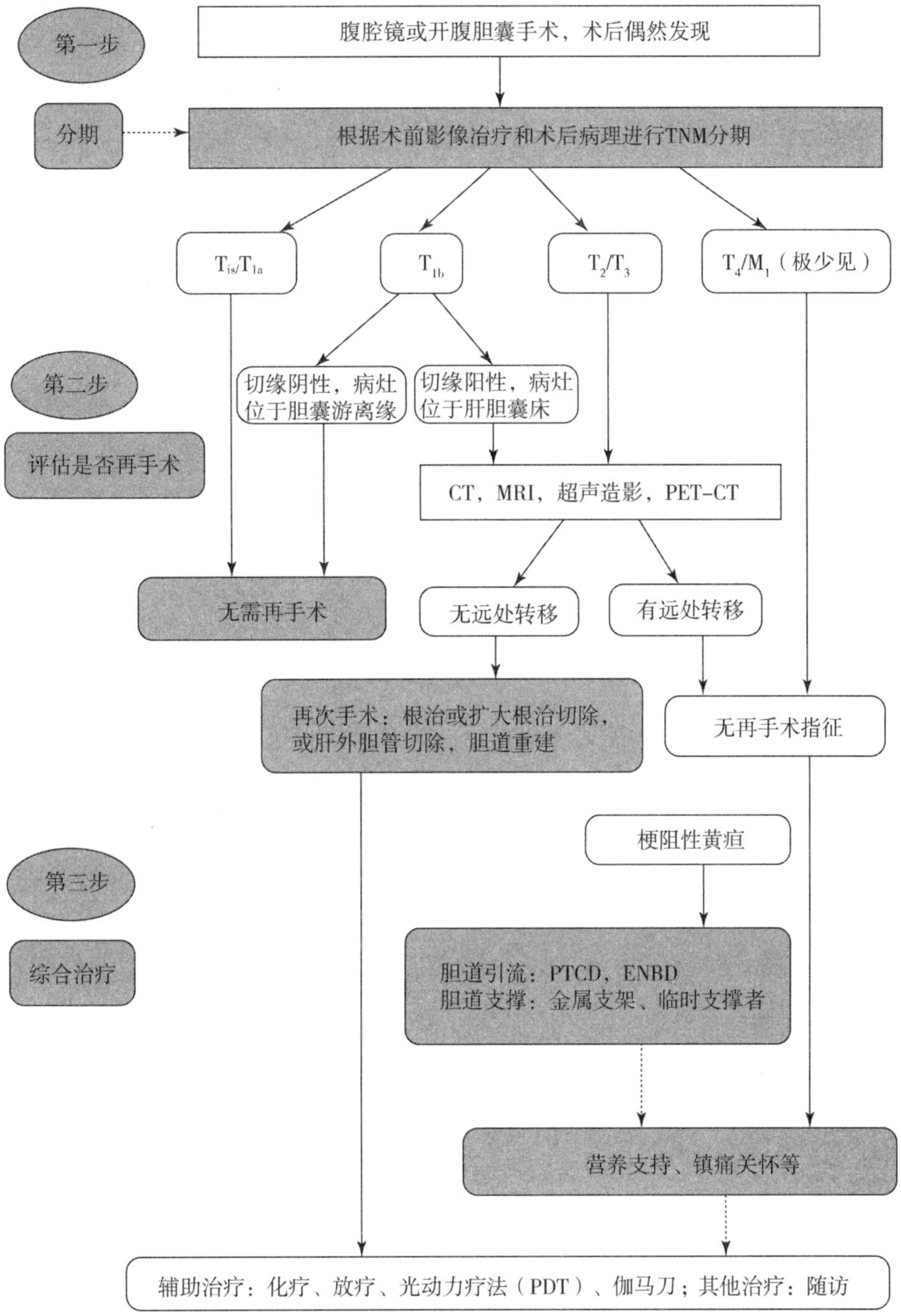

图 13-3 意外胆囊癌的诊治流程图

（四）胆囊癌并发症的处理

1. 胆囊癌相关并发症的处理 合并急性胆囊炎胆囊肿大坏疽甚至穿孔，可行姑息性胆囊切除或胆囊造口术；出现阻塞性黄疸时，可根据具体情况选择合适的减黄方法，如内引流或外引流等。出现十二指肠梗阻时可行胃空肠吻合术等。

2. 胆囊癌术后并发症的处理 胆囊癌的术后并发症发生率为 20% ~30%，死亡率为 0% ~4%，主要包括：腹腔脓肿、胆汁瘤、胆道感染、肺部和伤口感染、胆道狭窄严重时可出现黄疸等。对胆汁漏、腹腔感染可在超声引导下穿刺置管引流，并加强营养支持和积极抗感染治疗；对出现黄疸患者，可采用介入性胆道引流减黄术，如 PTCD 外引流或经 PTCD 或 ERCP 途径置入胆道内支撑管或金属内支架引流减黄。

（五）出院后建议

（1）适当休息。

（2）调节饮食，加强营养。消炎利胆、保肝治疗。

（3）门诊定期随访复查：定期复查B超或CT、肝功能、CEA及CA19-9变化等。

（4）行胆道外引流患者，保持引流通畅，并记录每日引流量。

（5）胆道梗阻患者，如出现腹痛、发热和黄疸，及时到医院就诊。

（6）根据整体治疗方案安排辅助放化疗等治疗。

（六）胆囊癌的预后

目前胆囊癌的预后仍很差，系列的大宗病例资料回顾性研究显示，胆囊癌患者（包括手术和非手术）的5年生存率不足5%，平均生存时间不足6个月，根本原因是40%以上的患者就诊时已属晚期，不能根治性切除，根治性切除率仅约25%。根治性手术可明显提高生存率，其生存时间主要取决于肿瘤侵犯胆囊壁的深度和范围以及淋巴结转移情况根治性切除患者的总的5年生存率超过40%，T_1期行单纯胆囊切除术患者的5年生存率接近100%，T_2及T_3期没有淋巴结转移的患者根治性切除术后5年生存率超过50%，出现黄疸、淋巴结转移或远处转移的患者5年生存率为0%~10%。

1. 影响预后的因素　临床因素中，意外胆囊癌预后最好，中位生存期26.5个月；可疑胆囊癌患者中位生存期为9.2个月。同时，因肿瘤引起的梗阻性黄疸、胆道感染以及肠梗阻这一系列合并征均影响其预后。

病理因素方面，与绝大多数恶性肿瘤一样，胆囊癌预后与TNM分期明显呈正相关，分期越晚预后越差，其中T分期尤其重要。T分期不但指肿瘤侵犯深度，同时预示淋巴结转移以及远处转移的概率；不同T分期患者，手术切除率不同，直接影响患者预后。淋巴结转移以及远处转移患者，均提示预后差。

2. 治疗方法与预后　手术切除是胆囊癌唯一有效的治疗方法，其预后与能否行根治性切除术以及切缘是否阴性密切相关。$T_aN_0M_0$患者，行单纯胆囊切除术，术后切缘为阴性者，术后5年生存率为99%~100%；$T_{1b}N_0M_0$患者为95%~100%。$T_2N_0M_0$患者行根治性切除术（切缘为阴性者），术后5年生存率为60%~80%，高于行单纯胆囊切除患者的；年生存率（10%~22%）。T_3患者行根治性切除术后；年生存率为15%~63%。T_4患者绝大部分由于伴有门静脉侵犯或腹膜种植等原因，无法根治性切除，故行姑息性手术或行内支架置入术，其术后5年生存率几乎为零。

3. 胆囊癌的生物学特性与预后　胆囊癌恶性程度高、预后差，在基因水平上研究胆囊癌的生物学行为，有助于胆囊癌的早期诊断和治疗。胆囊癌的发生、发展是一个多基因共同作用的结果，许多基因与胆囊癌的发生、发展、转移以及预后有密切关系。目前对胆囊癌相关基因的研究集中在对p53和ras基因，关于其他基因的报道很少。随着胆囊癌分子生物学研究的进一步发展，将逐渐揭示胆囊癌发生、发展、转移的基础，并寻找特异性高、敏感性高、简便实用的肿瘤标记物用于临床检测，改善胆囊癌的预后情况。

（七）胆囊癌的预防

改善预后的关键是：重预防，早发现早治疗，规范胆囊癌手术，合理的综合治疗。预防胆囊癌最有效的方法是：对有胆囊癌易患因素的病变行预防性胆囊切除术，特别是对50以上的慢性萎缩性胆囊炎、结石直径>3cm、瓷性胆囊、胆囊息肉、胆囊腺肌病、原发性硬化性胆管炎（PSC）、胰胆管汇合异常等患者，应行预防性胆囊切除术。流行病学研究资料显示，全人群中其胆囊结石患者20年内发生胆囊癌的概率不足0.5%，对无症状胆囊结石患者，行预防性胆囊切除术是不必要的。

1. 一级预防　即病因预防。胆囊癌仍无明确的病因，国内外的流行病学研究已经证明：胆囊结石、瓷化胆囊、胆囊息肉以及沙门菌感染等是胆囊癌的最重要的危险因素。加强卫生宣教，对老年胆囊结石患者等有危险因素的人群，定期门诊随访，必要时行预防性胆囊切除。

2. 二级预防　即早发现、早诊断、早治疗。对于具有危险因素患者如胆石症、胆囊息肉患者，一旦发现恶变可能，建议手术治疗。腹腔镜胆囊切除术中发现的意外胆囊癌患者，需术中冷冻明确肿瘤病理分期和切缘情况，以确定是否行进一步根治性手术治疗。同时建议腹腔镜胆囊切除术中尽量避免胆囊破损，取出胆囊标本时应置入标本袋内以防止意外肿瘤造成切口种植。对于不能行根治性切除术的患者，建议行姑息性治疗，解除胆道梗阻，其方法如内引流术、内镜胆道内支架置入术、PTCD 术等。

3. 三级预防康复预防　对不能手术或手术后的患者，争取康复治疗，包括减黄、保肝支持治疗以及中西医结合治疗，以减轻痛苦，提高生活质量。

4. 预防复发转移的措施　①预防性全身化疗：根据个人具体情况制定个体化治疗方案；②局部放疗：根据个人具体情况制定相关治疗方案；③细胞因子免疫治疗；④细胞过继免疫治疗；⑤分子靶向治疗；⑥中医治疗。

附加：胆管良性肿瘤

胆管良性肿瘤相当少见，其中以乳头状瘤为多见，其次为腺瘤和囊腺瘤，纤维瘤、平滑肌瘤、神经鞘瘤等则更罕见。乳头状瘤有可能发生恶变，一般为单发性，少数为多发性，称为乳头状瘤病。

一般无症状，只有当肿瘤长到足以造成胆管梗阻时才会出现症状。此时可有上腹部疼痛、黄疸和出现胆管炎等症状。早期诊断较困难。在肿瘤较大时，静脉胆道造影片中可见胆管内有充盈缺损，造影剂有排空延迟现象。X 线胃肠钡剂检查有时可见十二指肠乳头处有增大现象。CT 检查有时可见胆管腔内肿瘤，增强后瘤体强化。诊断主要依靠手术探查后明确。瘤体处胆管有扩张，内扪及质软可推动的肿物；术中胆道镜检查能见到肿瘤全貌，但必须做冷冻切片或快速石蜡切片检查，才能与恶性肿瘤相鉴别。

治疗原则应将胆管局部切除，以免术后复发。位于高位胆管者，切除后如胆管重建有困难，可考虑做肝方叶切除，以利肝胆管显露和行胆肠吻合。位于肝、胆总管游离段者，可做胆管对端吻合、T 管支撑引流，或胆管空肠鲁氏 Y 形吻合。位于壶腹部者，可切开肝胰壶腹括约肌做肿瘤局部切除。如肿瘤位于胆总管胰腺段，难以做胆总管局部切除，则只能做胰十二指肠切除术。

（郭宗云）

第五节　胆囊息肉

胆囊息肉又称胆囊隆起样病变或胆囊肿瘤。胆囊息肉样病变是泛指胆囊壁向腔内呈息肉状生长的所有亲切非结石性病变总称。大多数胆囊息肉的症状其他与慢性胆囊炎相似，主要表现为右上腹轻度不适，伴有结石时可出现胆绞痛，但也有相当数量的患者并无症状，只是在做健康体检时才被发现，一般认为胆囊息肉是胆囊癌的诱发因素。该病应以手术治疗为主，非手术治疗为辅。

一、流行病学

文献报道的胆囊息肉流行率差别很大，在 1.5% ~9.5%，但国内外大多数大宗资料统计的人群流行率为 5.0% 以上，且男性居多，最常见于 30 ~40 岁，糖尿病人群的流行率为 6.7%，但非糖尿病患者的流行率并无区别，认为胆囊息肉相当多见，但息肉直径 <10mm 时恶性可能性小。调查年龄、性别、身体指数（BI）、吸烟、饮酒、血糖、血脂、肝功能、乙肝病毒携带者等因素的相关性，结果发现胆囊息肉的危险因子为男性和葡萄糖不耐受，除于吸烟呈负相关以外，其他参数均无相关性。

二、病因病机

胆囊息肉样病变的病因尚不清楚，但一般认为该病的发生与慢性炎症有密切关系，其中炎性息肉和腺肌增生症都是一种炎性反应性病变，胆固醇性息肉更是全身脂质代谢紊乱和胆囊局部炎症反应的结果，有人认为胆囊息肉与胆囊炎症或结石症，甚或两者都有关。

胆囊息肉为一组表现形式相同但却包含很多不同病理状态的胆管疾病。病理分类为非肿瘤病变与肿瘤性病变两大类，后者又分为良、恶性。

（一）非肿瘤性胆囊息肉

1. 胆固醇息肉　非肿瘤性病变中以胆固醇息肉（cholesterol polypus，CPs）最为多见。其次为炎症性息肉、腺瘤样增生及腺肌瘤等。CPs是胆固醇代谢异常的局部表现，是血中胆固醇类脂质析出并被胆囊壁的组织细胞吞噬所致，可发生于胆囊的任何部位，大部分多发，外观黄色分叶状，桑葚样，柔软易脱落。组织学显示，息肉由积聚的泡沫组织细胞构成，表面由单层柱状上皮覆盖，具有结缔组织蒂，微血管，分支的绒毛样凸起。CPs的病理特点为多发性小息肉。Shinkai 报道74例中97%的CPs直径<10mm，50%为多发性，而肿瘤性息肉往往为单个。CPs质脆蒂细，易与黏膜分离，不伴肠化生及不典型增生，也不含其他基质成分。即使伴有炎症也很轻微，迄今未见癌变的报道。关于CPs与胆固醇沉着病，有人认为系同一疾病，有人认为胆固醇沉着是CPs的病因。胆固醇沉着于胆囊黏膜固有膜的巨噬细胞内，逐步向黏膜表面突起，促使黏膜上皮增生，罗－阿窦（Rokitanski－Aschoffsinuses）增多和肌层增厚而形成息肉；但也有人认为两者并无相关性。

2. 炎症性息肉　炎症性息肉为慢性炎症刺激所致，可单发，或多发，一般为3～5mm大小，蒂粗或不明显，颜色与邻近黏膜相似或稍红，单发或多发的广基性结节。组织学显示，灶性腺上皮增生伴血管结缔组织间质和明显的炎细胞炎症性息肉，为炎症刺激所致的肉芽肿，息肉周围的胆囊壁有明显炎症。尚无癌变报道，但从胆囊癌合并胆石的致癌机制研究中，认为细菌性慢性胆囊炎可能是因素之一，所以对炎性息肉不能放松观察。

3. 腺瘤样增生、腺肌瘤　腺瘤样增生是一种由于胆囊上皮和平滑肌增生而引起的胆囊壁肥厚性病变，分为3型：①局限型：胆囊底部呈锥帽状增厚。②节段型：局部增厚的囊壁向腔内突入形成“三角征”，呈弥漫性向心性增厚，内壁凹凸不平，内腔狭窄，有时伴有结石，脂餐试验显示胆囊收缩亢进。③广泛型：胆囊壁呈广泛性肥厚，内壁不平整，壁内可见扩张的罗－阿窦呈小囊状低回声区。上皮的增生在病变的中心最明显，周围的腺体常呈囊状扩张，并充满黏液，扩张的腺体内有钙质沉积。腺瘤样增生与腺肌瘤病都是既非炎症，也非肿瘤的增生性病变。前者为黄色质软的疣状物，直径为5mm左右，单发或多发。成分为丰富的结缔组织中含平滑肌束及杯状细胞，表面的上皮增生并伴有肠化生。后者则为黏膜上皮局部变化、肌纤维增生与局限性腺肌增生，又称腺肌瘤病（adenomyomatosis）。上述2种病变均有癌变可能。

（二）肿瘤性胆囊息肉

肿瘤性病变中良性以腺瘤为主，恶性则主要为胆囊癌。

1. 腺瘤　腺瘤多为单发的有蒂息肉。根据外形可分为乳头状或非乳头状，恶性率约为30%。乳头状腺瘤可再分为有蒂和无蒂两种，镜下显示为分支状或树枝状结构，带有较细的血管结缔组织蒂，与胆囊壁相连，有单层立方或柱状上皮覆盖，与周围正常胆囊黏膜上皮移行较好。非乳头状腺瘤大部分有蒂，镜下见多数增生的腺体被中等量的结缔组织间质包绕，偶尔腺体显示囊样扩张。该型腺瘤以腺体的管状增殖为主体，故称为腺管腺瘤，有时可见杯状细胞或基底颗粒细胞的肠上皮化生改变。Koga观察良性胆囊息肉病变94%为胆囊息肉直径<10mm者，69%的患者年龄<60岁；而恶性胆囊息肉88%的患者息肉直径>10mm，75%的患者年龄>60岁。但Smok 10年内施行的12 153例胆囊切除标本中，仅81例为胆囊息肉，患病率为0.7%，其中仅9.6%为腺瘤；而同期人群中发现胆囊癌225例，占1.85%。因此，腺瘤的发病率很低，虽有癌变可能性，但并不构成临床威胁。

2. 良性间叶组织肿瘤　良性间叶组织肿瘤是来源于支持组织的胆囊良性肿瘤。主要包括纤维瘤、平滑肌瘤、血管变，直径均<20mm；而浸润型不属于胆囊息肉，绝大多数直径>20mm。因此，表现为胆囊息肉的癌往往属于早期。其中乳头型腺癌绝大多数限于黏膜和肌层内，预后较好。

三、临床表现

大多数胆囊息肉的症状与慢性胆囊炎相似，主要表现为右上腹轻度不适，伴有结石时可出现胆绞痛，但也有相当数量的患者并无症状，只是在做健康体检时才被发现。一般认为，胆囊息肉是胆囊癌的诱发因素，近些年来国内外也有许多关于胆囊息肉癌变的报道，尤其在伴有结石时，癌变概率会明显提高。

胆囊息肉在临床上可分 3 个时期即：活跃增长期、相对稳定期、吸收消散期。在治疗中，一般都要经过“活跃增长期 – 相对稳定期 – 吸收消散期”的过程，各个时期的特点见表 13 – 1。

表 13 – 1　胆囊息肉各时期特点

项目	活跃增长期	相对稳定期	吸收消散期
胆囊息肉体积	不断增大	不变化	逐渐减小
胆囊息肉数量	不断增多	不变化	逐渐减少

四、辅助检查

（一）B 超检查

方法灵活、准确、无创伤、可重复、费用低、易为多数患者接受，能准确地显示息肉的大小、位置、数量、囊壁的情况。B 超典型的表现为胆囊壁有点状、小片状、片状的强或稍强回声光团，其后多无声影，可见到球状、桑葚状、乳头状及结节状突出，甚至可显示出息肉的蒂。B 超的准确性明显高于 CT，认为 BUS 能清晰地显示出胆囊息肉的部位、大小、数目及局部胆囊壁的变化，是一种简便、可靠的诊断方法。

（二）三维超声成像

可使胆囊具有空间方位的立体感，透声性好，有直视胆囊剖面的效果，可弥补二维图像的某些不足。不仅可观察胆囊息肉的大小、形态，更可分清息肉和胆囊壁的关系，尤其在胆囊后壁的息肉二维图像常不能清楚地分辨是否有蒂以及蒂与胆囊壁附着的范围和深度。三维重建能通过不同切面的旋转来观察病变的连续性及病变表面的情况等信息，有助于提高胆囊息肉 – 胆囊腺瘤或癌肿的鉴别。

（三）内镜超声（endoscopic ultrasonography，EUS）

即经内镜超声扫描，是将超声微小探头安置在内镜顶端，探头为高频，将内镜插入消化道，进入十二指肠壶腹后此探头更接近胆囊，可排除胆汁黏稠度等影响。EUS 可将胆囊壁分为 3 层，内层为高回声的黏膜及黏膜下层，中层为低回声的肌纤维层，外层为高回声的浆膜下层及浆膜层。如为息肉样病变可见清晰的 3 层囊壁，而胆囊癌则囊壁的 3 层结构有不同程度的浸润、破坏。早期胆囊癌绝大多数是在结石和息肉等病变的掩盖下发展的，早期缺乏特征性声像图表现，鉴别困难。而 EUS 检查发现息肉样病变与胆囊壁之间的关系，有助于鉴别诊断。EUS 内层的回声方式为细小声点（tiny echoic spot）、声点聚集（aggregation of echogenic spot）、微小囊肿（microcyst）及彗星尾征（comet tailartifact）。如 EUS 证实既无细小声点与声点聚集，又无微小囊肿与彗星尾征时，应怀疑为腺瘤或癌肿。两者无法鉴别，除非已浸润至肝脏，但若为无蒂病变，则强烈提示为癌肿。结合组织学研究，一个细小声点表示一群含有胆固醇泡沫的组织细胞，而无回声区则为腺上皮增生。多个小囊肿和彗星尾征则分别为罗 – 阿窦增多和胆囊壁内结石所致。

（四）CT 仿真胆囊镜（computed tomographic virtual endoscopy of the gallbladde，CTVEGB）

可以清晰显示胆囊腔内正常的解剖结构；可以清晰地显示胆囊息肉的大小，最小可见 1.5mm × 2.2mm × 2.5mm 的息肉，可较为准确地观察息肉生长部位、形态、表面、基底等影像改变，与彩超及手术病理基本一致；可准确观察胆囊单发息肉。

CT 仿真胆囊镜在胆囊息肉检查诊断中较为突出，但是也存在着一些不足：①对扁平广基底的息肉显示不佳，胆囊内壁粗糙会影响小息肉的检出。②扫描参数、工作站后处理技术及阈值选择不当会造成病变的丢失。③受呼吸运动影响较大。④碘过敏患者不宜做此项检查及易受胆囊对碘浓缩的影响。

五、诊断

胆囊息肉往往无临床症状或症状轻微。诊断主要依靠影像学。对胆囊息肉样病变的诊断方法较多，如口服胆囊造影、B 超、CT、磁共振胆胰管成像（MRCP）、腔内超声（EUS）等，但目前诊断胆囊息肉最主要的手段仍是 B 超检查。实验室检查：目前尚无有关资料。

胆囊息肉样病变又称胆囊隆起样病变，该病临床症状无特异性，大部分患者为查体时所发现。主要症状为中上腹部隐痛（占 46.9%）。发病年龄 30～50 岁者占 57.8%，以中青年为主。主要依靠 B 超检查诊断胆囊息肉。但常难以定性，临床对其良恶性的鉴别诊断亦较困难。目前主要诊断手段是超声检查，对直径 <5mm 者的检出率可达 90% 以上，诊断的灵敏度和准确率均较高。如发现多发高强回声，且有漂浮感提示为胆固醇息肉，位于胆囊底部的小隆起，病变中有小圆形囊泡影和散在回声光点提示腺肌瘤病，而根据病变回声性质、蒂的有无和粗细，病变处的黏膜改变，对区分良恶性疾病有一定价值。但 B 超检查对本病的诊断、定性及鉴别诊断又有一定局限性和假阴性率。如当病变小且位于胆囊颈部时，或伴有胆囊结石时易造成漏诊，且对定性和鉴别亦有一定困难。

六、鉴别诊断

（一）良性肿块和转移癌

彩色多普勒超声在肿块内和胆囊壁内出现高速动脉血流信号，是原发性胆囊癌区别于良性肿块和转移癌的重要鉴别特征。如胆固醇性息肉血流为直线状，<20cm/s；而胆囊癌内血流多呈树枝状，流速 >20cm/s。RI 越小越倾向于恶性，但对于早期胆囊癌肿块过小者（<3mm）有时并不敏感，此外还与操作者技术水平有重要关系。

（二）单纯胆囊结石

B 超引导下胆囊穿刺细胞学检查，有助于鉴别诊断，可提高术前诊断率，早期胆囊癌在胆汁中找到癌细胞的阳性率为 64%，而在病变胆囊壁的阳性率为 91%。因此，强调要在 B 超引导下选择性地穿刺病变壁组织。还有学者在胆囊穿刺时抽取胆汁行癌胚抗原（CEA）浓度测定，并与单纯胆囊结石相比，其浓度升高有统计学意义，亦具有辅助诊断价值。

七、治疗

胆囊息肉病变临床并不少见，手术是根治的方法，但并非所有胆囊息都需手术治疗。因其病变类型不同，大小不一，疾病转归亦不尽相同，因此其手术适应证各家掌握也不一致。

手术时机选择：胆囊息肉样病变术前有时难以定性。根据胆囊息肉样病变恶变可能性的高危因素我们提出下列手术指征：①单发病变，大于 10mm，蒂粗大者，尤其是位于胆囊颈部，年龄大于 50 岁。②多发病变，伴有胆囊结石，有症状，年龄大于 50 岁。③单发病变，小于 10mm，无症状，年龄小于 50 岁，允许观察、随访；病变增大或形态有变化则应手术治疗。④多普勒彩超检查病变有丰富血供提示为恶性新生物。⑤CEA（肿瘤标志物），测值明显升高且除外其他胃肠道肿瘤。⑥胆囊息肉样病变，有明显症状且反复发作。⑦对直径小于 5mm 无症状患者应间隔 3～5 个月随访检查，一旦病变增大或症状明显亦须行手术治疗。

近几年，非手术和中药治疗胆囊息肉病已引起医疗界的广泛重视，各种偏方、配方、验方等在消炎、利胆，控制胆囊炎、胆囊息肉等方面都取得了一定的效果，针对胆囊息肉的专科用药也取得了很大成就，随着中医中药研究的深入，非手术治疗胆囊息肉的治愈率，也在迅速提高。

八、并发症

息肉样胆囊癌占 9%～12%，BUS 特征为 >10mm，单发为主（82%），多数位于胆囊颈部（占 70%），病变以中、低回声为主，约 50% 伴有胆石。具有上述特征时，应早期作根治性胆囊切除，应将胆囊管上下的结缔组织及胆囊床的纤维、脂肪组织一并清除。

九、预防

（一）禁酒及含酒精类饮料

酒精在体内主要通过肝脏分解、解毒，所以，酒精可直接损伤肝功能，引起肝胆功能失调，使胆汁的分泌、排出过程紊乱，从而刺激胆囊形成新的息肉及（或）使原来的息肉增长、变大，增加胆囊息肉的癌变系数。

（二）饮食要规律、早餐要吃好

规律饮食、吃好早餐对胆囊息肉患者极其重要。人体内肝脏主管分泌胆汁，分泌的胆汁存储入胆囊内，而胆汁的功能主要是消化油性食物。如果不吃早餐，则晚上分泌的胆汁利用不上，存留于胆囊内，胆汁在胆囊内滞留时间过长，即可刺激胆囊形成胆囊息肉或使原来的息肉增大、增多，所以早餐最好吃些含植物油的食品。

（三）低胆固醇饮食

胆固醇摄入过多，可加重肝胆的代谢、清理负担，并引起多余的胆固醇在胆囊壁结晶、积聚和沉淀，从而形成息肉，所以，胆囊息肉患者应降低胆固醇摄入量，尤其是晚上，应避免进食高胆固醇类食品如：鸡蛋（尤其是蛋黄）、肥肉、海鲜、无鳞鱼类、动物内脏等食品。

（郭宗云）

第六节　胆管癌

一、病因

胆管癌的病因仍然不清楚，但与以下一些因素有关：①胆结石与慢性复发性胆管炎：据文献统计，6% ~37% 胆管癌同时伴有胆石症，有人认为慢性复发性胆管炎导致胆管上皮的非典型增生，可能为癌前病变。②感染：有人报告慢性伤寒菌携带者死于肝胆管癌者 6 倍于对照组，提出细菌对胆盐的降解可能是致病因素。③肝管狭窄、肝内外胆管囊肿致长期引流不畅，也可能与胆管癌的发生有关。④慢性溃疡性结肠炎或原发性硬化性胆管炎可能与肝外胆管癌有关。此外，胆胰汇合部流体力学异常及胰胆反流亦与胆管癌的发生有关，还与其分子生物学特性改变有密切关系。

二、临床分型

肝外胆管一般划分为 4 部分：①上段，胆囊管开口以上直至肝门处的主要肝管。②中段，自胆囊管开口以下至十二指肠上缘。③下段，十二指肠后段与胰腺段胆管。④十二指肠内段包括乳头部。胆管癌可划分为上段胆管癌、中段胆管癌、下段胆管癌，其中以上段胆管癌比例最高，占 60% ~75%。上段胆管癌亦称肝门部胆管癌指肿瘤发生在胆囊管开口以上的肝外胆管，即发生于肝总管、肝管分叉部、左右肝管的第一、二级分支。中、下段胆管癌指自胆囊管开口至壶腹部以上发生的癌，在临床表现和治疗方法上，中段胆管癌和下段胆管癌有许多相同之处，因而往往将中、下段胆管癌作为一个类型。

根据肿瘤发生的解剖部位，Bismuth 和 Corlette（1975）将肝门部胆管癌分为 4 型：Ⅰ型：癌肿位于左、右肝管汇合处以下肝总管，前两者相通。Ⅱ型：癌肿位于左、右肝管分叉处，两者不相通。Ⅲa 型：癌肿位于右肝管和肝总管。Ⅲb 型：癌肿位于左肝管和肝总管。Ⅳ型：癌肿位于左右肝管和肝总管。发生于左右肝管分叉部的胆管癌有早期出现黄疸和肿瘤发展缓慢的特点，有一定的临床病理特征。此种胆管癌亦称之为 Klatskin 瘤（Klatskin tumor）。

三、临床病理特征

胆管癌根据病理大体可分为硬化型、结节型、乳头状和弥散型。

1. 息肉样或乳头状腺癌　可能来源于胆管黏膜的乳头状腺瘤的恶变，较少见。肿瘤表现为胆管黏膜上的息肉样突出至胆管腔内，胆管腔因而扩大，胆管阻塞常不完全，胆管内有时有大量的黏液分泌物。此类肿瘤的特点一般是不向神经周围淋巴间隙、血管或肝组织浸润，但在胆管甚至肝内胆管的黏膜面上可有多发性病灶，若能早期手术切除，成功率高，预后亦良好。

2. 结节型胆管癌　结节型胆管癌呈结节状向管腔内突起，瘤体一般较小，表面不规则，基底宽，肿瘤可直接侵犯周围组织和血管并向肝实质扩展，但其程度较硬化型为轻。

3. 硬化型胆管癌　在肝门部胆管癌中，此类型最为常见。硬化型癌沿胆管壁浸润，使胆管壁增厚、纤维增生，并向管外浸润形成纤维性硬块。常向肝内方向的胆管浸润、扩展，阻塞肝内胆管的二级分支。此类肿瘤有明显地向胆管周围组织、神经淋巴间隙、血管、肝实质侵犯的倾向。当肿瘤组织已阻塞胆管管腔时，它亦常已侵犯至周围组织或肝组织。神经侵犯是本病的特点。根治性手术切除时常需切除肝叶。硬化型癌与正常胆管壁间的分界一般较为清楚，但有时癌细胞亦可在黏膜下扩展，以致在切除胆管的断端仍可发现有癌细胞。

4. 弥漫型（浸润型）胆管癌　癌组织在肝门部和肝内、外的胆管均有广泛浸润，手术时难于确定癌原始发生于胆管的哪个部位，多不能手术切除。

从组织学上可将胆管癌分为：①乳头状腺癌，多数病例为腔内乳头状型，腺癌组织分化较好，有的向管壁浸润生长。②高分化腺癌，在胆管癌中多见，癌组织环绕管壁内浸润生长，癌组织呈大小不等，形状不规则的腺体结构。③低分化腺癌。④未分化癌。⑤印戒细胞癌等。

四、诊断和鉴别诊断

（一）临床表现

肝门部胆管癌早期缺乏典型临床表现。多以进行性加深的无痛性（或隐痛不适）黄疸就医，常伴有皮肤瘙痒、食欲减退、腹泻和消瘦等，合并有感染时可出现寒战与发热等胆管炎的表现。合并胆管结石者可出现胆绞痛。肝大，质地较硬，表面光滑，部分患者在未出现黄疸前就可触及肿大的肝脏。肝门部胆管癌胆囊常不肿大，当癌肿向下蔓延阻塞胆囊管开口后，胆囊分泌的黏液不能排出而潴留在胆囊腔内时，也可触及肿大的胆囊。脾脏肿大及出现腹水均属病程晚期。来源于一侧肝管的癌，临床上并没有黄疸。直至肿瘤沿胆管壁浸润阻塞对侧肝管开口或因肿瘤肝门处转移浸润，阻塞肝总管时，临床才出现黄疸。

中、下段胆管癌的临床特点是较早期出现梗阻性黄疸。胆囊的改变则视癌与胆囊管开口的关系，若胆囊管开口受阻，则胆囊不肿大，若胆囊管通畅，则胆囊肿大。位于胆管壶腹部的癌肿，除有胆总管阻塞的临床表现外，尚有胰管梗阻的症状，如血糖过高或过低，脂肪性腹泻。壶腹部癌肿容易发生溃疡出血，表现为贫血、柏油样便。持续背部隐痛。胆管中段癌因不造成胰管梗阻，故临床上无胰腺内、外分泌紊乱的现象，亦可触及肿大的胆囊。

（二）实验室检查

癌胚抗原（CEA）是目前已在临床广泛应用的消化道肿瘤标志物，在胆道癌患者血清中的阳性率为40%左右，对于胆道癌的诊断有一定的诊断价值，也是判断手术后是否有肿瘤残留或复发的有用指标。近10年来发现CA199、CA125、CA50、CA242等糖链群肿瘤标志物，对胆道癌有较高的灵敏度，其阳性率为75%～80%，仅次于胰腺癌。这一类肿瘤标志物也见于其他消化道肿瘤患者，因其特异性较差，在进行临床诊断时，必须结合各种影像学诊断或通过不同方法（如PTC或ERCP等）采集胆汁或肿瘤组织，测定上述各种肿瘤标志物、DNA含量或进行基因诊断等方可确定诊断。最近第三军医大学（梁平等）从人的胆管癌组织中提取和纯化了一种新的胆管癌相关抗原（cholangiocarcinoma related antigen，CCRA），并制备了兔抗CCRA－IgG，建立了检测CCRA的ELISA方法。对308例各种良性及恶性疾病患者血清CCRA浓度进行检测，结果发现，其诊断胆管癌的阳性率为77.78%，特异性为95%～100%，明显优于目前所用的上述肿瘤标志物，为胆道癌的早期诊断做出了有意义的探索。

（三）影像学检查

1. B型超声　超声检查是此病诊断时首先选用的方法。在超声下可显示肝内、外胆管，胆囊肿大的情况，肿块的大小。如肝内胆管扩张、胆总管不扩张（直径小于5～7mm），胆囊不肿大则梗阻应在胆囊管开口以上的肝总管，胆总管及肝内胆管扩张，胆囊肿大则梗阻部位在中、下段胆总管或壶腹部。一侧肝内肝管扩张，表示梗阻部位在同侧肝胆管的开口处。肝门肿块加上扩张的左、右肝管，出现所谓“蝴蝶征”的典型表现。在多普勒超声血流图上，可详细观察肿瘤与肝动脉及门静脉的关系，以及血管受侵犯的情况。超声内镜检查（EUS）在诊断下段及中段胆管癌上，较US的效果为佳。EUS系统十二指肠扫查，能显示乳头部直至上段胆管的状态，尤其在诊断癌浸润深度上甚为实用，又可显示胰腺、十二指肠浸润状态和肿大的淋巴结。近年开发出内径仅2mm的超声探头获得由胆管内腔扫查的方法（管腔内超声检查，IDUS）。此与EUS相同，主要用于检查病变进展程度。

2. CT扫描　可以得到与超声相同的效果和更为清晰的立体断层图像，对肝门肿瘤或肝叶萎缩以及确定肝尾叶与肝门肿块的关系、胰头区有无占位病变很有帮助。双螺旋CT胆管成像和门静脉血管成像，可清晰显示门静脉及胆管系统立体结构，术前可准确了解肿瘤所侵犯范围、部位及血管受侵情况，有利于制定合理的治疗方案。

3. 磁共振成像（MRI）　和CT的效果相当，可做不同切面的成像图，更能增加对肝内胆管系统改变的立体构象。通过系列的肝门部体层扫描，可以系统地了解肝内胆管的改变，肿瘤的范围，有无肝实质侵犯或肝转移，肝左、右叶有无程度不等的增大或萎缩。MRCP（磁共振胰胆管成像）对肝外胆管梗阻程度判断和定位诊断准确率为85%～100%，梗阻原因诊断的准确率为64%～95%。

4. 经皮肝穿刺胆管造影（PTC）　经皮肝穿刺胆管造影（PTC）能清楚地显示梗阻胆管近端的部位、范围、程度和原因，但肝门部胆管癌时，左、右肝管间交通常受阻，右肝管的2～3级分支，左内、外肝胆管之间的交通亦常受阻，在肝内形成肝段间的分隔现象。因此，PTC时需要多处选择性穿刺造影才能显露肝内胆管系统的全貌，因而亦增加并发症的机会。

5. 逆行胆道造影　经内镜逆行胆道造影（ERCP）能够显示胆管狭窄、中断、胆管壁不规则或充盈缺损，胆管扭曲与变形。逆行胆管造影可能引起上行性胆道感染。十二指肠镜检查可做壶腹部癌活检。

6. 选择性腹腔动脉、肝动脉、肠系膜上动脉造影与经肝门静脉造影　以了解肿瘤是否侵犯门静脉、肝动脉及其分支，门静脉是否闭塞或有无动静脉瘘，也可显示肿瘤的大小与边界。

五、外科治疗

1. 围术期的处理　恶性梗阻性黄疸的患者，由于肿瘤本身、高胆红素血症和内毒素血症而导致机体发生一系列变化，如肝、肾、肺、脑及胃肠黏膜等变化和损害，营养不良、免疫功能降低与代谢障碍等。因此，术前应注意恢复血容量，改善营养状况，纠正水、电解质代谢紊乱，低蛋白血症与凝血机制障碍（控制内毒素血症）。胆管梗阻常伴有胆道感染，围手术期预防性应用抗生素可降低术后感染并发症的发生率。减少胃酸分泌，以防止术后发生应激性溃疡而导致的胃肠道出血。

关于恶性梗阻性黄疸术前减黄问题：阻黄患者术后的并发症和死亡率与术前血清胆红素呈正相关。PTCD有降低血清胆红素，改善肝功能，治疗胆管炎和减少并发症等优点，但也有一些并发症，如胆汁性腹膜炎、腹腔或胆道出血与胆道感染，且易发生堵管或脱管而达不到引流的目的。有人随机对照行PTCD，发现PTCD虽可降低血清胆红素，但未能降低手术死亡率，高位胆管癌时肝内胆管的分隔化，PTCD不可能起到有效的引流作用，故认为不宜常规来使用。近年来，对拟行手术者，可经ERCP置放鼻胆管先行胆道引流（ENBD），通畅的胆汁引流改善因长期阻塞性黄疸而受损的肝脏功能，同时改善全身状况，为手术治疗创造条件。不能手术者，做ERCP的同时置放内置金属（或塑料）导管（ERBD），将胆汁引入十二指肠，成为非手术性胆肠内引流术，能有效地减轻黄疸，延长患者的生命。

2. 上段胆管癌的治疗　肝门部胆管癌由于早期诊断困难，切除肿瘤时常要连同肝叶或广泛的肝切除，手术的危险性高，以往的手术切除率很低。Alexander（1984）报道切除率仅 10%，近年来由于影像诊断技术的发展、手术的改进和手术范围的扩大，切除率已有明显提高，切除率已超过 60%。对不能切除的肝门部胆管癌，应解除胆道的梗阻，延长患者的生存时间和提高患者的生活质量，详见下文。

（郭宗云）

参考文献

[1] 杨春明，田晓峰，赵作伟．实用普通外科手术学．北京：人民卫生出版社，2014.
[2] 陈规划．肝脏肿瘤外科学．北京：人民军医出版社，2011.
[3] 陈孝平，汪建平．外科学．第8版．北京：人民卫生出版社，2013.
[4] 邹声泉．胆道肿瘤外科学．北京：人民军医出版社，2011.
[5] 汤礼军，田伏洲，戴睿武．肝胆外科手术学．成都：四川科学技术出版社，2013.
[6] 戴显伟．肝胆胰肿瘤外科．北京：人民卫生出版社，2013.
[7] 周奇，匡铭，彭宝岗．肝胆胰脾外科并发症学．广州：广东科技出版社，2012.
[8] 丛文铭．肝胆肿瘤外科病理学．北京：人民卫生出版社，2015.
[9] 韩彦方，李绍锋，魏保生．胆囊炎与胆石症．北京：中国医药科技出版社，2014.
[10] 李家平．肝癌微创介入治疗学．北京：人民卫生出版社，2016.
[11] 武来兴．肝胆胰外科疾病诊断标准．北京：科技文献出版社，2009.
[12] 黄万成，宗晓梅．三阶梯疗法治疗胆石症．北京：中国中医药出版社，2016.
[13] 郑树森．肝移植．第6版．北京：人民卫生出版社，2012.
[14] 刘建华，王文耀，孟繁杰．肝胆外科临床指导．武汉：华中科技大学出版社，2008.
[15] 刘允怡．肝门部胆管癌．北京：人民卫生出版社，2012.
[16] 朱继业．肝胆外科手术技巧．北京：人民军医出版社，2010.
[17] 周永坤．胆石症诊断治疗．北京：人民军医出版社，2015.
[18] 邹声泉．胆道病学．北京：人民卫生出版社，2010.
[19] 苏忠学，吴亚光．实用肝胆外科学．广州：世界图书出版广东有限公司，2012.
[20] 谢渭芬，陈岳祥．临床肝脏病学．北京：人民卫生出版社，2012.
[21] 范建高，庄辉．中国脂肪肝防治指南．上海：上海科学技术出版社，2015.
[22] 方先业．腹部外科手术技巧．第3版．北京：人民军医出版社，2012.
[23] 洪德飞，彭淑牖．腹腔镜肝胆胰脾外科手术操作与技巧．北京：人民卫生出版社，2008.